U0891188

卓越工程师教育培养计划食品科学与工程类系列教材

食品毒理学

高金燕　主编

科学出版社
北京

内容简介

本书的独特之处在于，每章节在合适的知识内容里添加了案例介绍及其分析，在一些关键的知识节点还有延伸阅读作为补充内容，以开阔阅读者的视野。本书由5所高校的7位教师共同编写完成。全书共11章，系统地介绍了食品毒理学的基础理论知识。主要内容包括：食品毒理学的概述及发展历程；有关毒物、毒性、剂量等食品毒理学基本概念的描述；食品中常见毒性物质的来源；食品中化学毒物在机体内的生物转运和转化过程，毒物动力学的基本模型；食品中化学毒物在机体内的毒性机制及影响其毒性的各种因素；食品中化学毒物的基础毒性试验与评价、特殊毒性试验与毒性、食品安全性毒理学评价；一些新技术在食品毒理学体外试验中的应用。

本书针对食品科学与工程专业编写，同样适合于食品质量与安全等相关专业的学生，也可作为食品毒理学相关工作人员的参考书。

图书在版编目（CIP）数据

食品毒理学 / 高金燕主编. —北京：科学出版社，2017.6
卓越工程师教育培养计划食品科学与工程类系列教材

ISBN 978-7-03-052833-9

Ⅰ. ①食…　Ⅱ. ①高…　Ⅲ. ①食品毒理学-高等学校-教材　Ⅳ. ①R994.4

中国版本图书馆CIP数据核字（2017）第110746号

责任编辑：席　慧　韩书云 /责任校对：彭珍珍
责任印制：赵　博 /封面设计：铭轩堂

科学出版社出版
北京东黄城根北街16号
邮政编码：100717
http://www.sciencep.com

固安县铭成印刷有限公司印刷
科学出版社发行　各地新华书店经销
*
2017年6月第　一　版　开本：787×1092　1/16
2025年7月第九次印刷　印张：18 3/4
字数：427 000

定价：69.80 元

（如有印装质量问题，我社负责调换）

《食品毒理学》编写委员会

主　编　高金燕

副主编　袁娟丽　万　茵

编　委　(以姓氏汉语拼音为序)

高金燕（南昌大学）

顾　兵（江西科技师范大学）

万　茵（南昌大学）

王春玲（天津科技大学）

王丽杰（锦州医科大学）

叶发银（西南大学）

袁娟丽（南昌大学药学院）

前　言

食品毒理学是一门理论教学和实验技能兼有的课程，是各高校食品安全或食品质量与安全、食品科学等专业学生的必修课程之一。本书是科学出版社“卓越工程师教育培养计划食品科学与工程类系列教材”之一。“卓越工程师教育培养计划”始于2010年，是教育部贯彻落实《国家中长期教育改革和发展规划纲要（2010—2020 年）》和《国家中长期人才发展规划纲要（2010—2020 年）》的重大改革项目，旨在培养造就一大批创新能力强、适应社会经济发展需要的高质量各类型工程技术人才，为建设创新型国家、实现工业化和现代化奠定坚实的人力资源优势。针对“卓越工程师培养计划”的目标，本书每章，在合适的知识内容里添加了案例介绍及其分析，以利于所学知识与实际紧密结合；在一些关键的知识节点还有延伸阅读作为补充内容，以开阔阅读者的视野；为了便于大家学习，每章都安排有本章小结和思考题。本书共11章，系统地介绍了食品毒理学的理论知识。主要内容包括：食品毒理学的基本介绍，食品毒理学传统和现代的各种研究方法，食品毒理学发展历程与趋势；有关毒物、毒性、毒作用、中毒及剂量等食品毒理学中基本概念的描述；食品中常见的一些动植物及衍生毒性物质的来源；食品中外源化学物在机体内的吸收、分布、转化、排泄4个毒效过程的基础知识及影响因素，毒物动力学研究的基本模型；食品中外源化学物在机体内的毒性机制及影响其毒性的各种因素；食品中化学毒物的基础毒性试验和特殊毒性试验与毒性评价；食品的安全性毒理学评价；还概述了一些新技术在食品毒理学体外试验中的应用。本书可作为从事食品毒理学等相关工作人员的参考书。

教育、科技、人才是全面建设社会主义现代化国家的基础性、战略性支撑。必须坚持科技是第一生产力、人才是第一资源、创新是第一动力，深入实施科教兴国战略、人才强国战略、创新驱动发展战略，开辟发展新领域新赛道，不断塑造发展新动能新优势。

本书由5所高校具有本学科领域教学和科研经验的教师共同编写完成。各章节的编写分工为：高金燕编写第1章和第3章的第一节至第五节；万茵编写第2章和第7章；叶发银编写第4章；顾兵编写第5章和第6章；袁娟丽编写第8章；王春玲编写第9章和第10章；王丽杰编写第3章的第六节至第八节和第11章。高金燕最后统稿。

由于编者的能力和水平有限，本书难免存在不足之处，恳请广大读者提出宝贵意见和建议，以便改正和进一步完善。

编　者

2023年6月

前言

目　　录

第1章 绪论

第一节 食品毒理学概述

食品毒理学（food toxicology）是研究食品中外源化学物的性质、来源与形成，它们的不良作用与可能的有益作用及其机制，并确定这些物质的安全限量和评定食品安全性的科学。其作用就是从毒理学的角度，研究食品中可能含有的外源化学物对食用者的毒性作用（毒作用）和机制，检验和评价食品（包括食品添加剂）的安全性或安全范围，为食品安全性评估和监控提供理论依据，从而保障人类的健康。

本章案例一：《食品中污染物限量》（GB2762—2012）删除对食品硒、铝、氟的限量

根据《中华人民共和国食品安全法》和《食品安全国家标准管理办法》规定，经食品安全国家标准审评委员会审查通过，卫生部（现中华人民共和国国家卫生和计划生育委员会）发布食品安全国家标准《食品中污染物限量》（GB2762—2012）。自2013年6月1日起实施。与GB2762—2005相比，GB2762—2012中，对食品中的硒、铝、氟不再有限量要求。

案例分析：

管理毒理学是将毒理学的原理、技术和研究结果应用于化学物质的管理，以期达到保障人类健康和保护生态环境免遭破坏的目的。根据描述毒理学和机制毒理学的研究资料进行科学决策，协助政府部门制定相关法规条例、管理措施，确保化学物、药品和食品等足够安全地进入市场。在管理毒理学中，危险度评价是其重要的概念与工作内容。危险度评价也是卫生决策的主要依据。危险度评价使卫生决策具有充分的科学依据，可使卫生决策更为客观。在GB2762—2012中，食品中的硒、铝、氟三种物质不再有限量要求，是基于以下因素。

硒是人体必需微量元素，但过量硒摄入也会对人体产生不良健康效应。除极个别地区外，我国大部分地区是硒的缺乏地区。随着对硒的科学认识不断深入，食品法典委员会（CAC）和多数国家与地区都已将硒从食品污染物名单中删除。我国实验室检测、全国营养调查和总膳食研究数据显示，各地区居民硒摄入量较低，20世纪60年代以来，我国极个别发生硒中毒的地区采取相关措施有效地降低了食品中硒的摄入，地方性硒中毒得到了很好的控制，多年来未发现硒中毒现象。以上情况表明，硒限量标准在控制硒中毒方面的作用已经有限。

调查研究发现，面制品中铝的主要来源是加工过程中使用了含铝的食品添加剂，《食品添加剂使用标准》（GB2760—2014）已明确规定了面制品中含铝食品添加剂的使用范围、用量和残留量。因此，GB2762—2012不再重复设置铝限量规定。

随着对氟毒理学研究的不断深入，世界各国不再将氟列为食品污染物进行管理，GB2762—2012 相应也取消了食品中氟的限量规定。如对个别食品需要制定氟限量的，可以在食品安全风险评估的基础上，经研究论证后，在相应的产品标准中予以管理。

食物（foodstuff）的通常定义是指能被食用并经消化吸收后构成机体、供给活动所需能量或调节生理机能的无毒物质。由于人类的食物大都需要经过一定的加工处理才能够食用，这些经过加工处理的食物称为食品（food）。食物和食品二者没有严格的区分，常常被统称为食品。人类的食品必须具备的三要素分别是卫生安全，无毒无害；含有人体所需要的营养素和有益成分；感官性状良好，可被人体接受。安全无害是食品的第一要素，食品毒理学就是确定食品中有毒和有害物质的安全限量与评定食品安全性的一门学科。

一、食品毒理学的概念

（一）毒理学及其分类

毒理学（toxicology）一词是由希腊文“*toxikon*”和“*logos*”两词演变组合而来的，原意是描述毒物的科学。毒理学根据其所研究对象的差异，可分为传统毒理学和现代毒理学。传统毒理学是指从生物医学的角度研究外源化学物对生物体损害作用的学科。现代毒理学超越了传统毒理学的单一研究对象，是研究所有外源因素（化学、物理及生物因素）对机体的损害作用及其机制，进行危险度评价与管理的科学。现代毒理学的研究对象比较广泛，包括化学因素、物理因素、生物因素，其中的生物体包括动植物及人。本书所介绍的内容较偏重外源化学物对生物体的损害作用。

毒理学的分类有很多方法。如果根据研究内容，毒理学可分为描述性毒理学、机制性毒理学和管理毒理学（也有的称为法规毒理学）三部分；依照标准学科划分，毒理学可分为法医毒理学、临床毒理学、管理毒理学、研究毒理学等；按照研究对象，毒理学可分为昆虫毒理学、兽医毒理学、人体毒理学和植物毒理学；按照研究的靶器官或系统，毒理学可分为器官毒理学、肝脏毒理学、肾脏毒理学、眼毒理学、耳毒理学、神经毒理学、生殖毒理学、免疫毒理学、皮肤毒理学、血液毒理学等；依据机制研究，毒理学可分为细胞毒理学、遗传毒理学、膜毒理学、生化毒理学、分子毒理学；从毒物作用时相或过程，毒理学可分为毒物代谢动力学（toxicokinetics）和毒物效应动力学（toxicodynamics）；根据应用领域，毒理学则可分为食品毒理学、工业毒理学、农药毒理学、军事毒理学、放射毒理学、环境毒理学、生态毒理学等；根据研究领域，毒理学又可分为药物毒理学、环境毒理学、食品毒理学、工业毒理学、临床毒理学、法医毒理学、分析毒理学、军事毒理学、管理毒理学等。目前，营养毒理学也成了食品毒理学的一个重要研究分支。

（二）食品毒理学

食品毒理学属于预防医学的范畴，是毒理学的基础知识和研究方法在食品科学中的应用。食品毒理学是一门综合性交叉学科，需要分析化学、现代生物学、生物化学、病理学、遗传学、免疫学及流行病学等多门基础学科的理论知识，也需要借鉴或参考实验研究、临床研究和现场调查等研究方法，从各方面对食品中的各种外源化学物在机体内的毒作用进行研究。食品毒理学的研究对象是食品中的外源化学物。在食品毒理学中，通常将人类机体内原有的已经存在的和代谢过程中所形成的产物或中间产物，称为“内源化学物”（endogenous compound）。而那些存在于人体外界环境中，可能与人体接触并进入人体，然后在体内会呈现一定的生物学作用的化学物质，称为“外源化学物”（xenobiotic），也称为“外源生物活性物质”。食品毒理学中，常以食品中对人体有害的外源化学物为研究对象。

食品中除了提供人体必需的营养素外，还可能含有身体非必需的甚至有害的生物性或化学性的外源化学物。这些外源化学物通常包括三类：第一类是食品生产、加工中使用的物质，如食品添加剂、环境污染物等；第二类是动植物生长过程中天然形成或存在的物质，如动植物中的天然毒素；第三类为微生物所产生的毒素，如黄曲霉毒素。外源化学物的毒性是非常复杂的生物学现象，与多种因素有关。食品中外源化学物的毒性大小，在很大程度上取决于摄入的剂量。在正常食用方式与用量情况下，如果长期食用一种或几种外源化学物不会对人体产生毒性，便可认为是安全的。但所谓的安全是相对和有条件的。

（三）食品毒理学的研究任务

通常，毒理学的研究工作大致分为描述毒理学（descriptive toxicology）、机制毒理学（mechanistic toxicology）和管理毒理学（regulatory toxicology）三个方面。其中的每一方面都有其独特的研究方向和特点，但三者又相互联系，三者的交汇之处为外源化学物的危险度评价，如图 1-1 所示。

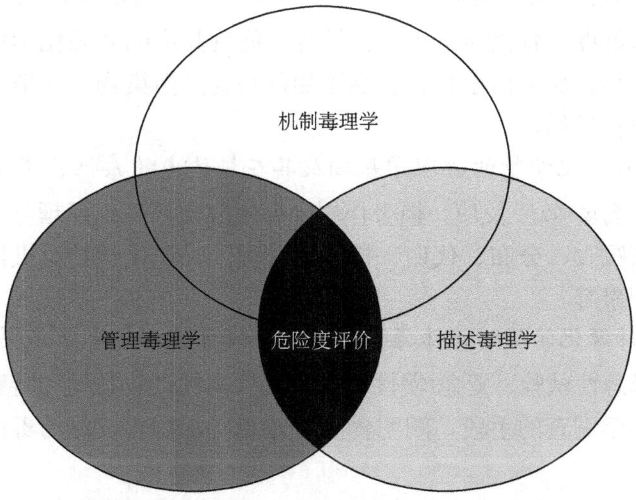

图 1-1 毒理学的研究范畴（引自周志俊，2014）

1. 描述毒理学 外源化学物的描述毒理学主要是采用实验动物进行适当的毒性试验，观察和识别外源化学物对人体的影响，包括用动物试验来预测外源化学物的潜在危害和对接触人群的直接观察，获得用于评价人群在特定环境中暴露于外源化学物的危险度信息，为外源化学物的安全性评价和管理提供科学依据。因此，描述毒理学又称为食品毒理学安全评价。

外源化学物的描述毒理学对外源化学物可能引起的暴露接触者的健康危害进行描述和评价。其包括定性和定量两种描述和评价方式，既要描述是否引起健康危害，也要描述其剂量-反应关系。描述毒理学还通过形成假设，为外源化学物毒作用机制提供重要线索，为机制毒理学的研究提供支撑。

2. 机制毒理学 外源化学物的机制毒理学是食品毒理学基础研究的重要部分。通过对生物整体、器官水平、细胞或亚细胞水平及分子水平的研究，揭示外源化学物的毒作用部位、性质和过程等基本规律，阐明化学物对生物体有害作用的发生与发展。机制毒理学的研究重点是外源化学物对生物体产生毒作用的细胞、生化和分子机制。机制毒理学也是现代毒理学研究的核心问题和热点。

3. 管理毒理学 管理毒理学是根据描述毒理学和机制毒理学的研究资料进行科学决策，协助政府部门制定卫生标准、相关法规条例和管理措施并实施，以确保化学药品、食品等足够安全地进入市场，达到保护消费者健康的目的。管理毒理学也称为法规毒理学，需要毒理学工作者与行政管理人员的共同参与和协作。外源化学物的管理毒理学的研究通常包括安全性评价、危险度评价、危险性管理、危险性交流 4 个方面。其中，安全性评价是基础；危险度评价是管理决策的依据，也是管理毒理学的核心；危险性的管理与交流是社会对危险度的反应。

食品毒理学研究的是食品中的外源化学物及其与机体相互作用的一般规律，检验并评价食品的安全性，并对食品中的外源化学物进行安全限量，制定相应的卫生标准。大致归纳为以下 4 个主要方面。

1）*研究食品中的外源化学物的性质、来源和分类* 食品中，与外源化学物毒性相关的理化性质主要是溶解度、解离度、光学特性等。而食品中的外源化学物，根据其来源可分为四大类：天然存在物、加工衍生物、食品添加剂和食品污染物。其中，食品添加剂和食品污染物均为食品外源化学物。

2）*研究食品中外源化学物的毒理学基础及其在机体内的毒性作用规律* 明确食品中外源化学物的毒性、剂量-效应反应、损害作用、毒效应谱等基础毒理学的描述；研究机体对外源化学物的处置（吸收、分布、代谢、排泄）过程；外源化学物对机体的毒性作用机制及影响其毒性作用的因素等。

3）*确立食品中外源化学物对机体毒性作用的评价方法* 主要是采用毒理学试验评价，根据具体情况，选择急性试验、亚急/慢性试验和慢性毒性动物试验、特殊毒性试验，还要结合个体观察和流行病学调查的手段，阐明食品中外源化学物对机体的毒性危害、在机体的代谢过程及其机制。

4）*制定相关的食品卫生与安全标准及法规* 研究外源化学物在食物中的安全限量，评定食品的安全性，为食品安全性评估和监控提供科学详细的理论依据，从而确保人类的健康。

延伸阅读一

化学品分类及标记全球协调制度

化学品分类及标记全球协调制度（Globally Harmonized System of Classification and Labeling of Chemicals，GHS）是于2003年由国际劳动组织（IOL）、经济合作与发展组织（OECD）和联合国危险货物运输专家委员会（TDG）三个国际组织共同提出的，是对危险化学品的危害性进行分类定级的标准方法。其旨在对世界各国不同的危险化学品分类方法进行统一，最大限度地减少危险化学品对健康和环境造成的危害，指导各国控制化学品危害和保护人类与环境。

GHS安全数据表（safety data sheet，SDS）要求提供化学物质的毒理学信息及生态学信息。

（1）毒理学信息要求简洁但完整与全面地说明各种毒理学（健康）效应和可用来确定这些效应的现有数据，其中包括：关于可能的接触途径的信息（吸入、摄入、皮肤和眼接触）；有关物理、化学和毒理学特点的症状；延迟和即时效应及长期和短期接触引起的慢性效应；毒性的数值度量（如急性毒性估计值）。

（2）生态学信息包括：生态毒性（水生和陆生），持久性和降解性，生物积累潜力，土壤中的流动性，其他不利效应。GHS要求对急性毒性、皮肤腐蚀/刺激、严重眼损伤/眼刺激、呼吸或皮肤敏化作用、生殖细胞致突变性、致癌性、生殖毒性、特定目标器官系统毒性-单次接触、特定目标器官系统毒性-重复接触及水生环境危害等危险性进行详细分类，涵盖所有的危险化学品。

二、国内外食品毒理学的发展历史和现状

同其他学科发展轨迹类似，了解食品毒理学的发展史，应该首先了解毒理学的发展历程。人类为了生存和繁衍，在与外界环境各种有毒物质作斗争的过程中，不断地发现毒物、认识毒物。因此，毒理学的兴起和发展应该是与人类文明史进程相伴随的，同样经历了从萌芽到成长，再到成熟的各个发展历程。食品毒理学是毒理学的一个分支学科，是由毒理学及其边缘学科的发展而逐渐形成的。

（一）国内外古代毒理学的发展简介

毒理学起源于对毒物和中毒的研究，毒理学的历史可能与人类历史同样悠久。我们的祖先对毒理学的认识可以追溯至5000年前。我国古籍《淮南子》的《修务训》中记载，“神农尝百草，一日而遇七十毒”，就是区分食物、药物和毒物的佐证。公元前的“炼丹术”就有对毒物的描述。《皇帝内经》也有很多毒物的描述和解毒方法的记载，被认为是众多中医药著作的基础。明代的《天公开物》一书中不但描述了有毒物质，而且提出了一些预防生产过程中中毒的防护措施。《本草纲目》中记载了1892种药物，药方11 096个，还配有相关的插图，可视为世界上第一部药物学与毒理学的专著。

国外完成有关毒物和解毒剂第一本著作的是古埃及人。早在公元前1553～前1500年，他们共记载了700多种毒物和药物，如硫黄、铅、鸦片等。古希腊人对毒理学的发展有着举足轻重的作用，其中，Pathagoras、Theophrastus、Mithridates及Dioscorides等是杰出的和有

代表性的研究者。Pathagoras（公元前 580～前 489 年）研究了金属对机体的毒性效应，提出了疾病与中毒的因果关系，对早期毒理学做了重要贡献；Theophrastus（公元前 370～前 286 年）所著的《理论植物学》和《植物学史》被视为重要的医用植物学和毒理学教材，也被视为食品毒理学的奠基人；据推测 Mithridates（公元前 120～前 63 年）是第一位系统研究毒物对人体作用的研究者，被认为是临床毒理学的创始人；Dioscorides（公元前 90～前 40 年）首先发现和研究了金属汞的毒性，并对其他一些毒物进行了分类，对毒理学的发展贡献重大。

在中世纪，有关毒物研究的记载和新贡献较少，主要源于伊斯兰教国家的医生和炼金术士。他们首次发现氯化汞的作用特征、应用 As_2O_3 代替 As_2S_3 制备毒药，在毒理学发展史上产生了深远影响。意大利文艺复兴前，Mainodides（1135～1204 年）的《毒物及解毒剂》是当时重要的毒理学著作。

（二）近代毒理学的发展概况

瑞士科学家 Paracelsus（1493～1541 年）被认为是近代毒理学基础实验的先驱，他明确提出了毒理学中剂量（dose）的概念，指出所有物质都有毒，是否为毒物只是由于剂量不同，“剂量决定毒性”，并确立了“剂量-反应关系”这一重要的毒理学概念，这一概念被视为毒理学发展史上重要的里程碑；法国医生 Grevin（1538～1570 年）进一步发展了化学-生物学相互作用的概念，被誉为生物毒理学之父；意大利医生 Ramazzini（1633～1714 年）则被视为职业中毒疾病的创始人。

19 世纪，有机化学学科蓬勃兴起，西班牙人 Orfila（1787～1853 年）开始应用化学方法研究毒物，观察到有毒物质与生物机体发生毒效应之间存在“剂量-效应（反应）关系”，并提出将毒理学作为一门独立的学科，并在 1815 年出版了第一本毒理学专著。伴随着生产力的发展、科技的进步及实验研究的完善，19 世纪末到 20 世纪初，毒理学成为了一门具有独立特征的学科。

（三）现代毒理学的建立

现代毒理学的建立时间是 20 世纪。1958 年，美国发行了第一份毒理学专业杂志，在 1960 年又成立了世界上首个毒理学协会。这是现代毒理学发展史上的大事，也是现代毒理学作为一门学科日渐成熟的标志。现代毒理学从不同领域、不同角度、不同深度形成了众多的、交叉的毒理学分支学科。食品毒理学就是在这样的背景之下，从现代毒理学中衍生出来的一门分支学科。

20 世纪，食品添加剂被广泛研发和使用；农牧业生产中大量应用农药、兽药；生产加工形成的“三废”（废水、废气、废渣）对环境及食品的污染日益严重；农产品和加工食品中含有的有害外源化学物日趋严重，如农药、兽药、抗生素、激素类物质的滥用，食品的核素污染，口蹄疫、禽流感、疯牛病等的暴发。这些食品中的外源化学物带来的食品安全问题引起了世界范围的关注，食品中外源化学物的管理制度相继颁布，食品毒理学也借此得到飞跃式的进步和发展。20 世纪 70 年代，世界卫生组织（WHO）、联合国粮食及农业组织（FAO）和美国食品药品监督管理局（FDA）提出应以食品安全性评估为重点，将食品毒理学从食品营养和卫生学科中单独分离出来，并成立了相关的工作机构。

纵观世界各国的食品毒理学研究，欧美等发达国家对食品毒理学的研究较早，食品毒理学的理论与实验研究都处于领先水平，相应的法律法规也较完善。我国食品毒理学研究开始于 20 世纪 50 年代，80 年代以后迅速发展。1980 年，中国食品添加剂标准化技术委员会首次提出制定毒性评价标准，并列入国家规划。并于 1981 年，开始在高等院校中开设食品毒理学专业课程。1994 年，我国正式颁布和实施了《食品安全性毒理学评价程序和方法》。从此，我国的食品毒理学快速地成长并发展起来。近几年来，我国食品毒理学科技实力快速增长，食品毒理学科研、教学和管理队伍规模不断扩大，高层次科技人才不断涌现。随着国家对毒理学领域科研投入的增加，我国毒理学科技创新能力得到大幅提升，一方面毒理学的基础研究水平和国际影响力稳步上升，另一方面环境污染物、各类生活日用产品中残留物的分析检测和安全性评价等毒理学应用性技术平台建设也得到快速发展。

第二节　食品毒理学的研究方法

食品毒理学是现代毒理学重要的应用学科之一，是基于药理学发展而来的综合性学科。食品毒理学需要众多学科的支撑和依托，化学方面的，如分析化学、生物化学等；生物学方面的包括分子生物学、遗传学、免疫学、微生物学；医学方面的学科，如药理学、病理学、流行病学等；食品学科方面的知识，如食品化学、食品卫生学等；也包括数学知识的运用，如数理统计等。

从方法学上分类，毒理学的研究可分为微观方法和宏观方法两大类。微观方法可使人们能够从细胞水平甚至分子水平观察到多方面毒作用现象，其中包括一些极微小的毒作用表现；宏观方法主要研究人体及人群与毒物相互作用的关系，直接观察毒物对人类的作用。

根据采用的研究手段，食品毒理学的研究方法可以分为化学分析法和生物学方法两大类。

一、化学分析法

化学分析法就是运用化学分析方法研究外源化学物的组成、杂质的鉴定和不同条件下外源化学物的稳定性、溶解度及解离特性，以及生物材料、空气、水、食品中外源化学物或其代谢产物的分析测定等。食品中有害化学物质化学分析方法主要采用的仪器有气相色谱仪、高效液相色谱仪、色质联用仪、串联质谱仪、原子吸收分光光度计、电感耦合等离子体发射光谱仪、可见或紫外分光光度计及其他常规化学分析仪器等。在食品中的有害成分检测中，这些化学方法和技术已经变为常规的操作。

传统的食品分析检测技术主要是指化学分析法和大型仪器检测法，相对成熟。但它们的操作只能局限于实验室，操作复杂，耗时长，不能满足对食品质量安全实时监督和掌控的需求，快速检验检测技术以其简捷性和便携性两大优势得到了快速发展。快速检测方法是一种能缩短检测时间，以及在样品制备、实验准备、操作过程和自动化上简化的方法，主要体现在三个方面：①实验准备过程简化，使用的试剂较少；②样品经简单前处理后即可进行测试，或采用高效快速的样品处理方式；③简单、快速和准确的分析方法，能对处理完毕的样品在很短的时间内测试出结果。化学速测技术主要是根据待测成分的某些化学性质，将样品与特定试剂发生化学反应，通过与标准品的颜色比较或特定波长下的吸光度比较，以获得检测结果，通常也称为化学比色分析法。利用普通化学原理的速测法主要包括检测试剂和试纸，随着检测仪器的不断发展，国内外均已有与测试剂相配套的微型光电比色计。快速检验方法也存在一些缺点，如结果假阳性、检测结果不够精确等。因此，目前的快速检测只是实验室常规检测的有益补充，但随着研究技术的深入和各方面投入力度的加大，快速检测会成为化学分析法的一部分。我国 2015 年 10 月 1 日实施的《中华人民共和国食品安全法》中第八十八条规定："采用国家规定的快速检测方法对食用农产品进行抽查检测，被抽查人对检测结果有异议的，可以自收到检测结果时起四小时内申请复检。复检不得采用快速检测方法。"这说明国家层面已经对快速检测方法给予了高度的关注。

二、生物学方法

生物学方法就是运用生物学方法观察毒物对生物体的作用，包括生理、生化、病理学等各方面的变化，以及对中毒事故的治疗或处理。常用的生物学方法可以分为两大类：一类是实验研究；另一类为流行病学调查。除上述两种方法以外，有时毒理学还利用限定人体实验和（或）流行病学调查方法得到的结果，直接用于研究外源化学物对人体或人群健康的影响。几种食品毒理学研究方法的比较见表 1-1。

表 1-1　几种食品毒理学研究方法的比较

研究方法	体内试验	体外试验	个体观察	流行病学研究
优点	可严格控制接触条件，能测定多种类型的毒作用、测定多种效应，评价受试者特征如性别、年龄、遗传特征及其他调控因素等	多用于外源化学物对机体急性毒作用的初步筛检，可进行某些深入的研究（如机制、代谢），影响因素少，易于控制，人力、物力花费较少	能规定限定的暴露条件，可以直接在人群中测定毒效应和毒效应的强度	暴露条件真实，在各化学物之间可发生相互作用，直接测定对人群的毒作用，能表示全部人的敏感性
缺点	影响因素较多，难以进行代谢和机制研究，动物暴露与人暴露相关的不确定性	缺乏整体毒物动力学过程，不能全面反映毒作用，不能作为毒性评价和危险性评价的最后依据，难以观察慢性毒作用	耗资多，限于较低浓度、较短时间、人群样本量较少（一般<50 人）、暂时、微小、可逆的毒效应的暴露，一般不适于研究最敏感的人群	耗资、耗时多（多为回顾性），无健康保护，干扰因素多，难以明确暴露条件，有混杂暴露问题，毒效应测定不深入

资料来源：王向东，2007

（一）动物试验研究

动物试验研究在毒理学的创立和发展中曾起到非常重要的作用。根据采用的方法不同，动物试验研究又可分为体内试验（*in vivo* test）和体外试验（*in vitro* test）两种。

1. 体内试验　体内试验也称为整体动物试验。试验对象采用哺乳动物（啮齿类和非啮齿类）。在有特殊需要的情况下，也采用鱼类或其他水生生物。食品毒理学中，检测外源化学物的一般毒性多采用整体动物试验。哺乳动物体内试验是食品毒理学的基本研究方法，其结果原则上可外推到人体。但由于体内试验的影响因素较多，难以应用于毒理学的毒代谢和毒机制两方面的研究。

2. 体外试验　根据所选用的指示生物不同，食品毒理学体外试验又分为微生物试验和哺乳动物体外试验两种。

1）微生物试验　微生物试验是利用微生物的表型变化和外源化学受试物的诱变作用，对外源化学物的诱变性和致癌性进行筛选的方法。食品毒理学试验中最常见的微生物试验是鼠伤寒沙门菌基因缺陷的回复突变试验。鼠伤寒沙门菌基因缺陷的回复突变试验又称为 Ames 试验，是应用一组组氨酸营养缺陷型鼠伤寒沙门菌作为试验菌株，用于监测外源化学物对组氨酸缺陷型（*his-*）鼠伤寒沙门菌回复突变的一种试验方法。

2）哺乳动物体外试验　哺乳动物体外试验多用于外源化学物对机体急性毒作用的初步筛检、毒作用机制和毒物转化代谢过程的深入观察研究。哺乳动物体外试验系统缺乏整体动物试验对毒物的动力学过程，并且难以研究外源化学物的慢性毒作用。根据试验对象水平的不同，通常可以分为以下 4 种。

游离器官和组织的研究：器官灌流技术是毒理学研究的重要手段之一，是连接体外与体内试验的重要桥梁。常用的有心脏、肝、肾、肺、脑、小肠和皮瓣灌流。将特定的液体通过血管流经某一离体的脏器，借此可使离体脏器在一定时间内保持生活状态，与受试化学物接触，观察在该脏器出现的有害作用，以及受试化学物在该脏器中的代谢情况。分离灌流器官系统多用于研究该器官与毒物的相互作用、化学物的代谢、毒物动力学或毒物的作用方式。

细胞水平的研究：利用从动物或人的脏器分离的细胞或经传代培养的细胞进行毒理学试验。细胞培养可用于研究外源化学物的毒性、致癌物的筛查、解毒物的筛选，阐明外源化学物的生物转化和毒作用机制。转基因细胞系统的建立也为毒理学细胞水平的研究开辟了广阔的前景。

亚细胞水平的研究：亚细胞又称为细胞器，如线粒体、中心体、高尔基体、细胞核等，也可以直接用于毒理学试验。亚细胞水平的体外试验，可用于研究外源化学物引起毒效应的亚细胞定位、生物转化和毒作用机制。

分子水平的研究：近年来，细胞与分子生物学理论与技术的飞速发展，使得食品毒理学研究的技术开始了从整体和器官水平向细胞水平和分子水平的飞跃；在阐明外源化学物对机体损伤作用和致癌过程的分子机制方面取得了重要的突破；建立了许多新的分子生物标志物的检测方法，改变了一些外源化学物危险度评价的模式，使食品毒理学的宏观与微观研究更为有效地结合起来。例如，毒物基因组学则可将基因组学的方法与技术应用于毒理学研究领域，主要采用以 DNA 微阵列为代表的高通量技术研究毒物和毒作用机制，成为毒理学微观研究的新技术。转基因技术在毒理学中的应用，带动了毒理学实验动物模型的更新；尤其是日渐成熟的**系统毒理学**（systems toxicology），代表着后基因组时代毒理学的发展趋势，系统毒理学突破了传统的毒理学在阐明毒物对机体损伤分子机制、分子生物标志物和危险度评价等研究方面的局限。

毒理学的体内试验和体外试验各有其优点和局限性，应主要根据实验研究的目的要求，采用最适当的方法，并且互相验证。

延伸阅读二

系统毒理学的研究策略及其应用

系统毒理学就是通过了解机体暴露后在不同剂量、不同时点的基因表达谱、蛋白质谱和代谢物谱的改变，以及传统毒理学的研究参数，然后借助生物信息学和计算毒理学技术对其进行整合，从而系统地研究外源化学物和环境应激等与机体的相互作用的一门科学。系统毒理学的研究策略见图 1-2。

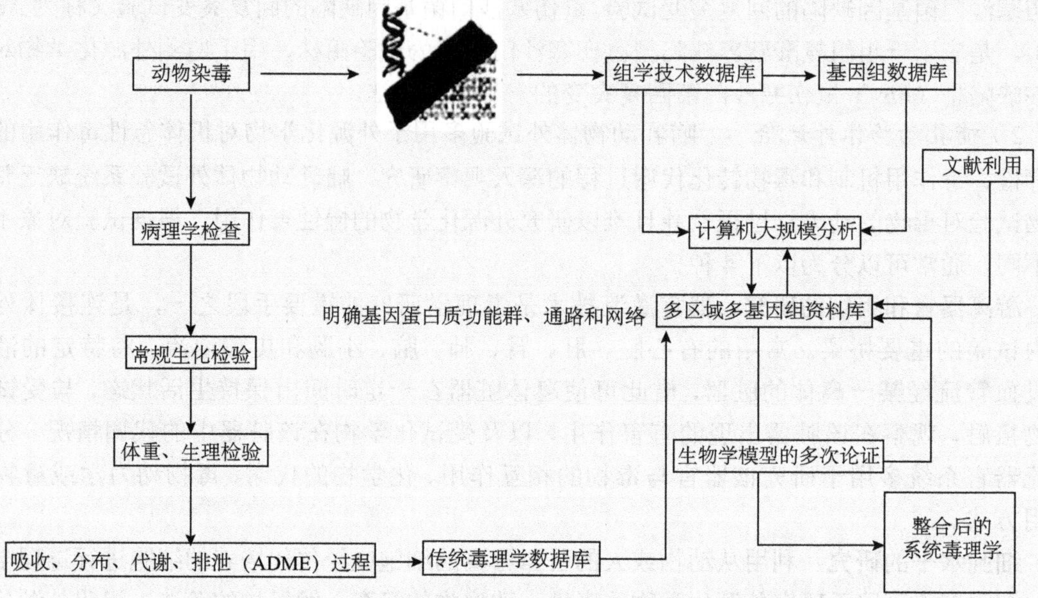

图 1-2　系统毒理学的研究策略（引自王先良和徐顺清，2006）

系统毒理学产生的背景：2003 年 4 月 14 日，人类基因组序列图绘制成功，标志着人类基因组计划（HGP）的胜利完成和后基因组时代的到来。HGP 在生物信息科学、数据处理、知识产权及社会伦理学等多方面都取得了较大的进展，更重要的是它对生命科学各领域产生了广泛而深远的影响。

生物体是一个复杂系统，只有通过把孤立的在基因、蛋白质等不同水平上观察到的各种相互作用、各种代谢途径、调控通路的改变等整合起来，才能够全面、系统地阐明复杂的毒性效应。由于外源化学物的多数相关效应都可直接或间接地影响基因表达，通过从基因组学、转录组学、蛋白质组学、代谢组学、相互作用组学到表型组学技术在不同水平揭示由基因组序列和调控的改变到毒性表现的过程和机制，利用生物信息学和计算毒理学进行数据分析和挖掘，有助于对外源化学物的损伤机制进行深入研究，从而建立新型的危险度评价模型和损伤预测模型。由于各种新技术的融合，毒理学正在逐渐转向采用系统毒理学进行研究。

有研究者采用系统毒理学策略研究离子辐射的损害作用。其具体方法为：首先将模型模块化，分为系统模块、干扰模块及病理模块。系统模块描述了细胞周期关卡控制传导途径；干扰模块描述了离子辐射引起的细胞周期关卡停滞；病理模块利用了两步的癌细胞克隆增长模型。各模块的数学模拟方式是利用系统动力学的方法，将传导途径中的各分子浓度变化建立微分方程组；并利用细胞周期是细胞分裂率的倒数，而将系统模块和（或）干扰模块与病理模块相连接，模拟出由不同剂量的离子辐射引起的癌症变异率；模型中的各参数依照已有的数学模型来定义；采用敏感性分析验证模型参数。研究结果发现，辐射损害作用的剂量-反应关系为直线形及 J 形。

（二）人群研究

人群研究也称为人群毒理学，在人群中直接研究外源化学物对人体产生毒作用的规律，为人群检测和制订预防措施提供比动物试验更直接、更可靠的毒理学资料。人群研究包括对化学物事故中毒患者的系统观察（人体观察）、志愿者试验和流行病学研究三方面。

1. 对中毒患者的观察　在处理偶然发生的化学品事故如误服、自杀、毒性灾害等事件时，临床工作者通过对这些急性中毒事故的处置，可直接观察到中毒的症状并分析可能的毒效应的作用。这些毒理学资料，对于职业毒理学的发展和职业防护具有重要的作用。

2. 志愿者试验　在不损害人体健康的原则下，有时可设计一些不损害人体健康的受控试验。但其仅适合低剂量、短时期的接触毒性作用可逆的化学品试验。健康志愿者的毒性试验可以减少由动物试验结果外推于人体的不确定性，特别是一些神经毒物出现的毒性效应（如头晕、目眩、复视等）需要表达的中毒症状，只有人类才能真实地反映。毒理学中的健康志愿者试验有着严格的规定和限制条件。2012年，国家食品药品监督管理局印发了《健康成年志愿者首次临床试验药物最大推荐起始剂量的估算指导原则》，用于指导和规范我国临床创新性药物研发的志愿者人体试验。

3. 流行病学研究　对于在环境中已存在的外源化学物，可以采用流行病学方法进行研究。将所得到的动物试验结果进一步在人群调查中验证，可从对人群的直接观察中取得动物试验所不能获得的资料。其优点是接触条件真实，观察对象包括全部个体，可获得制订和修订卫生标准的资料，以及制订预防措施的依据。

病例对照、队列研究及随机对照试验是流行病学研究方法的三大基石。利用流行病学方法不仅可以研究已知外源化学物对人群健康的影响（从因到果），还可以对已知外源化学物导致的损害作用原因进行探索（从果到因）。但干扰流行病学研究的因素较多，测定的毒效应也不深入，有针对性的毒理学生物学标志还不明确，有待发展。近年来，由于分子生物学的发展和渗透，分子生物学与传统流行病学结合发展形成了分子流行病学（molecular epidemiology）。这门新兴学科利用先进的技术测量生物学标志的分布情况，结合流行病学现场研究方法，从分子或基因水平阐明损害作用的原因及相关的损害机制，评价不同人群或个体的危险度，有助于毒理学的人群和个体易感性研究。

随着生命科学技术的发展，传统流行病学的研究范围及研究方法等方面也得到了很大的发展。一方面，流行病学研究结果不断打破人们原有的认识，更新人类健康理念和模式；另一方面，流行病学逐渐与其他相关学科交叉融合，形成新的分支学科，扩大了其应用领域，逐渐演变为现代流行病学。研究范围的发展主要体现在：①从传染病研究扩大到一切疾病。流行病学早期限于研究传染病，后来扩大到非传染病和一切疾病。②从研究疾病发展到研究健康。流行病学涉及范围逐步扩大，从疾病引申至异常生理状态、心理卫生、意外伤害及健康长寿、人群健康状况和保护健康的卫生标准等。③形成许多分支。随着其他学科的发展，其他学科的方法被引入流行病学以解决流行病学问题，逐步分化形成许多分支，如临床流行病学、肿瘤流行病学等。在研究方法上，流行病学作为一门方法学科，逐渐由单因素分析向多因素分析发展；由描述向分析研究发展；由单学科向多学科发展。在微观领域，流行病学研究开始关注人群生物标志物的分布改变，以分子生物学技术作为主要手段，逐渐与分子生物学融合形成分子流行病学；在宏观领域，流行病学研究开始强调从分子、个体和社会多个水平，以及历史、现在和未来多个维度探讨危害与健康的相关问题。

流行病学研究角度也转为多元化。传统流行病学研究设计中，研究者在探索和验证某一可能暴露因素与疾病之间的因果关系时，多采用横断面研究，或开展短期的随访研究和实验研究。现代流行病学研究则更多采用较大的人群研究队列，长期、广泛地收集大量数据，使得流行病学研究在时间、空间和其他研究因素诸多方面也更加多元化。

基于对人类食品安全的考虑，在食品毒理学研究工作中，各种研究方法都存在着各自的利弊，常常是根据具体试验的要求，将各种方法综合采用，将研究层次同时向宏观和微观两个方向深入并有机结合；在研究理念和策略上，要注重多学科交叉联合，实验室研究与人群研究相结合。要判定某个外源化学物对人的危害程度，是否属于某种损害现象的原因，单凭人体以外实验所得结果是不可以给予认定的，只能认为有此可能性。只有具体在人类本身直接获得证实，才能获得肯定的评价。为了直接观察外源化学物对人体的作用，将获得的动物毒理学试验结果在人体上进行验证，有时需要进行人群研究。人群研究的特点是可以取得在人体直接观察的资料，但易受许多其他混杂因素的影响和干扰；结果和评定必须去伪存真，由表及里，并与动物试验结果进行综合考虑分析，才能得出较为符合实际的结论。

延伸阅读三

分子流行病学

分子流行病学是应用先进的技术测量生物学标志的分布情况，结合流行病学现场研究方法，从分子或基因水平阐明疾病的病因及其相关的致病过程，并研究疾病的防治和促进健康的策略和措施的科学。分子流行病学与传统流行病学的主要区别是：研究的水平不同和所解决的问题不同。传统流行病学与分子流行病学的关系见图 1-3。

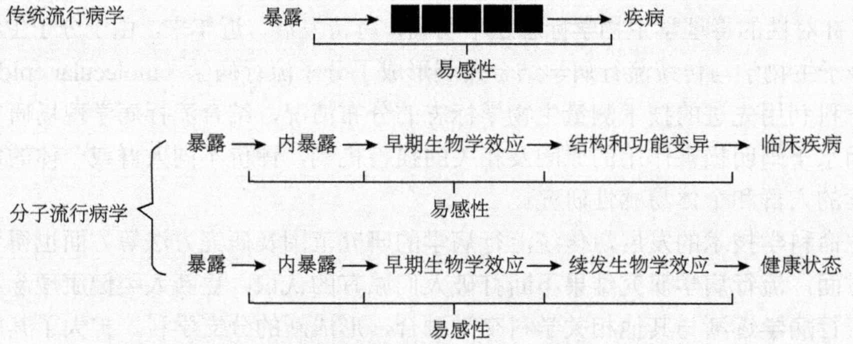

图 1-3　传统流行病学与分子流行病学的关系

（引自 http://www.doc88.com/p-197104912740.html）

三、食品毒理学试验的原则和局限性

毒理学研究的最终目的是研究外源化学物对人体的损害作用（毒作用）及其机制，但在人体的研究实际上难以实现，因此，毒理学主要是借助于动物模型模拟引起人体中毒的各种条件，观察实验动物的毒性反应，再外推到人。由于动物，特别是哺乳动物和人体，在解剖、生理和生化代谢过程方面有很多相似之处，因此理论上动物试验的结果可以外推到人。但由于动物试验研究是基于一定的原则假设，这些试验也因此存在着一定的局限性。

（一）食品毒理学试验的三个基本原则

食品毒理学试验有以下三个基本原则。

1. 外源化学物在实验动物产生的作用可以外推于人　这一原则基于的前提假设为：①人类是最敏感的动物物种；②人类和实验动物的生物学过程（包括化学物的代谢）与体重（或体表面积）相关。

这两个假设也是全部实验生物学和医学的前提。如果以单位体表面积计算外源化学物产生的毒作用剂量，人类与实验动物的剂量通常相似；若以体重计算，人类通常比实验动物敏感，二者的差别可能达 10 倍或更高。因此，需要利用安全系数来计算人类的相对安全剂量。但人类和实验动物还是存在物种差异的。例如，已知的人类致癌物对某种实验动物均具有致癌性，而实验动物的致癌物是否也都对人类具有致癌性尚不清楚，但这已经被作为动物致癌试验的基础。因为通常情况下，如果某种外源化学物对几种不同物种实验动物的毒性是相同的，那么对人类的毒作用也可能相似。

2. 实验动物必须暴露于高剂量　此原则是根据食品毒理学中的质反应概念，即随剂量或暴露量增加，实验动物群体中毒效应发生率增加。食品毒理学试验中，一般要设置≥3 个试验剂量组，以观察剂量-反应（效应）关系，从而确定受试化学物引起的毒效应及其毒性参数。

设计毒性试验是为了了解外源化学物可能产生的毒作用。所以，在食品毒理学试验中，不仅要检测受试外源化学物对人体是否会引起毒效应，还需要清楚人体可能的安全暴露剂量。当引起毒效应的最低剂量与人体的暴露剂量接近时，说明该外源化学物不安全；当该剂量与人体的暴露剂量有很大的距离（几十倍、几百倍或以上），才认为具有一定的安全性；如果在研究中所用的一系列剂量均不能引起毒性效应，则认为所用剂量还不足够高，应增加剂量，以确定受试外源化学物的毒性；但假如试验最高剂量组的剂量与人可能的暴露剂量有足够的安全阈值，依据外源化学物的安全性评价标准，未观察到毒效应的试验研究（剂量）应该是可以接受的。

由于在毒理学试验中，试验模型所需动物的数量常远少于处于危险中的人群数量。为了从少量的实验动物中得到有统计学意义的、可靠的毒理学结果，需要应用相对较高的剂量，以使效应发生的频率能够被检测。例如，癌症的发生率低于 0.01%，即 100 万人群中有 100 人发生癌症，发生率相对较高。但如果通过实验动物直接检测如此低的发生率，至少需要 3 万只实验动物。因此，在食品毒理学试验中，常采用相对较少的实验动物予以较高的剂量进行试验，然后再根据毒理学原则，外推得到受试化学物的低剂量危险性。

3. 成年健康实验动物和人可能的暴露途径是基本的选择　为了使食品毒理学试验结果具有代表性和可重复性，应选用成年健康（雄性和雌性未孕）实验动物。采用成年健康实验动物作为一般人群的代表性试验模型，可降低试验对象的多样性，减少试验误差。食品毒理学试验结果的敏感性取决于受试物所引起的毒效应强度和实验误差两个因素，如果处理引起的毒效应强，试验误差小，则试验结果的敏感性增加，可以反映受试物处理的真实效应。反之亦然。

食品毒理学试验设计必须要规定试验条件，严格控制可能影响毒效应的各种因素，保证实施质量，降低试验误差，才能保证试验结果的准确性和可重复性。由不同途径染毒，实验动物所表现的毒效应可能差异很大。因此，毒理学试验中染毒途径的选择，应尽可能模拟人接触该受试化学物的模式。

（二）食品毒理学试验的局限性

按照目前各个国家的标准（我国的标准为 GB15193.1—2014）进行食品毒理学安全性评

价，在一定程度上可以提高各种外源化学物的使用安全性，但仍不能完全排除对人健康危害的风险。WHO 的《临床前药物安全性实验原则》文件中指出："虽然事先对生物活性物质进行了最仔细彻底的研究，但当人类使用时不可避免地要冒一定的风险。"这就是利用动物试验的局限性，动物试验的结果外推到人体的不确定性。因为外源化学物的毒性作用受到许多因素的影响，当将实验动物的毒理学结果外推到人群暴露于该化学物的安全性时，会有很大的不确定性，原因主要有以下 4 个方面。

（1）毒理学的实验动物与人对外源化学物的反应敏感性不同，有时甚至存在着质的差别。在毒理学试验中，虽然通常用两种或两种以上的动物，并尽可能选择与人对毒物反应相似的动物，但要完全避免物种差异是不可能的。同时，实验动物也无法描述一些主观感觉的毒效应，如疼痛、腹胀、疲乏、眼花、耳鸣等，这些可能对人体产生的毒效应就难以或不可能被发现。在动物试验中，只能观察到体征，而没有症状。

（2）在毒理学试验中，为了寻求毒作用的靶器官，并希望在相对少量的动物上就能得到剂量-反应或剂量-效应关系，选用的染毒剂量往往较大，这一剂量通常要比人实际接触的剂量大很多。而有些化学物在高剂量和低剂量时所表现出的机体毒性作用规律并不一致，这就会存在高剂量向低剂量外推的不确定性。

（3）毒理学试验所用动物数量有限，那些发生率很低的毒性反应，在少量动物中难以发现。但化学物进入市场后，接触的人群数量则很庞大，就会导致以小数量实验动物结果外推到大数量人群的不确定性。

（4）毒理学的实验动物一般都是实验室培育的品系，而且是成年健康动物，毒作用反应比较单一。接触外源化学物的人群情况则复杂得多，可能是不同的人种、种族及年老体衰和患病的个体。实验动物和人群在对外源化学物毒性反应的易感性上存在很大差异。

以上这些因素都构成了从毒理学动物试验结果向人群安全性评价外推时的不确定因素。为了更好地解决利用动物试验的局限性，实验动物的替代方法已经在国内外的毒理学研究中被广泛使用。替代方法已应用于食品、药物及化妆品等化学品的安全性评价。采用现代系统生物学技术，包括高通量高内涵筛选、各种组学技术（基因组学、蛋白质组学、代谢组学及暴露组学）、生物信息学及计算模型技术，用于解决外源化学物风险评估过程中其毒物特征、毒性通路、暴露评估及风险外推的重要关键问题，形成以人体生物学为基础的、涵盖广泛剂量范围、高通量、低成本的基于毒性作用机制的体外测试方法，是未来毒性测试的发展方向。

第三节　食品毒理学的发展与未来

近年来，随着分子生物学、细胞生物学、系统生物学等前沿学科及相关技术，特别是基因组学、蛋白质组学及代谢组学的飞速发展，食品毒理学也正经历着研究思路从传统毒理学向现代毒理学转化；研究方法逐渐从整体试验向体外试验转化；研究深度从器官、组织水平向分子、基因水平转化；食品毒理学安全评价理念从单一毒性评价向多学科综合评价转化的发展过程。食品毒理学未来主要的发展变化可以概括为以下几方面。

一、食品毒理学研究作为食品风险评估的基础

风险鉴定是指根据危害确定、危害鉴定和暴露量评估的有关资料，对某一特殊人群已知

的或潜在的健康危害发生的可能性进行的定性和定量科学评价。为了确保食品安全和人体健康，需要对食品进行安全性评价。食品安全性评价主要是阐明某种食品是否可以安全食用，食品中有关危害成分或物质的毒性及其风险大小，利用足够的毒理学资料确认物质的安全剂量，通过风险评估进行风险控制。现代食品安全性评价除了进行传统的毒理学评价研究外，还需要人体研究、残留量研究、暴露量研究、消费水平（膳食结构）和摄入风险评价等。食品法典委员会将风险分析引入食品安全性评价中，并把风险分析分为风险评价、风险控制和风险信息交流三个必要部分，其中风险评价在食品安全性评价中占有中心位置，如图 1-4 所示。食品中危害成分的风险控制是一个复杂的过程，需要以风险评价为依据，并以风险信息交流为保证才能完成。在进行整体的食品安全性评价过程中，要进行食品中某危害成分的单项评价、某食品综合评价、膳食结构的综合评价及最终的风险评价，同时要把化学物质评价、毒理学评价、微生物学评价和营养学评价统一起来得出结论，这也是目前食品安全性评价的发展趋势。

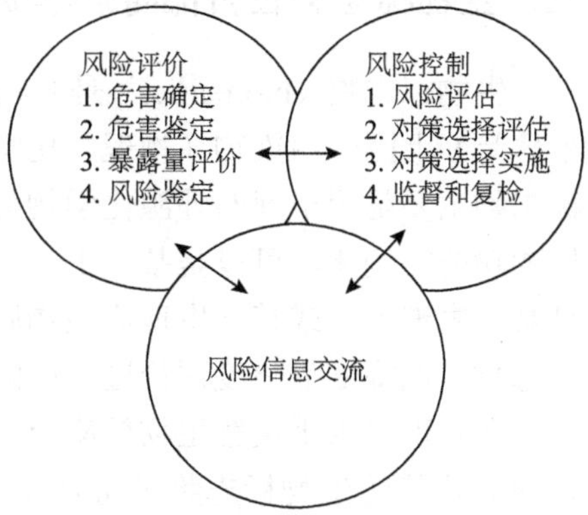

图 1-4　食品风险分析三部分关系示意图
（引自王向东，2007）

二、新技术和新方法在食品毒理学中的应用

食品毒理学是一个多学科交叉集成的新兴边缘学科，目前的研究学科中，几乎没有一个学科可以既是基础学科又是直接的应用学科，研究外源化学物有害作用的毒理学可能是兼有这两个方面的唯一的学科。随着近年来基础生命科学新理论和新技术的飞速发展和不断渗透到毒理学各个领域，食品毒理学也正经历着蓬勃发展和巨大的变化。毒理学的发展将以毒理基因组学为先导，整体地迈入分子毒理学时代，呈现出以下几个发展趋势：由被动毒理学向主动毒理学发展；由高剂量测试向低剂量测试发展；实验动物由单一性模型向特征性模型发展；由低通量测试向高通量测试发展；由单一用途向多用途、多领域发展。

分子生物学理论和技术的发展，给毒理学研究提供了新的思维和研究工具，改变了毒理学研究的基本格局，使毒理学研究从经典的整体器官水平向细胞水平和分子水平飞跃。美国科学家 Marshall 于 1993 年在 *Science* 杂志上发表的题为《毒理学进入分子水平》的专题文章，标志着分子毒理学时代的到来。一些常用的分子生物学技术，如 PCR 技术、核酸杂交技术、DNA 测序技术及一系列突变检测技术，已广泛应用于外源化学物和环境致癌物引起的 DNA 损伤、基因突变、加合物形成及癌基因等方面的研究。基因差异分析技术、转基因技术、基因芯片技术等分子生物学新技术的建立和介入，大大提高了毒理学研究的整体水平。生命科学领域应运而生的各种“组学”（-omics），如基因组学、蛋白质组学、细胞组学等新学科不断涌现，人们在对基因和基因组的认识，对生命、健康的认识和对本质的认识手段上取得了重要的进展。例如，在目前的皮肤毒理学研究中，单层细胞培养试验已被体外三维细胞培养所替代。三维细胞培养技术是介于单层细胞培养与动物试验之间的一种技术，既能最大限度地模拟体内环境，又能展现细胞培养的直观性及条件可控性的优势，可以更科学地反映体内的损害情况。

新技术和新方法的应用，使毒理学也与其中的某些学科交叉融合，形成了新的毒理学分支，如毒理基因组学、环境基因组学、毒物蛋白质组学、毒物代谢组学、芯片毒理学等，这些交叉分支学科已成为当前毒理学中最活跃的研究领域。毒理基因组学、传统毒理学和生物信息学则融合在一起，形成了系统毒理学。

三、生物标志物在食品毒理学研究中的应用

生物标志物（biomarker）是生物体受到严重损害之前，在不同生物学水平（分子、细胞、个体等）上因受污染物（物理、化学、生物）影响而异常化的信号指标。食品毒理学的生物标志物主要是用于阐明外源化学物与机体健康损害的指标。这种信号指标可以是细胞分子结构和功能的变化，可以是某一生化代谢过程的变化或生成异常的代谢产物或其含量，也可以是某一生理活动或某一生理活性物质的异常表现，抑或可以是个体表现出的异常现象。生物标志物可以降低危险度评价过程中的不确定因素，主要是围绕剂量-反应（效应）关系评价进行。在发现低水平接触生物效应及深入探讨毒作用机制方面，均离不开生物标志物，寻找和发现有价值的生物标志物是毒理学研究的重点之一。例如，在临床上，就以乳糜泻患者血清中抗麦胶抗体（IgG-AGA）、抗组织转谷氨酰胺酶抗体（IgA-tTG）及血清免疫球蛋白水平（IgG、IgA、IgM）作为面筋过敏导致乳糜泻的标志物。

目前，毒理学或临床中所使用危害或疾病的生物标志物尚不完美。例如，诊断儿童铅中毒的标准为患儿的血铅浓度高于100μg/L。而美国国家疾病控制中心的《儿童铅中毒指南》指出，血铅水平超过或等于100μg/L，无论是否有相应的临床症状、体征及其他血液生化变化，即可诊断为铅中毒，并且把儿童的血铅水平分为 5 级，用以表示不同的铅负荷状态。血铅主要反映近期暴露水平，也可以反映远期暴露情况，尤其是骨骼中的铅进入血液的情况。在没有过度铅暴露的个体中，45%～75%的血铅来自于骨骼。但是血铅作为铅水平暴露的生物标志物，也存在着关键的缺陷：血铅与高水平铅暴露的相关性较差，无法反映高剂量的铅暴露状况。研究人员还发现，即使儿童血铅浓度低于100μg/L，铅对儿童的毒害作用仍然很明显。

早期的毒理学研究是以敏感生物的反应作为评价终点。生物标志物是近年来随着免疫学、分子生物学和基因组学技术的发展而提出的一类与细胞生长、增殖、疾病发生等有关的指标。由于细胞与分子生物学理论与技术的飞速发展，改变了传统毒理学的研究模式，实现了从整体和器官水平向细胞和分子水平的飞跃，在阐明毒物对机体损伤作用和致癌过程的分子机制方面取得了重要的突破。新的分子生物标志物的检测方法成为沟通毒理学试验研究与人群流行病学调查的“共同语言”，使宏观与微观研究有机地结合起来，改变了毒理学中外源化学物危险度评价的模式。通过动物体内试验和体外试验研究，生物标志物已成为评价外源化学物对人体健康状况影响的有力工具。其中的接触标志物用于人群定量确定个体的暴露水平；效应标志物则可为人体暴露与环境引起的疾病提供联系，可用于确定剂量-反应（效应）关系并有助于将实验动物高剂量暴露获得的资料外推至人群，用于评价人群在低剂量暴露的危险度；易感性标志可鉴定易感个体和易感人群，在危险度评价和管理中也是需要考虑的因素。食品毒理学的生物标志物可以阐明食品中各种外源化学物的毒作用机制，确定各外源化学物与生物体之间已发生的相互作用，并与机体生物学效应相联系，从而制订食品安全研究的方案，确保人体健康。

从毒物接触到疾病发展的整个连续谱中寻找生物标志物，是毒理学研究通常遵循的原则，如图 1-5 所示。在接触与效应连续谱中，对外源化学物导致的毒作用机制了解得越多和越深入，所能找到的生物标志物将更特异和实用。

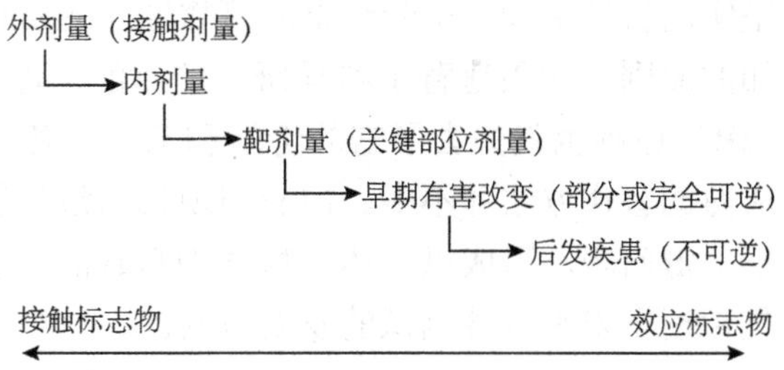

图 1-5　接触标志物与效应标志物
（引自周炯亮，1994）

理想的生物标志物应具有的特性有：①具有一定的敏感性，敏感性应高于一般生物检测指标，低剂量下就可测出，可微量操作；②具有反应的时间效应，反应要有一定的稳定时间，同时反应速度快；③效应标志物在分子和生化水平上的效应要与高级生物学水平上的效应（如生长、繁殖）紧密相连，各级水平上的效应要有因果关系；④具有特异性与预警性；⑤选取对受试生物损害较小的指标，技术易于掌握；⑥具有一定的野外应用价值。

四、体外替代方法在毒理学中的发展

动物试验（体外试验）在毒理学的创立和发展过程中起到非常重要的作用，尤其是毒性机制研究方面。传统的毒理学研究主要是采用动物试验，判断外源化学物及其制品和混合物等对人类健康是否具有损害作用。常用的动物有大鼠、小鼠、豚鼠、兔、狗、猴等，具体动物依据试验的要求而有所选择。整体动物毒性试验方法需消耗大量的时间和经费，全世界每年有千种以上的新化合物作为商品进入人类的环境，以及动物的保护理念兴起，飞速发展的分子生物技术等诸多因素，使得毒理学动物试验逐渐走向替代方法。

1959 年，英国动物学家 William 和微生物学家 Rex 在《人性动物试验技术原则》一书中提出："正确的科学实验设计应考虑到动物的权益，尽可能减少动物用量，优化完善实验程序或使用其他手段和材料替代动物试验的'3R'原则。""3R"原则，即减少（reduction）科学研究活动中的动物使用量；探索能够达到相同目的或获得相同结果的动物试验替代（replacement）方法；采用一切可行的技术和手段，使动物免受试验所造成的痛苦、不安和疼痛，或（和）改善生活环境，从而提高动物生存质量的优化（refinement）方法。

"3R"原则作为毒理学试验中一个系统的理论被提出后，在世界范围内得到了广大科研人员的认同和采纳。在毒理学的试验中，尽可能地使用其他方法代替整体动物试验，尽量减少受试动物的数量和痛苦，以及最大限度优化试验方法和技术。

"3R"原则中的"替代"是三者中最主要的部分，是使用没有知觉的试验材料代替活体动物，或使用低等动物替代高等动物进行实验，并获得相同实验效果的科学方法。实验动物的替代物范围较广，所有能代替整体实验动物进行试验的化学物质，生物材料，动植物细胞、组织、器官，计算机模拟程序等都属于替代物；小动物替代大动物；同时也包括方法和技术的替代。此处的"替代"是替代、减少、优化、试验方法（测试方法及非测试方法）的综合体，而不是单一的代替概念。

"3R"原则的提出和应用，是在不影响毒理学试验要求和结果的基础上的体外试验的发展，并不排斥体内试验本身的重要性，两者必须相互补充、相互验证才能为毒理学研究提供坚实的科学基础。试验结果的可靠性（responsibility），即目前的“4R”原则较“3R”原则新加的原则。如果违背了科学研究的目的，过分地强调“3R”原则，反对使用动物进行实验，“3R”原则也就失去了它的价值和意义。替代方法的建立和认可过程精细而繁杂，目前真正成熟的替代方法并不多。但应用现代系统生物学技术，解决毒理学中化学毒物风险评估的重要关键问题，形成以人体生物学为基础的剂量范围，广泛、高通量、低成本的体外测试方法是毒理学未来毒性测试的发展方向。

本章小结

食品毒理学是研究食品中外源化学物的性质、来源与形成，它们的不良作用与可能的有益作用及其机制，并确定这些物质的安全限量和评定食品的安全性的科学。本章主要介绍了食品毒理学的概念、研究任务、形成的历史和发展趋势及其研究方法；并简单介绍了食品毒理学未来的发展趋势。为了更好地学习和理解本章的知识内容，在本章中共介绍了一个案例，三处延伸阅读。

思考题

1. 简述食品毒理学的基本概念。
2. 食品毒理学主要的研究内容包括哪些？
3. 食品毒理学的研究方法主要包括哪些，各有什么特点？
4. 生物新技术对食品毒理学有哪些重要的推动和提升？
5. 通过本章的学习，结合相关的文献，写一篇对食品毒理学认识的小论文。

第 2 章 食品毒理学的基本概念

第一节 毒物、毒性及毒性作用

一、毒物与中毒

（一）毒物

毒物（toxicant）有多种定义，其比较准确的定义为：凡是在一定条件下，只需较小剂量就能引起机体功能性或器质性损伤的，或剂量虽微，但在机体内累积到一定的量就能干扰或破坏机体的正常生理功能，引起暂时或持久性的病理变化，甚至导致机体死亡的外源化学物。在理解毒物定义时需注意的几点如下。

（1）外源化学物是通过化学性的损伤使生物体受到损害。例如，有机磷酸酯类农药通过抑制胆碱酯酶的活性使胆碱能神经末梢乙酰胆碱极度蓄积，胆碱能神经超常兴奋而导致生物体中毒或死亡；一口吞入整个果冻会因阻塞呼吸道导致窒息死亡，但这不是化学性损伤作用，而为物理性损伤，不属于毒物范畴。

（2）几乎所有外源化学物都有引起机体损伤的可能，但没有在任何条件下都能引起毒性的毒物。传统上把摄入较小剂量即能损害身体健康，甚至危及生命的物质称为有毒物质或毒物；而需要较大剂量才危害健康的物质不被认为是严格意义上的毒物。例如，人体必需元素硒是一种微量元素，人体对硒的每日安全摄入量为 50～200μg。当每日硒摄入量在 200～1000μg 时，则会导致中毒；如每日摄入量超过 1mg 则可导致死亡。

（3）同一种外源化学物，由于使用剂量、对象和方法的不同，可能是毒物，也可能是非毒物。一般来说，一种外源化学物是毒物还是非毒物，这之间没有严格的界限，因此毒物的定义中有一个前提“在一定条件下”。首先需考虑外源化学物进入机体的剂量。其次，区分一种外源化学物是有毒还是无毒，除了充分考虑其接触剂量，还需考虑其与机体的接触途径。例如，眼镜蛇毒口服可以治疗医痈，是药物；但如果注射或触及损伤组织，可使机体中毒或死亡。此外，接触外源化学物时的机体特殊状态会影响对毒物的判断。例如，亚硝酸盐可能会导致正常人毒性，但对于氰化物中毒者，却是有效的解毒剂。

延伸阅读一

氰化物食物中毒与亚硝酸盐解毒

氰化物食物中毒通常是进食了含有生氰糖苷的植物。常见的植物有苦杏仁、枇杷仁、桃仁、木薯、白果等。

氰化物中毒机制：氰化物分解出的氰离子（CN^-）能抑制机体组织细胞内约 42 种酶的活性，如细胞色素氧化酶、过氧化物酶、脱羧酶、琥珀酸脱氢酶及乳酸脱氢酶等。其中，细胞色素氧化酶对氰化物最为敏感。氰离子能迅速与氧化型细胞色素氧化酶中的 Fe^{3+} 结合，阻止其还原成 Fe^{2+}，使传递电子的氧化过程中断，组织细胞不能利用血液中的氧而造成内窒息。中枢神经系统对缺氧最敏感，故大脑首先受损，导致中枢性呼吸衰竭而死亡。此外，氰化物在消化道中释放出的氢氧离子具有腐蚀作用。吸入高浓度氰化氢或吞服大量氰化物者，可在 2～3min 呼吸停止，呈"电击样"死亡。

亚硝酸盐-硫代硫酸钠解毒机制：亚硝酸盐可以使机体血红蛋白中的亚铁离子迅速被氧化成 Fe^{3+}，形成高铁血红蛋白。高铁血红蛋白中的 Fe^{3+} 能够与体内游离的或已与细胞色素氧化酶结合的氰基结合，形成不稳定的氰化高铁血红蛋白，可使酶类免受抑制。含有氰离子的氰化高铁血红蛋白在数分钟会释放出氰离子（CN^-）。因此，还需要迅速给予供硫剂（如硫代硫酸钠），从而将氰离子转变为低毒硫氰酸盐而排出体外。

食品毒理学中所指的毒物主要是食品中对人体有害的外源化学物。毒物的种类繁多，分类的标准也多样。

（二）中毒

进入机体的毒物在一定条件下可使机体中毒。**中毒**（toxication）是指生物体受到毒物的作用而引起功能性或器质性变化的疾病状态。根据病变发生的快慢，可分为急性、慢性和亚急性中毒。大量毒物短时间内进入机体，引起一系列中毒症状，甚至死亡，为急性中毒。少量毒物多次逐渐进入体内，经过一定时期的积蓄，达到中毒程度而出现中毒症状者为慢性中毒。亚急性中毒则介于两者之间，但三者之间没有绝对的界线。

在我国 2009 年 6 月 1 日施行的《中华人民共和国食品安全法》中，**食物中毒**是指食用了被有毒有害物质污染的食品或者食用了含有毒有害物质的食品后出现的急性、亚急性疾病。食物中毒既不包括因暴饮暴食而引起的急性胃肠炎、食源性肠道传染病和寄生虫病，也不包括因一次大量或者长期少量摄入某些有毒有害物质而引起的以慢性毒性为主要特征的疾病。2015 年施行的《中华人民共和国食品安全法》，将食物中毒明确归入食源性疾病的范畴。食源性疾病是指食品中致病因素进入人体引起的感染性、中毒性等疾病，包括食物中毒。

二、毒性、危险性与安全性

（一）毒性

毒性（toxicity）是指外源化学物与机体接触或进入机体易感部位后，引起机体损害的相对能力。毒性包括损害正在发育的胎儿（致畸胎）、改变遗传密码（致突变）或引发癌症（致癌）的能力等。毒性有大小和强弱之分，根据毒物对机体的损害程度、损害范围的广泛度，划分其毒性的强弱。通常，一种外源化学物对机体的损害作用越大，则其毒性就越高；低毒性者在较大剂量才能引起机体的损伤。可通过毒物的半数致死剂量（LD_{50}）进行急性毒性分级，评价毒物的急性毒性强弱。表 2-1 是 WHO 对急性毒性的分级标准。但各种分级标准还没有完全统一。我国目前除参考使用国际上几种分级标准外，又提出了相应的暂行标准，我国卫生部 1994 年在《食品安全性毒理学评价标准》中将用于食品中的外源化学物依据其 LD_{50}

分成极毒、剧毒、中等毒、低毒、实际无毒和无毒 6 类。按急性毒性分级标准评价毒性大小是一种相对粗略的分级方法，各国各行业目前尚无完善统一的分级标准。

表 2-1　外来化合物急性毒性分级

毒性分级	大鼠一次经口 LD_{50} /（mg/kg）	6 只大鼠吸入 4h，死亡 2～4 只的浓度/ppm	兔经皮 LD_{50} /（mg/kg）	对人可能致死的估计量	
				浓度/（g/kg 体重）	总量/（g/60kg）
剧毒	<1	<10	<5	<0.05	0.1
高毒	1～50	10～100	5～44	0.05～0.5	3
中等毒	50～500	100～1 000	44～350	0.5～5	30
低毒	500～5 000	1 000～10 000	350～2 180	5～15	250
微毒	>5 000	>10 000	>2 180	>15	>1 000

资料来源：王心如和周宗灿，1987

注：ppm 表示百万分之一

外源化学物不是在任何情况下都表现出毒性，而是在一定剂量和一定接触条件下才会表现出来。从某种意义上来说，只要达到一定的剂量，任何物质都可能表现出毒性。反之，只要低于一定剂量，任何物质都不具有毒性。一定接触条件则包括以下几种。

1. 接触途径　毒物可经呼吸道、消化道、皮肤、黏膜、伤口（创面）及各种注射方式进入体内，不同方式会影响毒物对机体作用的程度和强度。一般地说，当毒物直接进入血流（静脉注射途径）时，机体反应出现最快，毒作用也最强烈。毒物经消化道吸收，存在首过效应，则毒性受肝脏首过代谢结果影响。

2. 接触时长　大剂量毒物短时间进入机体导致的急性中毒，与少量毒物多次较长时间进入机体导致的亚急性或慢性中毒，两者的机体中毒表现存在差别。从毒作用强度上看，急性毒性相比较更迅速而激烈，而部分毒物在毒作用性质上也表现出不同，如有机溶剂苯的急性毒性作用于中枢神经系统，而较长时间重复接触导致再生障碍性贫血和白血病。另外，毒物进入机体的时间越久，毒性作用就越大。例如，经口服用毒物的中毒者，在 6h 后绝大多数毒物已被吸收，胃内较难检出。

3. 接触频率　对于多次接触机体的毒物，接触的时间间隔若短于其生物半减期，则进入体内的量大于排出量，毒物在体内易蓄积至一定剂量而引起中毒。

4. 吸收速率　不同外源化学物在染毒剂量相同时，吸收速率快的毒物，能较短时间内大量进入机体并到达靶器官，故毒性更强。

（二）危险性与安全性

危险性（risk）也称为危险度或风险度，是指在具体接触条件下，某外源化学物致使机体发生损害可能性的定量估计，或在特定的接触条件下终生接触某环境因素引起个体或群体产生有害效应（损伤、疾病或死亡）的预期频率。联合国人类环境会议筹委会（1971）把危险性定义为：接触某一种污染物时机体产生不良反应的预期频率。在特定的接触条件下，终生接触某环境因素引起个体或群体产生有害效应（损伤、疾病或死亡）的预期频率，就是该环境因素的危险度。对接触外源化学物的危险度进行评价，是毒理学的重要内容。危险度可分为归因危险度和相对危险度。**归因危险度**是指人群接触某因素而发生有害效应的可能频率，即接触某因素的人群中可能出现有害效应的个体的大致比例。归因危险度越低，表明外源化学物引起群体中的受损个体所占比例越低。例如，归因危险度为 0.01，表示 100 个接触者中有 1 人可能发生有毒效应。**相对危险度**是指接触组与对照组的危险度的比值，即接触外源化学物组的可能受损个体数量与不接触外源化学物组的可能受损个体数量的比值。若相对危险度为 2.5，表示接触组发生有害效应的危险度是对照组（非接触组）的 2.5 倍。

安全性（safety）是指无危险或危险度可被社会接受（即危险度可忽略），即笼统地指在通常接触条件下外源化学物对人体健康不会引起有害作用。安全性常被解释为无风险性和无损伤性。美国科学院（1970）认为，安全性是指在具体条件下接触某一化学物不发生损害的预期频率。**食品的安全性**是指食品在规定的使用方法和用量的条件下长期食用，对食用者不产生任何不良影响。不良反应既包括一般毒性和特异性毒性，又包括偶尔一次或数次摄入所致的急性毒性或近期毒效应，以及长期少量或微量摄入所致的慢性毒性或远期效应。没有一种食物是绝对安全的，也没有一种食物绝对会对机体产生毒害作用。任何食物的安全性数据都是相对的，机体必需的营养成分也不是在任何情况下都是安全的，摄入过多也会损害机体健康。

此外，评价一种食品成分是否安全，并不仅仅取决于其内在的固有毒性，还要看其是否造成实际的伤害。

三、非损害作用与损害作用

外源化学物在机体内可引起一定的生物学效应，其中包括非损害作用和损害作用。毒理学的主要研究对象是外来化合物的损害作用。

（一）非损害作用

非损害作用（non-adverse effect）是指不引起机体机能形态、生长发育和寿命的改变；不引起机体某种功能容量的降低；也不引起机体对额外应激状态代偿能力的损伤。机体发生的一切生物学变化，应在机体代偿能力范围之内，当机体停止接触该种外源化学物后，机体维持体内稳态的能力不应有所降低，机体对其他外界不利因素影响的易感性也不应增高。稳态是机体保持内在环境稳定不变的一种倾向或能力。

（二）损害作用

与非损害作用相反，损害作用是外源化学物毒性的具体表现。毒性作用即引起机体功能紊乱、损伤、疾病或死亡的生物学效应。损害作用、有害作用和毒性作用具有相同的含义。

外源化学物对机体的损害作用（adverse effect）具有下列特点。

（1）机体的正常形态、生理学、生长发育过程受到影响，寿命可能缩短。

（2）机体功能容量降低或额外应激状态代偿能力降低。

（3）机体维持稳态能力下降。

（4）机体对其他某些环境因素不利影响的易感性增高。

非损害作用与损害作用都属于外源化学物在机体内引起的生物学作用。而在生物学作用中，量的变化往往引起质的变化，所以非损害作用与损害作用具有一定的相对意义。有时难以判断外源化学物在机体内引起的生物学作用是非损害作用还是损害作用。随着生命科学的进展，有可能过去认为是非损害作用的生物学作用，会被重新判断为损害作用。因此，应充分地认识到，对于非损害作用与损害作用的判断应该具有相对性和发展性。

四、靶器官

外源化学物进入机体后，并不对所有器官都具有同等强度的毒作用，而是具有选择毒性（selective toxicity）。外源化学物可以直接发挥毒作用的器官或组织就称为该物质的靶器官（target organ）。很多外源化学物从任何途径吸收，都可能特异地损伤某些器官。例如，3-甲基呋喃主要损伤肺；呋喃羧酸主要损伤肾；甲基汞主要损伤脑部组织。外源化学致癌物诱发的肿瘤也有脏器特异性。毒作用的强弱，主要取决于该物质在靶器官中的浓度。但靶器官不一定是该物质浓度最高的场所。例如，铅浓集在骨中，但其毒作用部位主要是造血系统、神经系统和胃肠道等。甲基汞的靶器官是中枢神经系统（CNS），但它在肝、肾组织中含量最多。在全身毒作用中，常见的靶器官有神经系统、血液和造血系统、肝、肾、肺等。

毒物出现毒性效应的器官称为效应器官。效应器官可以是靶器官，也可以不是靶器官。例如，马钱子碱中毒的靶器官是中枢神经系统，而其效应器官则是肌肉。一个器官是否成为化学物的靶器官与以下因素有关。

（1）与外源化学物的吸收、分布、排泄部位有关。环境化学物的吸收部位主要是呼吸道和皮肤，靶器官也常是这两个。很多外源化学物能引起肝、肾毒性，是因为这些器官内该化学物浓度较高。

（2）与外源化学物的生物转化有关。由于肝是许多化学物的生物转化场所，因此其是一个通常的靶器官。甲氧氟烷和地氟烷都是有机氟麻醉药，甲氧氟烷在体内代谢会产生无机氟离子，对肾有毒；而地氟烷在体内代谢程度极低，导致肾毒性的可能性极小。

（3）与器官的敏感性有关。线粒体是机体进行氧化代谢的部位，通过三羧酸循环和氧化磷酸化反应进行有氧呼吸，产生 ATP 来提供能量，使神经元发挥正常功能。但当机体缺氧时，无氧呼吸不会产生 ATP。因此，中枢神经系统对各种中毒产生的缺氧都很敏感。

（4）其他因素。外源化学物对某一特异性器官的作用，可能是因为该器官缺少必需的修复机制。

五、毒性作用及其分类

毒性作用是指外源化学物在一定剂量和一定接触条件下对生物体的损害作用。所有毒性作用都是由外源化学物或其代谢产物与机体的某些结构发生生物化学的相互作用而引起的。外源化学物对机体的毒性作用可按以下几方面进行分类。

（一）速发性与迟发性作用

某些外源化学物在一次接触机体后短时间内所引起的毒性作用称为速发性毒作用（immediate toxic effect），又称即刻作用。通常，机体接触外源化学物后迅速中毒，说明该化学物的吸收、分布快，毒作用直接；反之，则说明外源化学物吸收缓慢或在毒作用前需经代谢转化。如果机体中毒后迅速恢复，说明该外源化学物能很快被排出或被解毒；反之，则说明解毒或排泄效率低，或已产生病理或生化方面的损害，难以恢复。

在一次或多次接触某种外源化学物后，经一定时间间隔才出现的毒性作用称为迟发性毒作用（delayed toxic effect）。例如，人类一般要在初次接触外源化学致癌物后10～20年才能出现肿瘤。

本章案例一：一氧化碳中毒导致的迟发性脑病

2012年2月19日，某女士在家中使用燃煤取暖不当，发生一氧化碳中毒致昏迷。立即送医救治，经过给予高压氧、脱水降颅压、营养神经、改善微循环及对症治疗，2d后，患者神志转清醒，逐渐恢复如常；3月初患者渐出现表情淡漠、反应迟钝、行动笨拙、行走困难、大小便失禁等表现；在医院接受治疗至今，病情趋于稳定，但症状未完全缓解。目前仍表情呆滞、反应迟钝、动作笨拙、行走困难、大小便失禁；医生确诊此女士患有“CO中毒迟发性脑病”。

案例分析：

CO中毒后迟发性脑病（delayed encephalopathy after acute carbon monoxide poisoning，DEACMP）是指CO中毒患者经抢救，在急性中毒症状恢复后经过数天或数周表现正常或接近正常的“假愈期”后，再次出现以急性痴呆为主的一组神经精神症状，主要表现为痴呆木僵、定向障碍、行为异常、帕金森病、偏瘫、头痛、失眠、乏力、记忆力减退、大小便失禁等。国内报道发病率为10%～30%。其发病机制复杂，虽研究很多，但仍未完全阐明。一致认为，CO由呼吸道经气体交换入血进入体内，迅速与血红蛋白结合形成碳氧血红蛋白（HbCO），CO与血红蛋白的结合能力是氧的300倍，但解离速度却比氧慢3600倍，极易使血红蛋白失去携氧能力，造成组织和细胞缺氧。另外，约10%的CO也可以与含铁蛋白中的Fe^{2+}结合，如还原型细胞色素氧化酶、肌红蛋白、过氧化氢酶、过氧化物酶和一氧化氮合酶（NOS）等，直接引起细胞缺氧窒息。由于人体大脑氧耗量占全身的20%，故脑组织对缺氧的耐受能力最差，脑组织首先出现缺氧性损害表现，细胞、组织损伤，酸性代谢物增多，神经组织损伤和血-脑屏障功能障碍，产生脑水肿。同时，缺氧损害血管内皮细胞，造成脑内微循环障碍和脑组织灌注不良。在急性中毒治疗恢复期间，血液中碳氧血红蛋白水平恢复正常，但细胞内残留的CO仍持续发挥毒性作用，继发缺血缺氧性病变、微血栓形成，脑部出现缺血性软化及神经纤维脱髓鞘变。患有迟发性脑病时，通过病理检查可见，以脑白质广泛脱髓鞘病变为主，髓鞘肿胀、断裂或消失，轴突弯曲、断裂破坏，多为缺氧的直接作用及由于神经细胞变性而引起的继发性变性，小血管尤以小静脉内皮细胞肿胀变性引起血流迟缓或血栓形成，也是引起髓鞘脱失的病理基础。

（二）局部或全身作用

局部毒性作用（local toxic effect）是指某些外源化学物在机体接触部位直接造成的损害作用。例如，接触具有腐蚀性的酸碱所造成的皮肤损伤、吸入刺激性气体引起的呼吸道损伤等，可直接引起局部的正常细胞广泛损害；氯气作用于肺部靶部位，引起肺组织的损伤和肿胀，并可造成死亡。

全身毒性作用（systemic toxic effect）是指外源化学物被机体吸收并随血液循环分布到全身后所产生的损害作用。例如，CCl_4 被吸收进入体内后，经代谢表现出毒作用，不同程度地损害中枢神经系统、肝和肾等。除一些活性很高的外源化学物外，大多数外源化学物产生全身毒作用，有些外源化学物两种作用兼而有之。

（三）可逆与不可逆作用

外源化学物的可逆作用（reversible effect）是指机体停止接触外源化学物后，损害可逐渐恢复或消失的毒性作用。一般情况下，机体接触外源化学物的浓度愈低，时间愈短，造成的损伤愈轻，则脱离接触后其毒性作用消失得就愈快。不可逆作用（irreversible effect）是指在停止接触外源化学物后其毒性作用继续存在，甚至对机体造成的损害作用可进一步发展。

外源化学物的毒性作用是否可逆，在很大程度上还取决于所受损伤组织的修复和再生能力。例如，肝具有较高的再生能力。因此，大多数不严重的肝损伤是可逆的；反之，中枢神经系统再生能力差，它受到的损伤多数是不可逆的。

（四）过敏反应

过敏反应（hypersensitivity）也称为变态反应（allergic reaction）或超敏反应，是机体对外源化学物产生的一种病理性免疫反应。引起这种过敏性反应的外源化学物称为过敏原（allergen），过敏原可以是完全抗原，也可以是半抗原。外源化学物作为一种半抗原，当其进入机体后，首先与内源性蛋白质结合形成抗原，从而激发抗体的产生，通常需要 1～2 周来生产足够量的抗体。当再次与该外源化学物接触，即可引发抗原-抗体反应，产生典型的过敏症状。损害表现是多种多样的，涉及不同的器官系统，其严重程度不等，轻者仅有微弱的皮肤症状，重者出现过敏性休克，甚至死亡。不同生物物种变态反应的方式不同，人类最常见的是皮肤和眼部的症状。

变态反应与通常的毒作用是不同的，需要先前的一次接触产生抗体而不损害机体，没有典型的 S 形剂量-反应关系曲线。但在诱发或激发皮肤过敏作用时，变态反应的损害与剂量有关。

（五）对形态或功能的影响

外源化学物对形态的作用（morphologic effect）是指机体组织形态发生的肉眼或显微镜下可见的病理变化。其中，有许多改变通常是不可逆的和严重的。外源化学物对功能的作用（functional effect）通常指外源化学物引起靶器官或组织功能的可逆性变化。一种外源化学物的毒效应可能涉及上述几种分类。例如，在较低剂量条件下长期接触氯乙烯可引起肝血管肉瘤，但一次高剂量接触可引起麻醉和肝毒性。青霉素对某些个体引起的变态反应是间接作用，有时是立即的全身毒作用，此作用可能是可逆的。

（六）特异体质反应

特异体质反应（idiosyncratic reacion）通常是指由遗传所决定的特异性体质，接触某种外源化学物表现出的异于普遍个体的反应。例如，对于体内缺乏氧化型辅酶Ⅱ（NADH）高铁血红蛋白还原酶的人群，通常对亚硝酸盐及其他能引起高铁血红蛋白症的外源化学物异常敏感。

延伸阅读二

先天性高铁血红蛋白血症

人体血红蛋白分子的辅基血红素中的 Fe^{2+}被氧化成 Fe^{3+}，即成为高铁血红蛋白（MHb），同时失去携氧功能。正常人血 MHb 仅占血红蛋白总量的 1%左右，并且较为恒定。当血中 MHb 量超过 1%时，称为高铁血红蛋白血症(methemoglobinemia)。高铁血红蛋白血症可分为获得性和先天性两大类。获得性高铁血红蛋白血症较常见，多因接触某些药物或毒物所导致，婴儿腹泻也是常见的诱因。先天性高铁血红蛋白血症则较为罕见，主要是由于机体内缺乏细胞色素 b_5 还原酶。细胞色素 b_5 还原酶是一种常染色体隐性遗传，可分为两种类型：Ⅰ型，又称单纯红细胞型，患者自出生后即有发绀，血中 MHb 含量占血红蛋白总量的 8%～50%；Ⅱ型，又称全身型，全身各种细胞都缺乏细胞色素 b_5 还原酶的活性，包括膜结合型及可溶性型，约占 10%。此型细胞色素 b_5 还原酶的异常与脂肪酸的破坏和延伸、胆固醇的合成及某些药物的代谢有关。

正常红细胞能利用 NADH，在细胞色素 b_5 还原酶催化下，使 MHb 还原成血红蛋白（Hb）。而细胞色素 b_5 还原酶缺乏症则是基因缺陷病，基因缺陷的主要因素可能是由于：①点突变使其编码合成的蛋白质（酶）一级结构改变，空间结构不稳定，易降解而导致含量减少；②酶空间结构改变不仅影响了酶的稳定性，还使酶活性改变或丧失；③由于点突变导致转录、拼接等错误，不能合成或合成了有较大片段缺失的酶蛋白。

（七）特殊毒性作用

特殊毒性包括致畸、致癌、致突变作用及生殖毒性。外源化学物对遗传物质的损伤，被称为“外源化学物的遗传毒性”。若外源化学物影响生殖细胞，使形成的配子的遗传物质发生突变，可能致使发育期间的胎儿发生先天性畸形。如果突变发生在体细胞，在个体中可导致肿瘤的形成。外源化学物的致癌性（carcinogenicity）、致畸性（teratogenicity）及致突变性（mutagenicity）都属于外源化学物的特殊毒性研究范围。三者之间关系交错，癌变与突变，致癌物与致突变物有着密切的关系。突变是在分裂过程中细胞的遗传型发生变化而产生的，这是通过 DNA 结构共价键的改变而导致的。DNA 上单个碱基的改变，对细胞的影响是多样的，可以从没有影响直至死亡，这取决于受到影响的基因程序是否参与翻译和转录。某些类型的突变会引起肿瘤。这些突变的基因（致癌基因）涉及细胞生长的调节。具有使人或哺乳动物致癌、致突变和致畸的作用，统称“三致”作用。“三致”作用的危害，一般需要经过比较长的时间才显露出来，有些危害甚至影响到后代。凡在一定剂量下，能通过母体对胚胎或胎儿正常发育过程造成干扰，使子代出生后具有畸形的外源化学物，均称为致畸化学物；凡能引起动物和人类肿瘤、增加其发病率或死亡率的外源化学物，均称为化学致癌物；凡损伤遗传物质的外源化学物，均称为化学致突变物或化学诱变物。

六、毒效应谱

机体接触外源化学物后，毒性效应取决于外源化学物的性质和剂量，可以引起机体多种毒效应变化，包括肝、肾、肺等实质器官损伤，内分泌系统紊乱，免疫抑制，神经行为改变，出现畸形，形成肿瘤等多种变化。毒效应的性质与强度的变化构成了外源化学物的毒效应谱（spectrum of toxic effect），范围从微小生理生化正常值的异常改变到明显的临床中毒表现，直至死亡。毒效应谱也包括致癌、致突变和致畸作用。

七、生物学标志

生物学标志（biomarker，biological marker）又称生物学标记或生物标志物，是指外源化学物通过生物学屏障并进入组织或体液后，对该化学物及其代谢产物、或其引起的生物学效应而采用的检测指标。其可分为接触生物学标志、效应生物学标志和易感性生物学标志，如图 2-1 所示。

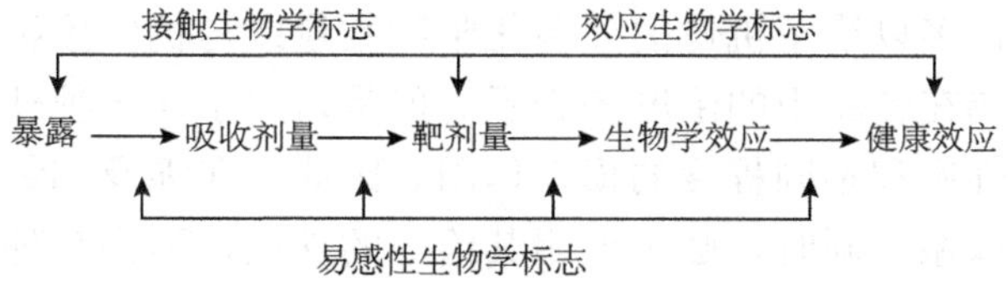

图 2-1　从暴露到健康效应的模式图和与生物学标志的关系（引自孙震，2013）

接触生物学标志（biomarker of exposure）是对各种组织、体液或排泄物中存在的外源化学物及其代谢产物，或它们与内源性物质作用的反应产物的测定值。作为吸收剂量或靶剂量的指标，可提供关于暴露于外源化学物的信息。接触生物学标志包括反映体内剂量（外源化学物原型或其代谢产物在机体中的剂量）和生物效应剂量（外源化学物原型或其代谢产物与某些靶细胞或靶分子相互作用形成的反应产物等）两类标志物。这些接触生物学标志如与剂量相关或与毒作用效应相关，则可评价接触水平或建立生物阈限值。

效应生物学标志（biomarker of effect）是指可以测出的机体生化、生理、行为或其他方面的异常病理组织学方面改变的指标，包括早期生物效应、结构和（或）功能改变及疾病三类标志物。其提示与不同靶剂量的外源化学物或其代谢物有关联的、对健康有害效应的信息。早期效应生物学标志主要反映机体在分子水平上发生的改变，如 DNA 损伤、代谢活化酶的诱导和代谢解毒酶的抑制、癌基因活化与抑癌基因失活。结构和（或）功能改变效应标志反映的是外源化学物造成的机体组织或器官的功能失调或形态学改变，如谷丙转氨酶活力的高低可反映肝是否受损。疾病效应标志则与外源化学物导致机体出现的亚临床或临床表现密切相关，常用于疾病的筛选与诊断。

易感性生物学标志（biomarker of susceptibility）是关于个体对外源化学物毒作用敏感程度的指标，反映机体先天具有或后天获得的对接触外源性物质产生反应能力的指标。对于性质与剂量相同的外源化学物，在不同个体中引起的毒效应通常存在很大差异，该现象是以遗传因素为主的多种因素综合作用的结果。外源化学物在接触者体内代谢酶及靶分子的基因多态性，直接影响外源化学物在机体的生物转化途径和产物种类，以及与生物大分子作用的活性。环境因素作为应激原时，机体的神经、内分泌和免疫系统的反应及适应性也可反映机体的易感性。易感性生物学标志可用以筛检易感人群，保护高危人群。

第二节 剂量、剂量-量/质反应关系

一、剂量

剂量（dose）是指给予机体或与机体接触的毒物的数量，是决定外源化学物对机体造成损害作用的最主要因素。剂量的单位通常以单位体重接触的外源化学物数量（mg/kg 体重）或环境中的浓度（mg/m^3 空气，mg/L 水）来表示。

剂量的概念比较广泛，可指给予机体的数量、与机体接触的数量、吸入机体的数量或在靶器官中的含量或浓度。准确测定体内的这些外源化学物的含量，是十分复杂的工作。一般情况下，给予机体或机体接触外源化学物的数量越大，则吸收进入体内或在靶器官中的数量也越大。因此，多以给予机体的外源化学物数量或与机体接触的数量作为剂量的概念，也可用外源化学物在食品中的浓度来表示。但是，对于同一种外源化学物，不同的剂量可对机体产生不同性质和不同程度的损害作用。因此，在涉及剂量概念时，必须与损害作用的性质和程度相联系。同时，必须说明其给予的途径，因为某种毒物经不同的途径给予时，机体对其吸收系数和吸收速率各不相同，出现中毒反应的时间和程度也不一样。例如，**眼镜蛇毒**口服可以治疗医痈，是药物；但如果注射或触及损伤组织，可使机体中毒或死亡，则成为毒物。

延伸阅读三

眼 镜 蛇 毒

眼镜蛇毒（snake venom）是由眼镜蛇毒腺分泌的毒液中的毒性成分，含有多种蛋白质、多肽、酶类和其他小分子物质。中华眼镜蛇毒的成分主要包括：眼镜蛇毒因子 1%～2%，心脏毒素（又名细胞毒素）40%～50%，神经毒素 10%。眼镜蛇毒是强致死性毒物，主要作用于运动神经与骨骼肌接头处的突触后膜或突触前膜，导致骨骼肌松弛。另外，眼镜蛇毒会选择性地与骨骼肌运动神经终板上的乙酰胆碱受体结合，从而起拮抗乙酰胆碱的作用。由于呼吸肌的麻痹，外周性呼吸衰竭。以头颈部为先，到胸部，最后到膈肌。只需一滴蛇毒，就能把一水杯的人类血液凝固成块。被眼镜蛇咬伤后，局部症状不明显，流血少，红肿热病轻微。但是伤后数小时内出现急剧的全身症状，患者兴奋不安，痛苦呻吟，全身肌肉颤抖，吐白沫，吞咽困难，呼吸困难，最后卧地不起，全身抽搐，呼吸肌麻痹而死亡。

眼镜蛇毒也具有较好的生物活性，是人类研究最多、利用最多的动物毒素。眼镜蛇毒具有箭毒样神经-肌肉阻断作用，为非麻醉性镇痛药。镇痛效力强于吗啡，并且无成瘾及耐受性，作用持久，不良反应不明显，使用较安全。眼镜蛇毒镇痛作用出现较慢，用药 3～5d 后才充分发挥疗效。用于治疗各种慢性疼痛、血管性头痛、三叉神经痛、坐骨神经痛、晚期癌性痛、关节痛及麻风反应神经痛。

眼镜蛇毒经不同接触途径，表现出的毒性也不同。蛇毒的小鼠口服 LD_{50} 为 52.94mg/kg，而小鼠腹腔注射 LD_{50} 则约为 0.9mg/kg，原因可能是蛇毒经动物胃肠道消化酶作用及肝的首过消除生成小分子消化产物，毒性大大降低，但仍可保留显著的药理活性。

二、量反应和质反应

量反应（graded response）指接触一定剂量外源化学物后所引起的一个生物、器官或组织的生物学改变。属于计量资料，有强度和性质的差别，可以某种测量数值表示。此种变化的程度用计量单位来表示，如 mg、酶活力单位、物质的量浓度等。例如，CCl_4 引起血清中谷丙转氨酶的活力增高；苯可使血液中白细胞计数减少等，均可以用测得的具体数值表示。

质反应（quantal response）指接触某一外源化学物的群体中出现某种效应的个体在群体中所占的比率。一般以百分率或比值表示，如死亡率、肿瘤发生率等。属于计数资料，没有强度的差别，不能以具体的数值表示，其观察结果只能以“有或无”“异常或正常”“阴性或阳性”等计数资料来表示。

量反应一般用来表示外源化学物在个体中引起的毒效应强度的变化，质反应用于表示外源化学物在群体中引起的某种毒效应的发生比例。

三、剂量-量/质反应关系

剂量-量反应关系（dose-graded response relationship）指外源化学物的剂量与个体中发生的量反应强度之间的关系。**剂量-质反应关系**（dose-quantal response relationship）指外源化学物的剂量与某一群体中质反应发生率之间的关系。

剂量-量反应关系和剂量-质反应关系统称为剂量-反应关系，是毒理学的重要概念，即随着外源化学物的剂量增加，对机体的毒效应的程度增加，或出现某种效应的个体在群体中所占比例增加。如果某种外源化学物与机体出现的某种损害作用存在因果关系，则一定存在明确的剂量-反应关系。例如，研究个体接触铅的程度与尿内 δ-氨基乙酰丙酸（δ-ALA）水平时可得到典型的剂量-量反应关系，但若规定 δ-ALA 20mg/L 为危害值，＞20mg/L 者为阳性，＜20mg/L 者为阴性，则可从观察群体中得到剂量-质反应关系。

四、剂量-反应曲线

剂量-反应关系可用曲线表示，即以表示量反应强度的计量单位或表示质反应的百分率或比值为纵坐标，以剂量为横坐标，绘制散点图，可得出一条曲线。不同外源化学物，在不同具体条件下，所引起的反应类型不同，剂量-反应曲线一般可呈现上升或下降的不同类型的曲线，如呈直线形、抛物线形或 S 形曲线等多种形状。

（一）直线形

反应强度与剂量呈直线关系，即随着剂量的增加，反应的强度也随着增强，并呈正比例关系。但在生物体内，此种直线形关系出现较少，仅在某些体外试验中、在一定的剂量范围内存在。

（二）抛物线形

随着剂量的增加，反应的强度也增高，且最初增高急速，随后变得缓慢，以致曲线先陡峭后平缓，而呈抛物线形。如将此剂量换成对数值则成一条直线。将剂量与反应关系曲线转换成直线，可便于在低剂量与高剂量或低反应强度与高反应强度之间进行互相推算，可见于剂量-量反应关系中。

（三）S 形曲线

S 形曲线是典型剂量-反应曲线，此种曲线的特点是在低剂量范围内，随着剂量增加，反应强度增高较为缓慢。然后剂量较高时，反应强度也随之急速增加，但当剂量继续增加时，反应强度增加又趋向缓慢。多见于剂量-质反应关系中，分为对称 S 形曲线和非对称 S 形曲线两种形式。

1. 对称 S 形曲线　当群体中的全部个体对某一外源化学物的敏感性差异呈正态分布时，剂量与反应率之间的关系表现为对称 S 形曲线（图 2-2B）。对称 S 形曲线一般见于实验组数和每组动物数均足够多时，在毒理学中仍属少见。

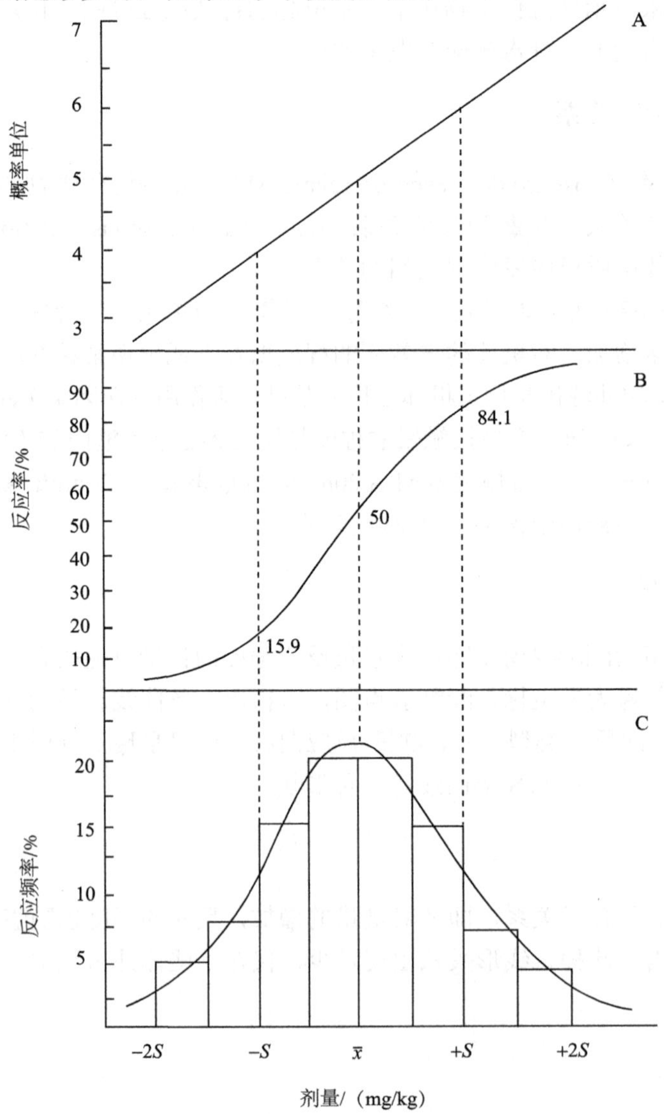

图 2-2　对称 S 形剂量-反应曲线向直线的转换（引自孙震，2009）

S 为设定的标准差，$\bar{x}$ 为中位数剂量

2. 非对称 S 形曲线　与对称 S 形曲线相比较，该曲线在靠近横坐标左侧的一端曲线由平缓转为陡峭的距离较短，而靠近右侧的一端曲线则伸展较长。它表示随着剂量增加，反应率的变化呈偏态分布（图 2-3）。由于剂量越大，生物体的改变越复杂，干扰因素越多，而且体内自稳机制对效应的调整也越趋明显；又由于群体中存在一些能耐受的个体，因此反应率在后半阶段的升高越来越需要更大幅度地提高剂量。毒理学试验使用的实验数据和动物数有限，受试群体中又存在一些高耐受性的个体，故此种曲线最为常见。

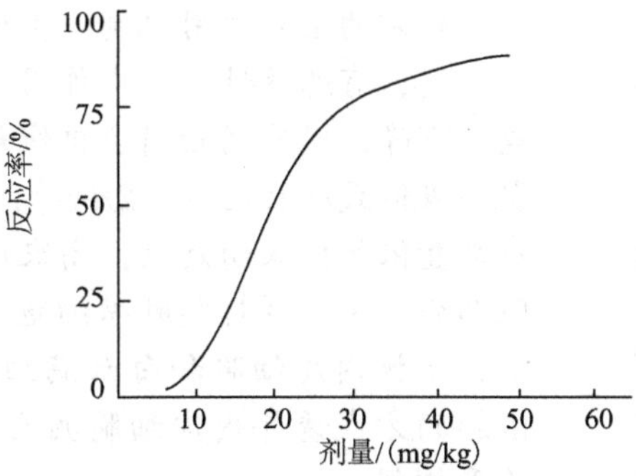

图 2-3　非对称 S 形曲线

无论是对称 S 形曲线还是非对称 S 形曲线，在曲线的中间部分，即 50%反应率处的斜率最大，剂量与反应率的关系相对恒定。所以，常用引起 50%反应率的剂量来表示外源化学物的毒性大小，如半数致死剂量（LD_{50}）、半数中毒剂量（TD_{50}）、半数效应剂量（ED_{50}）。

（四）“全或无”反应

“全或无”反应（all or none response）在毒性试验中有时可见到。这种现象仅在一个狭窄的剂量范围内才能观察到，为坡度极陡的线性剂量-反应关系。例如，致畸试验中的剂量-反应关系，在低剂量时，由于只有个别的动物易感，致畸率增长不明显，当剂量增加到一定程度后，致畸率迅速增高，随后剂量稍有增加，即可引起胎仔或母鼠的死亡。因此，在高剂量范围内致畸率增高的曲线就无法被观察和描述。产生“全或无”反应的原因，根据具体情况进行分析。

除上述几种反应类型的曲线外，剂量-反应关系还可能表现为其他的曲线形式，如双相剂量-反应曲线。毒物的双相剂量-反应曲线一般表现为高剂量时对生物体有害，而低剂量时对生物体有益，又称低剂量兴奋效应（hormesis）。通过低剂量毒物对机体内稳态的微干扰，启动一系列修复和维持机制；当剂量增加超过阈剂量时，综合表现为有害作用。营养物质常表现出双相剂量-反应关系，其剂量-反应曲线一般为 U 形曲线。

本章案例二：砒霜治疗白血病

1973～1981 年，哈尔滨医科大学附属第一医院中医科较系统地以“癌灵一号”为主治疗了 73 例急性粒细胞型白血病患者，疾病完全缓解率为 24.66%，总有效率达 86.3%。“癌灵一号”每支 2mL，主要的组成成分包括砒石（每支含 1mg As_2O_3）和轻粉（每支含 0.01mg 氯化亚汞）。

哈尔滨医科大学附属第一医院张亭栋教授是使用砒霜（三氧化二砷）治疗白血病的奠基人，他及诸多同行的研究都确证了砒霜可有效治疗白血病，尤其对急性早幼粒细胞白血病（APL）患者效果最好。因此，获得了 2015 年度“求是杰出科学家奖”。

案例分析：

中国和美国用 As_2O_3 治疗实验的资料显示：As_2O_3 治疗后患者的临床缓解率为 87%，分子生物学缓解率为 83%，2 年无复发率和总存活率分别为 49%和 63%。经美国食品药物监督管理局证实，砷的三氧化合物能够使因体内遗传因子突变而产生的畸形蛋白质获得自我消灭的能力，从而使白细胞的生长恢复正常。

砒霜的主要作用机制：①诱导细胞凋亡。现代药理研究表明，砒霜具有原浆毒作用，有选择性细胞毒作用，作用于线粒体，抑制含巯基酶的活性，诱导跨膜电位下降，促使凋亡因子自线粒体内膜腔释放进入胞质激活一些凋亡效应分子，引起级链式凋亡反应。②诱导细胞分化。研究发现砒霜对白血病细胞株 NB4 细胞有剂量依赖性双向效应，高浓度可诱导细胞凋亡，而低浓度长时间作用可诱导细胞部分分化。③抑制肿瘤细胞生长。As_2O_3 可使细胞血管内皮生长因子表达量减少，干扰内皮细胞和白血病细胞之间互相促进的环式作用，从而以剂量和时间依赖的方式诱导内皮细胞凋亡，抑制肿瘤的新生血管生成，最终使肿瘤细胞生长受抑制。

第三节　表示毒性的相关剂量参数

外源化学物进入机体达到一定的剂量，才能引起毒作用效应。引起某一毒作用效应的剂量越小，表示毒性越大，毒性大小与有效剂量（effective dose，ED）、致死剂量（lethal dose，LD）成反比，可用 $1/ED_{50}$ 或 $1/LD_{50}$ 表示，化合物之间的毒性可以相差几千倍，甚至上万倍。

影响外源化学物毒性大小的主要是进入机体血液中的含量。对多途径污染物，血液中含量的检测比环境中样品的检测在毒性评价上价值更高。对各种途径进入的污染物，都通过血液对全身产生影响。

一、致死剂量或浓度

致死剂量是指在急性毒性试验中外源化学物引起机体死亡的剂量或浓度。在一个群体中，个体死亡的多少有很大程度的差别，所需的剂量也不一致，通常按照引起动物不同死亡率所需的剂量来表示。因此，致死剂量又有下列不同的概念。

（1）绝对致死量或浓度（LD_{100} 或 LC_{100}）：指引起一群个体全部死亡的最低剂量或浓度。如再降低剂量，就有存活者。“一群”是一个比较广泛的概念，可能包括 10 个、50 个、100 个或更多的个体。

由于存在个体差异，一个群体中不同个体对外源化学物的耐受性不同，总有少数高耐受性的个体。因此，LD_{100} 常有很大的波动性。表示一种外源化学物的毒性高低，或对不同外源化学物的毒性进行比较时，一般不用 LD_{100}，而采用 LD_{50}。LD_{50} 较少受个体耐受程度差异的影响，较为准确。

（2）半数致死剂量或浓度（LD_{50} 或 LC_{50}）：指引起一群个体半数死亡的剂量或浓度，也称致死中量。LD_{50} 的单位为 mg/kg 体重。LD_{50} 或 LC_{50} 是经过统计学处理计算得到的数值，常用来表示急性毒性的大小。不同外源化学物对机体的 LD_{50} 差异很大。

LD_{50} 的数值越小，表示外源化学物的毒性越强；反之，LD_{50} 的数值越大，毒性越低。不同动物物种、品系、外源化学物与机体接触的途径和方式都可影响外源化学物的 LD_{50}，因此表示 LD_{50} 时，必须注明实验动物的种类和接触途径。如果其毒性存在性别差异，还应说明实验动物的性别。此外，还应注明 95%的可信区间，一般以 $\lg^{-1}$（$\lg LD_{50} \pm 1.96 \times S_{\lg LD_{50}}$）来表示其可信区间，$S_{\lg LD_{50}}$ 为标准偏差。

与 LD_{50} 概念相似的毒性参数，还有半数致死浓度（LC_{50}），即能引起一群个体 50%死亡所需的浓度。一般以 mg/m^3 表示空气中的外源化学物浓度，以 mg/L 表示水中的外源化学物浓度。用 LC_{50} 来表示外源化学物经呼吸道与机体接触后产生的毒性作用时，意味着能使一群实验动物在接触外源化学物一定时间（一般固定为 2～4h）后，并在一定观察期限内（一般为 14d）死亡 50%所需的浓度（mg/m^3）。

LD_{50} 急性毒性指标并不能反映出外源化学物对人类潜在的危害。许多外源化学物的长期或慢性毒性很严重，但其 LD_{50} 却反映不出。特别对一些急性毒性很小的致癌物质来说，即使长期少量摄入也能诱发癌的发生。

在环境毒理学中，还有半数耐受限量（median tolerance limit，MTL），也称半数存活浓度，用于表示一种环境污染物对某种水生生物的急性毒性。MTL 是指一群水生生物（如鱼类）中 50%个体在一定时间（48h）内可以耐受（不死亡）的某种环境污染物在水中的浓度，单位为 mg/L，一般用 MTL_{48} 表示在某种浓度（mg/L）下，经 48h，50%的鱼可以耐受，即有 50%的死亡。表示 MTL 时，也可采用 96h，即 MTL_{96}。由于各种水生生物和鱼类对不同外源化学物的耐受程度不同，还应说明水生生物或鱼的种类，如鲫等。例如，鲢对某种外源化学物 MTL_{48} 为 36mg/L，即表示 50%的鲢可以耐受 48h 的该种环境污染物在水中的浓度是 36mg/L。

（3）最小致死剂量或浓度（MLD 或 LD_{01}，MLC 或 LC_{01}）：指一群个体中，仅引起个别动物死亡的最小剂量或浓度。低于此剂量即不会出现机体死亡。

（4）最大耐受剂量或浓度（MTD 或 LD_0，MTC 或 LC_0）：指一群个体中，不引起任何一个动物死亡的最大剂量或浓度。接触此剂量的个体可以出现严重的毒性作用，但不发生死亡。最大耐受剂量或浓度应略低于最小致死剂量或浓度。

二、阈剂量

中毒阈剂量又称中毒阈值（threshold dose）或最小有作用剂量（minimal effect level，MEL），严格地也称为观察到有害作用的最低剂量（lowest observed adverse effect level，LOAEL），是指在规定的暴露条件下，通过实验和观察，一种外源化学物引起机体在形态、功能、生长、发育或寿命上可检测到的有害改变的最低剂量或浓度，此种有害改变与同一物种、品系的正常（对照）机体是可以区别的。LOAEL 是通过实验和观察得到的，应具有统计学意义和生物学意义。在该剂量以下，不应再出现毒性反应，而在该剂量水平，无论是量反应还是质反应，与对照组比，其差异刚刚出现统计学意义。

阈剂量包括急性阈剂量（acute threshold dose，Lim_{ac}）和慢性阈剂量（chronic threshold dose，Lim_{ch}）。确定阈剂量是毒理学研究工作的重要内容，也是制定卫生标准的主要依据，特别是慢性阈剂量是制订车间空气中最高容许浓度时不可缺少的参数。

采用不同的指标、方法观察不良反应（或毒作用），可以得出不同的阈剂量，见表 2-2。为了获得准确数据，需采用敏感的指标、敏感的动物和足够数量的动物进行试验。在观察过程中，应注意区别出现的作用是生理的、无毒的，还是毒性效应。例如，体重减轻可能是食物摄入量减少引起的，也可能是机体对化学品不适应产生的毒效应；肝变大可能是外源化学物瞬时性激活肝混合功能氧化酶的结果，也可能是外源化学物形成肝损伤而引起的毒效应。

表 2-2 几种外源化学物不同指标的阈剂量（单位：mg/L）

化学品名称	指标			
	形态学变化	临床症状	肌肉工作能力降低	条件反射变化
乙酸乙酯	7.0	3.0	1.5	0.5
对二氧乙酯	7.5	5.0	—	0.5
硝基丙烷	5.8	—	0.2	0.1
四硝基甲烷	0.100	0.100	0.003	0.003
二乙胺	3.00	2.00	2.00	0.25

资料来源：刘宁和沈明浩，2007

有些外源化学物进入机体后可能表现出多种作用，引发不同毒性作用的阈剂量可能会有所差异。例如，家兔通过静脉注射不同阈剂量的戊巴比妥钠表现出的不同毒作用，见表 2-3。而对同一个作用来说，其阈剂量会因一天内的接触时间不同而发生变化。

表 2-3 家兔静脉注射不同阈剂量戊巴比妥钠产生的效应

效应	动物数（*n*）	阈剂量/（mg/kg）
催眠	12	21.50±4.55
麻醉	12	32.70±4.56
呼吸抑制	9	37.30±2.73
心脏抑制	9	51.90±7.58

资料来源：叶少剑和黄念芳，2014

致癌物的剂量-反应关系因外源化学物种类不同而异。多数外源化学物在机体中均明显呈现剂量-反应关系；在体内不经代谢活化的外源化学致癌物烷化剂，与辐射作用相一致，致癌作用和剂量呈直线关系；但大多数化学致癌物在体内要经过代谢活化后，才具有致癌作用，根据动物试验资料推算的建议标准均有待实际考验。在缺乏测定阈剂量方法的情况下，实际可测其危险性水平，推算接触一种外源化学物或污染物增高毒性效应或肿瘤发生率的期望频率。对于靶剂量和阈剂量的研究，可为制定标准提供科学依据。

三、最大无作用剂量

阈剂量以下的剂量为阈下剂量。在阈下剂量的作用下，用现代检查方法不能观察到机体的任何异常生理、生化反应或潜在的病理学改变。在实际应用中，选择阈下剂量中一个最大的剂量，即最大无作用剂量（maximal no-effect level，MNEL）。一般所说的阈下剂量就是指最大无作用剂量。

最大无作用剂量也称为未观察到有害作用剂量（no observed adverse effect level，NOAEL），是指某种外源化学物在一定时间内按一定方式或途径与机体接触后，根据现有认识水平，用最为灵敏的试验方法和观察指标，未能观察到对机体造成任何损害作用或使机体出现异常反应的最高剂量。如果涉及外源化学物在环境中的浓度，则称为最大无作用浓度。外源化学物的含量在最大无作用剂量以下时，机体（人或实验动物）形态、功能、生长、发育或寿命检测不到有害改变，机体形态、功能、生长、发育或寿命改变可能检测到，但被判断为非损害作用。

通常，略高于最大无作用剂量或浓度，即最小有作用剂量（MEL）或浓度。在理论上，最大无作用剂量与最小有作用剂量应该相差极微，任何微小甚至无限小的剂量增加，对机体造成的损害作用也应该有相应的增加。但由于受到对损害作用观察指标和检测方法灵敏度的限制，不能对机体任何细微的异常变化进行检测，而只有当两种剂量的差别达到一定数量时，才能明显观察到损害作用程度的不同。所以，MNEL 和 MEL 之间实际上会存在一定的剂量差距。当外源化学物与机体接触的时间、方式或途径及观察对机体造成损害作用的指标发生改变时，MNEL 或 MEL 也将随之改变。因此，表示一种外源化学物的 MNEL 和 MEL 时，必须说明实验动物的物种品系、接触方式或途径、接触持续时间和观察指标等。

MNEL 是根据亚慢性毒性试验或慢性毒性试验的结果来确定的，是评价外源化学物对机体造成损害作用的主要依据。以此为基础，可制订出某种外源化学物的每日允许摄入量（ADI）和最高容许浓度（MAC）。ADI 是指人类终生每日随同食物、饮水和空气摄入的某一外源化学物不致引起任何损害作用的剂量。MAC 是指某种外源化学物可以在环境中存在而不致对人体造成任何损害作用的浓度。这一概念对生活环境和生产环境都适用。但在两种环境中，人类生活与生产活动的情况不同，具体的接触条件存在较大差异，因而同一种外源化学物在生产环境与生活环境中的 MAC 也不相同。

无可观察到作用剂量（NOEL）是一个与未观察到有害作用剂量类似的概念，即在规定的暴露条件下，通过实验和观察，与同一物种、品系的正常（对照）机体比较，一种外源化学物不引起机体形态、功能、生长、发育或寿命可检测到的改变的最高剂量或浓度。这里的“改变”是指外源化学物作用于机体产生的任何反应，不仅仅是有害作用，毒理学中有时将两者视为相同。

四、中毒危险性指标

评价外源化学物中毒危险性的常用指标是毒作用带。毒作用带是指阈剂量作用下限与致死毒作用上限之间的距离。根据毒性和毒性作用的特点来综合评价外来化合物，毒作用带包括急性毒作用带（acute toxic effect zone，Zac）和慢性毒作用带（chronic toxic effect zone，Zch）。

（一）急性毒作用带

急性毒作用带是指外源化学物的毒性上限与下限的比值。通常以 LD_{50}/Lim_{ac} 表示，其中 LD_{50} 代表毒性作用的上限，Lim_{ac} 为急性阈剂量，代表毒性作用的下限。毒物的 Lim_{ac} 越宽，则急性毒性最小有作用剂量与可能引起半数死亡的剂量的差距就越大，说明该毒物引起急性致死性中毒的危险性越小；反之，比值越小，则引起急性致死性中毒的危险性就越大。

也有人提出，用外源化学物引起致死效应的剂量-反应曲线的斜率（δ）代表急性毒作用带的宽窄，以评价该化合物的危险性大小，剂量-反应曲线的斜率可按下述公式计算。

$$\delta=\frac{1}{2}\left(\frac{LD_{84}}{LD_{50}}+\frac{LD_{50}}{LD_{16}}\right)$$

（二）慢性毒作用带

慢性毒作用带通常以 Lim_{ac}/Lim_{ah} 表示，此比值越大，外源化学物的慢性毒作用带越宽，说明该化学物引起慢性中毒的危险性越大。这是因为假定两种化合物的 Lim_{ac} 相同或相近，

Zch 宽的化学物，其 Lim_{ah} 则小，说明引起慢性中毒的可能性大。反之，比值越小，引起慢性中毒的危险性越小，而引起急性中毒的危险性则相对越大。此种表示方法也可用于亚急性毒性作用（亚急性毒作用带）。

第四节　安全限值

安全限值（safety limit），又称为卫生标准，是对各种环境介质（空气、土壤、水、食品等）中与人体健康有关的化学、物理和生物有害因素规定的浓度和接触时间的限量要求。在低于此种浓度和接触时间内，对个体或群体健康的危险度是可忽略的。安全限值是国家颁布的卫生法规的重要组成部分，是政府管理部门对人类生活和生产环境实施卫生监督管理的依据，是提出防治要求、评价改进措施和效果的准则，对于保护人体健康和保障环境质量具有重要意义。

一、每日允许摄入量

每日允许摄入量（acceptable daily intake，ADI）是指允许正常成人每日由外环境摄入体内的特定外源化学物的总量。在此剂量下，终生每日摄入该外源化学物不会对人体健康造成任何可测量出的健康危害，单位用 mg/kg 体重表示。

二、最高容许浓度

最高容许浓度（maximal allowable concentration，MAC）是指某一外源化学物可以在环境中存在而不致对人体造成任何损害作用的浓度。MAC 的概念对生活环境（大气、水体、土壤等）和生产环境（车间等）都适用，但人类在生活与生产活动中的具体接触情况存在较大差异，同一外源化学物在生活环境中与生产环境中的 MAC 也不相同。

最高容许残留量（maximum residue limit，MRL）是指农药在某农产品、食品、饲料中的最高法定允许残留浓度；按照优良农业措施（GAP）使用农药时，是指可能在食物中产生的最高残留浓度。国际上，制订农产品及食品中农药最大残留限量通行的程序，是根据农药的毒理学和残留化学实验结果，结合本国居民膳食结构和消费量，对因膳食摄入农药残留产生风险的可能性及程度进行量化评价。

三、参考剂量/浓度

参考剂量/浓度（reference dose，R_fD）是由美国环境保护局（EPA）首先提出的，用于非致癌物质的危险度评价。R_fD 为环境介质（空气、水、土壤、食品等）中外源化学物的日平均接触剂量的估计值或浓度。人群（包括敏感亚群）在终生接触该剂量水平外源化学物的条件下，预期一生中发生非致癌或非致突变有害效应的危险度可低至不能检出的程度。

在制订安全限值时，毒理学资料是重要的参考依据，其中最重要的毒性参数是 LOAEL 和 NOAEL。外源化学物的安全限值一般是将 LOAEL 或 NOAEL 缩小一定的倍数（安全系数或不确定系数）来确定。由于考虑人和动物的敏感性不同，人群中的个体差异及有限的实验动物数据用于大量的接触人群等因素，需要有安全系数。在选择安全系数或不确定系数时要考虑多种因素，如外源化学物的急性毒性等级、在机体内的蓄积能力、挥发性、测定 LOAEL 或 NOAEL 采用的观察指标、慢性中毒的后果、种属与个体差异的大小、中毒机制与代谢过程是否明了等。在制定最高容许量（浓度）的人群接触卫生标准时，对于车间内接触的外源化学物一般采用的安全系数<10；对于慢性毒作用带窄的，采用的安全系数则>10，异氰酸甲酯毒作用带很窄，安全系数为 100。食品采用的标准一般都比较严格，从 NOAEL 外推用于人体的 ADI 值，安全系数常采用 100，但根据毒性资料，可供选用的范围也很大，WHO 专家委员会曾建议可在 10～2000 选用。

$$\text{ADI(mg/kg人体重)}=\frac{\text{NOAEL(mg/kg动物体重)}}{\text{安全系数}}$$

四、基准剂量

基准剂量（benchmark dose，BMD）是依据动物试验剂量-反应关系的结果，用一定的统计学模型求得的受试物引起一定比例（定量资料为 10%，定性资料为 5%）的动物出现阳性反应剂量的 95%可信区间下限值。

BMD 值是依据临界效应的剂量-反应关系的全部数据推导出来的，增加了其可靠性和准确性。另外，BMD 值是采用引起反应剂量值的 95%可信区间下限值，在计算时必须把试验组数、实验动物数及指标观察值的离散度等作为参数纳入，这样 BMD 值可反映剂量-反应关系和所用资料质量的高低。

本章小结

本章主要介绍了与食品毒理学相关的毒理学基本概念和术语，以及各概念之间的相互联系。毒物具有毒性，且需在一定的接触条件和剂量下才能使机体中毒。危险性与安全性是相对的。外源化学物对机体的毒性作用可分为速发性或迟发性作用、局部或全身作用、可逆或不可逆作用、过敏反应、对形态或功能的影响、特异体质反应及特殊毒性作用等。毒物产生的毒性作用和机体接触剂量之间，普遍存在着不同类型的剂量-反应关系，有直线形、抛物线形、S 形等。剂量决定了一个物质是否是毒物。表示毒性的参数有各种致死剂量、阈剂量、最大无作用剂量和中毒危险性指标，在推算该外源化学物在接触介质中的允许添加量、最高容许浓度、参考剂量等安全限值时起着非常重要的作用。为了更好地学习和理解本章的知识内容，在本章中共介绍了两个案例，三处延伸阅读。

思考题

1. 简述毒物、毒性和剂量之间的关系。
2. 毒性作用可如何分类？
3. 什么是剂量-反应关系？其主要的关系曲线有哪几种类型？
4. 什么是靶器官？
5. 表示毒性的剂量相关参数有哪些？
6. 如何区别损害作用和非损害作用？
7. 急性毒作用带和慢性毒作用带各有何毒理学意义？

第 3 章 食物中常见的毒性物质

第一节 植物性食物中的天然毒性物质

毒理学中，植物性天然毒性物质是指植物体本身内在的会对其食用者有毒害作用的成分。这些天然毒性物质不包括那些由环境污染的和吸收入植物体内的外源化学物，如农药残留和重金属污染物等。

一、植物性食物中天然毒性物质的分类

目前所发现的植物性有毒成分，大多是植物的次生产物。这些有毒物质引起中毒的情况有所不同，一般可分成以下几类：①非食用部位有毒。有些植物的可食部位无毒，其有毒成分在非食用部位，如杏、桃、李等的种仁含氰苷，人类因误食而造成伤害。②在植物特定的发育期有毒。例如，麦类、玉米等粮食作物在幼苗期含氰苷。③有毒成分经加工可去除。例如，大豆类含有的血细胞凝集素，经充分热加工后毒性即可除去。④有毒成分微量，食用量过大时引起中毒。例如，营养丰富的甜杏仁，可能会因一次大量食用而导致氰苷中毒。

如果按照植物性天然毒性物质的化学成分划分，植物性食品中的天然毒性物质可分为毒性糖苷类、毒性生物碱类、毒性酚类、毒性蛋白类及有毒的蕈类等。

在植物中，糖或糖的衍生物（糖基）分子中的半缩醛羟基与非糖化合物（苷元或配基）的羟基缩合而成的具有环状缩醛结构的化合物称为苷，又称为糖苷或配糖体。糖苷在植物中广泛存在，有些糖苷对人体有毒，常见的有毒糖苷主要包括硫糖苷、生氰糖苷和皂苷。

二、常见的植物性食物中的天然毒性物质

（一）致甲状腺肿的硫糖苷

致甲状腺肿的硫糖苷又称为硫糖苷（thioglycoside），因其可以导致甲状腺肿大而得名。硫糖苷是 D-葡萄糖半缩醛羟基与苷元上巯基（—SH）缩合而成的一种硫糖苷，也称为硫代葡糖苷（glucosinolate）。在天然植物中已发现 100 多种不同的硫糖苷，它们主要存在于十字花科植物中，如西兰花、羽衣甘蓝、抱子甘蓝。所有的十字花科植物都能够合成硫代葡糖苷，见表 3-1。硫代葡糖苷存在于这些植物的根、茎、叶和种子中，但主要存在于种子中。还有一些非十字花科的双子叶被子植物中也会含有 1～2 种硫代葡糖苷。

表 3-1　甘蓝属蔬菜可食部分（茎、叶）的芥子硫苷衍生物含量

植物	硫代葡糖苷种类	含量/（mg/g 鲜重）
包心菜	3-甲亚磺酰丙基硫苷，3-吲哚甲基硫苷，2-烯丙基硫苷	0.42～1.56
中国甘蓝	3-氮吲哚甲基硫苷，2-苯乙基硫苷，3-丁烯基硫苷	0.13～1.51
花椰菜	3-甲亚磺酰丙基硫苷，3-吲哚甲基硫苷	0.61～1.16
球茎甘蓝	3-丁烯基硫苷，2-羟基-3-丁烯基硫苷，3-氮吲哚甲基硫苷	0.60～3.90
油菜	2-羟基-3-丁烯基硫苷，3-氮吲哚甲基硫苷	0.13～0.76

资料来源：刘宁和沈明浩，2007

硫代葡糖苷是一种含硫的阴离子亲水性的植物次生代谢产物。植物体中硫代葡糖苷和葡萄糖硫苷酶[也称芥子苷酶或黑芥子苷酶（thioglucosidase/myrosinase）]会形成硫代葡糖苷-葡萄糖硫苷酶体系。在完整的植物中，硫代葡糖苷存在于细胞的液泡中，葡萄糖硫苷酶则存在于特定的蛋白体中，两者相互分离。但当植物组织被破坏时，酶会被激活，将硫糖苷水解生成硫代氰酸盐（thiocyanate）、异硫氰酸盐（isothiocyanate，ITC）、环硫腈（epithionitrile）、噁唑烷硫酮（goitrin）、腈类（nitrile）等产物，水解产物的组成和含量与硫糖苷的 R 基团结构有关，硫代芥子苷的水解机制见图 3-1。在人体的胃肠道中，硫代葡糖苷也会发生水解，生成相应的代谢产物。噁唑烷硫酮又称为致甲状腺肿素，可引起甲状腺肿大和碘吸收水平下降。实验小鼠饲喂的硫代葡糖苷的剂量超过 150mg/kg 体重，则会出现甲状腺肿大、肝细胞损伤、生长迟缓等危害病症。腈类在体内可以代谢为氰离子（CN^-），形成毒性较强的氢氰酸。异硫氰酸盐可以降低甲状腺过氧化物酶的活性；噁唑烷硫酮是一种致甲状腺肿素；硫氰酸盐可抑制甲状腺对碘的吸收，并阻碍需要游离碘的反应。

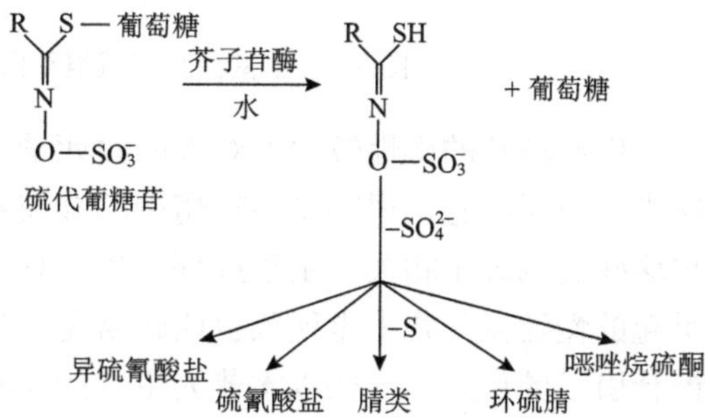

图 3-1　硫代芥子苷的水解及其产物
（引自 Ishida et al.，2014）

通过对天然植物化学成分的研究，很多动物试验表明，十字花科蔬菜中的硫代葡糖苷及降解产物还具有杀菌、抑霉、抗肿瘤等特性。膳食中，对于含有硫代葡糖苷的植物摄入，应注意健康与摄入量的平衡。

（二）毒性糖苷类

1. 生氰糖苷　生氰糖苷（cyanogentic glycosides）又称为含氰苷，是糖基的半缩醛羟基与氰醇衍生物的羟基缩合形成的一种氧苷，广泛存在于豆科、禾本科及蔷薇科的植物中。生氰糖苷的毒性只能在酸性条件、水解酶或被摄食动物肠道里的细菌分解，氰化物被从生氰糖苷的糖苷中释放（游离）出来，生成毒性较强的氢氰酸，对人体造成危害。已鉴定结构的生氰糖苷大约有 30 种，见表 3-2 和图 3-2。含有生氰糖苷的食源性植物主要包括木薯、蔷薇科植物的果仁，某些豆类品种。生氰糖苷类则以苦杏仁苷和亚麻仁苷为多见。

表 3-2　常见植物性食物中的生氰糖苷及其水解产物

生氰糖苷的种类	植物	水解产物
苦杏仁苷	蔷薇科植物的果仁部分	龙胆二糖、氢氰酸、苯甲醛

续表

生氰糖苷的种类	植物	水解产物
亚麻苦苷	木薯块根、四季豆	D-葡萄糖、氢氰酸、丙酮
荚豆苷	野豌豆属的植物	荚豆二糖、氢氰酸、苯甲醛
蜀黍苷	高粱属植物	D-葡萄糖、氢氰酸、对-羟基苯甲醛

资料来源：王向东，2007

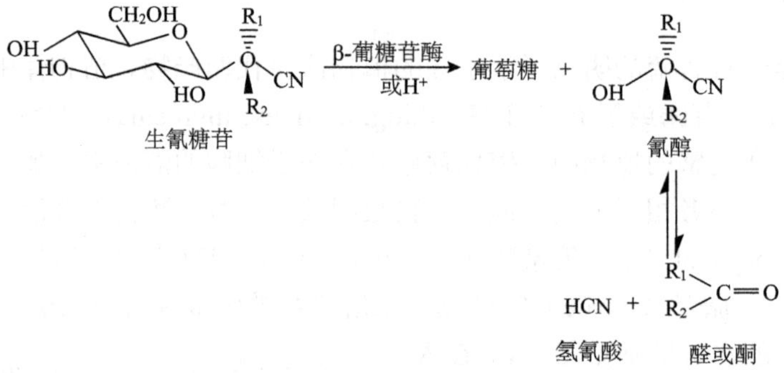

图 3-2　生氰糖苷形成氢氰酸的机制（引自刘宁和沈明浩，2007）

生氰糖苷的毒性较强，对人的致死量为 18mg/kg 体重。氢氰酸被机体吸收后，随血液循环进入组织细胞，很容易与辅酶中的金属离子如 Fe^{2+}、Cu^{2+}、Mn^{2+}等结合，从而抑制机体内与这些金属离子相关的生理过程，也会导致与这些离子有关的酶的反应活性下降。生氰糖苷引起的慢性氰化物中毒现象也比较常见，如热带神经性共济失调症和热带性弱视，均为生氰糖苷引发的疾病。一些以木薯为主食的非洲和南美地区常高发这些疾病。生氰糖苷的毒性是多方面的。

2. 蚕豆嘧啶葡糖苷　蚕豆中含有两种核苷，即蚕豆嘧啶葡糖苷（vicine）和伴蚕豆嘧啶葡糖苷（covicine），它们在弱酸环境中被 β-葡糖苷酶分别水解为蚕豆嘧啶（divicine）和异脲咪（isouramil），见图 3-3。在人体内，蚕豆嘧啶和异脲咪这两种物质会降低血红细胞中葡萄糖-6-磷酸脱氢酶（G-6-PD）的含量。由于 G-6-PD 缺乏，NADP 不能转变成还原型辅酶Ⅱ（NADPH）。NADPH 的不足，又会导致体内重要的抗氧化损伤的物质——还原型谷胱甘肽（GSH）的缺乏，从而引起红细胞膜易于发生氧化性损伤，最终导致发生溶血。

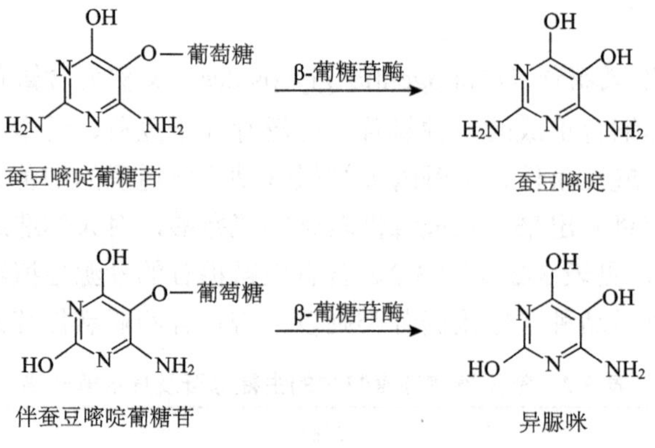

图 3-3　蚕豆中引发蚕豆病的主要苷元（引自刘宁和沈明浩，2011）

因食用蚕豆而引起的急性溶血性贫血症，称为蚕豆病或蚕豆中毒症（favism）。蚕豆中毒症多发于一些先天红细胞中缺乏 G-6-PD 的人群，这类人群多分布于非洲、亚洲中东和地中海地区。蚕豆中毒症的临床症状主要有乏力、头晕、肠胃不适、黄疸、呕吐、腰痛甚至血尿。蚕豆嘧啶和异脲咪耐热性都很强，食用煮熟蚕豆或鲜生蚕豆后也都可能发生中毒；婴幼儿蚕豆病发病率高于成人；蚕豆病严重的患者，吸入蚕豆花粉都会致病。

3. 皂苷　皂苷（saponin）又称皂甙、皂素，是苷元（配基）为三萜或螺旋甾烷类化合物的一类氧糖苷，是糖苷类中结构比较复杂的化合物，其水溶液能形成泡沫。皂苷主要分布于陆地高等植物中，也少量存在于海星和海参等海洋生物中。皂苷按其配基的结构可分为两类：①甾族皂苷，皂苷配基是螺甾烷的衍生物，大多由 27 个碳原子所组成，见图 3-4。这类皂苷多存在于百合科和薯蓣科植物中。②三萜皂苷，皂苷配基是三萜的衍生物，大多由 30 个碳原子组成，这类皂苷多存在于五加科和伞形科等植物中。

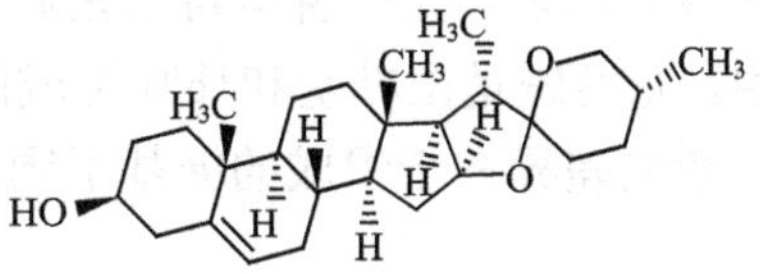

图 3-4　薯蓣皂苷

皂苷的毒性主要体现在溶血性及其水解产物苷元的毒性。皂苷元可强烈刺激胃肠道黏膜，引起局部充血、肿胀、炎症，以致出现恶心、呕吐、腹痛、腹泻症状；低浓度的皂苷溶液就可破坏红细胞，从而产生溶血作用；大剂量的薯蓣皂苷可能对肝具有一定的毒性。皂苷的毒性作用的机制可能是因皂苷与胆甾醇结合生成分子复合物所致。皂苷也会引起鱼类、蛙类等冷血动物的溶血作用。

4. 原蕨苷　原蕨苷（ptaquiloside）是从蕨菜中分离出的一种糖苷，化学结构式如图 3-5 所示。原蕨苷在蕨类的各部分中都有，以蕨类的幼嫩部分中含量最高。有些蕨类品种，这种糖苷可高达总干重的 1.3%左右。可供食用的蕨类植物有多种，可作蔬菜的有蕨菜（*Pteridium aquilinum*）、毛蕨（*Pteridium revolutum*）、菜蕨（*Callipteris esculenta*）、紫萁（*Osmunda japonica*）、西南凤尾蕨（*Pteris wallichiana*）和水蕨（*Ceratopteris thalictroides*）等，也可加工成干菜食用。许多蕨类植物的地下根状茎含有大量淀粉，还可以酿酒。新西兰、日本、澳大利亚等国的居民，则喜欢用蕨类做沙拉。

原蕨苷对机体具有一定毒性，是一种致癌物质，被世界癌症组织评为 2B 类致癌物（可能对人类致癌）。动物毒理学试验发现，原蕨苷会导致啮齿动物的膀胱癌、肺癌和肠癌；被饲喂家畜则会出现膀胱癌、骨髓抑制、严重的血液疾病等病症。人群流行病学的研究显示，幼年时如果食用大量的蕨菜，会增加其成年后患胃癌的风险。同时，食管癌患病与食用蕨类有相关性。原蕨苷还可以在食物中发生迁移，从乳牛的饲料转移到其奶汁中，小牛或人类饮用被原蕨苷污染的牛奶，有可能会出现蕨类中毒的症状；原蕨苷也会污染水和土壤，从而引发一系列的危害。在动物体内，原蕨苷发生水解代谢，生成二烯酮。二烯酮是一种较强的 DNA 烷基化剂，DNA 中的嘌呤碱基（腺嘌呤和鸟嘌呤）发生烷基化，引发 DNA 发生损伤，最终导致机体的多种癌变。

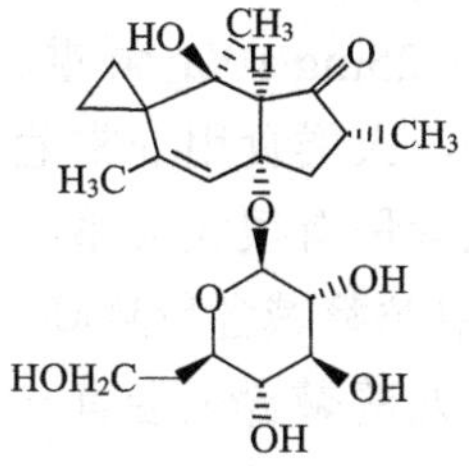

图 3-5　原蕨苷的化学结构式

（三）生物碱类化合物

生物碱（alkaloid）是一类含氮的碱性有机化合物，大多存在于植物中，但现也在动物体内发现。生物碱具环状结构，难溶于水，与酸可以形成盐，具有旋光性，大多呈苦味。生物碱有几千种，是植物的一种次级代谢产物。多数生物碱分布在高等植物，尤其是双子叶植物中；极少数生物碱分布在低等植物中；同科同属植物可能含相同结构类型的生物碱；一种植物体内多有数种或数十种生物碱共存，化学结构也相似。

1. 龙葵碱　龙葵碱（solanine）又称茄碱（glycoalkaloid）、茄苷、龙葵胺、龙葵毒素、马铃薯毒素，是一种有毒的甾族生物碱苷类化合物，存在于马铃薯、番茄、茄子等茄科植物中。龙葵碱是由糖基和茄啶组成的一种氧苷。龙葵碱为一混合物，主要由茄碱和查茄碱组成，二者的差异在于组成的糖基不同，见图 3-6。龙葵碱的主要成分是 α-茄碱。

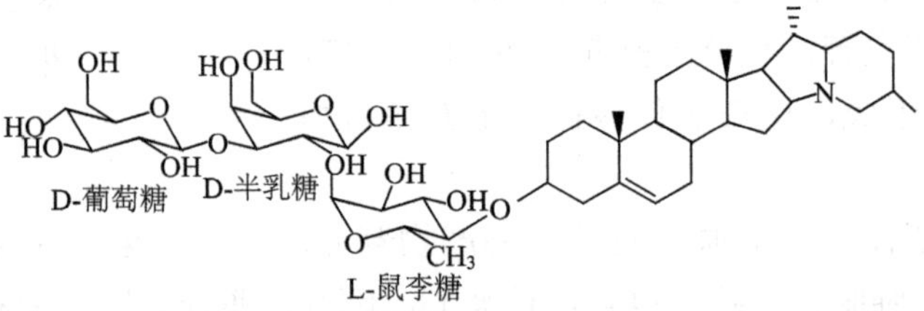

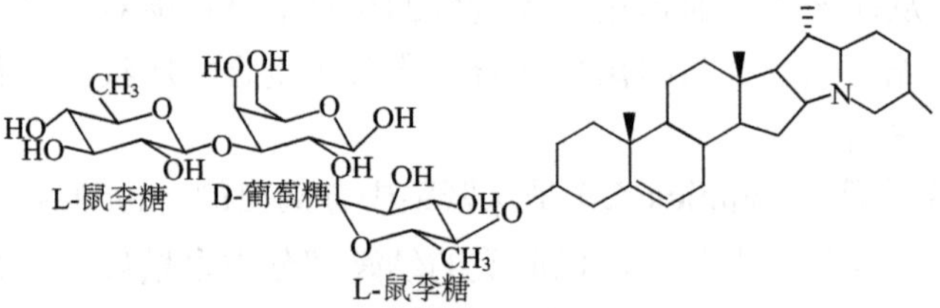

图 3-6　茄碱和查茄碱的化学结构

龙葵碱的毒性作用是多方面的，主要是通过抑制胆碱酯酶的活性而引发中毒；龙葵碱对胃肠道黏膜具有较强的刺激性和腐蚀性，对中枢神经也有麻痹作用（尤其对呼吸和运动中枢作用显著），也会引起红细胞溶血等毒性作用。龙葵碱中毒的主要症状为：胃痛加剧，恶心、呕吐，呼吸困难、急促，伴随全身虚弱和衰竭，严重者可导致死亡。龙葵碱口服毒性较低，实验动物经口的 LD_{50}，小鼠为 1.0g/kg 体重，绵羊为 0.5g/kg 体重。人类食入 0.2～0.4g 的剂量可引起中毒。

马铃薯中龙葵碱的含量一般为 0.03～0.1g/kg，含量低于 0.2g/kg 时，人类可以安全食用。美国食品药品监督管理局（FDA）规定，新鲜马铃薯中龙葵碱的最高含量为 25mg/100g 鲜重。但发芽马铃薯芽眼四周和变绿部位的龙葵碱含量比较高，最高可达 5mg/g，人类食用非常危险。茄子中的龙葵碱主要存在于果肉中。茄子皮的颜色和果肉中的龙葵碱含量有很大关系，紫茄子中龙葵碱的含量高，绿茄子的含量低；茄子皮紫颜色越深，其果肉中龙葵碱含量越高。未完全成熟的茄子，龙葵碱含量比成熟的茄子高。霜降节气之后的茄子中龙葵碱含量会有一定量的提高，食用时应给予重视。

2. 双稠吡咯生物碱　双稠吡咯生物碱（pyrrolizidine alkaloid，PA），又称吡咯里西生物碱。PA 多存在于种子植物中，是植物的次生代谢产物。据统计，世界上约有 3%的有花植物含有 PA，多数属于紫草科、菊科和豆科。几种植物中双稠吡咯生物碱的化学结构见图 3-7。

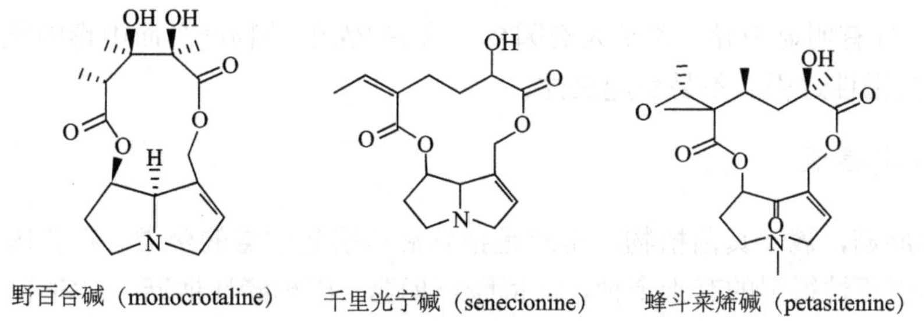

图 3-7　几种植物中双稠吡咯生物碱的化学结构（引自 Helterich and Winter，2000）

PA 大都是由稠吡咯环的氨基醇和不同的有机酸两部分组成，双稠吡咯环的氨基醇部分叫千里光次碱或裂碱（necine），有机酸部分叫千里光次酸或裂酸（necic acid）。依据千里光次碱的化学结构，PA 主要分为两种类型，即倒千里光裂碱型（retronecine-type，RET-type）和奥索千里光裂碱型（otonecine-type，OTO-type），如图 3-8 所示。

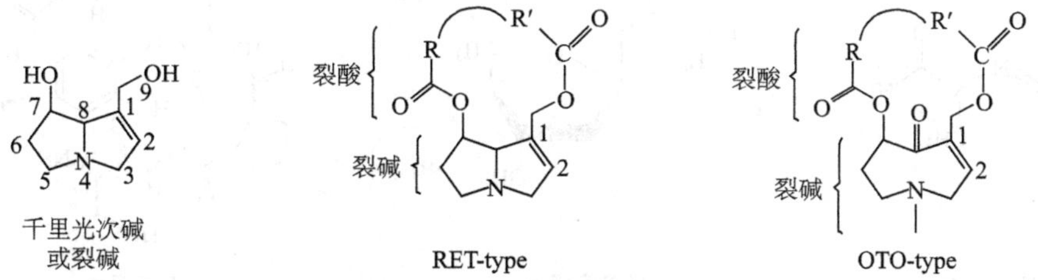

图 3-8　双稠吡咯生物碱的化学结构式（引自 Xiong et al.，2009）

千里光次碱上的羟基被酯化，可形成单酯、开链双酯和大环双酯。PA 的毒性与结构密切相关，在双稠吡咯环的 1,2 位具有双键的 PA 均有肝毒性和致突变性。分子中具有环状双内酯（内酯环含有 11～13 个原子）的 PA 毒性最强；只有单酯键的 PA 毒性最弱；虽具有两个单酯键，但不形成环的毒性居中；在 1,2 位为单键（1,2 位饱和型）的 PA 毒性较弱或无毒。

PA 本身没有毒性，毒性主要来自其在体内的代谢产物——吡咯（pyrrole），吡咯具有很强的亲电性（一种烷化剂），易与组织中亲核性物质如酶、蛋白质、DNA 等结合，从而引起机体的各种损伤。PA 的致癌性和诱变性取决于其形成最终致癌物的形式，肝是代谢吡咯的主要场所，也是其毒性的靶器官。PA 在生物体内的代谢途径如图 3-9 所示。PA 的毒性可以表现为急性毒性、慢性毒性、基因毒性和特殊毒性 4 种类型，主要表现为肝毒性，有些 PA 对肺、心脏、肾、胰、脑等组织器官也具有毒性。PA 对机体的损害是不可逆的。各种动物对

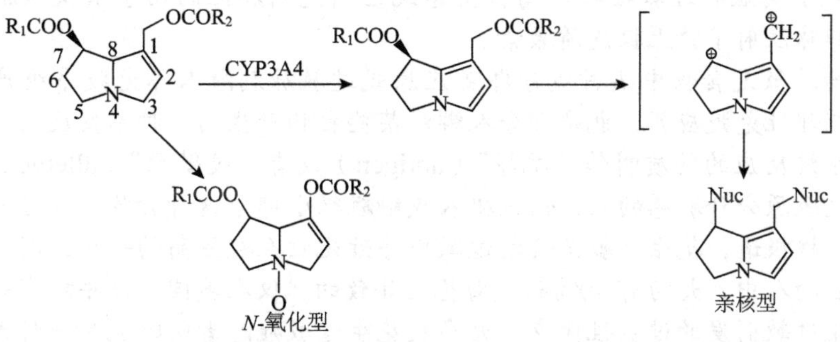

图 3-9　PA 在生物体内代谢的部分途径（引自 Helterich and Winter，2000）

PA 植物的敏感性有明显差异。关于人类因食入含有 PA 的动物产品而中毒的报道很少，但由于 PA 中毒常为慢性过程，不易引起关注。

（四）蕈类毒素

蕈类又称蘑菇，属于真菌植物，毒蕈是指食后可引起中毒的蕈类。在我国已发现的毒蕈有百余种，其中毒性很强的有十余种，如褐鳞环柄菇、肉褐麟环柄菇、白毒伞（白帽菌）、毒伞（绿帽菌）、鳞柄白毒伞（毒鹅膏）、鹿花菌、马鞍蕈等。由于毒蕈种类多，毒蕈中的毒素成分也较复杂，大多耐热。已确定毒性较强的蘑菇毒素主要有环型毒肽类（amatoxin）、鹅膏毒蝇碱（muscarine）、光盖伞素（coprine）、鹿花毒素（gyromitrin）、奥来毒素（orellanine）、色胺类化合物、异噁唑衍生物共七大类，如图 3-10 所示。

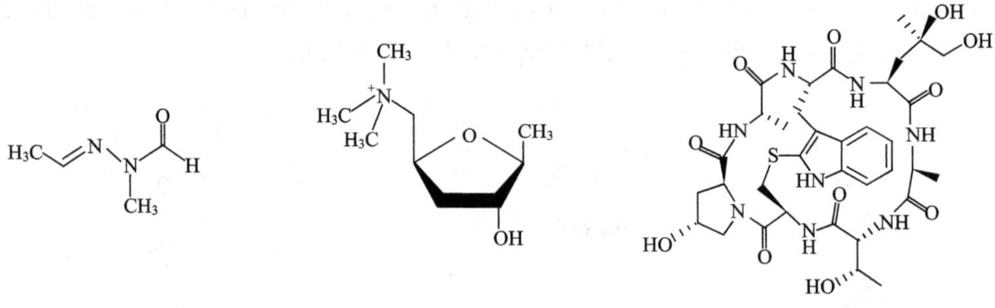

鹿花毒素　　　　鹅膏毒蝇碱　　　　鬼笔环肽

图 3-10　几种常见的蕈毒素

毒蕈毒素与其引起的中毒症状密切相关，临床大致分为 5 种类型，各型间可相互重叠，5 种类型分别为胃肠毒素、神经毒素、溶血毒素、原浆毒素、肝毒素。一种毒蕈可能含有多种毒素，同时一种毒素可能存在于多种毒蕈中；肝损害型毒蕈中毒是最严重的一种，严重的出现内脏损害，肝大，甚至发生急性肝坏死。还有的毒素具有致敏性，引发机体过敏反应。

（五）食物过敏原

本章案例一：花生引发的食物反应

乌拉圭《探索》周刊 2015 年 10 月 29 日报道，曾经是医生的乌拉圭总统巴斯克斯在飞往巴黎访问时，在航班上救了一位年轻人的命。获救乘客是一名 17 岁的法国女孩，对花生过敏，却在不知情的情况下吃下了一种含有花生的食物，随后出现了明显的过敏症状。乌拉圭总统巴斯克斯和他的助手给女孩服用了药物，并静脉注射了肾上腺皮质激素。

食物过敏是食物中某种成分即变应原或过敏原刺激人体免疫系统产生一种异常的病理性免疫应答，也是部分人群对某些食物产生的一种不良反应。引发这种免疫系统反应的物质叫作“抗原”（antigen）或者“过敏原”（allergen）。对于对食物过敏原分外敏感的人，仅仅摄入或触碰很小部分这种食物，就可以引发过敏反应。据报道，花生过敏是食物过敏中导致死亡人数最高的一种，因食物过敏引发死亡的人中，大约有 90%都是由花生导致的。仅在美国，每年就有约 100 人死于花生过敏引发的过敏性休克。大多数花生过敏症患者同时也对一种或多种坚果如核桃、美洲山核桃或杏仁等过敏。

案例分析：

食物过敏是由食物过敏原激发的一种变态反应。通常情况下，食物过敏原是食物中的蛋白质成分，分子质量为 10～70kDa 的水溶性或盐溶性的糖蛋白，等电点大都在酸性范围，没有一致的生物化学和免疫化学特性，也没有统一的保守氨基酸序列，但倾向于耐热、耐酸、耐酶解（果蔬中过敏原例外）。食物中的过敏原按来源可以划分为植物性食物过敏原和动物性食物过敏原两类。

花生过敏是食物过敏导致死亡的首要原因，而且患者往往是终生的，只有10%的过敏儿童会随年龄的增长产生耐受性。食物过敏人群中有 10%～47%的人对花生过敏，其发病率的高低与饮食习惯关系密切。例如，美国人喜欢食用焙烤的花生及其制品，因此发病率较高（1.1%）。花生过敏原包括多种高度糖基化的蛋白质组分，分子质量为 0.7～100kDa。目前发现有 9 种蛋白质成分能够与花生过敏患者血清 IgE 结合，分别是 Ara h1、Ara h2、Ara h3、Ara h4、Ara h5、Ara h6、Ara h7、Ara h8 和一种脂蛋白。Ara h1、Ara h2 及 Ara h3 是最主要的过敏成分，其分子质量分别是 63.5kDa、17kDa、14～45kDa。

食物过敏（food allergy）是由于某种食物或食品添加剂等引起的 IgE 介导和非 IgE 介导的免疫反应，而导致消化系统内或全身性的变态反应，也称为食物变态反应（allergic reaction of food）或消化系统变态反应（allergic reaction of digestive system）、过敏性胃肠炎（allergic gastroenteritis）。食物过敏症是指一些人群在食用了某种食物之后，引起身体某一组织、某一器官甚至全身的强烈反应，以致出现各种各样的功能障碍或组织损伤。食物过敏是免疫系统对某一特定食物产生的一种不正常的免疫反应，免疫系统会对此种食物产生一种特异性免疫球蛋白，当此种特异性免疫球蛋白与食物结合时，会释放出许多化学物质，造成的过敏症状，严重者甚至可能引起过敏性休克。食物过敏反应可以发生在任何食物上，儿童常见的致敏食物主要包括甲壳类水产动物、小麦、鸡蛋、坚果、花生、鱼、牛乳、大豆及其这些食物的制品，共 8 种；成人与儿童有些差异，成人过敏的食物主要是花生、坚果、鱼、甲壳类水产动物、软体动物、水果及蔬菜。

食物过敏的临床症状主要有：①胃肠道症状，如恶心、呕吐、腹痛、腹胀、腹泻、黏液样或稀水样便，有些患者还会出现过敏性胃炎及肠炎、乳糜泻等；②皮肤症状，表现为皮肤充血、湿疹、瘙痒、荨麻疹、血管性水肿，这些症状最容易出现在面部、颈部、耳部等部位；③神经系统症状，如头痛、头昏等，比较严重的还可能会发生血压急剧下降、意识丧失、呼吸不畅，甚至是过敏性休克的症状。

根据进食与出现症状间隔时间的长短，食物过敏可分为速发型食物过敏和迟发型食物过敏两类。速发型食物过敏通常发生在进食含有过敏原的食物后 2h 之内，症状一般较重。迟发型食物过敏一般发生在进食后数小时或者数天后，症状相对较轻。

对于婴幼儿，由于其胃肠功能还不够完善，某些食物中的蛋白质未经充分消化就直接进入了体内，因此更容易发生食物过敏。食物过敏还容易引发婴幼儿患上继发性营养不良。

目前，在医学上还无特效的治疗方法来解决人们的食物过敏问题，最好的方法就是远离和避免食用或接触含有过敏原的食物。许多发达国家已经将食物过敏原信息加入食品标签中，消费者通过查看预包装食品容器上的文字、图形、符号及一些说明物，可以快速了解食品的内在质量、营养、时效和食用指导等方面的信息。

延伸阅读一

乳糜泻——小麦面筋过敏症

乳糜泻（celiac disease，CD）是一种遗传易感个体因摄入含麸质蛋白的谷物（小麦、大麦和裸麦）及其制品而诱发的慢性自身免疫性肠病，又称为麦胶性肠病、非热带口炎性腹泻。

乳糜泻患者因摄入麸质蛋白激发自身免疫性反应，导致小肠损伤、绒毛萎缩而引起营养物质吸收不良，长期的营养不良进而影响到机体的其他组织器官，如皮肤、骨骼、肌肉、关节、肝、心脏、肾、血液系统、内分泌系统、神经系统，导致多系统功能失调。根据临床表现，乳糜泻可分为三种亚型：①有症状乳糜泻，症状包括典型的胃肠道症状（如慢性腹泻、胃胀、腹痛、呕吐、体重减轻等）和肠道外症状（如贫血、骨质疏松等）；②无症状（静息型）乳糜泻，存在肠绒毛萎缩，但并无明显临床症状；③潜在型乳糜泻，血清学抗体阳性，但小肠黏膜未出现自身免疫性损伤。

代谢性骨病和贫血是乳糜泻患者较常见的非胃肠道症状；肝损伤也是常见的乳糜泻胃肠外症状之一。

第二节　动物性食物中的天然毒性物质

一、含有毒物质的动物组织

人类在食用动物性食品时，由于误食或其他原因，可能摄食了这些动物体内的某些腺体、脏器或分泌物，引起食源性中毒。这些含有毒物质的动物组织主要有以下两种。

1. 甲状腺　在牲畜腺体中毒中，以甲状腺中毒较为多见。因为过量甲状腺激素会扰乱人体正常的内分泌活动，如果人类误食动物甲状腺，则出现类似甲状腺机能亢进的症状。猪甲状腺含有大量的甲状腺激素，其理化性质比较稳定，甲状腺中的甲状腺激素在600℃以上的高温时才能被破坏，经一般烹调后的甲状腺仍保存甲状腺激素的有效成分，不能将其破坏。

猪甲状腺位于气管喉头的前下部，屠宰过程中应将甲状腺取下。猪等动物甲状腺激素的生理功能与人类的相似，如果人类食用了未摘除甲状腺的肉品，可引起食物中毒，外来的甲状腺激素扰乱了人体正常的内分泌活动，特别是严重影响了下丘脑功能，造成一系列神经精神症状。体内甲状腺激素增加，使组织细胞氧化速率增加，代谢加快，分解代谢增加，产热增加，交感神经过度兴奋，各器官系统活动平衡失调，严重的出现各种中毒表现，既有与甲状腺功能亢进症状相似之处，又有中毒的特点。根据甲状腺食物中毒的调查资料，人体摄入1.8g甲状腺就会发生中毒。避免食用混有甲状腺的动物肉类，是最有效的防治措施。

本章案例二：猪甲状腺食物中毒

据2005年4月4日新浪新闻中心报道，4月2日，河南省焦作市中站区法院调解了一起涉及5个家庭的猪肉甲状腺中毒案件。2004年11月29日，焦作市中站区的消费者齐某等5个家庭，在一家集贸市场的同一肉摊上购买了猪血脖肉及肉馅，当天午饭后，这5个家庭共有18人出现头晕、浑身无力、呕吐、心慌、浑身酸痛等症状。后经焦作煤业集团中央医院及其一分院诊断和中站区卫生局调查，确认为猪肉甲状腺中毒。随后，齐某等将该卖肉者告上法庭。在诉讼过程中，被告同 18 名消费者自愿达成赔偿协议后，原告撤诉。

案例分析：

猪甲状腺一般长 4～5cm，宽 2～2.5cm，厚 1～1.5cm，呈暗红色，位于猪气管的上端，接近喉头甲状软骨附近的腹侧。猪甲状腺中的甲状腺激素有效成分经烹调处理，仍具有一定的生物活性。

猪甲状腺中毒会导致呕吐、头晕、瞳孔散大、皮肤出血、脱发等症状，中毒严重的还会出现抽搐、精神失常甚至死亡。按照国家规定，宰杀生猪后必须在 45min 内摘除甲状腺。食入的甲状腺内的甲状腺激素大部分经大便排出，部分被吸收入血后，可透过胎盘屏障，或由乳汁排出，孕妇及哺乳期妇女中毒也可以导致胎儿或婴儿中毒。

2. 肾上腺　猪、牛、羊等动物的肾上腺分别在其肾脏上端，大部分被包裹在腹腔油脂内。常因动物被屠宰时未加摘除等因素，导致人类误食，由此引起食物中毒。肾上腺的皮质能分泌多种重要的脂溶性激素，现已知有 20 余种，它们能促进体内非糖化合物（如蛋白质）或葡萄糖代谢、维持体内钠-钾离子间的平衡，对肾脏、肌肉等功能都有影响。一般都因屠宰牲畜时未加摘除或髓质软化在摘除时流失，被人误食，使机体内的肾上腺素浓度增高，引起中毒。

延伸阅读二

甲状腺和肾上腺食物中毒的特点

甲状腺中毒潜伏期可为 1h～10d，一般为 12～21h。临床主要症状为：头晕、头痛、胸闷、恶心、呕吐、便秘或腹泻，并伴有出汗、心悸等。部分患者于发病后 3～4d 出现局部或全身出血性丘疹，皮肤发痒，间有水泡、皮疹，水泡消退后普遍脱皮。少数人下肢和面部水肿，肝区痛，手指震颤，严重者发高热，心动过速，从多汗转为汗闭、脱水。个别患者全身脱皮或手足掌侧脱皮。也可导致慢性病复发和流产等。病程短者仅 3～5d，长者可达月余。有些人较长期遗有头晕、头痛、无力、脉快等症状。

肾上腺食物中毒的潜伏期很短，食后 15～30min 发病。误食者的血压急剧升高、恶心呕吐、头晕头痛、四肢与口舌发麻、肌肉震颤，重者面色苍白、瞳孔散大，患有高血压、冠心病的误食者可因此诱发中风、心绞痛、心肌梗死等，危及生命。

二、海洋鱼贝类的毒素

本章案例三：河鲀中毒事件

据 2015 年 7 月 5 日江门广播电视台报道，7 月 2 日，江海区礼乐一家腊味厂的陈姓老板在西江河捕获河鲀后，与员工一起进食，其后两人感到不适，当天员工送院后不治死亡，老板轻度中毒经抢救后暂无生命危险。中毒生还者陈先生说：“我十多岁吃到现在，都不知道吃了多少次了。我们一般去掉皮吃了很多，都不会有毒，这次也是照样去皮吃都有毒，以后都不敢吃了，都不知道它哪一个部位有毒，害怕任何部位都有毒。”

原来7月2日当日陈老板在大鳌特大桥下的西江河段捕获了几条河鲀。他按照以往的经验，除去内脏、剥去皮，亲自炮制。中午，他邀请厂里的同事一起进食，不幸的事情却随即发生。陈先生说："吃鱼后，过了2～3h，睡醒中午觉后，才感觉不适。全身发麻，天旋地转。另外一个也吃了河鲀的员工现在走（死）了。"

案例分析：

河鲀是指硬骨鱼纲、豚形目、豚科的各属鱼类，体型似"豚"，因常在河中捕到而得名。产于我国的河鲀种类有40余种，分别隶属于8属，以东方豚属(*Fugu*)为典型代表。我国的河鲀广泛分布于各江河下游和近海区，其中以长江下游等地为主要产卵场所。河鲀是近海底栖的肉食性有毒海产鱼类，其内脏有剧毒，人畜误食后均能致死。毒性物质主要是河鲀毒素(tetrodotoxin，TTX)，其相对分子质量为319，能溶于水，不溶于乙醇等有机溶剂；理化性质比较稳定，耐高温及日光暴晒，一般的家庭烹饪过程几乎不破坏河鲀毒素，也不能使其毒性减弱。河鲀毒素毒性比剧毒的氰化钠还高1250多倍，0.5mg即可致人死亡。河鲀毒素的毒理作用主要是阻遏神经与肌肉的传导，河鲀毒素进入机体后迅速使神经末梢及中枢麻痹。河鲀毒素中毒潜伏期很短，误食有毒河鲀后，短至10～30min，长至3～6h便会发病。发病急，如果抢救不及时，中毒后最快的10min内死亡，最迟4～6h死亡。中毒的症状包括胃肠症状、神经症状及呼吸等方面，如呕吐，口、唇、舌尖、手指发麻等初步中毒症状，随后舌端感觉迟钝，步履、言语困难，进而侵犯中枢神经而导致呼吸困难、血压下降等，最终导致死亡。所以长期以来，河鲀一直是我国食品卫生部门禁止鲜食的鱼类之一，《水产品卫生管理办法》(1990年)规定：河鲀有剧毒，不得流入市场，应剔出集中妥善处理。因特殊情况需进行加工食用的应在有条件的地方集中加工，在加工处理前必须先去除内脏、头、皮等含毒部位，洗净血污，经盐腌晒干后安全无毒方可出售，其加工废弃物应妥善销毁。

海洋中的鱼贝是人类动物性蛋白质食品的主要来源。但海洋鱼贝类毒素也是食品中很重要的不安全因素。海洋动物常见的毒物类型见表3-3。海洋中的藻类也是导致鱼贝类毒素的重要因素之一。对鱼类有毒害作用的藻类毒素主要有麻痹性贝类毒素、短裸甲藻毒素、溶血性毒素、细胞性毒素和氨等成分。

表3-3 海洋动物常见的毒物类型

海洋动物	毒物类型
海葵、海蜇、章鱼	蛋白质
鲍鱼	焦脱镁叶绿酸a
贝类、蟹类	岩蛤毒素
河鲀、加州蝾螈	河鲀毒素
梭鱼、黑鲈、真鲷、鳗鱼、鹦嘴鱼	雪卡毒素
青花鱼、金枪鱼、蓝鱼	组胺

全球海洋中可作食品的贝类中，大多数贝类都含有一定数量的有毒物质。贝类自身并不产生毒物，而是通过摄取有毒的海藻或与藻类共生时，导致贝类体内含有毒素。人类食用贝类时，引发人类食物中毒。已知的贝类中毒分别是麻痹性贝类中毒（PSP）、腹泻性贝类中毒（DSP）、神经性贝类中毒（NSP）、记忆丧失性贝类中毒（ASP）和西加鱼中毒。

人类误食用了含 PSP 的贝类后，会引起机体细胞钠离子通道的阻断，造成神经系统传输障碍而产生麻痹作用。甲藻类中的亚历山大藻、膝沟藻属、原甲藻属等一些赤潮生物种都会生产 PSP。DSP 是从紫贻贝的肝胰腺中分离出来的一种脂溶性毒素，主要来自于鳍藻属、原甲藻属等藻类。DSP 中的软海绵酸作用于小肠，可导致腹泻及上皮细胞的退化，同时也是很强的肿瘤促进剂。NSP 是贝类毒素中唯一可以通过吸入导致中毒的毒素，主要来自于短裸甲藻和剧毒冈比甲藻等藻类，NSP 的毒理作用机制与 PSP 的相似。ASP 是一种强烈的神经毒性物质，因可导致记忆功能的长久性损害而得名，ASP 的毒性主要来自于软骨藻酸，软骨藻酸是一种强烈的神经毒性物质。

近年来，日趋严重的赤潮也导致了海洋鱼贝类毒素的增多。有些赤潮藻类常分泌毒素，这些毒素会引起海洋鱼类的死亡和贝类毒素的累积，从而危害人类健康。

第三节　食物加工过程中形成的衍生毒性物质

食物加工过程中的衍生毒性物质（衍生毒物）是指在制造、加工（包括烹调）或贮存食品过程中，由于食物中的成分发生化学反应或酶促反应形成的（或潜在的）对人体有毒有害的物质。衍生毒性物质可由食品的任何内在成分与外源成分（如污染物与添加剂）相互作用形成，或这些物质与外界物质（如氧）相互作用形成。由热、光、酶或其他物质引起食物化学降解也会产生有毒物质。

现代的食品加工技术包括烟熏、煎炸、烘烤、焙炒、盐腌、高温杀菌、辐照杀菌、冷冻和罐装等，在提高了食品的可利用程度的同时，也会形成一些因加工造成的衍生毒物。这些衍生毒物可分为热解有机毒物、非热解毒物、油脂氧化物及污染物反应产生的毒物等几类。

一、苯并(a)芘类

苯并(a)芘类是因热加工而衍生的一种毒物，属于多环芳烃（polycyclic aromatic hydrocarbon，PAH）类化合物，常见的几种多环芳烃化学结构式见图 3-11。现已发现的 200 多种多环芳烃类化合物是最主要的环境和食品污染物。苯并(a)芘类是熏制动物性食品、烘烤类食品及煎炸食品中主要的毒素和致癌物。苯并(a)芘类多环芳烃也广泛分布于环境中，对食品造成直接的污染。但大多数动物性食品中的多环芳烃主要源于加工过程本身，来自环境污染的较少。食品中的脂类成分在热加工时，受高温的影响会发生裂解与热聚合等化学反应，形成多环芳烃化合物，如肉鱼类在烤烧、煎炸过程中均可形成 PAH。而且，PAH 的形成也与脂肪含量和加工方式有关，高脂肪含量食品比低脂肪含量食品产生的 PAH 多。

苯并(a)芘在人体中有蓄积效应，是多环芳烃中毒性最大的一种强致癌物。动物试验证明，苯并(a)芘还具有致畸和致突变性。苯并(a)芘并非直接致癌物，必须经细胞微粒体中的混合功能氧化酶激活才具有致癌性。苯并(a)芘进入机体后，除少部分以原型随粪便排出外，大部分经肝和肺细胞微粒体中混合功能氧化酶激活而转化为数十种代谢产物，其中转化为羟基化合物或醌类者，是一种解毒反应。转化为环氧化物者，特别是转化成 7,8-环氧化物，则是一种活化反应。7,8-环氧化物再代谢产生 7,8-二氢二羟基-9,10-环氧化物，便可能是最终致癌物。这种最终致癌物有 4 种异构体，其中的(+)-BP-7β,8α-二醇-9α,10α-环氧化物-苯并(a)芘已证明致癌性最强，可以与 DNA 形成共价键，造成 DNA 损伤。如果 DNA 不能修复或修而不复，细胞就可能发生癌变。其他三种异构体也有致癌作用。

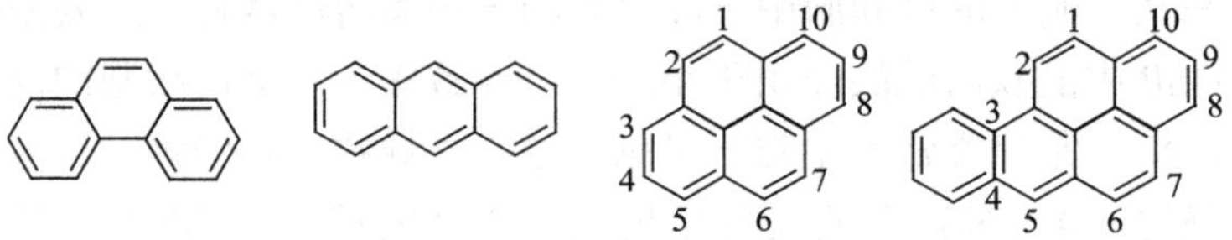

菲（phenanthrene）　蒽（anthracene）　芘（pyrene）　苯并(α)芘 [benzo(α)pyrene]

图 3-11　常见的几种多环芳烃化学结构式

动物性食品在烟熏和烘烤过程中，苯并(a)芘的生成量将显著增加，特别是烟熏温度在 400～1000℃时，苯并(a)芘的生成量随温度的上升而急剧增加。烟熏时产生的苯并(a)芘直接附着在食品表面，随着保藏时间的延长而逐步深入食品内部。食品的 3,4-苯并(a)芘污染还与食品的种类及加工的方法有关；加热方法不同，苯并(a)芘含量的差异也很大，用煤炭和木材烧烤的食品常含有较高的苯并(a)芘。动物油脂直接用火烤制比间接烤制产生的量多。

二、硝酸盐和亚硝酸盐

硝酸盐（nitrate）和亚硝酸盐（nitrite）均广泛存在于自然环境中，环境和食品中硝酸盐和亚硝酸盐的主要来源大致有以下一些途径。

（1）环境中的硝酸盐和亚硝酸盐：微生物的根瘤菌及植物的固氮肥作用，是土壤中硝酸盐的重要来源；人类活动（特别是氮肥的过度使用）及工业和生活污水的排放，使环境中的硝酸盐和亚硝酸盐增加。

（2）植物性膳食中的硝酸盐和亚硝酸盐：植物在利用氮合成氨基酸的生化反应过程中，会产生硝酸盐。同时，植物体内的还原酶会将部分硝酸盐还原成亚硝酸盐，光合作用不充分的植物体内会积蓄较多的硝酸盐。所以，所有的植物中都会含有硝酸盐和亚硝酸盐。硝酸盐的含量与蔬菜种类、种植方式、收割期等因素也有关系。蔬菜能从土壤中富集硝酸盐，不同的蔬菜、同种蔬菜的不同产地和不同季节，所含硝酸盐的量也会有差异；蔬菜腌制过程中，亚硝酸盐含量通常从第 1 周开始上升，第 2～3 周达高峰，腌制大约 1 月后下降；蔬菜在贮存时，亚硝酸盐的含量也会发生变化。目前国内尚无蔬菜中硝酸盐和亚硝酸盐残留限量标准。

（3）作为动物性制品的防腐剂和发色剂：腌肉、腌鱼、火腿、香肠、罐头等的加工中，添加亚硝酸盐主要用于防腐和增色。我国食品添加剂使用卫生标准（GB2760—2014）规定：在肉类制品和肉类罐头中亚硝酸盐的最大使用量为 150mg/kg。

（4）硝酸盐和亚硝酸盐的体内转化：在人体的唾液中，摄入的硝酸盐有 5%～8%可转化为亚硝酸盐；如果人体胃酸分泌过多，胃肠内的细菌也可将硝酸盐还原为亚硝酸盐；精氨酸在人体内代谢时，也可以形成亚硝酸盐。

硝酸盐和亚硝酸盐在机体内的生物转化和代谢途径见图 3-12。动物毒理试验表明，大鼠经口，亚硝酸盐 LD_{50} 为 180mg/kg 体重；亚硝酸盐的 ADI 为 0～0.2mg/（kg 体重 · d）；人体亚硝酸盐中毒剂量为 300～500mg，致死量约为 3000mg。由于植物霉菌、人体口腔及肠道细菌可将硝酸盐转化为亚硝酸盐，因此，硝酸盐往往表现为亚硝酸盐的毒性。大量或过量摄入亚硝酸盐可诱导高铁血红蛋白血症，当体内高铁血红蛋白达到 20%～40%时就会出现缺氧症状，达到70%以上可导致死亡。也有研究结果表明，摄入过多的亚硝酸盐会增加患甲状腺癌的风险。食品中的硝酸盐和亚硝酸盐对人体的慢性伤害，主要是形成致癌物*N*-硝基化合物。由于硝酸盐可以在硝酸还原菌的作用下转化为亚硝酸盐，故硝酸盐也被视为*N*-硝基化合物前体。但对硝酸盐和亚硝酸盐的致癌性，世界各国一直有很大的争议。

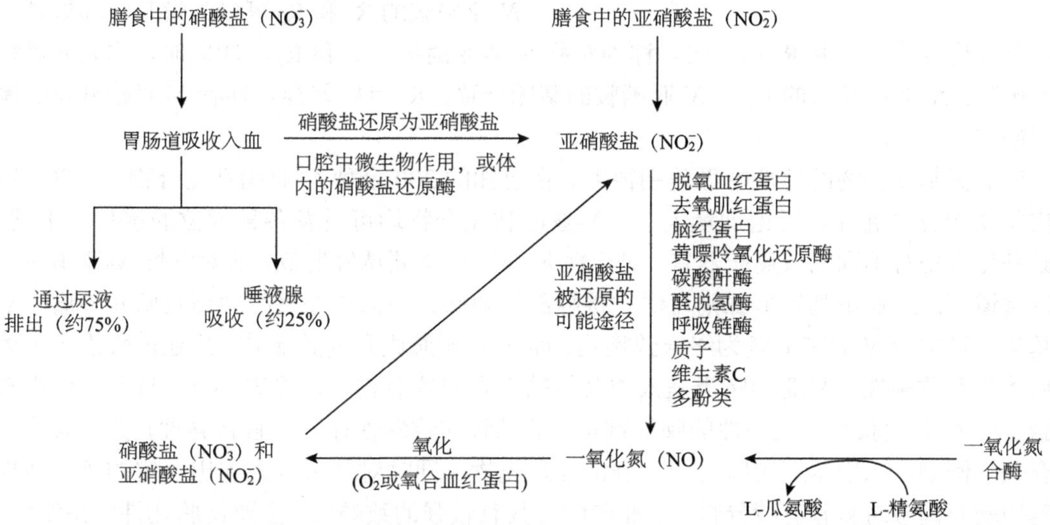

图 3-12 硝酸盐和亚硝酸盐在机体内的生物转化和代谢途径（引自 Machha and Schechter，2011）

三、*N*-亚硝基化合物

本章案例四：上海复旦大学投毒案

据中国青年报2015年12月12日02版报道，2015年12月11日下午，上海市第二中级人民法院遵照最高人民法院院长签发的执行死刑命令，将罪犯林某执行死刑，上海复旦大学投毒案至此画上句号。

2013年，林某与被害人黄某均为复旦大学上海医学院2010级硕士研究生，同住一间宿舍。林某因日常琐事对黄某不满，决意采用投放毒物的方式加害黄某。2013年3月31日下午，林某设法从复旦大学附属中山医院影像医学实验室取出其此前存放于此处的、内装有剩余化学品*N*-二甲基亚硝胺（NDMA）原液的试剂瓶和注射器。于当日17时50分许，林某趁宿舍无人，将试剂瓶和注射器内的*N*-二甲基亚硝胺原液投入该室饮水机内。4月1日9时许，黄某从饮水机接水饮用后出现呕吐等症状，当日中午到中山医院就诊。此后数日，黄某多次到医院就诊，且病情趋重，转至重症监护室救治。4月12日，林某供述了向饮水机投放*N*-二甲基亚硝胺的事实。4月16日，黄某经抢救无效死亡。经法医鉴定，黄某因*N*-二甲基亚硝胺中毒，导致急性肝坏死，引起急性肝功能衰竭继发多器官功能衰竭死亡。

案例分析：

N-二甲基亚硝胺，又称为*N*-亚硝基二甲胺或二甲基亚硝基代胺，化学分子式为$C_2H_6N_2O$，是一种半挥发性有机化合物，易溶于水、醇、醚等溶剂。*N*-二甲基亚硝胺的LD_{50}为58mg/kg（大鼠，经口），属于高毒类化学物质，对人体具有强肝脏毒性。

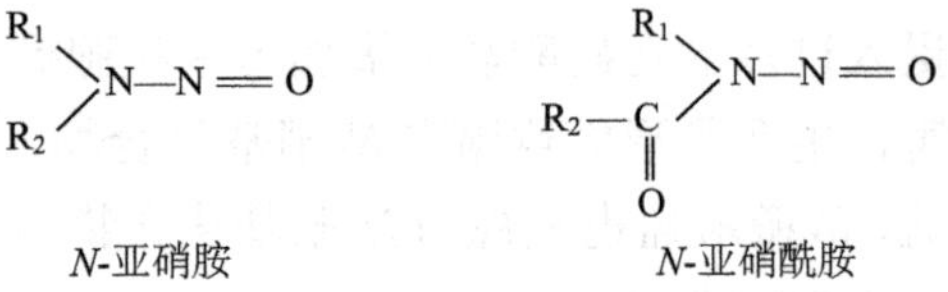

图 3-13　*N*-亚硝基化合物的基本化学结构式

N-亚硝基化合物（*N*-nitroso compound）的分子结构均含有＞N—N═O基团，*N*-亚硝基化合物的化学基本结构式见图 3-13，根据其分子结构可分为 *N*-亚硝胺（*N*-nitrosamine）和 *N*-亚硝酰胺两大类。

N-亚硝胺的 R_1 和 R_2 可以为烷基、环烷基、芳基或杂环化合物。R_1 和 R_2 相同时，称为对称性 *N*-亚硝胺。R_1 和 R_2 不相同时，称为非对称性 *N*-亚硝胺。*N*-亚硝酰胺的 R_1 与 *N*-亚硝胺的基团一致，R_2 有所差异。环状 *N*-亚硝酰胺归属为 *N*-亚硝胺。

N-亚硝基化合物的急性中毒差别很大。在已知的 300 余种 *N*-亚硝基化合物中，80%以上对实验动物有致癌性。无论剂量大小，*N*-亚硝胺化合物均可诱发各种部位的癌症。不同 *N*-亚硝基化合物有不同的致癌靶器官：对称性 *N*-亚硝胺主要诱发肝癌；非对称性 *N*-亚硝胺主要诱发食道癌；*N*-亚硝基甲基脲则可诱发接触部位肿瘤、中枢神经系统肿瘤及胎儿肿瘤。*N*-亚硝基化合物中的 *N*-亚硝酰胺为终末致癌物，而 *N*-亚硝胺则是前致癌物。*N*-亚硝胺需经机体代谢后才具有致癌性，*N*-亚硝胺类是人类公认的主要的致癌物质，见表 3-4。目前，还没有确定膳食中 *N*-亚硝胺产生致癌性的阈值剂量，亚硝胺的致癌性存在器官特异性，并与其化学结构有关。例如，二甲基亚硝胺是一种肝活性致癌物，同时对肾脏也表现出一定的致癌活性；苯基甲基亚硝胺对食管有特异性。*N*-亚硝胺也具有较强的致畸性，主要使胎儿神经系统畸形。

表 3-4　各种亚硝胺对动物的致癌性（LD_{50}，大鼠，经口）

化合物	LD_{50}/[（mg/kg 体重）]	肿瘤种类	致癌性
二甲基亚硝胺	27～41	肝癌、鼻窦癌	+++
二乙基亚硝胺	200	肝癌、鼻腔癌	+++
二丙基亚硝胺	400	肝癌、膀胱癌	+++
乙基丁基亚硝胺	380	食管癌、膀胱癌	++
甲基苄基亚硝胺	200	食管癌、肾癌	++
甲基亚硝基脲	180	前胃癌、脑癌、胸腺癌	+++
二甲基亚硝基脲	240	脑癌、神经癌、脊髓癌	+++
亚硝基吗啉	—	肝癌	+++
亚硝基吡咯烷	—	肝癌	+

注：“+++”表示强；“++”表示中等；“+”表示弱

N-亚硝基化合物大多是由于胺类化合物与亚硝基化合物发生反应而形成的，反应过程见图 3-14。该反应最适 pH 为 3.4。通常，仲胺的反应速度最快，存在于食物和消化液中的卤化物和硫氰酸可以催化加速此反应。

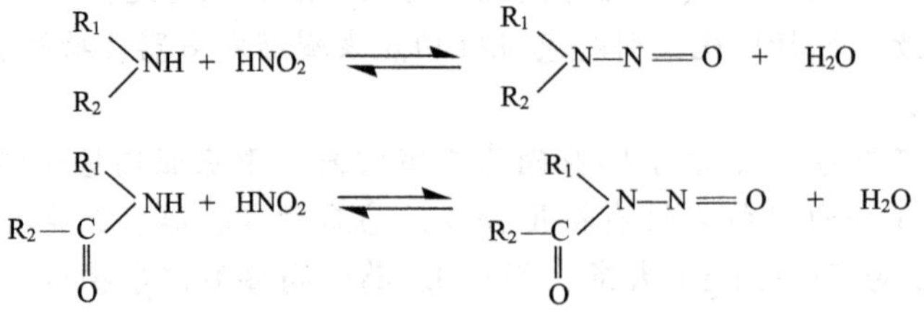

图 3-14　*N*-亚硝基化合物的形成机制（引自何计国和甄润英，2003）

人体内的 *N*-亚硝基化合物的来源主要有由膳食摄入和机体内形成两种途径。有些种类的肉类食物会含有胺类，肉类高温烘烤煎炸和腌制能分解出一些胺类物质，腐败变质的肉类也能分解释放胺类，这些胺类与亚硝基反应而形成 *N*-亚硝基化合物。肉类食物中的 *N*-亚硝基化合物多为 *N*-亚硝基二甲胺和 *N*-亚硝基吡咯烷。植物性食物水果、蔬菜虽然含有硝酸盐和亚硝酸盐，但自身形成的 *N*-亚硝基化合物含量很低。一些乳制品会存在微量的挥发性 *N*-亚硝胺；啤酒中的 *N*-亚硝胺与其加工工艺有关，直接用火干燥麦芽生产的啤酒 *N*-亚硝胺含量较高；霉变的食物 *N*-亚硝基化合物含量也会升高；容器和包装材料中含有的 *N*-亚硝基化合物或其前体也会向食品迁移，导致被包装的食品中 *N*-亚硝基化合物增加。人体自身也能够利用体内亚硝酸盐和胺类合成 *N*-亚硝胺，体内合成 *N*-亚硝胺的部位主要是口腔、胃及膀胱。

延伸阅读三

部分 *N*-亚硝基化合物的相对致癌强度与靶器官

N-亚硝胺是 *N*-亚硝基化合物的一种，大多数 *N*-亚硝基化合物属于低毒或中等毒性，少数为高毒或剧毒。不同结构的 *N*-亚硝基化合物致癌强度和靶器官有所差异。在毒理学中，致癌相对强度可以 $\lg(1/LD_{50})$ 表示，可分为 4 级。$\lg(1/LD_{50})>3$，为强致癌性；$\lg(1/LD_{50})=2.0\sim3.0$，为较强致癌性；$\lg(1/LD_{50})=1.0\sim2.0$，为中等致癌性；$\lg(1/LD_{50})<1.0$，为弱致癌性。

四、丙烯酰胺

丙烯酰胺（acrylamide）又称为 2-丙烯酰胺，化学结构式见图 3-15。2002 年 4 月瑞典国家食品管理局和斯德哥尔摩大学研究人员报道，在一些油炸和烧烤的淀粉类食品如炸薯条、炸土豆片等中检出了丙烯酰胺，而且含量超过饮水中允许最大限量的 500 倍。

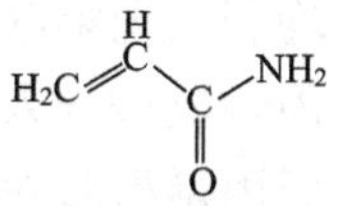

图 3-15　丙烯酰胺的化学结构式

淀粉含量较高的植物性食物在加热温度高于 120℃时，就会形成丙烯酰胺。丙烯酰胺是美拉德反应（Maillard reaction）的一种终产物。在高温加工过程中，土豆和谷类等植物性食物中的一些氨基酸（天冬氨酸/酰胺、谷氨酸/酰胺等）与还原糖（羰基化合物）发生美拉德反应，形成的反应产物中会有丙烯酰胺，天冬氨酸与醛类化合物形成丙烯酰胺的机制见图 3-16。大量实验研究表明：食物中天冬氨酸/酰胺和还原性单糖是丙烯酰胺主要的前体成分，最佳的生成温度为 140～180℃。加热时间、食物含水量和 pH 等因素都会影响丙烯酰胺的形成。

丙烯酰胺进入体内又可通过多种途径被人体吸收，其中经消化道吸收最快。进入人体内的丙烯酰胺约 90%被代谢，仅有少量以原型经尿液排出。通过对大鼠、小鼠、豚鼠和兔等动物的急性毒性试验，确定丙烯酰胺经口 LD_{50} 为 150～180mg/kg 体重，属中等毒性物质。丙烯酰胺主要引起神经毒性，也具有生殖、发育毒性。丙烯酰胺进入人体后，被细胞色素 CYP2E1（P4502E1）氧化，生成环氧丙酰胺（glycidamide），这是一种活化代谢反应。环氧丙酰胺较丙烯酰胺更容易与 DNA 形成加合物，导致遗传物质损伤和基因突变。环氧丙酰胺被认为是丙烯酰胺的主要致癌活性代谢产物，也是丙烯酰胺被列为 2 类致癌物（2A）即人类可能致癌物的主要依据。但目前尚未有人体丙烯酰胺暴露后形成 DNA 加合物的报道。此外，丙烯酰胺和环氧丙酰胺还可与血红蛋白形成加合物，美国食品药品监督管理局建议可用该血红蛋白加合物作为接触性生物标志物，用以评价人群丙烯酰胺的暴露水平。

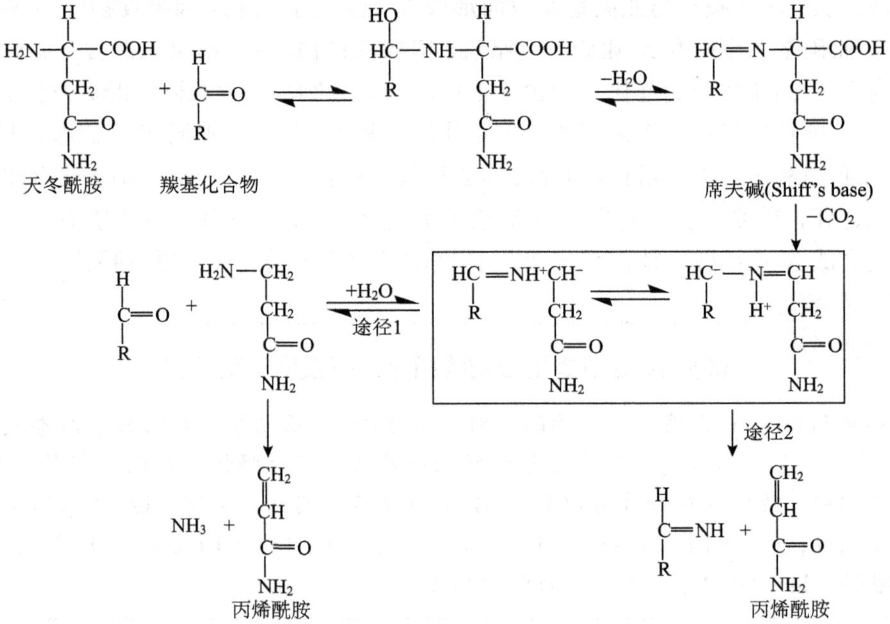

图 3-16 天冬酰胺与羰基化合物形成丙烯酰胺的反应机制（引自 Zyzak et al.，2003）

通过对接触丙烯酰胺的职业人群、因事故偶然暴露于丙烯酰胺的人群的流行病学调查，均表明丙烯酰胺具有神经毒性作用。目前尚无充足的人群流行病学证据表明，通过食物摄入丙烯酰胺与人类某种肿瘤的发生有明显的相关性。研究减少加工食品中丙烯酰胺的形成是降低丙烯酰胺对机体危害的最佳方法。

五、杂环胺

杂环胺（heterocyclic aromatic amine，HAA）是由 C、H、O、N 4 种元素组成的至少含有一个芳烃环和一个杂环的有机物。根据化学结构和生成途径的不同，杂环胺类可分为氨基咔啉（amino carboline）和氨基咪唑氮杂芳烃（amino-imidazo-azaarene，AIA）两大类。氨基咔啉类又称为非极性杂环胺或非 IQ 型杂环胺，包括 α-咔啉（AαC）、γ-咔啉（Trp-P）、δ-咔啉（Glu-P）3 种，一般由蛋白质或氨基酸发生热解（≥300℃）所形成；氨基咪唑氮杂芳烃类又称为极性杂环胺、IQ 型杂环胺或 AIA 型杂环胺，包括喹啉类（quinoline congener，IQ）、喹噁啉类（quinoxaline congener，IQx）、吡啶类（pyridine，IP）3 种化合物，主要是由氨基酸和肌酸/肌酐与还原糖（通常是葡萄糖）在温度低于 300℃时发生美拉德反应形成，这类化合物大多在家庭的烹调温度即可形成，更应予以关注。动物试验研究结果表明，非极性杂环胺大多为诱变剂，而极性杂环胺更具致癌性和致突变性。部分杂环胺的化学结构式见图 3-17。

根据现有的研究结果，杂环胺形成的可能途径主要为两种：①美拉德反应，动物性食物中的氨基酸或肌酸/肌酐与己糖发生美拉德反应，形成杂环胺；②蛋白质或氨基酸高温热解所形成。蛋白质和氨基酸是氨基咔啉类杂环胺的前体；氨基酸、肌酸/肌酐则是氨基咪唑氮杂环胺的前体。还原糖类不是杂环胺形成的必要前体物质，杂环胺类的生成量与还原糖密切相关。

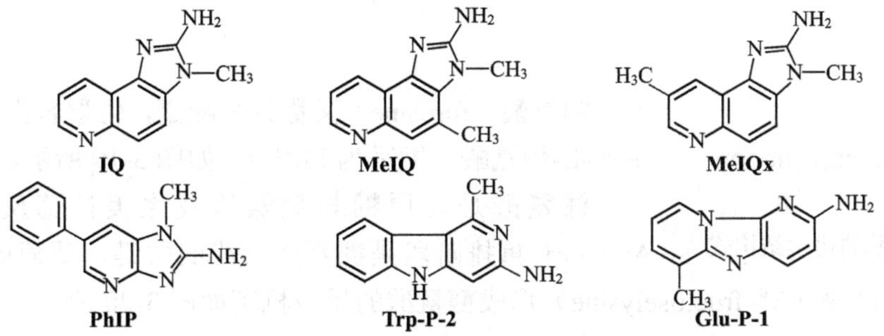

图 3-17　部分杂环胺的化学结构式

IQ. 2-氨基-3-甲基咪唑并［4,5-*f*］喹啉；MeIQ. 2-氨基-3,4-二甲基咪唑并［4,5-*f*］喹啉；MeIQx. 2-氨基-3-甲基咪唑并［4,5-*f*］喹噁啉；PhIP. 2-氨基-1-甲基-6-苯基咪唑并［4,5,6］吡啶；Trp-P-2. 3-氨基-1,4-二甲基-5H-吡啶并［4,3-β］吲哚；Glu-P-1. 2-氨基-6-甲基-二吡啶并［1,2-α, 3′, 2′-d］咪唑

食物中杂环胺的含量与加工的方式、加工的时间长短、加工的温度等因素都密切相关。温度尤为关键，加热温度越高、时间越长、水分含量越少，产生的杂环胺类就越多。蛋白质含量较高的食物产生的杂环胺较多，蛋白质的氨基酸构成则直接影响所产生杂环胺的种类。肌酸/肌酐是 IQ 型杂环胺的结构中 2-氨基-3-甲基咪唑部分的主要来源。含有肌肉组织的食物在经煎、烤、炸等高温加工时，都有可能大量产生杂环胺。

杂环胺是一类前致癌、致突变物，必须经过机体的活化代谢后才具有致癌和致突变性。在机体内，环外氨基（—NH_2）被细胞色素 P450 氧化为 *N*-羟基杂环胺，这一活化产物是形成芳香胺离子（arylnitrenium ion）的关键中间产物，芳香胺离子可以与细胞的 DNA 结合，形成 DNA-杂环胺加合物，导致细胞的遗传物质发生改变，引起突变；如果这种突变的细胞在机体内存活并繁殖，则会引发肿瘤。IQ 型杂环胺的体内活化代谢途径如图 3-18 所示。杂环胺能引发啮齿动物及灵长类动物的肝脏、乳腺、结肠等多种靶器官产生肿瘤。现已从食品分离出几十种杂环胺化合物，它们都对实验动物具有强烈的致突变性，与人类的大肠、乳腺、胃、肝脏和其他组织的肿瘤发病率增加可能也有关。国际癌症研究机构（IARC）将有些杂环胺列为很可能致癌物（2A），有些为可能致癌物（2B）。例如，IQ 为 2A，而 MeIQx 和 PhIP 则为 2B。

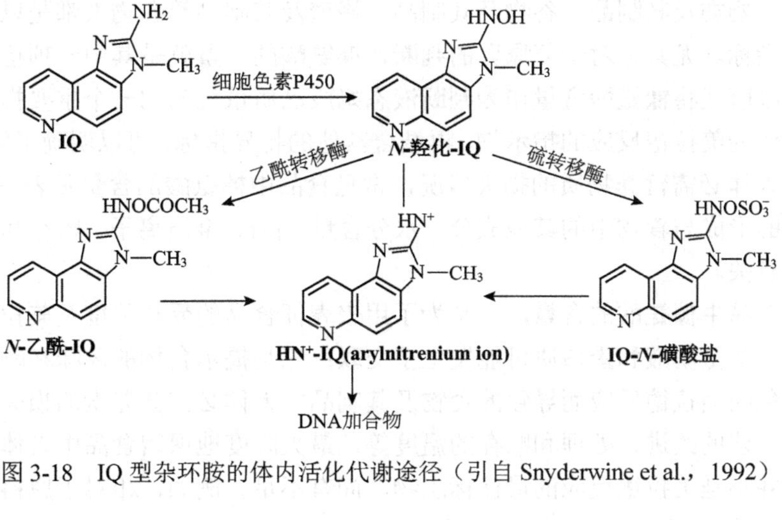

图 3-18　IQ 型杂环胺的体内活化代谢途径（引自 Snyderwine et al.，1992）

六、糖氨酸

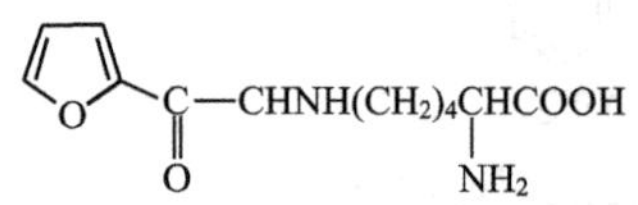

图 3-19　糖氨酸的化学结构式

糖氨酸（furosine）又称为呋喃素，化学名称为 ε-*N*-2-呋喃甲基-L-赖氨酸（缩写为 FML），如图 3-19 所示。

糖氨酸是还原糖与赖氨酸发生美拉德反应的产物。Amadori 重排阶段是糖氨酸形成的关键，葡萄糖与赖氨酸的 Amadori 重排产物（N^{ε}-fructoselysine）形成糖氨酸的反应机制如图 3-20 所示。

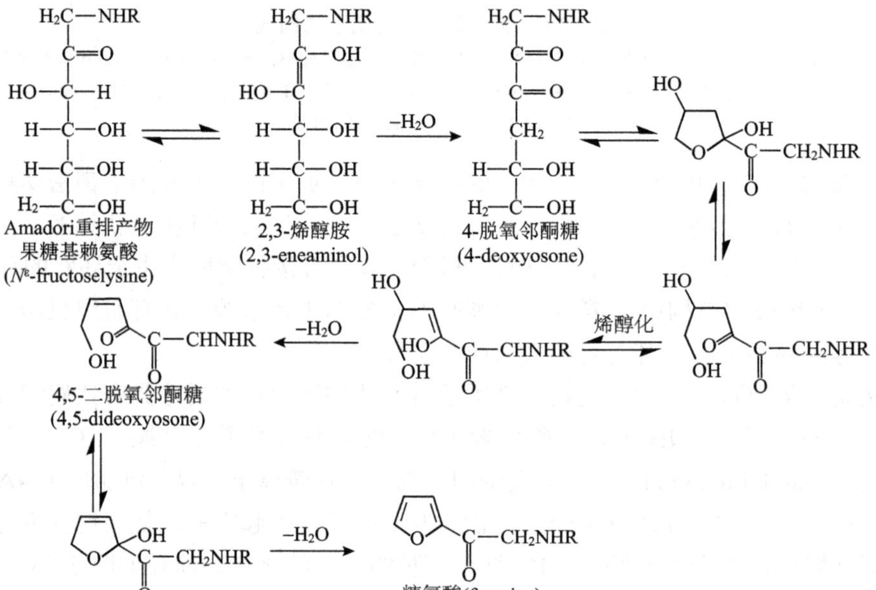

图 3-20　糖氨酸的形成机制（引自 Belitz et al.，2009）

由于糖氨酸是直接来源于 Amadori 重排的产物，是美拉德反应初期的产物，可以反映由于发生美拉德反应而不被人体利用的赖氨酸的含量，从 20 世纪 60 年代，糖氨酸就作为赖氨酸美拉德反应的特异性、最重要的标志物之一。很多食品都将其作为美拉德反应的指示物。水果及其制品、奶类及其制品、谷物及其制品、蜂蜜及其制品等食物大都是以检测糖氨酸的含量作为加热指标。尤其是对于复原乳的判断，糖氨酸的含量就是其中一项检测指标，1992 年，欧盟各国政府就将糖氨酸含量作为判断液态奶成品质量优劣的一个重要指标。食品中，糖氨酸的含量作为美拉德反应的指示物，再结合其他的特异指标，可以明确了解食物在加工、贮藏等过程中人体必需营养物质的损失情况，常见食品中糖氨酸的含量见表 3-5。食品及其制品的糖氨酸的形成与食物中的其他成分、水分含量、pH、金属离子、贮存和加热的温度与时间等因素都有关。

目前检测食品中糖氨酸的含量，一是为了用来表征食品的受热强度及美拉德反应已经开始；二是提示一些氨基酸和蛋白质可能发生了交联；三是提示食物的风味和颜色将可能发生改变。为了避免因美拉德反应而导致的食物及其制品中人体必需营养素的损失，食品加工或贮存时应注意工艺的改进、处理和贮存的温度等，最大限度地保留食品中人体必需的营养成分。但糖氨酸并不是美拉德反应的最佳标志物，尚有不足。例如，相对于原料乳，超高温乳中糖氨酸的含量较高，但在超高温乳中糖氨酸的含量也不稳定，其含量随热处理强度而变化。

糠氨酸的含量高不能够就确定热处理强度很高，时间很长。

表 3-5　常见的几种食品中糠氨酸的含量（单位：mg/kg 蛋白质）

乳制品	糠氨酸含量
原料乳	35～55
巴氏消毒乳（pasteurized milk）	48～75
超高温灭菌乳（ultrahigh heated milk）	500～1 800
无菌乳/灭菌乳（sterile milk）	5 000～112 000
乳粉	1 800～12 000
婴儿食品（粉）	9 300～18 900
面条	400～8 500
焙烤类食品	200～6 000

资料来源：Belitz et al.，2009

有研究表明，人体内的晚期糖基化终产物（advanced glycation end product，AGE）中，通过食物和饮料摄入的约有 10%。这些被人体摄入的 AGE，在体内的 48h 内，大约有 33%通过尿液排出，剩余的部分则在体内累积。这些累积的 AGE，一部分会在大肠内被肠道微生物代谢，代谢产生的含氮物质会影响大肠的健康菌群，从而对机体造成伤害。美拉德反应的机制非常复杂，中间产物和终产物种类较多（既有高分子质量的，也有低分子质量的），膳食摄入 AGE 对于健康人群和不同膳食模式人群的影响还有待更细致的研究和评估，但对糖代谢异常的糖尿病患者的健康危害已经明确，尤其是由葡萄糖形成的 AGE（Glu-AGE）。

七、4-甲基咪唑

4-甲基咪唑（4-methylimidazole，4-MI），又称为 4-甲基-1H-咪唑，化学结构式如图 3-21 所示。食品中的 4-甲基咪唑大多来自于焦糖色素，在工业生产中，直接用糖加工而成的焦糖色素不含有 4-甲基咪唑。但如果生产的焦糖色素采用氨/铵类化合物作为催化剂，会产生副产物 4-甲基咪唑，主要是焦糖色素Ⅲ和焦糖色素 IV 会含有 4-甲基咪唑。

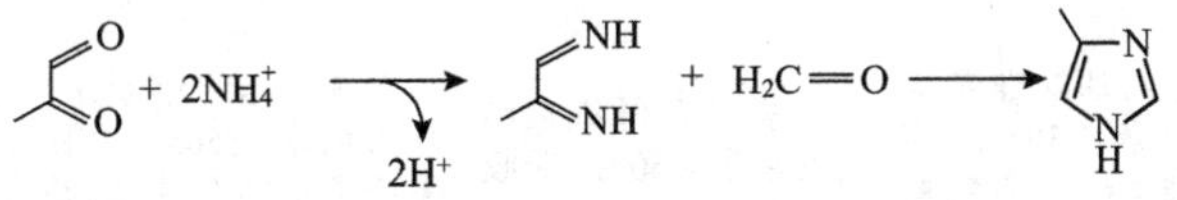

图 3-21　4-甲基咪唑可能形成的机制（引自 Wu et al.，2015）

国际技术焦糖协会（ITCA）根据焦糖色素在生产过程中所采用的催化剂的不同，将焦糖色素分为四大类，分别为焦糖色素Ⅰ、焦糖色素Ⅱ、焦糖色素Ⅲ及焦糖色素Ⅳ。焦糖色素Ⅲ的生产不使用亚硫酸盐，只采用氨作为催化剂生产，此类焦糖色素添加使用范围较广，主要用于酿造业、啤酒业等；焦糖色素Ⅳ则以采用亚硫酸铵盐作为催化剂，这类焦糖色素的品种较多，焦糖色素通常带负电荷，也称为耐酸型焦糖色素，主要用于软饮料行业，可乐型饮料使用这类焦糖色素的量最大。焦糖化过程中，由于糖类物质与氨基类物质发生美拉德反应，形成的二羰基化合物——丙酮醛，是形成 4-甲基咪唑的重要前体，具体的形成机制见图 3-21。

人类使用焦糖色素已有较长的历史，广泛用于酱油、食醋、黄酒、啤酒、部分烤制食品及饮料中。20 世纪 60 年代，由于焦糖色素 4-甲基咪唑的问题，焦糖色素的使用存有争议，WHO

及许多国家的研究人员曾经多次进行 4-甲基咪唑相关研究。经毒理学试验研究，4-甲基咪唑的急性毒性 LD_{50} 为 751mg/kg 体重（大鼠，经口）。按照 WHO 外源化学物急性毒性分级标准：LD_{50} 在 500mg/kg 体重（大鼠，经口）以上者，为低毒。4-甲基咪唑应属于低毒外源化学物。依据大量的毒理学试验研究结果，FAO、WHO 及国际食品添加剂联合专家委员会一致认为：焦糖色素作为食用色素是安全的，对于非氨法生产的焦糖色素可根据正常生产需要配比，使用量不受限制；采用氨法生产的焦糖色素，对其中含有的 4-甲基咪唑作了限量规定，ADI 值为不能超过 200mg/kg 体重。我国标准 GB1886.64—2015《食品添加剂焦糖色》中规定：非氨法生产的焦糖色素，4-甲基咪唑不得检出；氨法生产的焦糖色素，4-甲基咪唑的含量应低于 0.02%。2012 年，IARC 对 4-甲基咪唑的致癌性进行了评价，将其列为可能致癌物（2B）。美国加利福尼亚州政府于 2011 年将 4-甲基咪唑列为致癌化学物。

4-甲基咪唑是否会引起不良后果，与其在食品中的含量密切相关。虽然在焦糖色素Ⅲ和焦糖色素Ⅳ的生产过程中会形成微量的 4-甲基咪唑，但是如果食品中添加和使用的是符合国家规定的食品添加剂焦糖色素，且膳食模式科学，则食品中的 4-甲基咪唑不会对人体造成较大的危害。

延伸阅读四

焦糖色素的基本特性和鉴别方法（表 3-6）

表 3-6　4 种焦糖色素的特性鉴别方法

性能指标	焦糖色素Ⅰ	焦糖色素Ⅱ	焦糖色素Ⅲ	焦糖色素Ⅳ
国际编号	INC150a EEC No E150a	INC150b EEC No E150b	INC150c EEC No E150c	INC150d EEC No E150d
色率（EBC）	1.7×10^4	2.7×10^4	$3.2\times10^4\sim5\times10^4$	$2\times10^4\sim8\times10^4$
pH	3.0～4.0	2.5～4.0	2.8～5.5	2.0～3.5
所带电荷	负（弱）	负	正	负（强）
是否含氮类物质	否	否	是	是
是否含硫类物质	否	是	否	是
判别方法	二乙氨乙基纤维素结合的色素≤50%；磷酸纤维素结合的色素≤50%	二乙氨乙基纤维素结合的色素＞50%；吸收比＞50	二乙氨乙基纤维素结合的色素≤50%；磷酸纤维素结合的色素＞50%	二乙氨乙基纤维素结合的色素＞50%；吸收比≤50
典型用途	蒸馏酒、甜食、香味混合剂	我国禁用	焙烤食品、啤酒、酱油	软饮料、汤料、宠物食品

资料来源：张国瑛等，2007；http://d.g.wanfangdata.com.cn/Conference_6528678.aspx

八、氯丙醇化合物

氯丙醇化合物（chloropropanol）是甘油（丙三醇）上的羟基被 1～2 个氯原子取代所产生的一类化合物。如果按照是否与酯结合，氯丙醇化合物可分为游离氯丙醇化合物和酯结合氯丙醇化合物两种。游离氯丙醇化合物依据氯原子取代的数量和位置的不同，可形成 4 种氯丙醇化合物。单氯取代物丙二醇（monochloropropanol，MCPD）是一个氯的取代物，有两种异构体，分别为：3-氯-1,2-丙二醇（3-monochloropropanol-1,3-diol，3-MCPD，也称为 3-氯丙醇）、2-氯-1,3-丙二醇（2-monochloropropanol-1,3-diol，2-MCPD，也称为 2-氯丙醇）。二氯取代物双氯丙醇（dichloropropanols，DCP）是两个氯的取代物，也有两种异构体，分别为：1,3-二氯-2-丙醇（1,3-dichloropropanol-2-ol，1,3-DCP）、2,3-二氯-1-丙醇（2,3-dichloropropanol-1-ol，2,3-DCP）。氯丙醇的酯类化合物又分为一酯（monoester）和二酯（diester）两大类。由于结合的脂肪酸的类型、位置和数目的不同，氯丙醇酯的结构多样，并形成手性分子。3-氯丙醇（3-MCPD）及其酯类的化学结构式见图 3-22。

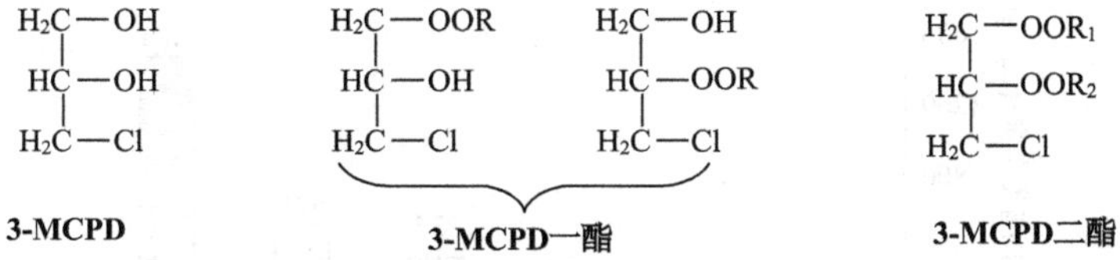

图 3-22　3-氯丙醇及其酯类的化学结构式

食品加工过程中，氯丙醇及其酯类物质形成的种类和数量不完全一致。MCPD 的生成量通常是 DCP 的 100～10 000 倍；而在生成的 MCPD 中，3-MCPD 通常又是 2-MCPD 的数倍至 10 倍，其余的同系物或异构体产生的较少。同时，3-MCPD 是 1,3-DCP 形成的前体物质。因此，目前以测定 3-MCPD 作为衡量食品加工中氯丙醇类物质生成的主要指标。在已发现的 3-MCPD 污染各类食品中，主要是酸水解植物蛋白及含水解植物蛋白（HVP）的配制酱油/蚝油污染严重。3-MCPD 酯则多存在于以谷物、咖啡、肉制品、马铃薯、坚果和精制食用油为原料的热加工油脂食品中，其含量为 0.2～6.6mg/kg 油脂（以 3-MCPD 计）。研究表明，食品中的氯丙醇大都以酯结合的形式存在，游离形式的较少。

氯丙醇类物质的毒理学试验表明：3-MCPD 的 LD_{50} 为 150mg/kg 体重（大鼠，经口），属于中等毒性。肾脏是其毒性作用靶器官，并具有肝毒性和遗传毒性，可使大鼠致癌。1,3-DCP 和 2,3-DCP 都可引起小鼠肾脏损伤，1,3-DCP 还具有动物遗传毒性致癌物。2012 年，IARC 将游离型的 3-MCPD 和 1,3-DCP 划分为可能对人致癌物（2B）。联合国粮食及农业组织/世界卫生组织食品添加剂联合专家委员会（JECFA）规定 3-MCPD 每日最大耐受量（TDI）为 2μg/kg 体重，在液体调味品中的最大允许含量为 0.4mg/kg 样品。欧盟规定（EU No 1881/2006）HVP 和酱油中的 3-MCPD 最大含量为 20μg/kg。FDA 规定 HVP 和酱油中 3-MCPD 的允许限量为 1mg/kg，1,3-DCP 为 50mg/kg。由于氯丙醇及其酯类化合物的急性与慢性毒性作用都存在剂量-反应相关性，联合国粮食及农业组织/世界卫生组织食品添加剂联合专家委员会在第 41 次会议上将氯丙醇评价为食品污染物，要求其在 HVP 中的含量应降低到工艺上可以达到的最低水平。

在我国，HVP 调味液的行业标准 SB10338—2000 中规定：HVP 调味液中的 3-MCPD 最高含量为 1mg/kg。而国家标准《酿造酱油》、行业标准《配制酱油》及现行的（GB2717—2003）《酱油卫生标准》中，均未对氯丙醇物质作出限量要求。GB2762—2012《食品中污染物含量》中，针对添加了 HVP 产品的液体调味品和固体调味品分别规定了氯丙醇的限量。其中，液态调味品 3-MCPD 含量≤0.4mg/kg，固态调味品≤1.0mg/kg。但对于酿造和配制酱油，没有氯丙醇污染物相关的限量要求。

1983 年，西班牙研究人员首次在采用盐酸精炼的籽油中检出了 3-MCPD 酯。2004 年以后，其他国家先后在精制食用油、人造奶油、婴幼儿配方食品及母乳中检测到了较高水平的 3-MCPD 酯（包括单酯和双酯）。虽然现在仍然缺乏多种食品的 3-MCPD 酯水平数据，但研究表明：食品中的 3-MCPD 酯，在机体内可以全部（100%）变为游离的 3-MCPD。热加工油脂食品和精炼油脂（尤其是精炼棕榈油）是 3-MCPD 酯最主要的食物来源，特别是在油脂精炼脱臭处理阶段，3-MCPD 酯形成的最多。常见的几种油脂中，3-MCPD 酯的含量如图 3-23 所示。

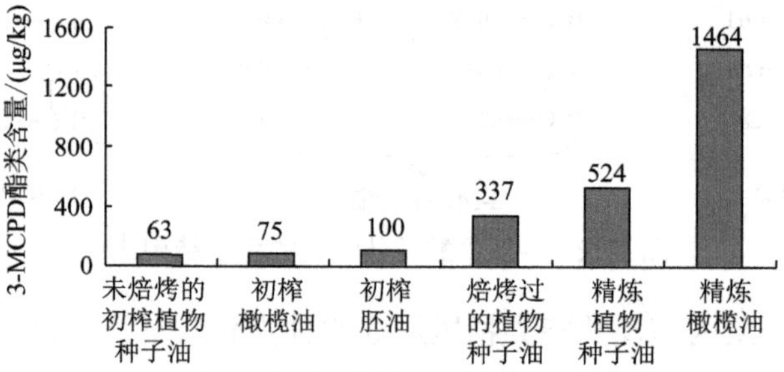

图 3-23　几种油脂中 3-MCPD 酯的含量
（引自 Zelinková et al.，2006）

第四节　食物在贮藏过程中可能形成的有毒物质

食物贮藏、运输是食物安全管理的重要环节，尤其是生鲜的食物原料在空气中存放了一定时间后，其本身的微生物生命活动和食物中各种酶类所进行的生化反应，会导致食物变质败坏，失去食用的意义。本节内容主要讨论食品贮藏过程中可能形成的有毒的化学物质，重点介绍维生素 C（抗坏血酸）的褐变和油脂的氧化酸败产生的一些有害机体健康的产物。

一、维生素 C 的褐变反应

维生素 C 的褐变属于非酶褐变的一种。果蔬类产品在贮藏过程中发生的非酶褐变，常与维生素 C 的这种褐变有关。维生素 C 因其兼具酸性及还原性，故极易氧化分解，可与游离氨基反应，生成红色素及黄色素。无氧条件下，维生素 C 褐变的反应机制见图 3-24。

维生素 C 褐变反应的产物不仅会降低维生素 C 的营养价值和生理功能，也会产生一些对机体有毒、有害的产物，如呋喃、糠醛、糠酸等呋喃衍生物，以及复杂的美拉德产物等。

呋喃是一种无色、易挥发、具有亲脂性的杂环有机化合物。国际癌症研究机构在 1995 年就发现呋喃对啮齿动物有致癌性和细胞毒性，并将呋喃归为可能使人致癌物质（2B）；美国国家毒理学规划处（NTP）将呋喃列为 R 级（reasonably anticipated to be human carcinogen）；欧盟（EU）将呋喃划分在 C2 级（substances which should be regarded carcinogenic to human）。呋喃肝毒性的最大无作用剂量（NOAE）为 0.03mg/kg 体重（小鼠，经口）。

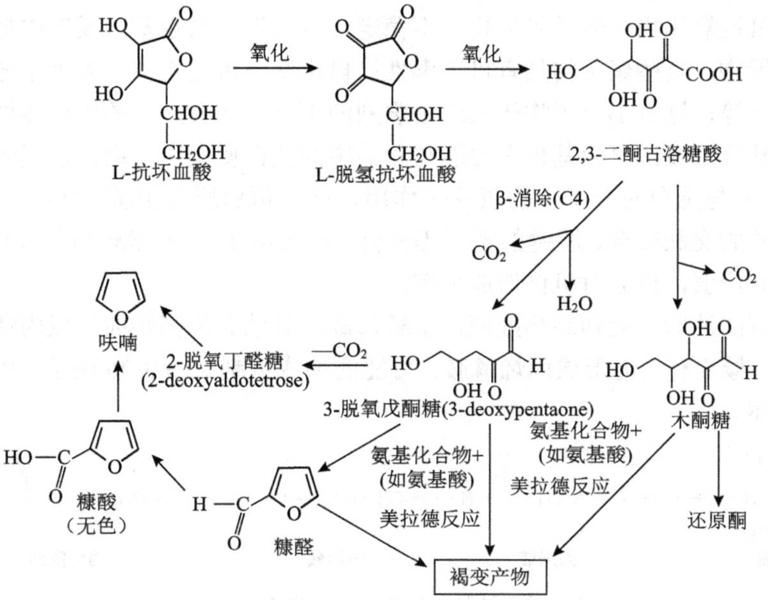

图 3-24　维生素 C 褐变的途径
（引自马霞等，2002；Locas and Yaylayan，2004）

二、油脂氧化

油脂及富含油脂的食品在贮藏过程中，如果贮藏条件不当，可能会发生油脂的水解、油脂的氧化酸败及油脂的异构化等化学反应。这些反应可能同时发生，也可能有主次之分。反应的结果是出现油脂黏度升高、外观变稠、烟点降低、色泽加深、产生哈败味等感官方面的变化，同时也会引发对食用者健康的伤害，轻者呕吐或腹泻，重者损害肝脏，油脂的高度氧化产物还可能致癌。油脂的氧化酸败类型主要有水解型酸败、酮型酸败及氧化型酸败三种类型，在贮藏过程中以油脂氧化酸败最为常见。

1）油脂的水解　食品中油脂被水解酶作用发生水解反应，生成甘油和游离脂肪酸。污染食品的微生物或食品自身均存在有这种水解酶系。由于游离脂肪酸增加，会使油脂酸价增高的同时，也增加了一些低级脂肪酸，导致油脂具有不愉快的哈败味和苦涩味。其反应机制如图 3-25A 所示。

2）油脂的酮型酸败（也叫 β-氧化酸败）　食品中的油脂水解所产生的游离脂肪酸（以饱和脂肪酸为主）在脱氢酶的作用下，其 β-碳原子发生脱氧反应生成酮酸；酮酸进一步被脱羧酶作用形成甲基酮。酮酸和甲基酮均具有不愉快的哈败味。其反应机制如图 3-25B 所示。

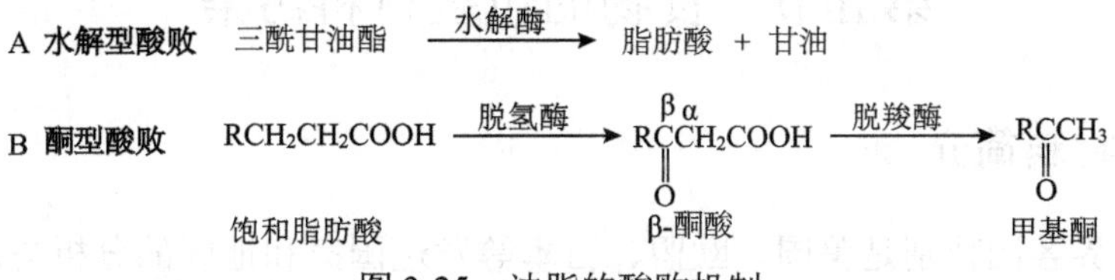

图 3-25　油脂的酸败机制

3）油脂的氧化　食品油脂中的游离不饱和脂肪酸与氧所发生的一系列反应主要包括自动氧化、光氧化及酶促氧化。这三种氧化方式都是自由基反应机制，油脂中的不饱和脂肪酸被氧化生成氢过氧化物，氢过氧化物很不稳定，分解形成自由基。反应中形成的自由基可能聚合形成多聚物，有些聚合物具有机体毒性；自由基也可能生成一系列小分子化合物，如醛、酮、酸、醇等，这些小分子物质表现出强烈的不良风味及一定的生理毒性。

油脂氧化酸败形成的自由基也有可能与食品中的蛋白质发生作用。油脂氧化形成的羟基自由基（·OH）与蛋白质分子中的氢原子作用，产生蛋白质自由基（P·）。蛋白质自由基可以引发蛋白质的交联聚合、肽键的断裂等变化，或形成蛋白质-脂质的聚合物。这些物质会降低食品的营养价值，也会对机体造成损害。

已发生水解的油脂若受到高热处理，水解形成的甘油会因高热而形成丙烯酸，丙烯酸在有氨的条件下，最终有可能形成丙烯酰胺，可能的形成机制如图 3-26 所示。丙烯酰胺对人体的毒性如前所述。

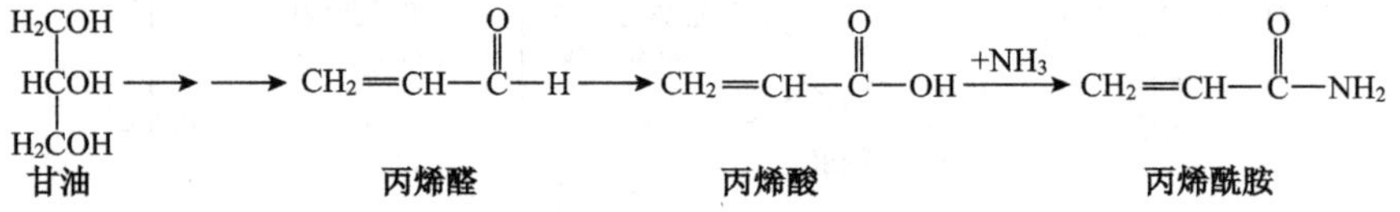

图 3-26　甘油形成丙烯酰胺的机制（引自 Becalski et al.，2004）

在食品贮藏阶段，如果贮藏条件不当，食品中油脂的自由基氧化酸败也可以形成呋喃类有毒物质，反应机制如图 3-27 所示。

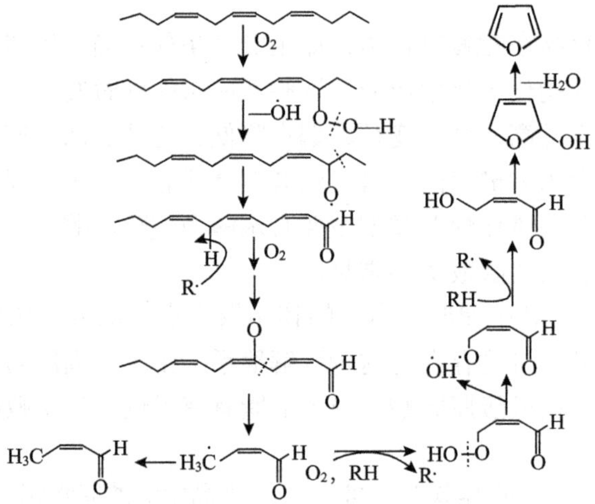

图 3-27　油脂氧化形成呋喃类物质的机制（引自 Locas et al.，2004）

第五节　食物的包装材料污染

一、食物包装材料简介

近年来，世界各国特别是美国、欧盟、日本等发达国家和地区的分析与研究结果表明，与食品接触的器皿、餐厨具和包装容器及包装材料中有害元素、有害物质已经成为食品污染的重要来源之一，食品包装材料中有毒有害化学物质的迁移是引起食品污染的重要途径之一。据报道，2011 年我国包装工业总产值达到 1.3 万亿元以上，每年以 20%的速度递增。2014 年达到约 2 万亿元，在国内 42 个主要行业中排行第 14 位，仅次于美国，居世界第二位。食品包装企业约占整个包装行业企业的 1/3。

食品包装材料是指用于制造食品包装容器和构成产品包装材料的总称。常用的食品包装材料和容器主要有纸质材料、合成高分子材料（塑料、橡胶、黏合剂、涂料等）、金属材料、玻璃与陶瓷材料、复合材料、纤维材料及其他材料等。食品包装材料和容器应该具备如下几方面的功能：①保护食品。应具备保护食品所需的各项技术性能，如适宜的透气性、透湿性、化学稳定性、物理机械性能、密封性、遮光性等。②生产工艺的适应性。能适应包装机械化和自动化生产工艺的要求。③促进销售。包装材料和容器应具有良好的销售外观和印刷装潢的适应性，有助于提高食品的商品价值。④卫生安全。食品包装材料不能对食品有任何不利的影响，包括任何的气味和有害成分的污染，确保食品的卫生安全。⑤绿色包装。绿色对生态环境不会造成污染，对人体健康不会造成危害，可以循环和再生利用，使之可持续发展。

按国际通行的分类方法，与食品接触的材料及器具按材质分为陶/搪瓷制品、玻璃制品、塑料制品、金属制品、纸制品及木制品等。塑料食品包装材料是目前食品包装接触物中最主要的组成成分。我国 2014 年塑料包装制品的使用量已超过 1 亿万 t，其中，食品包装使用塑料量在 2000 万 t 以上。本节主要介绍食品塑料包装材料的污染，其他包装材料的污染不予赘述。

二、食物的塑料包装材料

食物塑料包装具有以下特点：①应用领域极其广泛，从生鲜食品到即开熟食，从单体包装到运输包装，从固体到液体，覆盖了食品生产加工销售的整个产业链；②食品塑料包装形式多样，有托盘、容器、软管、单层/多层薄膜等；③使用条件广泛，有冷藏、微波加热、高温蒸煮等；④包装的食品种类成分繁多；⑤用于食品包装的塑料品种很多，其制品的化学成分极其复杂。

从国内外的报道来看，塑料包装材料的危害主要是材料内部残留的有毒、有害化学污染物的迁移与溶出而导致的食品污染。为了改良食品的塑料包装材料，在食品包装材料的加工中常会加入一些化学添加剂进行改性。而这些化学添加剂在与食品的接触过程中迁移到食品中，危害食品的安全性。常用的塑料化学加工助剂有增塑剂、稳定剂、抗氧化剂、抗静电剂、着色剂等。其中，增塑剂使用最多，其次是稳定剂。

（一）塑料单体

塑料是由大量小分子单位通过共价键聚合成的化合物，其小分子单位称为单体。按性质可以把塑料分为热塑性塑料与热固性塑料两大类。常用于食品包装材料的热塑性塑料有聚乙烯（PE）、聚丙烯（PP）、聚苯乙烯（PS）、聚氯乙烯（PVC）、聚碳酸酯（PC）、聚对苯二甲酸乙二醇酯（PET）等。食品中常见的可能残留有害塑料单体主要有下列几种。

1. 氯乙烯　氯乙烯单体具有麻醉作用，可引起人体四肢血管收缩而产生疼痛感，氯乙烯在机体内可与 DNA 结合产生毒性，主要表现为神经系统、肝脏及骨骼的损伤；氯乙烯还具有致癌和致畸作用。我国的 GB9685—2008 规定，氯乙烯单体在聚氯乙烯树脂中的含量不超过 5mg/kg，在聚氯乙烯制品中的残留含量不超过 1mg/kg。包装材料中的氯乙烯单体也可以向食品迁移，研究结果见表 3-7。欧盟的一些国家如法国，还规定了聚氯乙烯制品中氯乙烯单体向食品的迁移量应小于 0.005mg/kg。

表 3-7　聚氯乙烯容器氯乙烯的迁移实验

容器盛装的食品	氯乙烯单体含量/（mg/kg）	室温保存 8 周食品中氯乙烯单体含量/（mg/kg）
食用油	2.8	超过 0.05
威士忌酒	1.7	＜0.05
酱油	5.0	＜0.05
食醋	2.6	＜0.05

资料来源：何计国和甄润英，2003

2. 苯乙烯　苯乙烯能够自聚生成聚苯乙烯树脂，也很容易与其他含双键的不饱和化合物共聚，如苯乙烯-丙烯腈、苯乙烯-丁二烯等。苯乙烯单体及其共聚物具有一定的毒性，机体每天摄入量达到 400mg/kg 体重时，可引起肝肾质量减轻、繁殖损害。苯乙烯最大无作用剂量为 133mg/kg。我国规定食品包装用聚苯乙烯树脂中苯乙烯的含量不能超过 0.5%。

3. 丙烯腈　以橡胶改性的丙烯腈-丁二烯-苯乙烯（ABS）和丙烯腈-苯乙烯（AS）最为常用。ABS、AS 在食品工业中主要用作食品包装材料。AS 还用作有耐热性和透明性要求的食品包装材料。食品包装中的丙烯腈单体可向食品迁移。丙烯腈属于高毒类化学物，可具有形成高铁血红蛋白血症的毒性作用，进入人体后可引起急性中毒和慢性中毒。美国和英国的研究都认为：丙烯腈单体对实验动物具有致癌性。国际食品法典委员会（CAC）规定丙烯腈含量小于 0.02mg/kg。

（二）塑料添加剂

1. 增塑剂　增塑剂又称为塑化剂，是工业上被广泛使用的高分子材料助剂。在塑料加工中添加这种物质，可以使其柔韧性增强，容易加工。塑化剂产品种类多达百余种，根据化学结构分类有脂肪族二元酸酯类、苯二甲酸酯类、苯多酸酯类、苯甲酸酯类、多元醇酯类、氯化烃类、环氧类、柠檬酸酯类、聚酯类等多种。但邻苯二甲酸酯类是使用最为普遍的一类，常见品种包括邻苯二甲酸二(2-乙基)己酯（DEHP）、邻苯二甲酸二异壬酯（DINP）、邻苯二甲酸二辛酯（DOP）、邻苯二甲酸二丁酯（DBP）等。

邻苯二甲酸酯类具有种类多、难以降解、生物富集性强的特点，是一类具有“雌激素”功能的化学物质。有研究发现，邻苯二甲酸酯类塑化剂对人体具有生殖和发育毒性、诱变性和致癌性等有害作用。由于邻苯二甲酸酯类与聚烯烃类（如聚乙烯、聚丙烯）的塑料材料可以相溶，邻苯二甲酸酯类作为这类塑料材料的增塑剂，更容易从塑料中迁移到外环境，造成对食品和环境的污染。通过对经塑料袋盛装后食物中增塑剂含量的研究表明：食品中的邻苯二甲酸酯类增塑剂的含量均有不同程度的提高；温度高的食物受污染程度较大；对油脂含量高的食品污染程度大于油脂含量低的食品。

塑料包装的食品在储存过程中，也会有微量增塑剂从包装材料中迁移到食品中。研究发现，食品保鲜膜中含有的增塑剂己二酸二(2-乙基)己酯（DEHA）容易迁移到保鲜膜所包裹的肉类和奶酪食品中。其中，奶酪中 DEHA 的含量可高达 0.31mg/g。

我国《食品容器、包装材料用添加剂使用卫生标准》（GB9685—2008）严格规定了 DEHP 从食品包装材料迁移到食品的迁移量为 1.5mg/kg，DINP 为 9mg/kg。WHO 对塑化剂 DEHP 规定的每日耐受摄入量为 0.025mg/kg 体重。

2. 稳定剂　稳定剂主要是增加塑料材料的热稳定性和光稳定性。热稳定剂常用的主要品种有铅盐类、有机锡、金属皂类、复合稳定剂和有机助剂等。常用的光稳定剂有光屏蔽剂、紫外吸收剂、猝灭剂和自由基捕获剂。有些紫外线吸收剂对人体有毒有害。有实验表明，有些紫外线吸收剂具有雌激素活性，其雌激素活性强于双酚 A。在我国的 GB9685—2008 中，对这些紫外线稳定剂都分别规定了最大使用量和特定迁移量。

3. 着色剂　塑料着色或油墨印刷是塑料包装制品常用的外表加工处理方式，同样也存在着安全问题。塑料着色除了赋予其各种色彩外，还有遮光阻隔紫外线的作用。但大部分着色剂都有不同程度的毒性，有的还有强致癌性（如偶氮类）。因此，接触食品的塑料最好不要着色。如果一定需要着色，也要选用无毒的着色剂。

食品塑料包装材料中其他一些污染源如包装材料中的添加剂或单体残留在合适条件下发生分解，分解产物会扩散至包装材料表面造成食品污染，包装材料在制造过程中使用化学处理剂残留物也可能滞留在包装材料表面导致食品污染。

第六节　食物中的生物性毒素

一、食物中的细菌毒素

细菌毒素是由细菌的代谢产生的，有细菌内毒素和细菌外毒素之分。细菌内毒素（endotoxin）是革兰氏阴性菌细胞壁上的一种组成成分脂多糖（LPS），它不是细菌的代谢产物，而是细菌死亡或解体后才释放出来的一种具有内毒素生物活性的物质，广泛分布于革兰氏阴性菌（如布氏杆菌、伤寒杆菌、变形杆菌、沙门菌等）及其他微生物（如衣原体、立克次体等）的细胞壁层。内毒素的性质较稳定、耐热，毒性比外毒素低，其作用没有组织器官选择性；细菌外毒素（exotoxin）是革兰氏阳性菌自身合成并释放到体外的蛋白质，外毒素具有毒性强、抗原性强、作用特异性强的性质，如金黄色葡萄球菌、肉毒杆菌等。但少数革兰氏阴性菌和产毒性大肠杆菌等也能产生外毒素。细菌内、外毒素的区别见表 3-8。

表 3-8　细菌内毒素和外毒素的区别

性质	细菌外毒素	细菌内毒素
存在部位	多数活菌分泌出，少数菌裂解后释出	细胞壁组分，菌裂解后释出
产生菌	多数革兰氏阳性菌，少数革兰氏阴性菌	多数革兰氏阴性菌，少数革兰氏阳性菌（如苏云金芽孢杆菌）
化学组成	蛋白质（相对分子质量 27 000～900 000）	磷脂-多糖-蛋白质复合物（毒性主要为类脂 A）
稳定性	不稳定，60℃以上半小时被破坏	耐热，160℃，2～4h 被破坏
毒性作用	强，微量对实验动物有致死作用（以 μg 计量）。各种外毒素有选择作用，引起特殊病变，不引起宿主发热反应。抑制蛋白质合成，有细胞毒性、神经毒性、紊乱水盐代谢等	稍弱，对实验动物致死作用的量比外毒素为大。各种细菌内毒素的毒性作用大致相同。引起发热、弥散性血管内凝血、粒细胞减少血症、施瓦茨曼现象等
抗原性	强，刺激机体产生高效价的抗毒素，经甲醛处理，可脱毒成为类毒霉，仍有较强的抗原性，可用于人工自动免疫	刺激机体对多糖成分产生抗体，不形成抗毒素，不能经甲醛处理成为类毒素

（一）细菌内毒素

细菌内毒素是革兰氏阴性菌细胞壁外层上的特有成分，广泛分布于自然界中。通常革兰氏阴性菌细胞壁的外层由脂多糖、外膜蛋白质、磷脂质及金属离子所组成。但真正发挥活性的成分是脂多糖，蛋白质和磷脂与内毒素的活性无关。细菌在正常状态下，通常不释放细菌内毒素，只有当细菌死亡、自溶、繁殖或者黏附在其他细胞时，才表现出毒性，内毒素的主要化学成分是脂多糖中的类脂 A 成分。

1. 细菌内毒素的生物活性　细菌内毒素的生物活性多种多样，尤其在机体内的表现错综复杂，各单项活性之间常相互联系、相互促进或制约。在体内或特定的体外条件下所表现的活性，有时为几种活性综合作用的结果。在不同的实验条件下，包括不同的机体、不同的内毒素制品、不同的剂量、不同的测试方法等，所得到的结果也不一致。这些内毒素的生物活性主要有：致热反应、白细胞反应、降低血压，甚至内毒素休克、激活凝血系统、鲎细胞溶解物（鲎试剂）凝集，小剂量内毒素还有免疫调节作用。

1）致热反应　人体对细菌内毒素极为敏感。极微量内毒素被输入人体后就能引起体温上升，发热反应持续约 4h 后逐渐消退。自然感染时，因革兰氏阴性菌不断生长繁殖，同时伴有陆续死亡、释出内毒素，故发热反应将持续至体内病原菌完全消灭为止。

2）白细胞反应　细菌内毒素进入宿主体内以后，白细胞先急剧减少，数小时后白细胞数又增高。这是因为细胞发生移动并黏附到组织毛细血管上，后由内毒素诱生骨髓释放其中的中性粒细胞进入血流，使其数量显著增加。

3）内毒素休克　当病灶或血流中革兰氏阴性病原菌大量死亡、释放出来的大量内毒素进入血液时，临床表现为微循环衰竭、低血压等，导致患者休克，这种病理反应叫作内毒素休克。

4）鲎细胞溶解物（鲎试剂）凝集　1956 年，美国人 Bang 发现美洲鲎血液遇革兰氏阴性菌时，会产生凝胶。其后 Levin 和 Bang 又发现，微量革兰氏阴性菌内毒素也可以引起凝胶反应，从而创立了鲎试剂检测法。由于鲎试剂检测法简单、快速、灵敏、准确，目前已广泛用于临床、制药工业药品检测等方面。

延伸阅读五

鲎试剂检测法检测细菌内毒素

鲎是一种海洋的无脊椎动物，出现于古生代的泥盆纪，距今约有 3 亿年，血液呈蓝色。鲎试剂是鲎的血液变形细胞溶解物的无菌冷冻干燥品，含有能被微量细菌内毒素激活的凝固酶原和凝固蛋白原。在适宜的条件下，细菌内毒素激活鲎试剂中的凝固酶原转化成有活性的凝固酶，在其作用下，可溶性的凝固蛋白原变成凝固蛋白，进而交联为凝胶。此试验敏感性极高，可检出 0.01ng/mL 的内毒素，比家兔法灵敏 10 倍，操作简单易行，试验费用低，结果迅速可靠，适用于注射剂生产过程中的热原控制和家兔法不能检测的某些细胞毒性药物制剂，但其对革兰氏阴性菌以外的内毒素不灵敏，目前尚不能完全代替家兔法。

2. 细菌内毒素致病机制

1）致热性　内毒素可使人体和动物致热，人体对内毒素致热原敏感。在正常情况下，人体内内毒素的正常阈值保持在 0.001～0.05ng/mL。当人体免疫力下降或遭受某种致病菌侵袭时，细菌便在机体内繁殖崩解，释放出大量的内毒素，当体内内毒素的浓度高于这个阈值时，即可启动内外源致热原引起机体发热。

2）*内毒素对糖代谢的影响及其机制*　内毒素直接或间接损害肝脏，引起糖代谢紊乱及酶学、蛋白质代谢的改变。存在的两种机制分别为：①致病机制，脂多糖能刺激肾上腺素的分泌和释放，使磷酸环化酶活性增强，加速糖分解，使血糖浓度表现为暂时性升高；②低血糖症的主要机制，脂多糖进入机体数小时后，作用于肝细胞，引起肝细胞的损伤，使糖原异生的关键酶活性降低，抑制糖原的异生和分解，激活丙酮酸激酶，加速葡萄糖的分解氧化，并产生大量的热量，在临床上表现为发烧症或持续低血糖症。内毒素使肝脏库普弗细胞（Kupffer 细胞）功能受到抑制，进而影响对内毒素的消除及对胰岛素的分解代谢。

3）*内毒素对血液循环系统的影响及机制*　内毒素可引起白细胞和血小板减少，激活凝血、纤溶系统，产生出血倾向，可导致弥散性血管内凝血（DIC）的发生。DIC 严重时，可导致严重的休克症状。其毒机制包括：①内毒素（脂多糖）对中性粒细胞的作用及机制。内毒素（脂多糖）能引起人体血液中中性粒细胞的增多，这是人体对内毒素反应最敏感的指标之一。亚致热量即可引起中性粒细胞的减少，并伴之以粘连性增加，数小时后，中性粒细胞明显增多。②脂多糖对血小板的影响。对实验动物注射足量的脂多糖后，均能导致动物血液中血小板明显减少。③脂多糖对淋巴细胞的作用。脂多糖作用于 B 淋巴细胞，可增强 B 淋巴细胞 DNA 的合成。脂多糖能提高人体体液免疫功能，革兰氏阴性菌感染后引发的机体发热是人体自我防御功能的表现，具有积极意义。④脂多糖对单核细胞和巨噬细胞的作用。增强巨噬细胞的杀菌能力。同时，脂多糖作用于巨噬细胞和单核细胞后，能产生多种中介物质，参与外源性凝血过程，脂多糖能刺激单核细胞和巨噬细胞产生集落刺激因子。⑤对红细胞和血清铁的影响。脂多糖能抑制红细胞的生成，脂多糖直接作用于骨髓造血干细胞，抑制骨髓的造血功能。内毒素可导致血清铁浓度的降低，内毒素血症的另一病症就是缺铁性贫血。⑥内毒素可经 C_3 旁路或经典途径激活补体系统，最终导致血压下降和血流动力学的改变，出现局部或全身性施瓦茨曼（Shwartzman）反应（炎症症状），并伴有轻微的发热症状。

3. 沙门菌肠毒素　沙门菌肠毒素是沙门菌（*Salmonella*）体内产生的内毒素。沙门菌的宿主特异性极弱，既可感染动物也可感染人类，极易引起人类的食物中毒。沙门菌属不耐热，55℃受热 1h 或 60℃加热 15～30min 即被杀死。动物性食品易引起沙门菌食物中毒，特别是畜肉类及其制品，其次为禽肉、蛋类、乳类及其制品，而由植物性食品引起的较少。中毒的原因是动物生前受到沙门菌感染或宰后其产品受到污染，在食用前热处理不充分，或虽经充分热处理，但放置过程中又受到污染，食用后有可能发生食物中毒。

中毒表现：沙门菌食物中毒潜伏期短，一般为 4～48h，长者可达 72h，潜伏期越短，病情越重。中毒初期表现为发热、头疼、恶心、食欲不振，而后出现呕吐、腹泻、腹痛，体温高达 38～40℃，重者出现寒战、惊厥、抽搐和昏迷等，死亡率一般为 1%。

中毒机制：当沙门菌随食物进入消化道后，可在小肠和结肠内继续繁殖，附于肠黏膜或侵入黏膜及黏膜下层。在其内毒素和肠毒素的参与下，引起肠黏膜的充血、水肿、组织炎症，经淋巴系统进入血液，出现菌血症，引起全身感染。由于中毒是摄食一定量活菌及其在人体内生长繁殖所引起，故该菌引起的食物中毒属感染型。同时，部分沙门菌在小肠淋巴结和网状内皮系统中裂解而释放出内毒素，活菌和内毒素共同作用于胃肠道，使黏膜发炎、水肿、充血或出血，使消化道蠕动增强而呕吐、腹泻。沙门菌的内毒素不仅毒力较强，还是一种致热源，使体温升高。

此外，肠炎沙门菌、鼠伤寒沙门菌可产生肠毒素，该肠毒素可激活小肠黏膜细胞膜上的腺苷酸环化酶，使小肠黏膜细胞对 Cl^-分泌亢进，对 Na^+和水吸收抑制。由于 Na^+、Cl^-及水在肠腔潴留而引起腹泻。

（二）细菌外毒素

细菌外毒素是指某些病原菌生长繁殖过程中分泌到菌体外的一种代谢产物，为次级代谢产物。其主要成分为可溶性蛋白质。许多革兰氏阳性菌及部分革兰氏阴性菌等均能产生细菌外毒素。细菌外毒素不耐热、不稳定、抗原性强，可刺激机体产生抗毒素。细菌外毒素是构成细菌毒力的主要因素，其特点是：①化学成分是蛋白质，分子质量为 27～900kDa；②不稳定，易被热、酸及酶所灭活；③经甲醛处理后，脱毒成为类毒素；④抗原性强，可刺激机体产生高效价的抗毒素；⑤具有亲组织性，但作用于组织有选择性，一般不引起宿主发热，但常可抑制宿主蛋白质的合成，对宿主有细胞毒及神经毒性；⑥毒性极强，极微量就可使实验动物死亡。

重要的外毒素主要有两大类：一类是在体外产生并引起食物中毒的外毒素。它们所致的疾病不是传染过程，而是由于食入含有这类毒素的食物引起的中毒过程，主要有肉毒杆菌产生的肉毒毒素和金黄色葡萄球菌产生的肠毒素。另一类是在体内产生并引起重要致病作用的毒素，这类毒素有的作用于全身。

1. 葡萄球菌肠毒素　葡萄球菌肠毒素（enterotoxin）是由金黄色葡萄球菌（*Staphylococcus aureus*）产生的外毒素。50%以上的金黄色葡萄球菌可产生肠毒素，并且一个菌株能产生两种以上的肠毒素。某些食品被金黄色葡萄球菌污染后，在 25～30℃条件下放置 5～10h，就能产生足以引起中毒的肠毒素。在含淀粉和水多的食品，奶及奶制品，肉类，蛋类，熟鸡、鸭制品，含油脂较多的罐头类食品等中易产生肠毒素，这是由于淀粉、蛋白质等能促进本菌的繁殖和肠毒素的形成。多数葡萄球菌肠毒素能耐 100℃、30min，并能抵抗胃肠道中蛋白酶的水解作用。因此，若想破坏食物中存在的葡萄球菌肠毒素，需在 100℃加热食物 2h。

中毒表现：主要表现为明显的胃肠道症状。潜伏期短，一般为 2～3h，最短 1h，最长不超过 10h。患者可出现激烈反复的恶心、呕吐、上腹部不适或疼痛、大量分泌唾液、腹泻等，呕吐较沙门菌食物中毒剧烈，可呈喷射状，初为食物残渣，以后干哕，吐出胆汁或带血液。腹泻较沙门菌食物中毒轻缓，次数不多，常是 3～4 次，为水样便或黏液便。体温一般正常或有微热，不超过 38℃，有无力、头晕等表现，因多次呕吐和腹泻可致虚脱、严重脱水、意识不清，个别患者血压下降或循环衰竭。造成食物中毒最小剂量的肠毒素是 1～7.2g/kg 体重。

中毒机制：单纯摄食金黄色葡萄球菌菌体不会引起中毒，主要由摄入金黄色葡萄球菌产生的肠毒素而引起。肠毒素作用于胃肠黏膜，引起充血、水肿，甚至糜烂等炎症改变，以及水与电解质代谢紊乱，出现腹泻；迷走神经刺激内脏分支，引起反射性呕吐。

2. 肉毒杆菌毒素　肉毒杆菌毒素（creatoxin toxin）是由厌氧的肉毒梭状芽孢杆菌（*Clostridium botulinum*）产生的外毒素。肉毒毒素是目前已知的化学毒物与生物毒素中毒性最强烈的一种。现已分离得到了 7 种类型（A～G）的肉毒杆菌毒素，能引起人体中毒的主要是 A、B 和 E 型毒素。A 型肉毒毒素的气溶胶对人吸入的致死剂量为 0.3μg，静脉注射致死剂量为 0.15～0.3μg，口服致死剂量为 8～10μg，该毒素对小鼠的毒性 LD_{50} 值为 3×10^{-5}～3×10^{-4}μg。中毒食品的种类主要与饮食习惯有关。在我国，肉毒中毒大多由发酵的豆制品和面制品所致。在欧洲各国主要的中毒食品多为火腿、腊肠及其他肉类制品。美国主要为家庭制的水果、蔬菜罐头。日本鱼和鱼子制品引起中毒者最多。肉毒毒素不被胃肠液所破坏，容易经消化道中毒。

中毒表现：肉毒中毒的临床表现与其他食物中毒不同，胃肠道症状少见，主要为运动神经末梢麻痹。临床表现包括：因肌肉活动不协调而出现肢体歪斜；舌外伸；食物的取用、咀嚼、吞咽出现困难；意识正常；如果未出现继发感染，体温仍保持正常。该病潜伏期为数小时至数天，一般为 12～48h，潜伏期越短，病死率越高，病死率在 30%以上。

中毒机制：肉毒杆菌毒素是一种与神经亲和力较强的毒素。经消化道吸收进入血液循环后，选择性地作用于运动神经和副交感神经，抑制神经传导介质——乙酰胆碱的释放，因而使肌肉收缩运动发生障碍。患者多因横膈肌或其他呼吸器的麻痹而造成窒息死亡。

延伸阅读六

肉毒杆菌毒素的应用

由于肉毒毒素是一种神经麻醉剂，能使肌肉暂时麻痹，医学界自 1979 年第 1 次将其作为一种治疗药物应用于临床治疗斜视，目前已发展为治疗各种局限性张力障碍性疾病，其疗效稳定而可靠。起初，医生将肉毒毒素用于治疗面部痉挛和其他肌肉运动紊乱症，用以麻痹肌肉神经，达到停止肌肉痉挛的目的。在治疗过程中，医生发现：肉毒毒素在消除皱纹方面具有更加显著的功效。很快，注射肉毒杆菌素的美容手术应运而生，并迅速风靡全球。肉毒毒素通过麻痹松弛的皮下神经，可以在一段时间内消除皱纹或者避免皱纹的生成，从而达到美容的效果。

二、食物中的真菌毒素

真菌毒素（mycotoxin）一词源自希腊语的“*mykes*”（真菌）和“*toxicum*”（毒物）。真菌毒素是由真菌自然产生的。真菌产生真菌毒素是自身的一种防御机制和（或）有助于在宿主体内定殖。真菌通过这一天然方法增强它们在环境中的竞争性。真菌毒素是由真菌产生的对动物和人体具有毒性的次级代谢产物。真菌毒素可以通过饲料或铺草进入动物养殖生产系统。真菌毒素会危害动物的生长、生产和繁殖性能，危害动物的健康和产品质量。

现已发现的真菌毒素有 300 多种，主要来源于镰刀菌属（*Fusarium*）、曲霉属（*Aspergillus*）和青霉属（*Penicillium*）的产毒丝状真菌。食品中常见的真菌毒素有黄曲霉毒素（aflatoxin，AFT）、赭曲霉毒素（ochratoxin，OTA）、玉米赤霉烯酮（zearalenone，ZEN）、展青霉素（patulin）、伏马菌素（fumonisin，FB）、脱氧雪腐镰刀菌烯醇（deoxynivalenol，DON）等。真菌毒素大多具有相似的理化性质，易溶于有机试剂，不易溶于水，熔点高，自然界中多以固体形式存在，化学性质稳定，不易分解等。真菌毒素能引起动物生长发育迟缓，免疫力下降，器官机能障碍；导致人畜急、慢性中毒死亡。常见的真菌毒素的种类及其对动物的危害见表 3-9。

表 3-9　常见的真菌毒素的种类及其危害

真菌毒素	主要产毒菌	致病及症状	易污染食品
黄曲霉毒素	黄曲霉、寄生曲霉、特曲霉	肝癌、肝硬化、致畸、糙皮病	花生、玉米、豌豆、大豆、大米、大麦、高粱

续表

真菌毒素	主要产毒菌	致病及症状	易污染食品
赭曲霉毒素	赭曲霉、蜂蜜曲霉、佩特曲霉、菌核曲霉、硫色曲霉	肾病、肠炎	大麦、玉米、燕麦、小麦、豌豆、大米
展青霉素	棒曲霉、扩展青霉、蕈方大青霉	恶心、器官中毒（肝、肾、肺等）	大米、水果、麦芽
杂色曲霉素	杂色曲霉、构巢曲霉	病变以肝脏和肾脏坏死为特征	坚果类、粮食
玉米赤霉烯酮（F-2 毒素）	谷镰刀菌、黄色镰刀菌	雌激素亢进	玉米、高粱、燕麦、大麦
T-2 毒素	三线镰刀菌、拟枝孢镰刀菌、梨孢镰刀菌	拒食、呕吐及内脏广泛出血	玉米、小麦、豆类
串珠镰刀菌毒素	串珠镰刀菌、串珠镰刀菌胶孢变种	中枢神经机能紊乱和脑白质软化坏死	玉米
岛青霉毒素	岛青霉、皱褶青霉、黄绿青霉、橘青霉	以循环系统和呼吸系统障碍为主，伴发肝昏迷	谷类、大米、小麦、玉米
麦角毒素	麦角菌	麦角中毒	小麦、黑麦
甘薯毒素	甘薯长喙壳菌、茄病镰刀菌、爪哇镰刀菌	急性肺水肿与间质性肺泡气肿	甘薯
曲霉酸	米曲霉	脑中枢神经损害，麻痹，饮食不进	谷类、大米、麦芽
烟曲霉素	烟曲霉	痉挛	谷类、大米

资料来源：何计国和甄润英，2003

（一）黄曲霉毒素

黄曲霉毒素（AF）是由黄曲霉（*Aspergillus flavus*）、寄生曲霉（*A. parasiticus*）和特曲霉（*A. nomius*）的某些产毒菌株产生的次级代谢产物。目前已分离鉴定出 12 种，分别是黄曲霉毒素 B_1、B_2、G_1、G_2、M_1、M_2、P_1、Q_1、H_1、GM、B_{2a}和毒醇。M_1是黄曲霉毒素 B_1在体内经过羟化而衍生成的代谢产物。黄曲霉毒素的主要分子型式 B_1、B_2、G_1、G_2、M_1、M_2的结构式如图 3-28 所示。黄曲霉毒素 B_1、B_2、G_1、G_2是粮油制品中黄曲霉毒素存在的主要形式，黄曲霉毒素 M_1和 M_2主要存在于牛奶中，在天然污染的食品中以 AFB_1最为多见，其毒性和致癌性也最强。

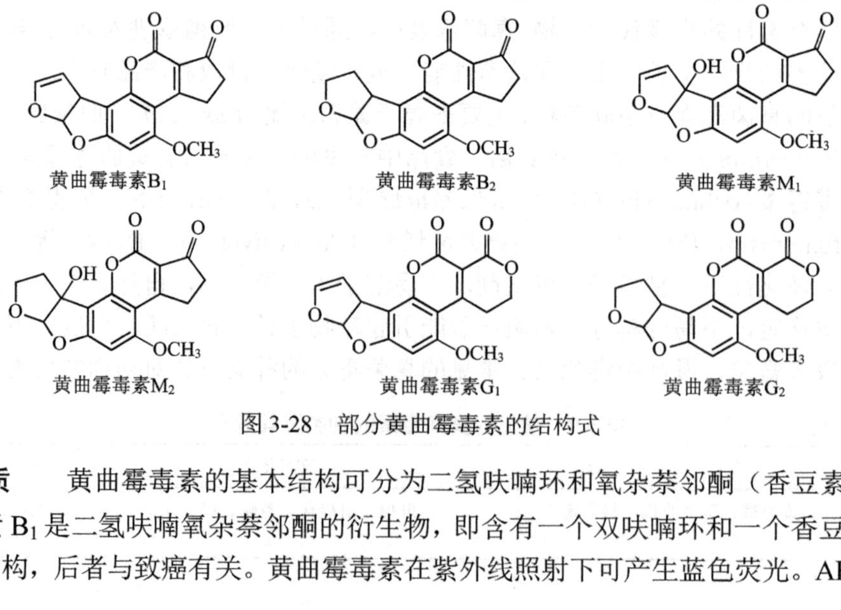

图 3-28　部分黄曲霉毒素的结构式

1. 性质　黄曲霉毒素的基本结构可分为二氢呋喃环和氧杂萘邻酮（香豆素）两部分。黄曲霉毒素 B_1是二氢呋喃氧杂萘邻酮的衍生物，即含有一个双呋喃环和一个香豆素，前者为基本毒性结构，后者与致癌有关。黄曲霉毒素在紫外线照射下可产生蓝色荧光。AF 难溶于水、己烷、乙醚和石油醚，易溶于甲醇、乙醇、氯仿、乙腈等有机溶剂。熔点为 200～300℃。AF 对光、热和酸稳定，耐高温，通常加热处理对其破坏很小，只有在熔点温度下才发生分解。AF 遇碱能迅速分解，在 pH9～10 可以迅速分解成几乎无毒的盐。因此，在食品去除黄曲霉毒素时，可利用这一化学反应。黄曲霉毒素 B_1 纯品在高浓度下稳定，低浓度的纯毒素在紫外线下易分解。5%的次氯酸钠溶液、Cl_2、NH_3、H_2O_2 及 SO_2 等均可与 AF 起化学反应破坏其毒性。在自然条件下，食品中污染的 AF 稳定性很强。AFB_1 严重污染的稻谷，室温下自然存放 20 多年，毒性含量逐渐降低，但仍可检出 AFB_1。AF 是一类在紫外线照射下能发出强烈特殊荧光的物质。

2. 食品污染　AF 常常存在于土壤、动植物及各种坚果中。污染的食物品种以花生、花生油、玉米最严重；大米、小麦、面粉较轻；豆类一般很少受污染。其他食品也有受到污染的报道。一般在热带和亚热带地区，食品中 AF 的检出率比较高。在中国总的分布情况为：华中、华南、华北产毒株多，产毒量也大，东北和西北地区较少。AF 的产生需要一定的条件，不同的菌株产毒能力差异很大，除基质以外，温度、湿度、空气均是 AF 生长繁殖及产毒的必要条件。AF 的最佳生长条件为：温度为 33～38℃，pH 为 5.0，水活度（A_w）为 0.99。我国的南方及温湿地区，在春、夏两个季节容易发生 AF 中毒。有的粮食作物，甚至在收获前或收获期就可能被 AF 污染。

3. 毒性　AF 毒性很强，是氰化钾的 10 倍，对肝脏有明显的损伤，可引起肝实质坏死、胆管上皮增生、肝脂肪浸润及肝出血等病变。AF 也是一类强致癌物质，能使人体或动物的免疫功能丧失。中毒症状常表现为：呕吐、厌食、发热、黄疸、腹水等肝炎症状，能诱导畸形、癌症的发生。常见的几种 AF 的毒性按大小顺序排列依次为 B_1、M_1、G_1、B_2 和 G_2。AF 既有很强的急性毒性，也有明显的慢性毒性。AFB_1 的急性毒性见表 3-10。AF 慢性毒性主要表现为动物生长障碍，肝脏出现亚急性或慢性损伤。世界各国均对食品中 AF 的含量作出了严格的规定，我国与美国食品药品监督管理局对 AFB_1 的规定标准相同。欧盟对 AF 限量标准最为严格，1999 年欧盟规定食品中的 AF 总量不得超过 4μg/kg。

表 3-10　AFB_1 的 LD_{50}（单位：mg/kg 体重）

物种	年龄	LD_{50}	物种	年龄	LD_{50}
雏鸡	1d	0.24～0.30	人	成年	10.00
小鼠	1d	1.00	狗	—	0.62
小鼠	21d	5.50	恒河猴	—	2.20
地鼠	30d	10.20	猫	—	0.55

资料来源：刘宁和沈明浩，2007

4. 限量标准　我国食品中真菌毒素限量标准（GB2761—2011）中，规定食品中 AFB_1、AFM_1 的限量，见表 3-11。

表 3-11　食品中 AFB_1、AFM_1 的限量（单位：μg/kg）

食品类别（名称）	限量
AFB_1	
玉米、花生及其制品	20.0
糙米、大米、植物油脂（花生油、玉米油除外）	10.0
其他粮食、坚果、发酵豆制品、调味品	5.0
婴幼儿配方食品	0.5

续表

食品类别（名称）	限量
AFM_1	
乳及乳制品	0.5
婴儿配方食品	0.5

（二）其他曲霉和青霉毒素

1. 赭曲霉毒素 赭曲霉毒素是曲霉属和青霉属所产生的一类真菌毒素，包括赭曲霉毒素 A～D。赭曲霉毒素是曲霉菌属和青霉菌属的某些种产生的二级代谢产物，产毒菌较多，包括赭曲霉、疣孢青霉和碳黑曲霉。其基本结构为苯甲酸异香豆素，包含 7 种结构类似的化合物。其中，赭曲霉毒素 A（OTA）毒性最大，分布最广，与人类健康关系最密切，对农作物的污染最重。OTA 主要危害人和动物的肾脏，还对免疫系统有毒性，并有致畸、致癌、致突变作用。OTA 的 LD_{50} 为 20～22mg/kg（小鼠口服），主要危害肾和肝，造成肾大、肠炎、淋巴坏疽、肝大等。OTA 的急性中毒反应为：精神沉郁，食欲减退，体重下降，肛温升高，消化功能紊乱，肠炎可视黏膜出血，甚至腹泻，脱水多尿，伴随蛋白尿和糖尿。妊娠母畜的子宫黏膜出血，流产。OTA 的慢性中毒还表现为凝血时间延长，骨骼完整性差，肠道脆弱及肾脏受损等。OTA 是一种稳定的无色结晶化合物，微溶于水，溶于极性溶剂和碳酸氢钠溶液，在紫外线照射下呈绿色荧光，熔点为 134℃。OTA 耐热，焙烤只能使其毒性减少 20%，蒸煮对其毒性不具有破坏作用。产生 OTA 的真菌广泛分布于自然界，导致 OTA 广泛分布于各种食品和饲料中。粮谷类、水果、葡萄酒、啤酒、咖啡、可可、巧克力、中草药、调味料等多种植物产品和食品均可被 OTA 污染。动物进食被 OTA 污染的饲料后导致体内 OTA 的蓄积，而且不易被代谢解毒。因此，在动物性食品，尤其是猪的肾脏、肝脏、肌肉、血液及奶和奶制品等中常被检出。

我国卫生部颁布的食品中真菌毒素限量标准（GB2761—2011）中规定了食品中 OTA 限量指标，见表 3-12。

表 3-12 食品中赭曲霉毒素 A 限量（单位：μg/kg）

食品类别（名称）	限量
水果及其制品（果丹皮除外）	50
饮料类	50
酒类	50

2. 杂色曲霉毒素 杂色曲霉毒素（sterigmatocystin，ST）主要是杂色曲霉（*Aspergillus versicolor*）和构巢曲霉（*Aspergillus nidulans*）的最终代谢产物，也是黄曲霉（*Aspergillus flavus*）和寄生曲霉（*Aspergillus parasiticus*）合成黄曲霉毒素过程后期的中间产物。ST 结构与 AFB_1 很相似。ST 及其衍生物是一类化学结构近似的化合物，其基本结构都是由二氢呋喃环与氧杂蒽醌组成。ST 为淡黄色结晶，熔点为 247～248℃，不溶于水，微溶于多数有机溶剂，易溶于氯仿、乙腈、吡啶和二甲亚砜，在紫外线照射下具有砖红色荧光。

ST 在自然界中广泛存在，因结构与黄曲霉毒素相似，所以其毒性和致癌性受到高度重视。

杂色曲霉毒素急性中毒的病变特征是肝、肾坏死。但杂色曲霉毒素的慢性毒性作用较强，主要表现为对肝和肾的毒性。杂色曲霉毒素的大鼠经口 LD_{50} 为 166mg/kg（雄性）和 120mg/kg（雌性），对小鼠的经口 LD_{50}>800mg/kg。

3. 展青霉素　展青霉素（patulin，PTL）又称棒曲霉素，是一种有毒的真菌代谢产物，能产生展青霉素的真菌有扩张青霉、展青霉、棒型青霉、土壤青霉、新西兰青霉、石状青霉、粒状青霉、梅林青霉、圆弧青霉、产黄青霉、土曲霉等共 3 属 16 种。展青霉素是一种多聚乙酰内酯，化学名称为 4-羟基-4H-呋喃（3,2C）吡喃 2（6H）-酮，分子式为 $C_7H_6O_4$，易溶于水、氯仿、丙酮、乙醇及乙酸乙酯，微溶于乙醚和苯，不溶于石油醚，在氯仿、苯、二氯甲烷等溶剂中能较长时期保持稳定，在水和甲醇中逐渐分解，且在碱性溶液中不稳定，易被破坏，而在酸性环境中稳定性增加，溶液蒸干后形成的薄膜则不稳定，熔点为 110.5～112℃。展青霉素是一种有毒内酯，具有强烈的抗菌活性，对动物的细胞和组织具有很强的毒性，并具有潜在的致癌性和诱变性。经皮下注射的展青霉素对小鼠具有致癌性。小鼠经腹腔注射，LD_{50} 为 5mg/kg 体重。英国食品、消费品和环境中化学物质致突变委员会已将展青霉素划为致突变物质。FAO/WHO 食品添加剂委员会的研究报告表明，展青霉素没有致畸作用，但具有胚胎毒性，同时伴随有母本毒性。大鼠的研究尚不能说明其具有免疫毒性，但是高剂量的展青霉素有免疫抑制作用。

展青霉素首先在霉烂苹果和苹果汁中发现，广泛存在于各种霉变水果中。展青霉素是一种世界范围内的水果污染物，在多种水果、水果制品和果酒中均有发现，尤其是苹果、山楂、梨、番茄、苹果汁和山楂片等。这种毒素会引起动物的胃肠道功能紊乱和各种不同器官的水肿和出血。扩展青霉和展青霉的生长和产毒素的温度范围比较广泛，为 0～40℃，最佳温度为 20～25℃，最适产毒的 pH 是 3～6.5。

我国颁布的食品中真菌毒素限量标准（GB2761—2011）中规定了食品中展青霉素的限量，见表 3-13。

表 3-13　食品中展青霉素的限量（单位：μg/kg）

食品类别（名称）	限量
谷物及其制品	5.0
豆类及其制品	5.0

第七节　食物添加剂与非法添加物

一、食物添加剂的种类

《食品添加剂卫生管理办法》第 28 条，《中华人民共和国食品安全法》第 99 条，《中华人民共和国食品卫生法》第 54 条，《食品营养强化剂卫生管理办法》第 2 条，将食品添加剂的定义如下：为改善食品色、香、味等品质，以及为防腐和加工工艺的需要而加入食品中的化合物或者天然物质。在我国，食品添加剂的范畴除了包括一般意义上的食品添加剂外，还有营养强化剂、香料、加工助剂等类别。

食品添加剂可按来源、功能、安全性评价等分成不同的种类。在国际上，食品添加剂按来源可分为三类：天然提取物；利用发酵等方法制取的物质，它们有的虽是化学合成的，但其结构和天然化合物结构相同；纯化学合成物。天然食品添加剂品种较少，价格偏高。许多价格低廉的合成食品添加剂，仍是食品添加应用的主流。

食品添加剂按照功能进行分类：依据《食品添加剂使用卫生标准》(GB2760—2014)，食品添加剂分为酸度调节剂、抗结剂、消泡剂、抗氧化剂等二十大类和其他，并对每种食品添加剂的使用范围及使用限量都作了具体详细的说明。因香料品种较多，单独归为一类。

食品添加剂按安全性评价分类：食品添加剂法规委员会（CCFA）在食品添加剂联合专家委员会（JECFA）讨论的基础上，将其分为A、B、C三类，每类又分为两种，具体内容如下。

A类：JECFA已经制订ADI（每日允许摄入量）和暂定ADI者。其中A（1）类是JECFA评价认为毒理学资料清楚，已经制订出ADI值或认为毒性有限，无需制定ADI者；A（2）类是JECFA已经暂定ADI值，但毒理学资料不够完善，暂时许可用于食品者。

B类：JECFA曾经进行过安全性评价，但未建立ADI值，或未进行过安全性评价者。其中B（1）类是JECFA曾经进行过安全性评价，因毒理学资料不足未制订ADI者；B（2）类是JECFA未进行过安全性评价者。

C类：JECFA认为在食品中使用不安全或应严格限制作为某些食品的特殊用途者。其中C（1）类JECFA根据毒理学资料认为在食品中使用不安全者；C（2）类是JECFA认为应该严格限制在某些食品中作特殊用途者。

由于毒理学、分析技术及食品安全性评价的不断发展，某些经JECFA评价认为是安全的食品，经过再次评价，安全性评价结果可能会发生变化。

二、食物添加剂滥用的危害

在我国，食物添加剂的使用应符合如下要求：经过食物安全性毒理学评价，证明在使用限量内长期使用对人体安全无害；不影响食物的理化性质，对食物营养成分不应有破坏作用；食物添加剂应有严格的卫生标准和质量标准，并经中华人民共和国卫生部正式批准、公布；食物添加剂在达到一定目的后，经加工烹调或贮存时，它能被破坏或允许有少量残留；不得使用食物添加剂掩盖食物的缺陷或作为伪造的手段；不得使用非定点生产厂、无生产许可证及污染或变质的食品添加剂。

食物添加剂如果使用不当，或添加剂本身混入一些有害成分，就可能对人体健康带来一定危害，如致癌问题及急/慢性中毒问题。

三、食物中常见的几种非法添加物

食物中的非法添加物不是食品添加剂，食物中非法添加非食用物质是违法犯罪行为。判定一种物质是否属于非法添加物，根据相关法律、法规、标准的规定，可以参考以下原则：不属于传统上认为是食物原料的；不属于批准使用的新资源食物的；不属于卫生部公布的食药两用或作为普通食品管理物质的；未列入我国食物添加剂、营养强化剂品种名单的；其他我国法律、法规允许使用物质之外的物质。2011年4月，我国卫生部、农业部等部门根据风险监测和监督检查中发现的问题，为严厉打击食物生产经营中违法添加非食用物质、滥用食品添加剂，以及饲料、水产养殖中使用违禁药物，已公布了 151 种食品和饲料中非法添加物名单，包括 47 种可能在食品中“违法添加的非食用物质”、22 种“易滥用食品添加剂”。对于主要常见的几种非法添加物，现介绍如下。

（一）瘦肉精

瘦肉精学名为盐酸克伦特罗，又名双氯胺、克喘宁，化学名称为α-[（叔丁氨基）甲基]-4-氨基-3,5-二氯苯甲醇盐酸盐。白色或类白色的结晶粉末，无臭、味苦，熔点为 161℃，溶于水、乙醇，微溶于丙酮，不溶于乙醚。相对分子质量为 206，化学分子式为 $C_{12}H_{18}C_{12}N_2O$。瘦肉精是一类药物，属于肾上腺类的神经兴奋剂，是能够促进瘦肉生长、抑制肥肉生长的一种饲料添加剂。将瘦肉精添加于饲料中，可以增加动物的瘦肉量、减少饲料的使用、使肉品提早上市、降低成本。但因为考虑对人体会产生不良反应，各国开放使用的标准不一样。瘦肉精中包括盐酸克伦特罗、莱克多巴胺及沙丁胺醇、溴布特罗、溴氯布特罗、马布特罗等。因为盐酸克伦特罗是一种肾上腺素，人体食用含有瘦肉精的猪肉后不仅对心脏有刺激作用，会引起心动过速、心慌、呼吸急促等症状，对神经系统也有刺激作用，会引起肌肉震颤、酸疼、恶心、头晕、烦躁不安等一系列症状。长期食用会引起染色体畸变，诱发恶性肿瘤，并使人中毒死亡。

（二）吊白块

吊白块，俗名“雕白块（粉）”，化学名称为次硫酸氢钠甲醛，化学式为 $HOCH_2SO_3Na$，相对分子质量为 154.11。白色块状或结晶性粉末状，易溶于水。常温时较为稳定，在高温下可分解成亚硫酸盐，有强还原作用。由于是印染工业染料，其水溶液在 60℃以上会分解出有害物质，在 120℃条件下分解为甲醛、SO_2 和 H_2S 等有毒气体。这些气体可使人头痛、乏力、食欲减退等。

由于吊白块对食品具有漂白、保鲜、增加口感和防腐等作用，一些不法商贩为了追求最大的利益，无视消费者的健康和法律、法规的规定，非法将其用于豆腐皮、竹笋、红糖、银耳、海产品等食品中。人体食用含有吊白块的食品后，可引起过敏，肠道刺激，食物中毒，肾脏、肝脏受损等疾病，严重的可导致癌症和畸形病变。所以，我国禁止将其作为添加剂在食品中使用。

（三）洗虾粉

洗虾粉的主要成分是柠檬酸和亚硫酸盐。焦亚硫酸钠（Na_2SO_5）为白色或黄色结晶粉末或小结晶，有 SO_2 的气味。溶于水，水溶液呈酸性，具有较强的还原性。对皮肤、黏膜有刺激作用。柠檬酸为人体正常代谢的物质，对人体无直接危害，高浓度接触者可能引起湿疹或其他不适，长期过量食用含柠檬酸的食品，有可能导致低钙血症。也有的使用草酸代替柠檬酸成分。草酸的酸性为乙酸的 1 万倍，对人体的危害极大。同时，含有蛋白酶，能分解蛋白质。在人体内草酸不容易被氧化代谢，过量摄入草酸会对人体造成多种伤害，会使人体内的酸碱度失去平衡；体内钙和锌等矿物质缺乏；机体内形成结石。大量摄入的草酸，会导致恶心、呕吐，严重的会致命。但此种情况发生甚少，草酸的致死剂量是 1.5g 左右。

（四）苏丹红

苏丹红 1 号化学名称为 1-苯基偶氮-2-萘酚，化学式为 $C_{16}H_{12}N_2O$。苏丹红是一种偶氮类化工染色剂，由于具有偶氮结构使其具有致癌性，对人体的肝、肾器官具有明显的毒性作用。苏丹红 1 号可能的致癌机制是在人体内分解出苯胺，诱发肝脏细胞的基因发生变异，而增加人类患癌症的危险性。同时，如果大量接触苯胺，还有可能患高铁血红蛋白症。过量的苯胺吸入人体，可能会造成组织缺氧，呼吸不畅，引起中枢神经系统、心血管系统和其他脏器受损，甚至导致不孕。

（五）三聚氰胺

三聚氰胺俗称密胺、蛋白精、三聚氰酰胺，是一种三嗪类含氮杂环有机化合物，被用作化工原料。它是白色单斜晶体，几乎无味，微溶于水，可溶于甲醇、甲醛、乙酸等，不溶于丙酮、醚类、苯和四氯化碳。水溶液呈弱碱性，能与各种酸反应生成三聚氰胺盐。三聚氰胺能与醛缩合，生成三聚氰胺-甲醛树脂，用于生产塑料。三聚氰胺对身体有害，不可用于食品加工。人体摄入后，三聚氰胺和三聚氰酸在体内发生解离，分别被吸收到血液中，人体无法转化，被送到肾脏细胞中，两种物质相互作用，形成不溶于水的大分子复合物，并沉积成结石，肾小管阻塞，导致尿液无法排除，最终导致肾衰竭。

第八节　食物中残留的农药与兽药

一、农药的残留

农药是用于消灭、控制危害农作物的害虫、病菌、鼠类、杂草及其他有害动植物和调节植物生长的药物。化学农药品种众多，根据化学成分及结构可将其分为有机磷类、有机氯类、氨基甲酸酯类、拟除虫菊酯类等多个类别。农药残留（pesticide residue）是指农药使用后一个时期内没有被分解而残留于生物体、收获物、土壤、水体、大气中的微量农药原体、有毒代谢物、降解物和杂质的总称。

（一）有机磷农药

有机磷农药（OP）多为磷酸酯类或硫代磷酸酯类，主要用于防治植物病、虫、害的含有机磷的有机化合物。OP 曾经是我国使用量最大的一类农药，常见的乐果、氧化乐果、甲胺磷、甲拌磷等都属于这类农药。根据美国《食品质量保护法》的规定，有机磷农药被美国环境保护署列为最先接受再登记和残留限量再评价的一类农药。

有机磷农药可经消化道、呼吸道及完整的皮肤和黏膜进入人体。职业性农药中毒主要由皮肤污染引起。吸收的有机磷农药在体内分布于各器官，其中以肝脏含量最大，脑内含量则取决于农药穿透血-脑屏障的能力。体内的有机磷经过氧化和水解两种方式进行生物转化；氧化使毒性增强，如对硫磷在肝脏滑面内质网的混合功能氧化酶作用下，被氧化为毒性较大的对氧磷；水解可使毒性降低，对硫磷在氧化的同时，被磷酸酯酶水解而失去作用。经氧化和水解后的代谢产物，部分再经葡糖醛酸与硫酸结合反应而随尿排出；部分水解产物对硝基酚或对硝基甲酚等直接经尿排出，而不需要经过结合反应。

有机磷农药中毒的主要机制是抑制胆碱酯酶的活性。有机磷与胆碱酯酶结合，形成磷酰化胆碱酯酶，使胆碱酯酶失去催化乙酰胆碱水解的作用，积聚的乙酰胆碱对胆碱能神经有三种作用：①毒蕈碱样作用，乙酰胆碱在副交感神经节后纤维支配的效应器细胞膜上与毒蕈碱型受体结合，产生副交感神经末梢兴奋的效应，表现为心脏活动抑制，支气管胃肠壁收缩，瞳孔括约肌和睫状肌收缩，呼吸道和消化道腺体分泌增多。②烟碱样作用，乙酰胆碱在交感、副交感神经节的突触后膜和神经肌肉接头的终极后膜上与烟碱型受体结合，引起节后神经元和骨骼肌神经终极产生先兴奋、后抑制的效应。这种效应与烟碱相似，称烟碱样作用。③中枢神经系统作用，乙酰胆碱对中枢神经系统的作用主要是破坏兴奋和抑制的平衡，引起中枢神经调节功能紊乱，大量积聚主要表现为中枢神经系统抑制，可引起昏迷等症状。

还有一些有机磷农药可引起支气管哮喘、过敏性皮炎及接触性皮炎。

（二）有机氯农药

有机氯农药（OCP）作为高效、杀虫谱广、成本低、使用方便的农药，曾在全球范围内大量生产和广泛应用。OCP 的化学性质稳定、难降解、高残留和具有脂溶性，易在土壤、水、大气等环境介质中长时间存在，对人类健康和自然环境危害更大，现已被全面禁止使用。

OCP 主要通过食物链进入人体，也可通过大气的迁移作用经皮肤、呼吸道进入人体。实验表明，长期接触或食用含有 OCP 的物质，会导致多种慢性疾病的发生，如神经系统失调、癌症、生殖毒性和出生缺陷等。

（三）氨基甲酸酯农药

氨基甲酸酯农药（carbamates pesticide）是在有机磷酸酯之后发展起来的合成农药。氨基甲酸酯农药用作杀虫剂、除草剂、杀菌剂等。除少数品种毒性较高外，大多数属中、低毒性，多数品种毒性较有机磷酸酯类低。但氨基甲酸酯类具有致癌性，大鼠、小鼠和仓鼠的毒理学研究表明，氨基甲酸酯类经口服、注射或涂抹于皮肤均会导致癌症。2007 年，IARC 将氨基甲酸酯类列为 2A 类致癌物。含乙醇的农作物制品，特别是某些水果白酒和威士忌，往往含有低浓度的氨基甲酸酯农药。氨基甲酸酯农药一般无特殊气味，在酸性环境下稳定，遇碱分解。

氨基甲酸酯农药的中毒原因与有机磷农药相同，也是抑制人体内胆碱酯酶，从而影响人体内神经冲动的传递。但氨基甲酸酯农药中毒发病快而且恢复得也快。开始的中毒症状为中毒者感觉不适并可能有呕吐、恶心、头痛、疲乏及胸闷；以后患者开始大量出汗和流涎，视觉模糊，肌肉自发性收缩、抽搐，心动过速或心动过缓，少数人可能出现阵发痉挛和进入昏迷。除极大剂量的中毒者外，一般在 24h 内完全恢复，无后遗症和遗留残疾。

（四）拟除虫菊酯农药

拟除虫菊酯农药（pyrethroidpesticide）是 20 世纪 70 年代模拟天然除虫菊素由人工合成的一类杀虫剂。其有效成分为菊素，具有杀虫谱广、效果好、低残留、无蓄积作用等优点。在防治粮食、蔬菜、果树害虫等方面取得较好的效果；对蚊、蟑螂等害虫也有相当满意的灭杀效果。由于其使用面积大，应用范围广，接触人群多，中毒病例也屡有发生。一些毒性较大的品种已被限制或禁止使用。我国从 1999 年 11 月起，在茶叶生产中禁止使用氰戊菊酯类。

拟除虫菊酯杀虫药对昆虫的毒性比哺乳类动物高，有触杀和胃杀两种作用。拟除虫菊酯农药多不溶于水或难溶于水，可溶于多种有机溶剂，对光、热和酸稳定，遇碱（pH>8）时易分解。可经消化道、呼吸道和皮肤黏膜进入人体。因拟除虫菊酯类脂溶性小，不易经皮肤吸收，在胃肠道吸收也不完全。被吸收入血液者，会立即分布于全身，特别是神经系统及肝、肾等脏器浓度较高，但浓度的高低与中毒表现不完全平行。进入体内的毒物，在肝微粒体混合功能氧化酶和拟除虫菊酯酶的作用下进行氧化和水解等反应，生成水溶性的代谢产物及结合物而排出体外。24h 内排出 50%以上，8d 内几乎全部排出。动物试验证明，拟除虫菊酯类无致癌、致畸和致突变作用。

二、兽药的残留

本章案例五：多宝鱼事件

2006 年 10 月，上海、广州、香港等城市相继报道在多宝鱼中检出孔雀石绿和硝基呋喃。在当时上海市食品药品监督管理局抽查的 30 件抽检样品中均有违禁药物，部分产品中检出多种违禁药物（硝基呋喃类代谢物、孔雀石绿、氯霉素、环丙沙星等），呋喃唑酮代谢物的最高检出值为 1mg/kg 左右。专家对抽检结果进行了分析，抽检的违禁药物结果虽不至于对人体产生急性危害，但长期微量食用抗生素，会增加微生物的耐药性，降低药物的临床治疗效果，对机体潜在危害不容忽视。

案例分析：

多宝鱼原产于欧洲大西洋一带，肉味鲜美，营养丰富，1992 年引入我国。由于多宝鱼的抗病能力较差、养殖技术要求较高，一些养殖者为降低养殖成本大量使用违禁药物，用来预防和治疗鱼病，导致鱼体内抗生素类药物硝基呋喃类及其代谢物、孔雀石绿、氯霉素、环丙沙星等残留严重超标。这些药物在国际国内均为禁用的鱼类药物，其化学毒性已经得到公认。例如，孔雀石绿是有毒的三苯甲烷类化学物，既是染料，也是杀真菌、细菌、寄生虫的药物，长期超量使用可致癌，在无公害水产养殖领域，国家明令禁止添加。

兽药残留是指用药后蓄积或存留于畜禽机体或产品（如鸡蛋、乳等）中的原型药物或其代谢产物，包括与兽药有关的杂质的残留。兽药残留对人类的危害主要体现在以下 4 个方面：①兽药由动物代谢吸收，并在动物体内积累，从而会对人体产生直接毒性作用。②某些药物会对人体造成“三致”作用，如硝基咪唑类已被证明对人体具有致癌作用。此外，链霉素会损害婴儿听力神经，造成新生儿听力障碍。③动物由于长期接触抗菌药物，从而使其积累于体内，动物体内的耐药性微生物被选择性地大量繁殖，使得一些常用药物的疗效下降，产生耐药性。如果人类长期食用含有抗菌药物残留的动物源性食品，也会对药物产生一定的耐药性。④产生过敏反应，人类食用含有某些兽药残留的动物源食品，也可引起过敏反应。例如，磺胺类药物容易引起皮肤的过敏性损伤。

（一）抗生素、抗寄生虫类药物

抗生素和抗寄生虫类药物会选择性地抑制细菌的生长。这些药物，有些来自细菌的代谢产物，有些则是通过化学合成。

1. 四环素类　四环素类兽药（tetracycline）是一类由链霉菌产生的广谱抗生素，其结构上都具有“并四苯”环。这类药物对革兰氏阳性菌和革兰氏阴性菌、立克次体、衣原体等均有较强的抑制作用。其作用机制主要是：结合于细菌核糖体亚基的末端，使细菌蛋白质的合成受到干扰；改变细菌细胞膜的通透性，从而使细菌细胞内重要物质（核苷酸等）外漏，抑制 DNA 的复制。

四环素类兽药主要包括四环素、金霉素、土霉素等。由于其具有抗菌谱广和价格低廉的优点，被广泛应用于牲畜、水产养殖过程中。用于预防和治疗多种感染性疾病，也可用作饲料添加剂，促进牲畜生长，并提高饲料转化率等。

细菌对四环素产生耐药性的主要途径包括：通过耐药质粒介导；传递、诱导其他敏感菌成为耐药菌；带有耐药质粒细菌的细胞膜对四环素摄入量减少或外排增加。

2. 大环内酯类　大环内酯类兽药（macrolide）是指具有巨大内酯环结构的一类抗生素。大环内酯类抗生素主要利用放线杆菌或小单孢菌生产，对革兰氏阳性菌和一些革兰氏阴性菌有较强的抑制能力。其作用机制是与细菌核糖体结合，阻止细菌的蛋白质合成。

3. β-内酰胺类　β-内酰胺类兽药是一种具有 β-内酰胺核（四元环）结构的抗生素。β-内酰胺类通过抑制细菌细胞的胞壁黏肽合成酶的生成，从而使细菌细胞壁破裂，溶解死亡，从而达到抑菌的目的。此类药物抗菌谱广。β-内酰胺类抗菌效果显著，被广泛用于治疗牲畜细菌感染所引起的疾病。

4. 氯霉素类　氯霉素类兽药（chloramphenicol）是一类典型的广谱抗生素。该类药物可作用于细菌核糖体亚基，从而干扰细菌蛋白质的合成，从而有效地抑制各种革兰氏阳性菌和革兰氏阴性菌。此类药物主要用于治疗大肠杆菌、沙门菌等引起的呼吸道或肠道感染。氯霉素会对人体产生再生障碍性贫血等不良反应。

5. 氨基糖苷类　氨基糖苷类兽药（aminoglycoside）一般含两个或两个以上的氨基，并通过糖苷键进行连接。此类抗生素多由链霉菌或小单孢菌代谢产生，也有部分半合成类化合物。氨基糖苷类抗生素对于细菌的作用主要是抑制细菌蛋白质的合成。其对革兰氏阳性菌和革兰氏阴性菌均有抑制作用，可用于治疗牲畜的败血病、肺炎、霍乱和结核病等。

6. 磺胺类　磺胺类药物（sulfonamide）是一类具有对氨基苯磺酰胺结构药物的总称，由于各种化学取代基的不同，从而形成了大量的衍生物。此类药物能抑制大多数革兰氏阳性菌及某些革兰氏阴性菌。氨基苯磺酰胺是磺胺类药物抑菌的核心结构，其结构与细菌生长所需的对氨基苯甲酸类似，二者竞争结合二氢叶酸合成酶，从而使细菌核蛋白质的合成受阻，最终使细菌的生长繁殖受到抑制。磺胺类药物被广泛用于畜牧养殖中细菌感染性疾病的治疗。

7. 喹诺酮类　喹诺酮类药物（quinolone）是一类含有 4-喹诺酮结构的化学合成的广谱抗菌药物。喹诺酮类药物的作用机制是，通过抑制细菌 DNA 螺旋酶，影响 DNA 的解旋和复制，从而起到抑菌作用。

8. 抗寄生虫药　抗寄生虫药是指能杀灭畜禽体内外寄生虫的一类药物。寄生虫病不但影响动物的生长，而且导致动物源产品（如肉、蛋、奶等）产量下降，严重时导致大批动物死亡。因此，在畜牧生产中抗寄生虫类药被广泛使用，其主要包括抗蠕虫药、抗原虫药和杀虫药三大类。其中，苯并咪唑类兽药是一类含有苯并咪唑结构的高效、广谱抗寄生虫药。根据苯并咪唑母核 C-2 和 C-5 位置取代基的不同，从而衍生出不同的药物品种。

（二）生长促进剂

生长促进剂是一类具有调节牲畜体内代谢水平，促进其生长和发育药物的总称。此类药物在畜牧养殖中主要起到缩短饲养周期、提高产量的作用。此类药物主要包括性激素、肾上腺皮质激素等。其中，性激素又可分为雄激素、雌激素和孕激素。代表药物包括泼尼松、地塞米松、睾酮、孕酮等。

本章小结

本章主要介绍了食品中常见的毒性物质的来源，从植物性食品中的天然毒性物质、动物性食品中的天然毒性物质、食物加工过程中形成的衍生毒性物质、食品塑料包装材料的污染、食品中的生物性毒素、食品添加剂与非法添加物，以及食品中残留的农药与兽药等多个方面进了阐述。这些食品中常见的毒性物质中，有些是动植物中内在的，有些则是在食物的种植或饲养、加工、贮藏、消费等环节污染、添加或衍生的毒物；有些是化学性的毒物，也有的是生物性的毒物，本章中着重阐述了化学物。这些食品中常见的毒物，在机体的毒性作用机制各不相同，对人体产生的危害也有所差异，毒性的影响因素也存在区别。为了更好地学习和理解本章的知识内容，在本章中共介绍了 5 个案例，6 处延伸阅读。

思考题

1. 比较硫代葡糖苷、生氰糖苷、蚕豆嘧啶葡糖苷、皂苷及原蕨苷 5 种糖苷类物质对机体毒性的差异。
2. 目前常见的食物过敏原主要包括哪几种？
3. 苯并(a)芘对机体有哪些主要毒性？
4. *N*-亚硝基化合物是怎样的一种毒性物质？
5. 通过对美拉德反应衍生毒物的介绍，你如何科学、全面地认识和理解美拉德反应？
6. 塑料包装材料会对食品造成哪些主要的污染？
7. 黄曲霉毒素是怎样的一种毒性物质？如何避免对人体的伤害？
8. 细菌内毒素和外毒素有哪些异同？
9. 食品中残留的农药和兽药会引起人体哪些危害？并举 1～2 例加以说明。

第4章 外源化学物在机体内的生物转运

第一节 概 述

外源化学物在机体反应部位的浓度常常与剂量成正比，但相同剂量的两种或更多种外源化学物很可能在某一个毒性靶器官产生明显不同的浓度，其根本原因在于机体对它们的处置过程不同。

机体对外源化学物的处置（disposition），可以简单地划分为相互关联的吸收（absorption）、分布（distribution）、代谢（metabolism）和排泄（excretion）4 个过程，简称为 ADME 过程，如图 4-1 所示。外源化学物通过与机体接触，进入循环系统的过程称为吸收；由循环系统分散到全身组织细胞的过程称为分布；在组织细胞内，经酶类催化发生化学结构与性质变化的过程称为代谢，在代谢过程中可能形成新的衍生物即代谢物；最后外源化学物及其代谢物通过排泄过程离开机体称为排泄。外源化学物的代谢和排泄合称为消除（elimination）。外源化学物及其代谢物在靶器官内的浓度及持续时间，决定了其在机体的毒性效应的性质和强度。ADME 过程对外源化学物及其代谢物在靶器官内的浓度及持续时间具有直接影响。

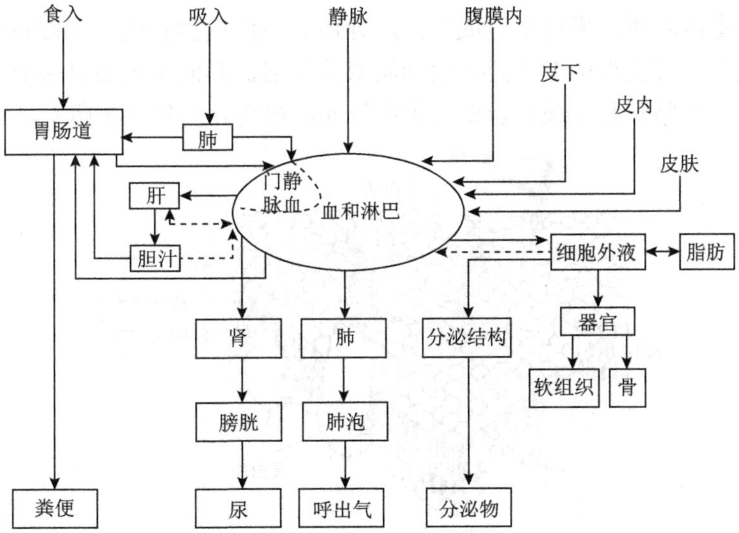

图 4-1 外源化学物在机体内的动态变化过程（引自裴秋玲等，2008）

外源化学物在机体内的动态变化过程统称为毒物动力学（toxicokinetics）。毒物动力学包括 ADME 4 个过程，涉及量变和质变两个方面。外源化学物在机体内的吸收、分布和排泄三个过程为量变过程，也称为生物转运（biotransportation）；外源化学物在机体内经酶催化发生结构改变的代谢过程属于质变过程，又称为生物转化（biotransformation）。

第二节　外源化学物的生物转运和生物膜

在吸收、分布和消除过程中，外源化学物到达靶组织的过程中，需要穿过由生物膜构成的多种类型的屏障，如图 4-2 所示。这些屏障包括各种结构，如皮肤或黏膜、毛细管膜、细胞膜和细胞器膜。这些屏障的厚度不同，可从较厚的皮肤组织到相对较薄的肺泡膜。由于所有这些结构中，器官、组织、细胞及细胞器的膜基本相似，可通称为生物膜（biological membrane）。外源化学物在机体内的生物转运过程是多次穿越生物膜的过程，即跨膜迁移过程。

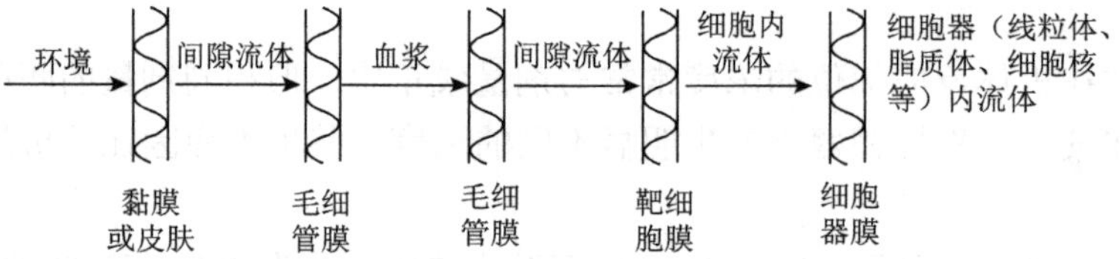

图 4-2　外源化学物从环境迁移至作用点所经过的生物膜
（引自 Hodgson and Levi，1994）

一、生物膜

生物膜主要包括细胞膜（cell membrane）和细胞器膜（organelle membrane）。细胞膜是包裹在细胞表面的一层薄膜，也称质膜（plasma membrane），厚度为 6～10nm，是一具有特殊结构和功能的选择性通透膜，主要发挥能量转换、物质转运、信息识别与传递的作用。细胞器膜则包括核膜、线粒体膜、内质网膜和溶酶体膜等。

生物膜主要是由脂质、蛋白质组成的，此外还有少量糖类物质。一般将生物膜的结构描述为流动镶嵌模型，其基本构架是流动的脂质双分子层，其间镶嵌着许多具有不同结构和生理功能的蛋白质，在脂质和（或）蛋白质上则分布着糖链，如图 4-3 所示。

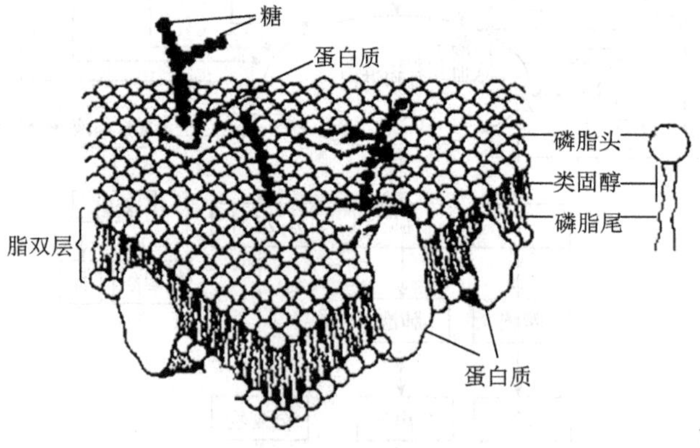

图 4-3　生物膜的组成和结构

生物膜在结构上有以下三个特点与外源化学物转运密切相关：①生物膜双层结构的主要成分为各种脂质，其熔点低于正常体温，在正常情况下维持生物膜为可流动的液体状态。这种脂质成分对于水溶性化学物具有屏障作用。②镶嵌在脂质中的蛋白质成分可以起到载体和特殊通道的作用，使某些水溶性化学物得以通过生物膜。③生物膜上分布有很多某些水溶性小分子化学物的微孔通道。

许多外源化学物的毒性作用与生物膜有关，特别是毒性较强和毒作用较为专一的毒物更是如此。许多外源化学物在生物膜上都有专一的受体，受体即外源化学物作用的靶（target）。由于这些受体的存在，某些外源化学物才能够选择性地作用于一定的靶细胞或靶器官。这些受体的本质就是镶嵌在生物膜脂质双分子层中的某些特殊的蛋白质。

二、被动转运

被动转运（passive transport），也称被动运送或被动吸收，指物质从高浓度一侧顺浓度梯度的方向通过膜运送到低浓度一侧的自发过程，整个过程不需要外界供给能量。外源化学物的被动转运主要包括简单扩散和易化扩散两种类型。

（一）简单扩散

简单扩散（simple diffusion）是大多数外源化学物的主要转运方式。由于这些外源化学物大部分是具有一定脂溶性的大分子有机化学物，因此简单扩散也称为脂溶扩散（lipid diffusion）。大多数外源化学物经简单扩散方式通过生物膜。外源化学物首先溶于膜的脂质成分，而后经脂质双分子层由浓度较高的一侧向浓度较低的另一侧进行扩散性转运，如图 4-4 所示。影响简单扩散过程的主要有以下三个因素。

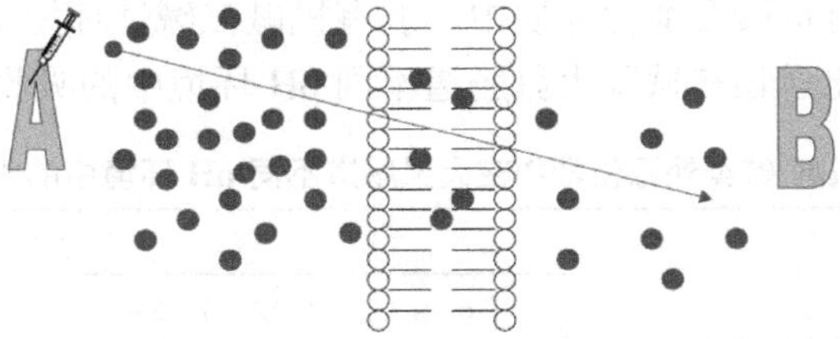

图 4-4　外源化学物注射到区域 A 并沿着浓度梯度穿过生物膜到达区域 B 的示意图
（引自 Hodgson，2004）

1. 生物膜两侧的浓度差　生物膜两侧浓度的差别称为浓度差，也称为浓度梯度（concentration gradient）。浓度差越大，外源化学物的扩散越快；反之亦然。例如，O_2 由肺泡及毛细血管进入血液和 CO_2 由血液进入肺泡细胞的过程，都是主要依靠浓度差起作用。

2. 外源化学物在脂质中的溶解度　外源化学物在脂质中的溶解度可用脂/水分配系数（lipid/water partition coefficient）表示。脂/水分配系数（K）就是一种物质在脂相和水相的分配达到平衡状态时，其在脂相和水相中溶解度的比值。K 值越大，越容易在脂肪中溶解，也容易透过生物膜，能以简单扩散方式通过生物膜的主要是脂溶性物质和脂肪的溶剂。几种外源化学物在肠内的吸收率（肠吸收率）与 K 值的关系见表 4-1。但对于仅能溶于脂肪或仅能溶于水相或在两相中均难溶解的外源化学物，则不符合上述规律。因为生物膜包括脂相和水相两相，在生物转运过程中，外源化学物既要透过脂相，又要透过水相。如果外源化学物在水相中的溶解度极低，即使其 K 值较高，其简单扩散过程也会受到影响。例如，磷脂是脂溶性的，但在水中溶解度极低，故不易进行简单扩散，细胞直接吸收磷脂几乎不存在；乙醇为脂溶性，在水中也有较高的溶解度，故易于以简单扩散方式透过生物膜而被吸收（胃肠道、肝脏和中枢神经系统等）。

表 4-1　几种外源化学物的肠吸收率与脂/水分配系数的关系

外源化学物	肠吸收率/%	$K_{氯仿}$	外源化学物	肠吸收率/%	$K_{氯仿}$
硫喷妥	67	100	乙酰水杨酸	21	2.0
苯胺	54	26.4	巴比妥酸	5	0.008
乙酰苯胺	43	7.6	甘露醇	<2	<0.002

注：$K_{氯仿}$指外源化学物在氯仿/水中的分配系数

资料来源：沈明浩等，2012

3. 外源化学物的解离状态　为方便讨论跨膜被动转运，外源化学物可广义地分为离子化的和非离子化的形态。外源化学物的解离程度既受其本身解离常数（pK_a）的影响，也受其所在溶液（或体液）pH 的影响。可利用 Henderson-Hasselbach 公式，计算出这些物质处于解离态和未解离态的比例。

弱有机酸：$pK_a - pH = lg$（[非离子型]/[离子型]）。

弱有机碱：$pK_a - pH = lg$（[离子型]/[非离子型]）。

pK_a是化学物在溶液中 50%离子化的 pH，为化学物固有定值。以离子形式存在的弱有机酸或碱的脂溶性低，难以透过类脂质为主要成分的细胞膜。相反，非离子形式存在的弱有机酸或碱，脂溶性高，通过生物膜的速率与其脂溶性成正比。例如，苯甲酸在 pH=1 的介质中完全不解离，最易透过生物膜；pH=4 的介质中 50%解离；在 pH=7 的介质中完全解离，不能透过生物膜。因此，弱有机酸在酸性介质中、弱有机碱在碱性环境中多处于非解离态，易于透过生物膜转运，外源化学物在试验大鼠肠道不同 pH 环境中的吸收率见表 4-2。

表 4-2　有机酸/碱类外源化学物在大鼠肠道不同 pH 环境中的吸收率（%）

外源化学物		pK_a	pH			
			3.6～4.3	4.7～5.0	7.0～7.2	7.8～8.0
酸	硝基水杨酸	2.3	40	27	<2	<2
	水杨酸	3.0	64	35	30	10
	苯甲酸	4.2	62	36	35	5
碱	苯胺	4.6	40	48	58	61
	氨基比林	5.0	21	35	48	52
	奎宁	8.4	9	11	41	54

资料来源：Hodgson，2010

一般而言，外源化学物只有在不带电荷或处于非离子化形态时才可通过被动跨膜扩散机制运输。这是由生物膜的脂质特性决定的。但氨基糖苷类化学物是例外，即使非离子化的形态也难以穿过生物膜。这是由于其糖分子部分拥有许多氢键，使其在非离子化形态时也呈现亲水特性而脂溶性差。

（二）易化扩散

易化扩散（facilitated diffusion）也称为水溶扩散（aqueous diffusion），是指非脂溶性或脂溶性很小的小分子物质借助膜蛋白质的帮助，顺浓度梯度或电位梯度的跨膜转运过程。与简单扩散相似，易化扩散也不需细胞提供能量，但易化扩散需要特定蛋白质作为载体。由于被转运物质本身的脂溶性很低，不能自由穿过细胞膜，需要膜蛋白质的帮助。葡萄糖、某些氨基酸、甘油、嘌呤碱等亲水性外源化学物在体内转运时，都是通过易化扩散完成的。根据运载蛋白质的不同，易化扩散可分为载体转运和通道转运两种。

1. 经载体的易化扩散　细胞膜上的载体蛋白与被转运的物质在高浓度一侧结合，引起载体蛋白的构象发生改变，进而把被转运物传送到低浓度一侧再发生解离。机体内的一些小分子水溶性物质（如葡萄糖和氨基酸等），通常依靠这种转运方式进入细胞内。

经载体的易化扩散具有的特点：①特异性。载体蛋白的结合位点与相应的被转运物之间具有严格的化学结构的特异性，即不同的物质只能通过各自相应的载体进行跨膜转运。②饱和性。当被转运物在膜两侧的浓度差达到一定水平时，转运速率不再伴随浓度差的增大而增大的现象称为饱和性。③竞争性抑制。其指两种结构相似的物质经同一载体跨膜转运时，一种物质的转运量增加时，另一种物质的转运量会相应减少。

2. 经通道的易化扩散　水溶性外源化学物随同水分子经生物膜上的孔状结构（通道）而透过生物膜的过程称为滤过作用（filtration）。凡分子大小和电荷与膜上通道结构相适应的溶质皆可滤过转运，转运的动力为生物膜两侧的流体静压梯度差和渗透压差，其扩散速率与该物质在膜两侧的流体静压梯度差和渗透压差成正比。这种孔状结构是由细胞膜上的内在膜蛋白质构成，为亲水性孔道。不同组织生物膜孔道的直径不同。大部分细胞的膜孔径都较小，约为 4nm，分子质量<200Da 的化学物方可通过，仅允许不带电荷的极性分子如水、乙醇等及 O_2、CO_2 等气体分子通过。毛细管和肾小球的膜上也具有较大的孔道，直径约为 7nm，水作为溶剂，可携带一些分子质量 60kDa 的分子透过孔道。

值得注意的是，滤过可使外源化学物的浓度在血浆和细胞外液之间达到平衡，但不能使外源化学物的浓度在细胞外液和细胞内液之间达到平衡。科学家还发现了一类**水通道蛋白**（aquaglyceroporin，AQP），这类通道蛋白的孔道内径为 0.8～1nm，可供水分子及分子质量在 150～200Da 的水溶性小分子化学物（如甘油）通过。

三、主动转运

主动转运（active transport）是指小分子物质利用细胞代谢产生的能量，逆浓度梯度（化学梯度）或电位梯度进行的跨膜转运过程。主动转运是机体中许多外源化学物排泄的主要方式。其特点是：①逆浓度梯度进行转运。②需要有载体参加，载体对转运的外源化学物具有特异性和选择性，载体的作用位点被外源化学物饱和时，载体的转运量达到极限。另外，当同一载体转运两种外源化学物时可能出现竞争性抑制。③需要能量或与释放能量的过程偶联（协同运输），并对代谢毒性敏感，应用代谢抑制剂可阻止某一转运过程。机体需要的某些营养物质如某些糖类、氨基酸、核酸和无机盐等由肠道吸收进入血液的过程，必须通过主动转运逆浓度梯度吸收。此外，肾小球滤液中葡萄糖和氨基酸被肾小管重吸收的过程也通过主动转运来完成。

少数一些外源化学物，甚至有些对机体具有一定毒性的外源化学物，本来不应该被转运进入机体，但由于其化学结构或性质与体内所需的营养素或经常存在的某些内源化学物非常相似，因而可借后者的运载系统进行转运，进入机体。例如，铅可利用钙的运载系统；抗癌药物5-氟尿嘧啶吸收则是通过小肠上皮细胞上的嘧啶运载系统等。

已鉴定的机体内8类主动转运系统包括：①多药耐受（MDR）蛋白或p-糖蛋白质家族，MDR蛋白可通过将外源化学物转运出小肠细胞、脑上皮细胞、肝细胞、肾细胞等以保护这些细胞不受外源化学物的伤害，也可以保护胎儿免受某些外源化学物的损害；②多耐受药物蛋白质（MRP）家族，可将外源化学物移出细胞，且Ⅱ相代谢物（葡糖醛酸和谷胱甘肽结合物）是它们的首选底物；③二价金属离子转运体（DMT），主要协助胃肠道吸收金属离子；④肽类转运体（PEPT），主要协助胃肠道吸收二肽和三肽；⑤核苷酸转运体（NT）家族，协助胃肠道吸收核苷酸；⑥有机阳离子转运体（OCT）家族，协助肝和肾吸收外源有机阳离子；⑦有机阴离子转运体（OAT）家族，协助肾脏吸收外源有机阴离子；⑧有机阴离子转运多肽（OATP）家族，OATP在多个器官包括小肠、肝、肾、脑等处均有表达，是组织细胞摄取内源和外源化学物的关键性因素，OATP的作用底物广泛，包括阳离子、中性、两性及阴离子复合物。

四、膜动转运

膜动转运（cytosis）是细胞与外界环境交换一些大分子物质的过程。其主要特点是：在转运过程中生物膜结构发生变化；转运过程具有特异性；生物膜呈现主动选择性；消耗一定的能量。在一些大分子颗粒物质被吞噬细胞由肺泡去除，或被肝和脾的网状内皮系统由血液去除的过程中，膜动转运起主导作用。在真核细胞中，大分子物质如蛋白质、多糖、多肽等的跨膜运输，就是通过细胞质膜的变形运动完成的。

（一）内吞作用

内吞作用（endocytosis）又称入胞作用或胞吞作用，是通过质膜的变形运动将细胞外部的物质转运入细胞内的过程。根据入胞物质的大小及入胞机制的不同，可将内吞作用分为吞噬作用、吞饮作用及受体介导的内吞作用三种类型。

1. 吞噬作用　吞噬作用（phagocytosis）是指摄入直径大于1μm的颗粒物质的过程，如图4-5所示。在摄入颗粒物质时，细胞部分变形，使质膜凹陷或形成伪足将颗粒包裹摄入细胞内部。伪足的伸出由肌动蛋白参与，若用抑制肌动蛋白聚合的药物（如细胞松弛素），则可抑制细胞吞噬作用。人体内具有一些特化的吞噬细胞，如巨噬细胞和中性粒细胞。

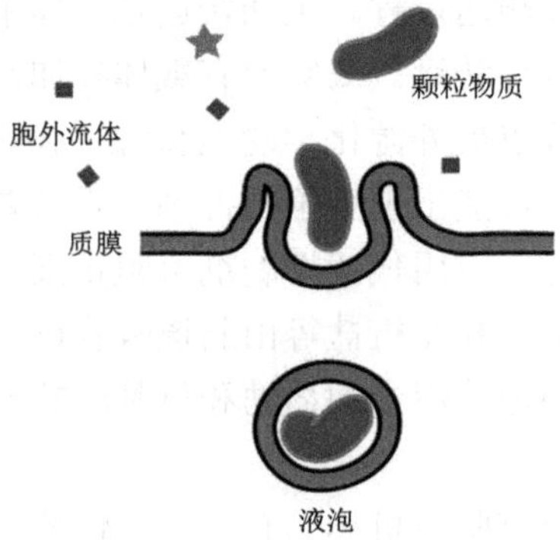

图4-5　吞噬作用
（引自 http://philschatz.com/biology-book/contents/m44419.html）

2. 吞饮作用　吞饮作用（pinocytosis）又称为胞饮作用，是一种非选择性的连续摄取细胞外基质中液滴的内吞过程。吞入的物质通常是液体或溶解物，所形成的小囊泡的直径小于 150nm。根据细胞外物质是否吸附在细胞表面，将胞饮作用分为两种类型：液相内吞（fluid-phaseendocytosis）和吸附内吞（absorptionendocytosis）。液相内吞是指非特异性细胞将细胞外液及其中的可溶性物质摄入细胞内。吸附内吞是指细胞外大分子或颗粒物质首先吸附在细胞表面，随后被摄入细胞内。吸附内吞具有一定的特异性。

3. 受体介导的内吞作用　受体介导的内吞作用（receptor-mediated endocytosis）是细胞依靠细胞表面的受体，特异性地摄取细胞外蛋白或其他化学物的过程。**受体介导的内吞作用**是一种选择浓缩机制，既可保证细胞大量地摄入特定的大分子，同时又避免了吸入细胞外大量的液体。低密脂蛋白、运铁蛋白、糖蛋白等都是通过受体介导的内吞作用进行的。其基本特点是：配体与受体的结合是特异的，具有选择性；需要形成特殊包被的内吞泡。

延伸阅读一

受体介导的内吞作用

受体介导的内吞作用是一种特殊类型的内吞作用，主要是用于摄取特殊的生物大分子。被吞入的物质首先同细胞质膜的受体蛋白结合，同受体结合的物质称为配体。配体可分为四大类：营养物，如转铁蛋白、低密度脂蛋白等；有害物质，如以葡萄糖和甘露糖为末端的糖蛋白；免疫物质，如免疫球蛋白、抗原等；信号物质，如胰岛素等多种肽类激素等。内吞作用的基本过程大致可分为四个步骤：①配体与膜受体结合形成一个有被小窝（coated pit）；②小窝逐渐向内凹陷，然后同质膜脱离形成一个被膜小泡（coated vesicle）；③被膜小泡的外被很快解聚，形成无被小泡（即初级内体）；④初级内体与溶酶体融合，吞噬的物质被溶酶体的酶水解。

（二）外吐作用

外吐作用（exocytosis）又称出胞作用或胞吐作用，是一种与内吞作用相反的过程。细胞内物质形成小泡，小泡逐渐移到细胞表面，小泡膜与细胞膜融合在一起，并且向细胞外张开，其内含物质排出细胞外，与质膜融合而把物质排出细胞。细胞的外吐作用有固有分泌和调节分泌两种途径。

第三节　外源化学物的吸收

一、吸收的基本概念

本章案例一：镉大米事件

据人民网报道，2013 年 5 月 16 日，广州市食品药品监督管理局网站公布了第一季度餐饮食品抽验结果，其中一项结果为 44.4%的大米及米制品抽检产品发现镉超标。随即广东各地对餐饮环节查获的镉超标大米进行下架封存，要求企业召回问题大米，对相关单位进行立案查处。广州的管理部门要求，米和米制品须出具镉检测合格报告才能经营。日本与国际食品法典委员会（CAC）规定大米中镉限量标准是0.4mg/kg；我国《食品中污染物限量》（GB2762—2012）规定大米中镉限量标准是0.2mg/kg，这与欧盟的标准一致。相比于以面包、土豆为主食的国家，中国人对稻米的需求量非常大，65%的中国人以它为绝对主食。但若长期摄入这些大米，量的积累会让潜在的健康风险暴发。

案例分析：

镉是常见的环境和工业毒物，是已知的在生物体内最易蓄积的毒物之一，很少量的镉进入机体内就可因生物蓄积和生物放大作用对机体产生一系列的损伤。WHO将镉列为重点研究的食品污染物，IARC将镉列为1类（人类致癌物）。镉可通过职业接触、被工业“三废”排放污染的食物、饮用水、空气、吸烟等途径进入人体。通过消化道摄入镉的吸收率约为5%。膳食是人体摄取镉的最主要途径，其中，大米是非职业人群膳食镉暴露的最主要来源。镉被机体吸收后，自然排泄非常缓慢，生物半衰期长达10～30年。进入体内的镉经血液循环分布到全身组织器官，主要蓄积在肝脏和肾脏中。肝脏内镉含量随着时间延长而递减，而肾脏镉含量却逐渐增加，约占全身镉总量的1/3。镉对骨骼、肾脏、肝脏、心血管、生殖等器官系统有损害作用，并有抑制免疫力及“三致”等毒作用。

吸收是指外源化学物从机体接触部位，通常是机体的外表面（如皮肤）或内表面（消化道黏膜和肺泡），透过生物膜转运至循环系统的过程。还包括一些特殊途径的染毒路径，如腹腔内、肌肉、静脉和皮下注射等。外源化学物的吸收没有单独的特殊系统或通路，外源化学物在吸收过程中的跨膜转运与氧气、食物成分和其他营养素等生物学必需物质具有共同的路径。外源化学物大多通过被动吸收，少数为主动吸收。吸收部位的组织可能对外源化学物有不同的屏障作用，也可能是外源化学物直接作用的靶。外源化学物在吸收部位的组织内代谢活化，可能是局部毒效应的机制之一。

二、经胃肠道吸收

（一）胃肠道吸收的特点和影响因素

胃肠道也称消化道（gastrointestinal tract，GIT）。胃肠道是外源化学物的主要吸收部位，从口腔到直肠的各个部位都可能吸收外源化学物。小肠是消化道中最长的部分（人类小肠长度为2～3m），小肠黏膜的皱壁很多，在皱壁有指状突起的绒毛结构，绒毛上还存在许多微绒毛。这些结构使小肠黏膜总面积比小肠作为单纯管道的内面积增加了约600倍，这也是经消化道吸收主要在小肠内进行的原因。少数外源化学物的吸收发生在胃部（pH=1～3）。除水之外，大肠内几乎没有吸收，仅在特殊情况下，发生口腔和直肠的吸收。有时，泪腺、唾液腺和鼻腔的分泌物也可通过口腔进入消化道而被吸收。如果静脉染毒后，外源化学物会出现在这些分泌物中，外源化学物就有可能进入消化道而被吸收。

消化道内绝大多数外源化学物的吸收是通过被动扩散进行的，被动扩散主要取决于胃肠道腔内pH、外源化学物的pK_a和脂溶性。进入消化道内的脂溶性、非解离型的有机物分子，以被动扩散方式通过消化道黏膜上皮层到达黏膜的血液中。脂溶性强的外源化学物不溶于肠液，但可经胆汁酸的乳化作用而溶于肠液被吸收；弱电解质物质的吸收，依据其在不同 pH 溶液中的解离程度而定；经膜孔（直径约为 4nm）滤过的外源化学物，主要是较小（相对分子质量<200）的水溶性分子；强碱性和强酸性的外源化学物则难以被消化道吸收；某些金属类可以经特异的转运载体机制吸收。此外，一些颗粒的外源化学物可通过吞噬或胞饮作用进入小肠上皮细胞。

除了外源化学物本身的理化性质外，外源化学物的经消化道吸收主要受胃肠液 pH、胃肠蠕动、胃肠道内食物的量和质、肠内菌丛的影响等。胃肠道的蠕动状况对外源化学物的吸收具有显著的影响，胃肠道蠕动快，可减少外源化学物在消化道内停留的时间，从而减少吸收；当胃中有食物充盈时，外源化学物从胃迁移至小肠的过程会滞后，延迟外源化学物的吸收。

研究表明，肠内菌丛具有相当强的代谢酶活性。例如，菌丛代谢酶可使芳香族硝基化学物转化成致癌性芳香胺。肠内微生物也会影响着外源化学物的再吸收。例如，从胆汁排入小肠内的葡糖醛酸结合型外源化学物代谢产物，由于其脂/水分配系数较低，在小肠上段基本不被吸收，但被微生物解离后，就有可能被再吸收入血液。

（二）肝肠循环与肝首过效应

肝肠循环（hepatoenteral circulation）也称为肠肝循环（enterohepatic cycle），是指经胆汁或部分经胆汁排入肠道的外源化学物，在肠道中又重新被吸收，经门静脉又返回肝脏的现象。此现象主要发生在经胆汁代谢的毒物中，如图 4-6 所示。如果经胆汁排入肠道的外源化学物极性较高，肠道几乎不再吸收，则多随粪便排出。有些外源化学物在肝脏内发生结合反应后，水溶性增高，经肝脏分泌进入胆汁，再排入肠道，在肠道细菌酶作用下水解释放出毒物，又被肠道重新吸收进入肝脏。外源化学物及其代谢产物的肝肠循环依赖于胆汁的肝肠循环所发生。

由于胃肠道血液循环的特点，除口腔和直肠外，经由胃和肠吸收进入局部血管的外源化学物都要汇入肝门静脉，再次进入肝脏后，进入体循环。由于肝脏具有代谢外源化学物的功能，未被代谢的外源化学物原型及其代谢产物离开肝脏随体循环分布到全身。这种外源化学物未到体循环就被肝脏代谢和排泄的现象称为**肝首过效应**（first-pass effect）。肝首过效应阶段的存在就好像第一道关口，一般会使进入体循环中的外源化学物原型的量低于入肝之前，但增加了外源化学物的代谢产物。其中的部分代谢产物不进入体循环，而是排入胆汁，参与肝肠循环，经由粪便排出体外。肝脏的代谢活性既可能将外源化学物去毒化，又可能导致产生毒性作用的生物活化。如果肝脏是非靶器官，并且经肝首过效应的外源化学物毒性降低，则肝首过效应具有积极的保护作用。

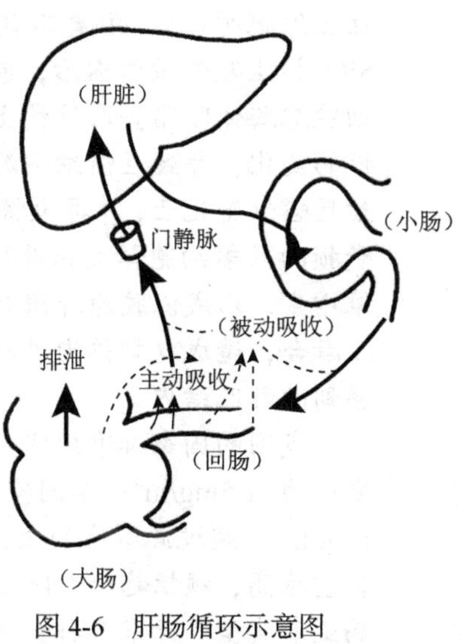

图 4-6　肝肠循环示意图

粗实线箭头代表所经过的路径方向；细实线箭头代表主动吸收；虚线箭头代表被动吸收

值得注意的是，外源化学物在从吸收部位转运到血液循环系统的过程中已经开始被清除。例如，乙醇可被胃黏膜的醇脱氢酶氧化，吗啡在小肠黏膜和肝脏内可与葡糖醛酸结合。在现代毒理学中，将在吸收部位发生代谢后再进入体循环的现象都视为首过效应。因此，首过效应可减少经血液循环到达靶器官组织的外源化学物的数量或可能减轻毒性效应。外源化学物在吸收部位引起的胃肠道黏膜及肝脏的损伤也与首过效应有关。肝首过效应与肝肠循环息息相关，二者有着因果关系。肠道循环和肝首过效应过程中发生的外源化学物代谢现象，都是进入体循环前的代谢和排泄。

三、经呼吸道吸收

本章案例二：石英粉尘与矽肺病

据东方网的中国频道 2009 年 7 月 31 日的新闻报道，云南昭通水富县一批曾到安徽凤阳石英砂企业打工的农民，返乡后突患“怪病”。先后有 12 人死亡，36 人出现了各种各样的症状。后经过调查，30 人被确诊为矽肺病。

矽肺病（silicosis）是由于生产过程中长期吸入大量含游离石英（SiO_2）的粉尘所引起的以肺纤维化改变为主的肺部疾病。矽肺病患者病程早期，往往无症状或症状不明显，即使 X 线胸片上已有较明显的征象，仍可无表现，仅在定期体检或因其他原因做胸部摄片时才被发现肺部已有典型矽结节改变，甚至已达到Ⅱ期矽肺。随着病情进展或有合并症，可出现不同程度的症状，症状轻重与肺内病变程度往往不完全平行。肺结核、呼吸功能不全和肺部感染、慢性阻塞性肺疾病、肺源性心脏病、心衰竭等都是矽肺病的主要并发症，矽肺病也是最常见的致死原因。

案例分析：

矽肺发病机制：游离 SiO_2 颗粒进入肺泡后，被聚集在肺淋巴管起始部位的肺巨噬细胞所吞噬，游离二氧化硅对巨噬细胞有极强的毒性作用，可致其自溶死亡。SiO_2 粉尘颗粒被吞噬后，包裹在吞噬细胞溶酶体中，由于石英表面的羟基和巨噬细胞溶酶体膜脂蛋白结构上的氢原子受体间形成氢键，引起细胞膜的改变和通透性的变化，导致巨噬细胞溶酶体崩解，并释放出酸性水解酶进入细胞内，继而导致巨噬细胞死亡，并再次将 SiO_2 颗粒释放，形成恶性循环，造成更多的细胞受损。受损的巨噬细胞释放出非脂类“致纤维化因子”，刺激成纤维细胞，导致胶原纤维增生，形成以胶原纤维为中心的病灶结节——矽结节。矽结节向全肺扩展并相互融合，造成双肺弥漫性损害。纤维化不仅局限于肺内，也存在于巨噬细胞所迁移到的淋巴结内。

我国的国家标准规定：车间空气中含 50%～80%游离 SiO_2 粉尘，其最高容许浓度为 $1.5mg/m^3$；车间空气中含 80%以上游离 SiO_2 粉尘，其最高容许浓度为 $1mg/m^3$。超过此标准的生产区域就容易引发矽肺病。而且，空气中游离 SiO_2 的含量越高，颗粒越小（1～3μm），接触时间越长，越易发病。矽肺病情进展愈快，病变愈典型。开采各种金属矿山时，凿眼、爆破、碾碎、选矿等工序中及煤矿掘进时都会遇到大量石英粉尘。其他如开凿隧道、石英研磨、水泥制造、采石等工作也会接触 SiO_2 粉尘。

经呼吸道吸收是空气中的外源化学物（气体/蒸汽）进入机体的重要途径。依据解剖结构，人体的呼吸道由上至下不断缩小的管径，起到过滤作用，可以防止大颗粒气溶胶到达呼吸道最末端——肺泡。肺气体/蒸汽的交换场所，吸收的位点是肺泡-毛细管膜，非常薄（0.4～1.5μm），肺的解剖图见图4-7。

空气传播的毒物可简单地分为气体和气溶胶两类。气体类毒物遵守气体定律，易于带到肺泡空气中。气溶胶、颗粒和烟雾等由于以颗粒形式存在而不遵守气体定律。气态毒性物质的水溶性会影响其吸收部位，易溶于水的气体大都在上呼吸道被吸收，水溶液性较差的气体，则可深入肺泡，并主要通过肺泡吸收。气态物质到达肺泡后，主要经简单扩散透过呼吸膜而进入血液。其吸收速度受多种因素影响，主要是肺泡和血液中物质的浓度（分压）差和血/气分配系数。血/气分配系数（blood/gas partition coefficient）是指气体在呼吸膜两侧的分压达到动态平衡时，在血液内的浓度与在肺泡空气中的浓度之比。此系数愈大，气体愈易被吸收入血液。例如，乙醇的血/气分配系数为 1300，乙醚的为 15，说明乙醇较乙醚更容易被吸收。肺通气量和肺血流量的大小也是影响吸收的因素。

气溶胶等颗粒类毒物在呼吸道的沉积部位和吸收主要取决于颗粒大小。直径在 5μm 及以上的颗粒物通常在鼻咽部沉积。直径在 1～5μm 的颗粒物主要沉积在肺的气管、支气管区域。直径在 1μm 及以下的颗粒物可到达肺泡。对于气溶胶颗粒物如石棉等，由于呼吸道过滤作用的阻挡，一般只有直径<1μm 才能到达肺泡。被阻留在呼吸道表面黏液上的颗粒物，经纤毛运动使其逆向移动，最后由痰咳出或咽入胃肠道。呼吸纤毛运动的速度，随不同部位而异，速率为 1～10mm/min，在 1h 内可清除黏膜上的沉积物达 90%以上。由于肺泡中的细胞 90%为吞噬细胞，肺泡巨噬细胞可将颗粒物吞噬。被吞噬颗粒一部分随黏液排出，一部分则随巨噬细胞进入淋巴系统。但是，那些未被吞噬、直径<1μm 的颗粒，可穿过肺泡壁进入肺间质、呼吸性细支气管及小血管的周围，形成网状纤维结构的尘灶结。颗粒粒径在呼吸道发生吸收的区域如图 4-8 所示。

当颗粒的粒径减小到0.5μm以下时，气溶胶的行为类似于气体。对这些颗粒来说，扩散开始成为它们最后到达肺泡前沉积于呼吸道的主要机制。

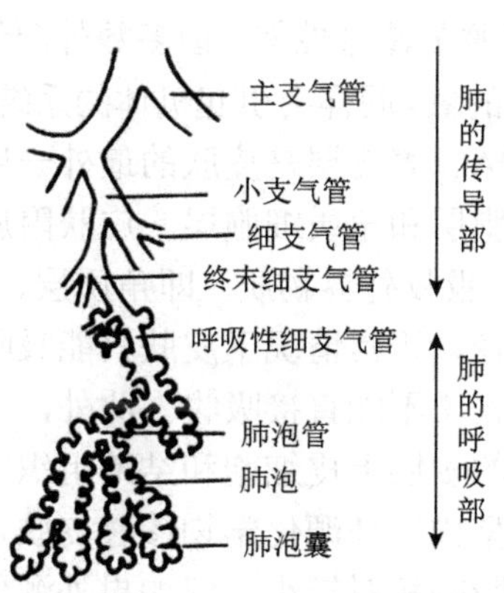

图 4-7　肺的解剖图

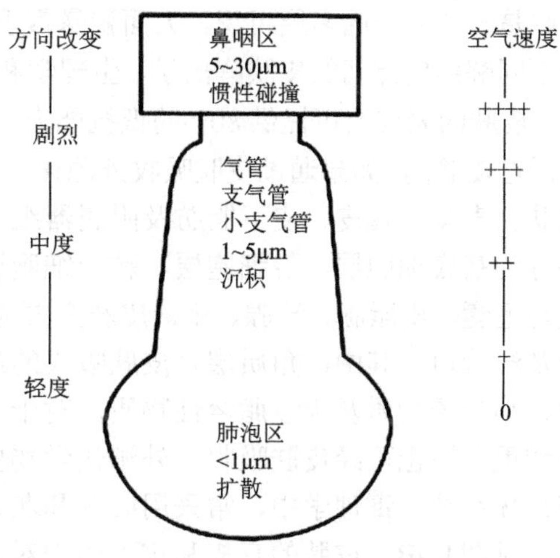

图 4-8　颗粒粒径在呼吸道中的吸收区域
（引自刘宁等，2005）

延伸阅读二

监控大气环境中 $PM_{2.5}$ 的意义

大气颗粒物（particulate matter，PM）是重要的空气污染物之一，也是影响我国大多数城市空气质量的首要污染物。$PM_{2.5}$ 是大气颗粒物中空气动力学当量直径≤2.5μm 的细颗粒物。2012 年 2 月，国务院同意发布新修订的《环境空气质量标准》（GB3095—2012），其增加了 $PM_{2.5}$ 监测指标，该标准自 2016 年 1 月 1 日起在全国实施。$PM_{2.5}$ 的构成复杂，其化学组分包括有机碳、炭黑、粉尘等原生颗粒物，以及由气体污染物在大气中经过光化学反应形成的二次颗粒物。这些细颗粒物体积小，质量轻，在大气中的滞留时间长，比表面积大。与粗颗粒物相比，$PM_{2.5}$ 更容易富集有毒、有害物质，严重影响大气环境质量和人体健康。$PM_{2.5}$ 可以进入肺泡，因此也称为可入肺颗粒物。国际环境流行病学领域近几十年的研究证实，长期或短期暴露于 $PM_{2.5}$ 可导致心肺系统的患病率、死亡率及人群总死亡率升高。科学研究尚未明确地观察到大气颗粒物对人群健康不产生影响的浓度。$PM_{2.5}$ 对健康的影响效应与其化学组分显著相关，且涉及机体的多个系统，其途径主要有：①细颗粒物进入肺组织，引起局部氧化应激和炎症反应；②颗粒物刺激肺部产生的炎性因子及通过肺毛细血管进入血液循环的超细颗粒物及其组分，可改变循环系统的氧化应激状态和炎性水平，促使炎性因子、趋化因子、黏附分子的表达，引起系统性炎症反应并可能对各组织器官产生不良影响；③系统氧化应激及炎症反应进一步引起血液的高凝状态、内皮功能紊乱、血管舒缩异常、自主神经功能紊乱等，引起心血管系统的损害；④进入系统循环的超细颗粒物或其组分，还可对心血管系统、神经系统等产生直接毒性作用；⑤颗粒物刺激细胞释放活性氧，氧化损伤组织细胞和遗传物质，引起细胞增殖和分裂紊乱，可能导致细胞恶性转化。

四、经皮肤吸收

皮肤是一个复杂的多层组织，大面积暴露于环境中。不同的物种间、同一物种间乃至同一个体的不同解剖位点间的皮肤解剖学、生理学和生物化学都有可能不同。皮肤是机体的一个天然屏障，皮肤的表皮层可提供 80%的抵抗能力，对外源化学物的渗透性差。但多数外源化学物还是可透过皮肤的，如果通过皮肤吸收外源化学物达到足够的量，同样会引起机体的系统反应。

皮肤由表皮、真皮、皮下脂肪及附属器组成，见图4-9A。表皮层是皮肤的最外一层，由内向外分为基底细胞层、棘细胞层、颗粒细胞层、透明细胞层和角质细胞层。皮肤附属器包括毛发与毛囊、皮脂腺、汗腺、甲。皮肤主要通过三个途径吸收外界物质，即角质层、毛囊、皮脂腺及汗管口。其中，角质层是皮肤吸收的最重要的途径，正常情况下皮肤只能吸收一些电解质、小分子物质及少量脂溶性物质，对于一些大分子物质不能直接吸收。此外，一些多环芳烃和重金属也可经皮肤吸收。外源化学物要经过皮肤的多层上皮细胞和结缔组织才能到达体液循环系统。毒理学中，常采用砖头和灰浆的构造模型描述外源化学物渗透皮肤角质层的过程，见图4-9B。皮肤的真皮和皮下面积对皮肤透过的影响相对较小，但如果外源化学物穿过表皮，就很容易穿过其他层。由于真皮的血管丰富，为已透过表皮或皮肤附属物的外源化学物进一步吸收提供了可能。一些血管活性药物或环境的温度改变，可改变真皮毛细血管的血液流动，从而影响皮肤的吸收。大多数全身吸收发生在位于表层或真皮交界处的毛细血管环。真皮区的血液供应受神经和体液的影响，具有温度调节功能，并可影响外源化学物的渗透和分布。

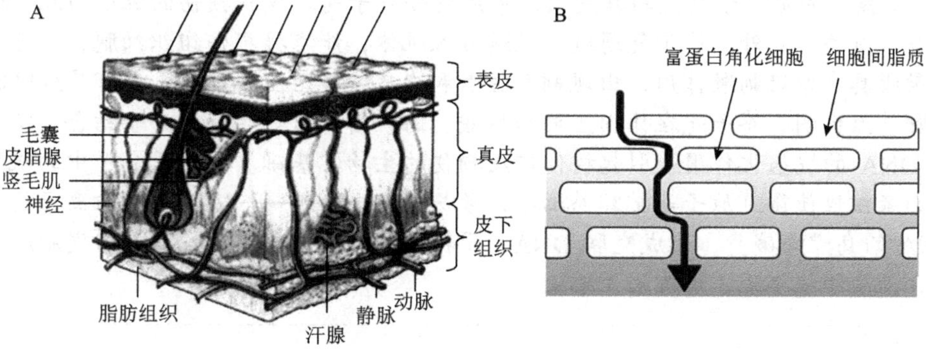

图 4-9　皮肤的构造示意图（A）和皮肤角质层“砖和灰浆”模型（B）
（译自 Hodgson，2004）

通常，外源化学物从皮肤的吸收量与其脂溶性成正比，与分子质量成反比。但亲脂性强的外源化学物容易储藏于角质层，随时间缓慢吸收，因而半衰期较长。皮肤的构造和通透性随体表部位有所不同，人体不同部位皮肤对外源化学物的通透性不同，阴囊>腹部>额部>手掌>足底；不同物种动物皮肤的通透性不同，大鼠和兔的皮肤比猫的皮肤通透性要高。与大鼠、小鼠和兔相比，人的皮肤渗透性最小。在解剖学和生理学上，相对于其他动物，猪的皮肤更接近于人的皮肤。毒理学中，通常以猪的皮肤替代人的皮肤研究药物和农药经皮肤吸收的情况。在角质层受损时通透性就会提高；影响经皮肤吸收的因素还有接触面积和皮肤的血流量；在高温高湿的气象条件下，皮肤的血流量增加会提高吸收速率；酸、碱和皮肤刺激物对皮肤产生损伤后，皮肤的通透性也会明显提高；皮肤疾病也会改变对外源毒物的吸收状况。

本章案例三：芥子气的皮肤吸收与危害

芥子气也称芥子毒气（mustard gas），是一种挥发性的液态糜烂性化学武器。1822 年，比利时人发现芥子气。1886 年，德国人首次人工合成纯净的芥子气，发明的合成方法至今仍是芥子气最重要的合成方法之一。在第一次世界大战中，德军首先在比利时的伊普尔地区对英法联军使用芥子气，并引起交战各方纷纷效仿。据统计，在第一次世界大战中共有 12 000t 芥子气被消耗于战争用途；因毒气伤亡的人数达到 130 万人，其中 88.9%是因芥子气中毒。在第二次世界大战中，侵华日军曾在中国东北地区秘密驻有负责毒气研究和试验的 516 部队、731 部队；并在抗战初期的淞沪战场、徐州战场、衡阳保卫战等大规模战役中使用过大量芥子气，造成中国军民死亡近万人。“两伊”战争中，伊拉克也使用过芥子气对付伊朗军队。

案例分析：

芥子气化学名为二氯二乙硫醚，纯品为无色或微黄色油状液体，熔点为 14.4℃，挥发性中等，难溶于水，易溶于乙醇等有机溶剂，略带甜味的大蒜气味。皮肤是芥子气损伤的多发部位，会引起皮肤烧伤，出现红肿、水疱、溃烂，并伴有继发感染。潮湿多汗、四肢屈侧等皮肤薄嫩及受摩擦部位都较敏感。芥子气损伤的过程与程度和染毒剂量、外界条件及机体状况有关。温度高、湿度大，能显著增强芥子气的毒性作用。芥子气能迅速穿透皮肤，大部分进入血液，小部分（约12%）被“固定”于表皮与真皮内，形成结合芥子气。皮肤损伤的程度与此“固定量”有关。此外，芥子气通过呼吸道侵入肌体，能直接损伤组织细胞，对呼吸道黏膜具有糜烂刺激作用，出现剧烈咳嗽和浓痰，甚至阻碍呼吸；也可导致眼睛红肿甚至失明。芥子气在体内主要与核酸、酶、蛋白质等生物大分子结合，特别对 DNA 的烷基化作用是引起机体广泛损伤的生物学基础。芥子气分子中的硫原子的亲核性使得氯原子非常容易离去，形成强亲电试剂——锍离子。锍离子攻击 DNA 的鸟嘌呤碱基，形成交联 DNA，干扰基因的复制与表达，从而诱发胞溶作用，产生组织坏死、水肿乃至癌变。

第四节　外源化学物的分布

一、分布的基本概念

分布是指外源化学物通过吸收进入血液和淋巴液后，随血液和淋巴液分散到全身各组织与器官的过程。外源化学物在血液中的浓度依赖于接触量、消除速度和表观分布容积（apparent volume of distribution，V_d）等因素。表观分布容积是指假定体内达到动态平衡时计算外源化学物在血液中的浓度应占有的体液容积，表观分布容积越大，血浓度越低，组织分布越广泛。

血液循环中的外源化学物按浓度梯度从血液向组织液分布。大多数外源化学物在体内各器官组织的分布是不均匀的。分布情况受组织局部的血流量、游离型化合物的浓度梯度、从毛细血管向体细胞的转运速度、外源化学物与组织的结合点与亲和程度的影响。外源化学物在体内分布过程中，其靶器官和贮存库对于研究外源化学物的分布和毒性具有重要意义。

二、外源化学物的器官分布

根据外源化学物与器官组织的亲和力大小及血流量的差异，外源化学物吸收进入机体内可选择性地分布到某些器官或组织。

（一）分布及再分布

外源化学物被吸收后，首先向血流量大的器官分布，如心脏、肝、肺、肾和脑组织等血管丰富、血流灌注供应量大，分布速度快，外源化学物含量多；皮肤、肌肉及脂肪组织供血相对较少，分布速度慢，外源化学物含量少。

人体脂肪组织虽然血流不丰富，但总量大，可导致脂溶性较高的外源化学物发生重新分布。这种随着时间的延长，按照外源化学物与器官亲和力的大小，选择性地分布在某些器官，称为**再分布过程**（redistribution）。经过再分布后，对毒理学比较重要的部位包括外源化学物在体内的贮存库、代谢转化部位、靶部位及排泄部位。例如，食品抗氧化剂叔丁基-对-苯二酚（TBHQ）在大鼠体内主要分布于胃肠道和肌肉组织，而排泄则主要是经尿液。

（二）影响因素

影响外源化学物分布的因素很多。其中，器官或组织的血流灌注速率和对外源化学物的亲和力是影响外源化学物分布的两个非常关键的因素。在外源化学物的初始分布阶段主要取决于器官或组织的灌注速率。人体器官组织灌注速率高[血流速率 55～1000mL/（min •100g）]的有肺、肾上腺、肾、甲状腺、肝、心脏、小肠和脑；灌注速率低[血流速率 1～5mL/（min •100g）]的有皮肤、骨骼肌、结缔组织和脂肪组织。在外源化学物分布的初始阶段，被灌注的器官/组织，外源化学物浓度较高。但随时间的延长，机体内的分布受到外源化学物经膜扩散速率及器官/组织对外源化学物的亲和力的影响，引起外源化学物的再分布。例如，铅经口一次染毒 2h 后，约有 50%的铅存在于肝脏内；30d 后，在机体内残留的铅中约有 90%与骨结合。一次静脉注射二噁英后 5min，肝脏内有 50%，脂肪中约有 1%；但 24h 后，肺中有 0.3%，脂肪中则有约 20%。

三、外源化学物在分布过程中的屏障

屏障是阻止或减少外源化学物由血液进入某种组织器官的一种生理保护机制。主要的屏障有血-脑屏障和胎盘屏障等，但是这些屏障都不能有效地阻止亲脂性物质的转运。

（一）血-脑屏障

血-脑屏障（blood-brain barrier，BBB）是指脑毛细血管壁与神经胶质细胞形成的血浆与脑细胞之间的屏障和由脉络丛形成的血浆与脑脊液之间的屏障。这些屏障能够阻止某些物质，尤其是有害的外源化学物，由血液进入脑组织。血-脑屏障由脑毛细血管内皮细胞、基膜和神经胶质膜构成。脑的毛细血管属连续型，毛细血管内皮细胞之间相互连接得很紧密，几乎没有空隙；毛细血管内皮外有基膜（也称基板）、周细胞及星形胶质细胞突起的脚板围绕，如图 4-10 所示。因此，脑的毛细血管与身体其他器官的毛细血管不同，可以阻止多种外源化学物进入脑。外源化学物主要通过简单扩散或载体转运的方式由血液进入脑组织或从脑组织进入血液。以扩散方式通过血-脑屏障的物质最主要的是水和气体，葡萄糖、氨基酸和各种离子是靠载体转运。

外源化学物通过血-脑屏障的难易取决于两方面的影响因素：一是化学物的性质和状态；二是血-脑屏障的结构和功能。内皮细胞是构成血-脑屏障的主要结构，它可阻止除营养物质和代谢产物之外的多种物质进入脑组织。影响外源化学物对脑毒作用的因素包括：①外源化学物的脂溶性。亲脂性强的外源化学物易于透过细胞膜，而亲水性强者则不易透过。例如，相比于无机汞，甲基汞的脂溶性强，很易进入脑组织，引起中枢神经系统的甲基汞中毒。但也有例外，二噁英为脂溶性化学物，却不容易进入脑组织。②与血浆蛋白的结合程度。由于脑毛细血管内皮细胞之间“焊接”十分紧密，通透性

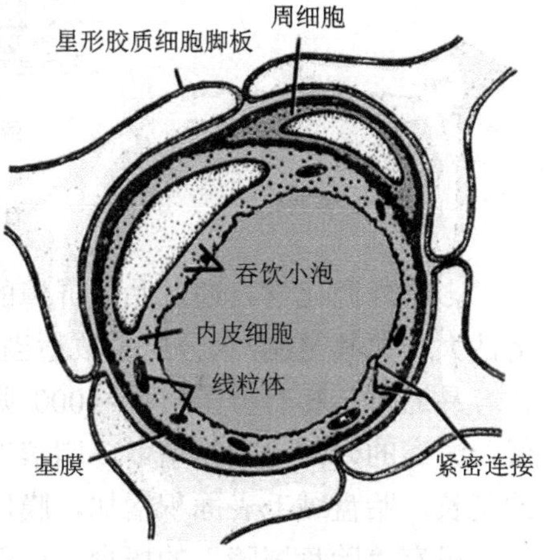

图 4-10　血-脑屏障的构造图

小，相对分子质量大于 2000 的外源化学物不能由内皮细胞连接处通过。因此，与血浆蛋白结合的外源化学物就难以通过血-脑屏障。③载体运转系统。脑毛细血管内皮细胞膜上有多种载体蛋白，能促进一些本来难以通过血-脑屏障的极性分子的转运，如己糖载体、中性氨基酸载体及短链单羧酸载体等。有些氨基酸载体的特异性不是很强，会引发竞争现象的出现。例如，患先天性**苯丙酮酸尿症**（PKU）的婴儿，由于其血液中苯丙氨酸浓度过高，影响色氨酸进入脑组织，从而导致小儿脑发育不全。④生物转化作用。某些外源化学物在通过脑毛细血管内皮细胞时，会受到胞质内酶系统的作用而被破坏。所以，能进入毛细血管内皮细胞的物质，也不一定都能通过血-脑屏障而进入脑组织。例如，5-羟色胺会被内皮细胞含有的单胺氧化酶氧化而失活。⑤发育的影响。新生儿血-脑屏障发育不全，通透性较高，这可能是吗啡等化学物质对新生儿的毒性高于成人的原因之一。此外，脑的不同区域的血-脑屏障也存在着差别。病理情况下，如血管性脑水肿、脑肿瘤等基本也会引发血-脑屏障通透性增高。

（二）胎盘屏障

胎盘屏障（placental barrier）是胎盘绒毛组织与子宫血窦间的屏障。胎盘屏障使得母体血与胚胎血分开，互不干扰，同时又进行选择性的物质交换。胎盘屏障的解剖学基础是基于母体血液循环系统和胚胎之间的几层细胞构成，结构如图 4-11 所示。对于不同物种动物和同一物种的不同妊娠阶段，胎盘细胞层数并不一样。例如，猪和马有 6 层；大鼠、豚鼠只有一层；家兔在妊娠初期有 6 层，到妊娠末期仅有一层；人类有三层。胎盘的厚薄程度也有差异，胎盘细胞层数较少，则较薄，外源化学物相对容易透过。例如，大鼠胎盘比人类胎盘薄，外源化学物容易透过大鼠的胎盘，故毒理学的致畸试验常用受孕大鼠。大部分外源化学物透过胎盘主要是用简单扩散方式。但胚胎发育所必需的营养物质，则通过主动转运方式。

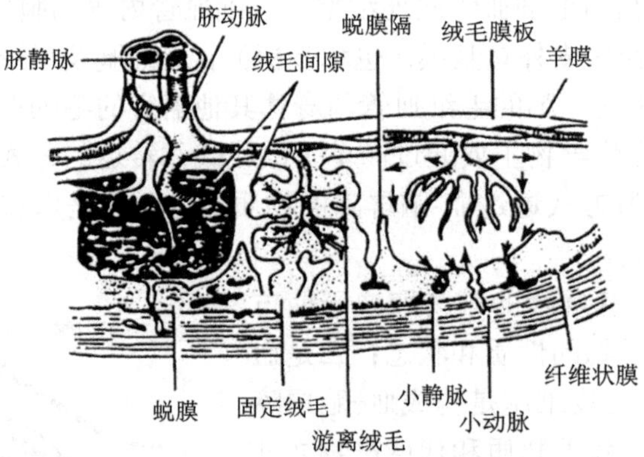

图 4-11　胎盘屏障的构造图

影响外源化学物通过胎盘屏障的因素较多，一般弱酸、弱碱性外源化学物易于通过；脂溶性大，尤其是脂/水分配系数适当的外源化学物容易通过；相对分子质量<600 的外源化学物容易通过，相对分子质量>1000 则难通过；外源化学物剂量较大时，由于蛋白质结合率降低，游离的外源化学物增多，脂溶性低的一些外源化学物也可能会通过胎盘；随着妊娠时间的延长，胎盘绒毛表面积增加，膜厚度下降，外源化学物的通透性也可增加。

虽有“胎盘屏障”的概念，但至今还没有肯定胎盘在防止毒物从母体进入胚胎的特殊作用。致畸物可经过胎盘引起胚胎畸形，有些致癌物也具有经胚胎致癌作用。这也是胎盘屏障是否存在的争议所在。

（三）其他屏障

其他屏障还有血-眼屏障、血-睾丸屏障等，都是为了可以保护相关组织/器官，减少免受外源化学物的损害。例如，在性腺的血-睾丸屏障，由于有多层细胞将生殖细胞与毛细血管分隔开，可阻止水溶性毒物进入生殖细胞。

四、外源化学物在组织中的贮存

（一）与血浆蛋白结合作为贮存库

本章案例四：十岁女童狂吃橘子后皮肤变黄

据 2014-10-10 的“三峡晚报”报道：10 月 9 日上午，10 岁的瑶瑶原本白皙的皮肤变成黄色，父母带其到宜昌市第二医院求医，医生检查后发现，原来是她吃多了橘子，引发了胡萝卜素血症（carotenaemia）。当时橘子大量上市，瑶瑶觉得很好吃，这几天每天都吃 10 多个。橘子含有丰富的胡萝卜素，短期内大量摄入，人体不能完全将其代谢，会使血液中的胡萝卜素浓度过高，沉积在皮肤组织内，使皮肤发黄，引发胡萝卜素血症。医生告诉患者：“别太担心，只要不吃橘子或其他胡萝卜素含量丰富的食品，皮肤变黄的症状会逐渐自行消失。”

案例分析：

胡萝卜素血症，又称高胡萝卜素血症（hypercarotenaemia）或柑皮症（xanthaemia），是一种因血液中胡萝卜素含量过高引起的皮肤黄染症。1907 年，VonNoorden 在研究糖尿病及其治疗时首次记录了胡萝卜素血症；1919 年，Hess 和 Meyers 针对血清中胡萝卜素含量增加和皮肤黄色色素沉着这一现象提出了胡萝卜血症的名称。在第一次世界大战和第二次世界大战期间，大部分战区缺乏肉类食物，人们以蔬菜植物类食物为主，当时就曾报道了一些由于大量食用橘黄色蔬菜果实，导致人体皮肤发黄的病例。

摄入过量胡萝卜素是导致胡萝卜素血症发病的主要原因，这在儿童及素食人群中比较常见。皮肤黄染而巩膜不黄染是最重要的特征，因此在临床上胡萝卜素血症又称为假性黄疸。正常人血浆胡萝卜素含量为 1.9～2.7μmol/L，超出正常水平的胡萝卜素经被动转运到达表皮，可与表皮亲脂蛋白结合，将角质层较厚、汗液和皮脂较多的皮肤黄染，以鼻唇沟、手掌、足趾为主，并会发展至全身，但巩膜、黏膜不黄染。此外，胡萝卜素具有光敏感性，黄色在光下增强，上述特征可以用以与其他黄疸性疾病相鉴别。

此外，遗传因素或代谢异常也可能导致胡萝卜素血症。基因异常导致代谢酶的缺乏甚至减少，导致胡萝卜素不能及时转化成维生素 A，在体内逐渐增多。肾脏功能下降或不全甚至衰竭，也可导致胡萝卜素滞留。糖尿病、肾病综合征和甲状腺功能低下造成高血脂相关的紊乱使胡萝卜素与脂类物质结合率升高，也是导致血液中胡萝卜素升高的一种原因。同时，甲状腺功能低下、糖尿病和肝脏疾病等病症都会削弱机体将β-胡萝卜素转化为维生素 A 的功能，助长了胡萝卜素血症的发生。

外源化学物在体内的分布常常是一个复杂的过程。一些外源化学物不能很快透过细胞膜，分布受到限制；也有一些外源化学物则可快速通过细胞膜，最终表现为结合或溶解于机体的不同部位。外源化学物在某些组织或器官因蓄积而浓度较高，如果外源化学物对这些组织或器官未显示明显的毒作用，则组织或器官称为外源化学物的贮存库（storage depot）。

血浆中各种蛋白质均有结合外源化学物的功能，如图 4-12 所示，白蛋白、转铁蛋白、球蛋白和脂蛋白都可以结合大量的外源化学物，其中，白蛋白（也称为清蛋白）的结合量最高。根据同血浆白蛋白结合与否，外源化学物在血液中存在的形式分为结合型和游离型，两者之间处在平衡状态。一般，只有游离型外源化学物可依单纯扩散方式通过生物膜到达靶部位。但是在肝脏和肾脏由于存在主动转运系统，结合型外源化学物也可能分布进入这些器官。外源化学物与血浆蛋白的结合能力与外源化学物的理化性质有关。例如，解热镇痛药安替比林不与蛋白质结合，镇静安眠药丙烯巴比妥与蛋白质的结合率为 50%。结合型化学物由于其分子质量增大，不能跨膜转运进入组织细胞，也不被代谢排泄，延缓了其被消除的过程，从而延长对机体的毒作用时间。因此，外源化学物-蛋白质的相互作用，主要依靠疏水力、氢键和范德华力的作用。外源化学物与蛋白质结合可以认为是外源化学物的暂时贮存库，是机体的一种保护机制，以降低血液中游离型外源化学物的浓度。外源化学物与血浆蛋白结合是可逆的，并与血浆中游离型外源化学物形成动态平衡。由于各种原因，结合型外源化学物可再次

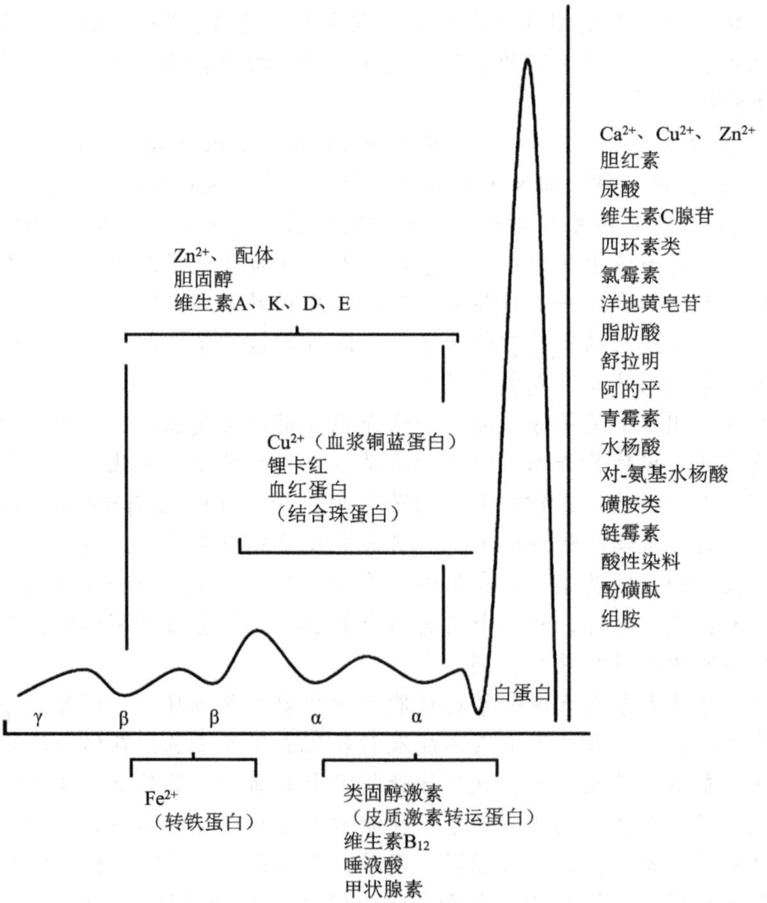

图 4-12　配体与血浆蛋白的相互作用（引自周志俊，2014）

转变为游离型化学物，且速度非常快（可用毫秒计）。结合型化学物解离后导致血液中游离型化学物浓度增加，血浆蛋白被视作暂时贮存库。不同的外源化学物与血浆蛋白的结合是有竞争性的，结合力更强的外源化学物可取代已被结合的外源化学物，使之成为游离态而显示毒性。例如，强毒性农药滴滴涕（DDT）的代谢产物滴滴伊[1,1-双（对氯苯基）-2,2-二氯乙烯，DDE]能竞争性置换已与白蛋白结合的胆红素，从而使血中游离胆红素升高，引发机体出现黄疸。

（二）肝脏和肾脏作为贮存库

肝脏和肾脏具有多种结合外源化学物的能力，这些器官的细胞中含有一些特殊的结合蛋白。例如，肝细胞中有一种配体蛋白（ligandin）能和许多有机酸结合，还能与一些有机阴离子、偶氮染料致癌物和皮质类固醇结合，使这些有毒的化学结合物进入肝脏并贮存。肝脏和肾脏还有一种可诱导蛋白即金属硫蛋白（metallothionein），能与镉、汞、锌及铅结合。肝脏和肾脏既是机体内有毒物质转化和排泄的重要器官，可消除外源化学物，又是一些外源化学物贮存库，具有一定的化学物蓄积作用。

（三）脂肪组织作为贮存库

脂溶性有机外源化学物易于分布和蓄积在体脂内，如有机氯农药和二噁英等。不同人群机体内的脂肪含量存在差异，肥胖者的脂肪约占体重的 50%，消瘦者的脂肪占体重的 20%左右。脂溶性外源化学物在脂肪中的贮存，可降低其在靶器官中的浓度，减轻对靶器官的损害。因此，相比于消瘦者，这类化学物对肥胖者的毒性要小。同理，当机体的脂肪含量快速下降时，可能会导致血液中这些化学物浓度突然增高，从而引起中毒。

（四）骨骼组织作为贮存库

骨骼组织中某些成分与某些外源化学物有特殊亲和力，因此这些毒物在骨骼中的浓度很高。例如，F^-可替代骨骼中羟基磷灰石晶体基质中的 OH^-，使骨骼中氟含量增加。外源化学物在骨中的沉积和贮存是否有损害作用，取决于化学物的性质。若骨组织不是这些外源化学物的靶组织，对骨骼没有伤害。例如，骨组织不是重金属铅的靶组织，铅对骨并无毒性。但骨骼是氟的靶组织，骨骼中氟含量对骨组织有毒性，可引起氟骨症。

外源化学物在体内的贮存具有两重意义：一方面，如果蓄积部位并非化学物的靶组织或靶器官，蓄积对化学物的急性中毒具有保护作用，可减少在靶器官中的化学物的量；另一方面，任何毒性化学物在蓄积部位的浓度都与血浆中呈游离态的毒性化学物的浓度保持平衡，当血液中游离毒性化学物清除后，蓄积部位的毒性化学物可能被释放入血，成为游离型化学物的来源，具有潜在的危害。

第五节　外源化学物的排泄

排泄是外源化学物及其代谢产物向机体外转运的过程，是生物转运的最后一个环节。有效清除有毒外源化学物的能力对一个物种的生存非常关键。动物机体毒物消除过程的复杂性与动物形态的复杂性呈正相关。例如，单细胞生物采用被动扩散即可清除体内有毒外源化学物及其代谢物。而人类对外源化学物的清除机制要复杂得多，主要依赖肾脏排泄、肝脏排泄及肺排泄三个清除途径。此外，次要的清除路径还包括皮肤、毛发及各种分泌液排泄，如汗液、乳汁和唾液。其中，肝脏和肾脏是外源化学物及其代谢产物从机体排出的主要途径。肝脏是亲脂性外源化学物的主要清除器官。肾脏是通过过滤或分泌将外源化学物通过尿液排泄。肺是挥发性外源化学物的消除路径。

一、经肾脏随同尿液排泄

肾脏清除外源化学物及其代谢产物和清除体内营养物质代谢产物的机制相同。肾脏是水溶性化学毒物的主要清除器官，水溶性外源化学物通过肾脏的反渗透过程经血液循环清除。

肾脏排泄外源化学物的效率较高，是最重要的排泄器官，其主要排泄机制有三种：肾小球滤过、肾小管重吸收和肾小管分泌。随血液循环到达肾脏的外源化学物在肾小球过滤，或者被近曲小管主动分泌到肾小管中，再运到远曲小管；若在远曲小管没有被再吸收，就经尿排泄。外源化学物及其代谢产物的尿排泄是以上三种过程的总和。

（一）肾小球滤过

肾小球滤过是指血液流经肾小球时，血浆中的水分子、小分子溶质（包括相对分子质量较小的血浆蛋白质），从肾小球的毛细血管中转移到肾小囊的囊腔，形成**原尿**。肾小球的毛细血管壁不同于通常的细胞膜，它具有7～8nm的较大膜孔，并存在滤过压。除与大分子蛋白质结合的化学毒物外，相对分子质量<60kDa的外源化学物分子几乎都能通过肾小球滤过，排入肾小管。肾小球的滤过膜通透性、有效滤过压及肾血浆流量都会影响肾小球的滤过过程。与血浆蛋白结合的外源化学物难滤过；带负电荷的外源化学物不易滤过，带正电荷的物质容易过滤到原尿中。但当肾脏处于病理情况时，肾小球的滤过膜带负电荷的糖蛋白会减少或消失，导致带负电荷的血浆蛋白滤过量比正常时明显增加，从而出现蛋白尿。

滤入肾小管腔的毒物有两条去路：随尿液排出体外或经肾小管重吸收。脂/水分配系数高的毒物可以简单扩散的方式进入肾小管上皮细胞，并重新吸收入血。而水溶性高的外源化学物则随尿液排泄。弱酸性外源化学物在 pH 较高、弱碱性外源化学物在 pH 较低的尿液中多数处于解离状态，可被大量排出体外。在生理条件下，尿液的 pH 低于血浆 pH，为 6 左右，有利于弱酸性外源化学物的排泄。但当尿呈酸性时，有利于碱性外源化学物的解离和排出。而尿液呈碱性时，酸性外源化学物则较易排出。

延伸阅读三

原尿与终尿

经过肾小球滤过作用的血液形成原尿，原尿中除不含有大分子蛋白质外，葡萄糖、氨基酸、尿素、尿酸等物质的浓度与血浆基本相同，健康的正常人每天形成的原尿为 150～180L。原尿经肾小管上皮细胞的选择性重吸收和分泌作用后形成终尿（尿液），每天排出的终尿量只有 1.5～1.8L，并且在成分上也有变化，正常情况下终尿中不含葡萄糖、蛋白质等营养成分。这些差异是由于肾小管和集合管具有重吸收、分泌和排泄作用。

（二）肾小管重吸收

肾小管重吸收是指肾小管上皮细胞将小管液中的水分和某些溶质部分或全部的转运至血液的过程。例如，原尿中的葡萄糖、氨基酸和少量蛋白质全部被肾小管重吸收，水和电解质大部分被重吸收，尿素部分被重吸收，肌酐完全不被重吸收。

肾小管重吸收有主动重吸收和被动重吸收两种。主动重吸收是指肾小管上皮细胞逆电化学差，将小管内溶质主动转运到小管外组织间液的过程，需消耗能量，Na^+、K^+、葡萄糖、氨基酸等都属主动重吸收；被动重吸收是指小管液中的水和溶质凭借电化学差通过肾小管上皮细胞进入细胞外液的过程。近曲小管是大部分外源化学物的主要重吸收部位。肾小管的总重吸收量为99%左右。肾小管重吸收具有选择性和有限性的特点，重吸收的选择性，既能保留对机体有用的物质，又可有效地消除对机体有害的和过剩的物质，从而维持机体内环境的稳态；重吸收的有限性可能与该物质转运的膜载体有关，当膜载体饱和时，该物质就不再被转运而从尿中排出，达到转运极限。

（三）肾小管分泌

肾小管逆浓度梯度将外源化学物从近曲小管的毛细血管中主动转运到小管液中的过程，称为肾小管分泌。肾小管通过分泌 H^+、K^+和 NH_3，并与原尿中的 Na^+进行交换，在调节电解质和酸碱平衡方面起重要作用。肾小管主动分泌方式有两个主动分泌通道，即弱酸性通道、弱碱性通道，分别由两种载体转运，有机阴离子主动转运载体可主动分泌有机酸，有机阳离子主动转运载体则主要分泌某些阳离子。近曲小管的刷状缘膜上的 P-糖蛋白也被认为是外源化学物的主动分泌机制之一。如果肾小管的主动转运载体被抑制，会使相应外源化学物在血中的浓度上升。

肾小管主动分泌过程中，相同结构的外源化学物间可能有竞争性抑制现象。例如，药物丙磺舒抑制青霉素的主动分泌，使青霉素的排泄减慢，药效延长并增强。

影响肾脏排泄外源化学物的因素，除了外源化学物及代谢产物的脂溶性、解离常数等理化性质外，也包括肾脏的血流量、血浆蛋白结合程度、尿 pH 和尿量等。

二、经肝脏随同胆汁排泄

肝脏除了作为外源化学物代谢的主要器官外，也是外源化学物排泄的器官之一。这一排泄是主动转运的过程，在肝脏至少有有机酸、有机碱和中性有机物三种主动转运系统。外源化学物经胃肠道吸收后，首先进入肝脏进行生物转化，其代谢产物或化学物原型可以直接进入胆汁，最终随粪便排出体外。经胆汁排泄的主要是在肝内的代谢转化产物。肝胆排泄是水溶性强且分子质量较大或脂溶性较大的外源化学物的主要排泄途径，尤其是那些不能在肠道内重吸收的强极性有机阴、阳离子。通常，与葡糖醛酸、谷胱甘肽和甘氨酸结合的分子质量较大的外源化学物大都经肝胆排泄。在人体内，相对分子质量>500的外源化学物大多经肝胆排泄；分子质量较小的外源化学物主要由肾脏排泄；中等分子质量的则在两种器官都有排泄。

在肠道下段，有些发生结合的外源化学物会有肠肝循环现象，如甲基汞-谷胱甘肽结合体在胆道被 γ-谷氨酰转肽酶分解，甲基汞在肠道再次被吸收。肠肝循环会使外源化学物生物半减期（$t_{1/2}$）延长，毒作用持续时间延长。但肝脏的代谢和排泄也具有首过效应的积极作用，可阻挡胃肠道吸收的化学物进入全身体循环。其他吸收途径进入血液循环的外源化学物，通过肝脏的代谢，部分由胆汁随粪便排泄。

除外源化学物的结构理化性质外，胃肠道内的食物成分、胃肠道的健康状况及肠道菌群等因素都会影响外源化学物的肝胆排泄。

三、经肺随同呼出气排泄

经呼吸道吸入的，在体内不能被代谢的气态外源化学物和经其他途径吸收的挥发性外源化学物（如CCl_4）都会经肺排到肺泡腔内随呼气排泄。肺排泄的机制主要是单纯扩散方式，排出速度与吸收速度成反比。肺排泄的速度取决于肺泡壁两侧的气体分压差的大小，血/气分配系数小的外源化学物经肺排出速度快。在血液中溶解度低的气态物质，其排出速度受灌注限制，溶解度高的则受通气限制。血液中溶解度低的气体物质（如乙醚）经肺排泄较快；溶解度高的气体物质（如氯仿）排泄则较慢。黏附到气管、支气管和细支气管壁的气溶胶颗粒可随黏膜上的纤毛运动向上排出，此为呼吸系统的一种防御功能。但是如果黏液被吞咽，又会从消化道再吸收。

四、乳汁排泄

外源化学物主要以单纯扩散的方式“排泄”到乳汁中。由于乳汁富含脂肪并通常偏酸性（pH6.5～7.0），所以脂溶性外源化学物及弱碱性外源化学物容易在乳汁中浓集。已知有数十种以上的外源化学物可随乳汁排泄。通过母体的哺乳，可能使乳儿接触外源化学物及其代谢产物，特别是强毒性的脂溶性物质二噁英、多氯联苯等持久性有机污染物（persistent organic pollutant，POP），随脂肪从血液进入乳腺中，并通过乳汁排泄；人类也可通过食用含有这些污染物的牛奶等乳制品，将其摄入体内。

五、其他排泄途径

其他排泄途径包括通过汗液或唾液、毛发与指甲排出等。非解离态、脂溶性毒物可经简单扩散排入汗液和唾液，通过汗液和唾液进行排泄。随汗液分泌排泄时，可能引起皮肤的炎症。随唾液排泄时，有可能会被吞咽到消化道重吸收。汗液与唾液的排泄量都比较少，因而不是机体主要的排泄途径，但是可以利用这些途径对外源化学物和代谢产物进行无损检测。例如，唾液中的外源化学物可以反映血浆中游离型外源化学物的浓度。砷、汞、铅、锰等一些金属可富集于毛发和指甲中，当毛发脱落或修剪指甲时，其中的外源化学物也随之排出。存在于毛发和指甲中的重金属等物质的含量可以作为生物检测指标。

第六节　外源化学物动力学

外源化学物动力学（kinetics）源于对药物的研究，即药物动力学（pharmacokinetics，PK）。将药物动力学的原理和方法应用于研究外源化学物的毒性和不良反应即外源化学物动力学（toxicokinetics，TK），或称作毒物代谢动力学或毒代动力学。外源化学物动力学是从速率论的观点出发，研究在吸收、分布、生物转化和排泄过程中，外源化学物随时间发生的量变规律，用数学模型分析和阐明外源化学物在体内的位置、数量与时间关系的科学。

通常，外源化学物动力学研究的主要内容包括：①研究不同剂量单次染毒的外源化学物动力学，探讨大剂量对外源化学物吸收、分布及消除动力学的影响；②研究机体反复毒染的外源化学物动力学，探讨动力学可能发生的改变；③监测毒性试验过程中的血液中外源化学物浓度，以确证动物的实际暴露水平并预测可能存在的药物积蓄；④探究年龄对动力学的影响；⑤评价不同种属动物在外源化学物代谢和动力学方面的差异，为解释可能出现的毒性反应及毒性的种属差异提供科学依据。

外源化学物动力学的研究有助于毒理学研究的设计（如剂量和染毒途径）；通过对暴露、时间依赖性的靶器官剂量与毒作用关系的研究，解释毒作用机制；确定有关剂量、分布、代谢和消除的参数，用以评价对人的危险性。

外源化学物经各种途径吸收，进入机体才能发挥其毒性作用。外源化学物是否对机体造成损害，除与这些物质本身的理化性质和机体的敏感性相关外，与接触途径和方式也有直接关系。这主要是因为接触途径和方式直接影响着外源化学物的吸收、分布速率及其在体内的作用剂量水平。体内外源化学物及其代谢产物的浓度随时间变化的动态过程，是外源化学物动力学研究的中心问题。当某一外源化学物进入一个单一模型后，所有的基本信息都是统一完整的。这种模型有助于对毒性作用位点和机制的研究。目前，动力学模型总体上可分为两种，即经典毒物动力学（classical toxicokinetics）模型和生理毒物动力学（physiological toxicokinetics）模型。经典毒物动力学模型主要通过血液中外源化学物随时间变化的规律描述受试物在体内吸收、分布、代谢和排泄过程，由数据定义速率常数，通常基于数据进行论述；生理毒物动力学模型近年来广泛用于毒理学领域，可用以表示组织中外源化学物的浓度，体现已知的或假设的生理过程。

一、经典毒物动力学模型

经典毒物动力学的基本理论是速率论和房室模型。研究的基本思想是基于外源化学物在血液或血浆中的浓度与其组织中浓度保持平衡，血浆中外源化学物浓度的变化可以反映组织中外源化学物的浓度变化。时间与外源化学物浓度水平的关系（即时-量关系）是经典毒物动力学的研究核心。

（一）时-量关系曲线

血浆毒物浓度随时间变化的动态过程可用时-量关系来表示。采集染毒后不同时间的血样，测定其中的毒物浓度，然后以血浆毒物浓度为纵坐标，时间为横坐标作图，即毒物浓度-时间曲线（concentration-time curve），简称时-量曲线。时-量曲线可以定量分析毒物在体内的动态变化，可以反映血浆毒物浓度随时间的推移而发生变化的规律，即血毒物浓度变化→作用部位毒物浓度的变化→毒物的效应随时间的变化。由于毒物在体内的吸收、分布、代谢和排泄是同时进行的，时-量曲线实际上是吸收速率、分布速率和消除速率的代数值。

典型的非静注单次口服给药（染毒）后的血毒物浓度-时间曲线，见图 4-13。非静注给药（染毒）的时-量曲线包括三相：吸收分布相、平衡相和消除相。①吸收分布相：曲线的上升段，毒物在染毒部位被吸收，迅速向组织中分布，毒物吸收远大于消除。②平衡相：曲线的中间段，曲线的吸收速率和消除速率相当，体内毒物的量达到暂时动态平衡，血毒物浓度的变化趋于平缓。③消除相：曲线的下降段，毒物被机体代谢和排泄，血浆中毒物浓度迅速下降。

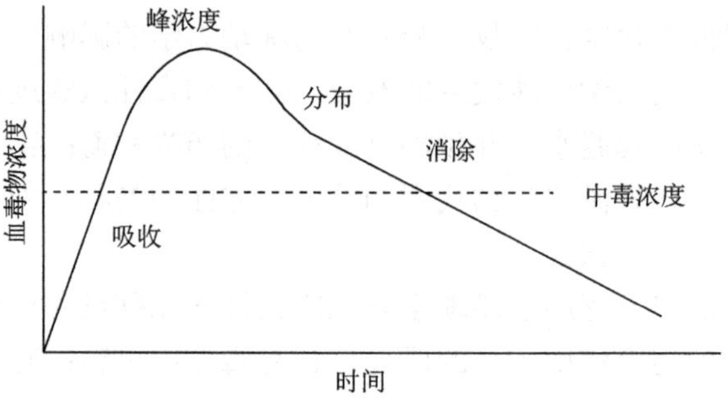

图 4-13　非静注染毒的血毒物浓度-时间曲线
（引自周志俊，2014）

从图 4-13 可以看出，根据时间的变化，非静注给药（染毒）的时-量曲线分为潜伏期、有效期和残留期三个时期。①潜伏期：是染毒后到开始出现毒作用的一段时间。潜伏期主要反映毒物的吸收和分布过程，也与毒物的消除有关。潜伏期短说明吸收快。静注染毒一般无潜伏期。②有效期：是指毒物维持有害浓度的时间。其长短与毒物的吸收和消除速率相关。峰时间（t_{max}）是指染毒后到达最高浓度[即峰浓度（C_{max}）]的时间。在时-量曲线中，峰浓度时表明毒物的吸收速率与消除速率相等。通过峰浓度和峰时间，可以评价毒物的吸收、分布、排泄和代谢情况。对于同一受试动物，其 C_{max} 和 t_{max} 主要与毒物的性质有关。通常，峰浓度与毒物剂量成正比，峰浓度超过最低有害浓度时，就会出现中毒作用。③残留期：是指体内毒物已降到有害浓度以下至完全从体内消除的时间。其长短取决于毒物的消除速率，残留期长，说明毒物易在体内贮存，多次反复染毒容易引起蓄积中毒。例如，睡眠药物残留期长，在体内有蓄积现象，反复用药容易导致药物的蓄积中毒。

静注染毒一般无潜伏期，其时-量曲线如图 4-14 所示。

多次染毒是指每次染毒的剂量和间隔时间均相同的多次染毒，多次染毒的时-量曲线为锯齿形，如图 4-15 所示。曲线首先上升，随后渐趋于平衡，当染毒剂量与消除剂量达到平衡时，锯齿形曲线会在一定范围内波动。一次接触毒物，每经过一个半衰期（$t_{1/2}$），体内毒物量下降至原有量的一半。经 5 个 $t_{1/2}$ 可消除 96%以上，可认为是基本消除；每隔一个 $t_{1/2}$ 染毒一次，约 5 个 $t_{1/2}$ 可达到稳态浓度（ready state）。毒物的生物利用度、血浆半衰期、剂量、染毒间隔时间、毒物的表观分布容积和每日染毒总量等因素，都会影响多次染毒的时-量曲线。

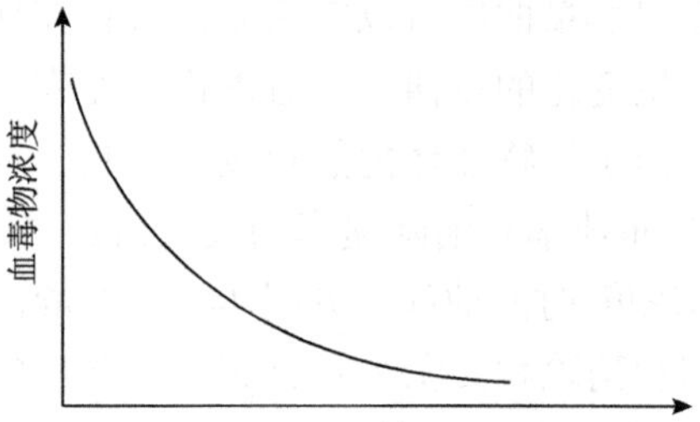

图 4-14　静注染毒后的时-量曲线
（引自郑波等，1999）

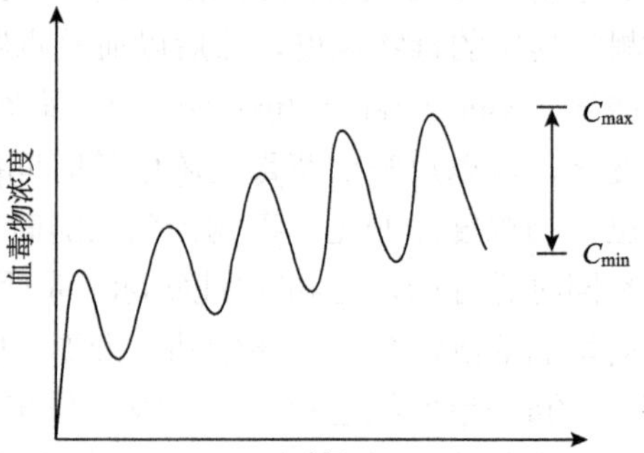

图 4-15　多次染毒的时-量曲线

（二）房室模型

外源化学物在体内的变化是一个非常复杂的过程，要经历 ADME 四个过程，且始终处于动态变化。房室模型（compartment model）理论，就是从速率论角度出发，建立一个数学模型来模拟机体，将机体视作一个系统，并将该系统按动力学特性划分为若干个房室，把机体看成是由若干个房室组成的一个完整的系统。毒物动力学的房室不是解剖学上分隔体液的房室，而是一种抽象的数学概念。房室模型用来描述毒物在体内的分布情况，房室模型中的房室划分主要是依据毒物在体内各组织或器官的运转速率而确定的。同一房室中的各组织部位的毒物浓度并不一定相同，但毒物在其间的运转速率是相同或相似的。根据毒物在体内的动力学特征，房室模型可分为一房室模型、二房室模型和多房室模型。

（1）房室（compartment）：又称为室，它是毒物动力学的数学模型。其含义是：假设机体是由一个或多个室组成，室为有界的空间，外源化学物随时间变化在其中运动。室不代表解剖学的部位、器官或生理学的功能单位，而是理论的机体容积，毒物动力学的房室模型如图 4-16 所示。

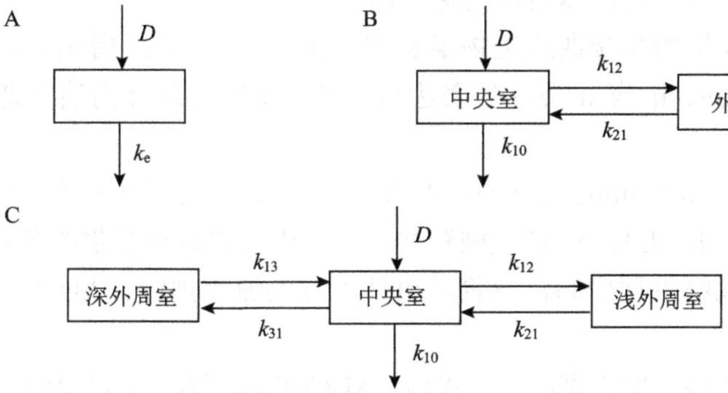

图 4-16　毒物动力学房室模型示意图

A. 一室模型；B. 二室模型；C. 三室或多室模型

（2）一室模型：或称单室模型，是将机体视为一个整体空间，外源化学物进入机体后，能瞬时均匀地分布在全室中，即毒物在全身各组织部位的运转速率是相同或相似的。此时把整个机体视为一个房室，即一房室模型（图 4-16A）。其中，D 为所给机体化学物剂量；k_e 为消除速率常数。此概念是假设药物进入血液循环后快速向组织分布，在血浆、细胞外液及细胞内液等组织细胞之间达到动态平衡。外源化学物的一室模型较为少见，以一室模型处置的化学毒物从机体的消除通常符合一级动力学。

（3）二室模型：是将机体分为两个房室，即中央室（central compartment）和外周室（peripheral compartment）。中央室是由一些血流比较丰富、膜通透性较好、毒物易于灌注的组织（如心脏、肝、肾、肺等）组成。毒物往往首先进入这类组织，血液中的毒物可迅速与这些组织中的毒物达到动态平衡；把血流不太丰富、毒物转运速度较慢的，且难于灌注的组织（如脂肪、静止状态的肌肉等）归并成一个房室，称为外周室，这些组织中的毒物与血液中的药物必须经一段时间方能达到动态平衡。外源化学物的二室模型如图 4-16B 所示。其中，k_{10} 为毒物从中央室消除的一级速率常数；k_{12} 为毒物从中央室向外周室转运的一级速率常数；k_{21} 为毒物从外周室向中央室转运的一级速率常数。

（4）三室或多室模型：外源化学物进入机体后，并非迅速和均匀地分布到全身，而是从血浆（包括体液）到组织脏器间有一个逐步分布与逐步达到平衡的过程。毒物转运到外周室的速率过程有较明显快慢之分，因而分为三个或多个外周室，称为多室模型（图 4-16C），其转运速率常数分别为 k_{12}、k_{21}、k_{13} 和 k_{31}。

房室模型是毒物动力学最为常用的研究分析手段，“线性速率转运”是应用房室模型的前提，是按毒物转运速度以数学方法划分的毒物动力学概念，反映毒物分布状况的假设空间。毒物可以进、出房室，故称上述房室模型均为开放性房室系统。

（三）毒物动力学基本参数

毒物动力学中，毒物的吸收、分布、代谢和排泄每一个基本过程，都可以用一些参数来描述这些过程出现的程度和速率。也就是说，毒物动力学参数可说明化学毒物在体内吸收、分布和消除的动力学规律。例如，t_{max}、C_{max}、AUC 和 F 表示化学毒物的吸收程度和速度；V_d 代表化学毒物的分布情况；k_e、CL 和 $t_{1/2}$ 反映化学毒物消除的特点。

（1）消除速率常数（elimination constant，k_e）：指单位时间内体内毒物被消除的百分率，单位是 h^{-1}。k_e 越大，化学物从机体消除的速度越快。

（2）消除半减期（生物半减期或生物半衰期，half life，$t_{1/2}$）：指化学物从机体减少一半所需的时间。单位为 min、h 或 d。$t_{1/2}$ 是表达与衡量一个毒物从体内清除速度的参数。其公式为：$t_{1/2}=0.693/k_e$。

（3）曲线下面积（area under curve，AUC）：时-量曲线下所覆盖的总面积，单位为 μg/（min • mL）或 mg/（h • L）。AUC 反映药物在血液中的总量和毒物的吸收程度。对于同一受试者，AUC 大则毒物吸收程度高，毒物从机体消除的速度则慢。AUC 可用梯形或积分法求得。

对于静脉（IV）染毒或一室模型，其公式为：$AUC=C_0/k_e$（式中，C_0 为零时血中毒物浓度）。

（4）表观分布容积（apparent volume of distribution，V_d）：指当药物在体内达动态平衡后，体内毒物剂量（D）与血中毒物浓度（C）的比值。表示毒物以血浆毒物浓度计算应占有的体液容积，单位用 L 或 L/kg 表示。由于它不代表真正的容积，而是依据化学物在血浆中的浓度推测而来，故称为表观分布容积，其公式为：$V_d=D/C$。对于静脉染毒：$V_d=D_0/C_0$（式中，D_0 为静注毒物剂量；C_0 为零时血中毒物浓度）。

V_d 值的大小反映毒物在体内分布的广泛程度及组织结合程度。V_d 值大，表示毒物分布广或组织摄取多；V_d 值小，则提示组织内毒物剂量少。水溶性大或与血清蛋白结合率高，不易进入组织，其 V_d 值较小；反之，脂溶性游离型毒物 V_d 值则较大。

（5）廓清率（clearance，CL）：廓清是指将毒物从血液循环中清除的过程。对整体动物，清除率是指单位时间内从机体内清除的表观分布容积，即每单位时间多少升血中毒物量被清除，其单位为 L/h 或 L/（h • kg）。按清除途径不同，可有肾清除率（CL_r）和肝清除率（CL_h）。血浆清除率则是肾和肝清除率的总和，是反映机体清除外源化学物效率的参数。其公式为：$CL = D/AUC$ 或 $CL = V_d \cdot k_e$。

（6）生物利用度（bioavailability，F）：又称为生物有效度，是指毒物被机体吸收利用的程度，即毒物的吸收率，完全吸收时 F=1。利用此参数可以比较不同染毒途径时，机体对毒物的吸收率。一般来说，毒物 F 值高，对机体的损害效应强。

经口生物利用度是指经口染毒的 AUC_{po} 与该毒物静注后的 AUC_{iv} 的比值，以经口吸收百分率表示，其公式为：$F=\mathrm{AUC_{po}}/\mathrm{AUC_{iv}}$。

（7）高峰时间（peak time，t_p 或 t_{max}）：是指血浆中毒物达到高峰的时间，单位为 min 或 h，其公式为 $t_p=\ln(k_a/k_e)/(k_a-k_e)$（式中，$k_a$ 为毒物吸收速率常数）。

各种毒物动力学基本参数的比较见表 4-3。

表 4-3　各种毒物动力学基本参数的比较

毒物动力学参数	缩写	公式	单位	代表意义
消除半减期	$t_{1/2}$	$t_{1/2}=0.693/k_e$	min、h、d	毒物的消除速度
曲线下面积	AUC	$\mathrm{AUC}=C_0/k_e$	μg/（min·mL）或 mg/（h·L）	机体对毒物的吸收程度和速度
表观分布容积	V_d	$V_d=D/C$	L 或 L/kg	毒物的分布情况
消除速率常数	k_e			毒物消除的快慢
廓清率	CL	$\mathrm{CL}=D/\mathrm{AUC}$ 或 $\mathrm{CL}=V_d\cdot k_e$	L/h 或 L/（h·kg）	单位时间毒物消除的量
生物利用度	F	$F=\mathrm{AUC_{po}}/\mathrm{AUC_{iv}}$		机体吸收毒物的程度

（四）毒物消除动力学

毒物消除动力学（elimination kinetics）研究体内毒物浓度变化速率的规律，按外源化学物在体内转运或转化的速率不同，将化学毒物体内转运的速率过程分为：零级速率过程（zero order rate process）、一级速率过程（first order rate process）和非线性动力学过程（non-linear toxicokinetics）三种。毒物消除过程可用微分方程表示：$\mathrm{d}C/\mathrm{d}t=-kC^n$（式中，$C$ 为毒物浓度；t 为时间；k 为消除速率常数；n 为消除动力学级数）。当 n=0 时则为零级消除动力学，n=1 时则为一级消除动力学。

（1）零级速率消除：血中的毒物浓度按恒定消除速度进行消除，与血中毒物剂量无关，又称定量消除。消除速率与毒物剂量的零次方成正比。某些需要载体转运或限速酶代谢的毒物，在体内的过程符合零级速率。微分方程为：$\mathrm{d}C/\mathrm{d}t=-k_e$。

零级消除动力学的特征包括：①血浆毒物浓度对时间作图为一直线，见图 4-17；②毒物在任何时间的消除速率是一常数，为恒量衰减，半减期 $t_{1/2}$ 与体内毒物剂量或浓度无关；③毒物的 $t_{1/2}$ 不是固定值，其随毒物的初始剂量而变化。

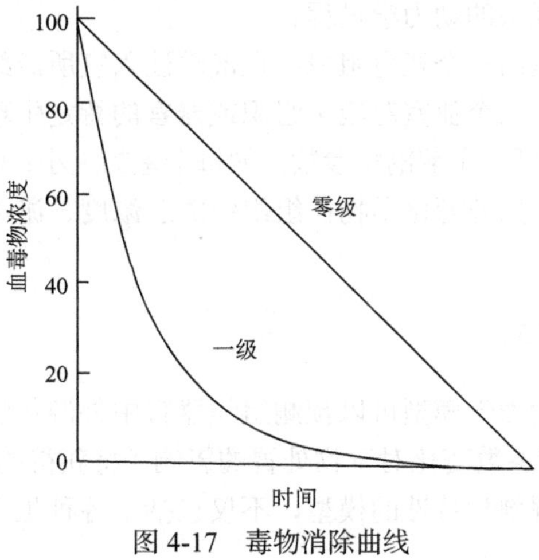

图 4-17　毒物消除曲线

（2）一级速率消除：指血中毒物消除速率与血中毒物剂量或浓度成正比。血中毒物浓度高，单位时间内消除的毒物多；血中毒物浓度降低后，毒物消除速率也按比例下降，也称定比消除。多数毒物在体内的消除符合一级速率过程。微分方程为：$dC/dt=-k_eC$（式中，dC/dt为毒物浓度随时间的变化率）。

一级消除动力学的特征为：①毒物在任何时间的消除速率与该时间毒物在体内的量成正比；②血浆毒物浓度对时间作图为一曲线（图 4-17），但血浆毒物浓度的对数值对时间作图则得一条直线；③毒物的半减期 $t_{1/2}$ 恒定，不因毒物本身数量、染毒途径或方式而发生变化；④血浆和其他组织的毒物浓度以单位时间某恒定值（消除速率常数）减少，即恒比衰减。

（3）非线性动力学消除：指毒物剂量较大，化学物在体内的消除过程不符合线性速率过程，存在明显的非线性特征。当血毒物浓度很高时，毒物消除慢，血毒物浓度的变化相当于零级，为非线性动力学过程；当血毒物浓度较低时，转为线性动力学过程。通常用 Michaelis-Menten 方程描述非线性动力学，即 $dC/dt=V_mC/(K_m+C)$（式中，V_m 为最大消除速率）。毒物具有非线性动力学特征，包括：①半衰期 $t_{1/2}$ 与毒物剂量或浓度有关；②血中毒物的 AUC 与剂量不成正比；③毒物在体内的处置需要有酶和载体的参与。

二、生理毒物动力学模型

经典毒物动力学房室模型的抽象性，使其与机体的解剖结构、生理功能缺乏直观和清晰的联系。许多学者不断寻求更加完善的新的模型，生理毒物动力学模型就是其中之一。

（一）基本概念

生理毒物动力学模型（physiologically based toxicokinetics model，PBTK 模型）是建立在机体的生理、生化、解剖和毒物热力学性质基础上的一种整体模型，它将每个相应的组织器官单独作为一个房室看待，房室间借助于血液循环连接。毒物在各房室间的转运和转化遵循质量守恒原理。

PBTK 模型以“生理学室”代替经典模式中的隔室，可基本明确毒物在体内的动态过程。生理毒物动力学模型可以提供外源化学物在各器官或组织中的时间分布过程；用于估计生理参数改变对外源化学物组织浓度的作用；可预测外源化学物在相同过程不同物种动物体内的动力学过程；并且适用于复杂的动力学过程。

PBTK 模型的生理学室由三个亚室组成：血液灌注入室所流经的血管腔；构成细胞基质的间质间隙；细胞内环境。三个亚室对应于组织或器官的特定生理部位。

PBTK 模型常用参数包括：①解剖学参数，如每个室的大小；②生理学参数，如血流、通气、消除；③热力学参数，如外源化学物在组织中的总浓度、游离浓度及二者的比例；④转运参数，如转运速率。

（二）PBTK 模型建立

理论上，用生理毒物动力学模型可以预测组织器官中外源化学物浓度及代谢产物的经时变化，定量描述病理、生理参数变化对毒物处置的影响，将获得的结果进行种间外推。PBTK 模型是符合生理学特征和解剖学特性的模型，不仅包括了各种生命器官，而且各组织器官之间通过血流互相联结，毒物主要在肝和肾消除，还包括了靶部位。一个成功的生理毒物代谢动力学模型是根据能否达到预期的研究目的，并取得实际成效来评价。

如果要使 PBPK 建模变得容易，关键是要有相应的软件工具。目前专门为药物等外源化学物发现、研发及监管而研发的 PBPK 软件系统主要有 GastroPlus、Simcyp 等，此外还有一些多用途的高水平计算软件，如 MATLAB、Berkeley Madonna 等，但是这类软件的使用要求研究人员必须有较高水平编程或矩阵语言的能力。

（三）PBTK 模型的局限性

生理毒物动力学模型有解剖学意义，并引入生理、生化参数，其模型由一系列代表器官或组织的房室组成，在应用方面取得很大进展，但是作为一种数学模型终究不同于生物机体，除毒物的代谢途径及代谢动力学十分复杂外，动物间的差异及药效的机制更为复杂。另外，PBTK 模型的建立需要较多的参数，包括毒物相关参数和生理参数，这些参数的获得需要进行实验测量，成本较高。另外，模型的描述方程较为复杂，求解困难，计算成本也较高。因此，生理毒物动力学模型在实际应用中有一定的限制。

三、毒代动力学与毒效动力学结合模型

毒物动力学（toxicokinetics，TK）和毒效动力学（toxicodynamics，TD）是按时间同步进行的两个密切相关的动力学过程。根据效应峰值明显滞后于血毒物浓度峰值这一现象，20 世纪 70 年代，Sheiner 等在传统的房室模型中引入一个效应室，作为毒物动力学和毒效动力学的桥梁，把经典的毒物动力学模型和毒效动力学模型有机结合起来，建立了毒物动力学和毒效动力学结合模型，简称 TK-TD 模型（toxicokinetic-toxicodynamic model）。图 4-18 反映的是 TK-TD 参数与外源化学物性质及物种特征之间的概念模型。

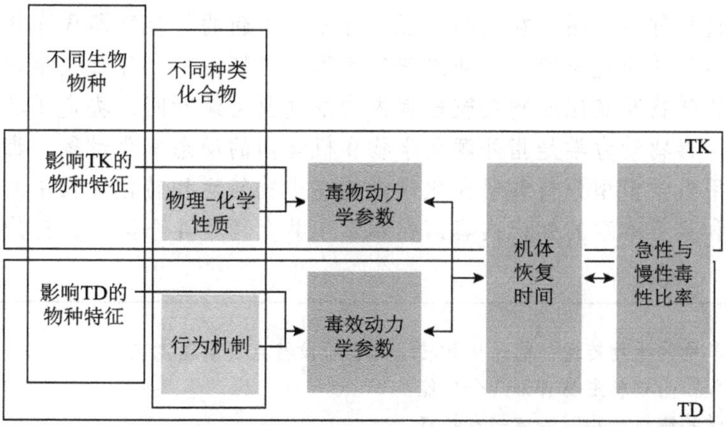

图 4-18　TK-TD 参数与化学物性质及物种特征之间的概念模型
（引自 Ashauer and Escher，2010）

TK-TD 模型借助传统的毒物动力学和毒效动力学模型，通过效应室将两者有机地结合起来，通过毒物动力学和毒效动力学结合模型揭示血液中外源化学物浓度和效应之间的内在联系，有助于了解外源化学物在体内作用部位的动力学特征，推断出产生效应的作用部位及外源化学物在作用部位的浓度，并可定量地反映浓度与效应的关系，给出外源化学物在体内的

毒效参数，进一步了解外源化学物的效应在体内动态变化的规律性，认识到外源化学物在体内的毒物动力学和毒效动力学过程的综合特性。

TK-TD 模型虽然起步较晚，但已经在鱼类对水体有机污染物的毒物动力学研究等方面得到了一定应用。尽管 TK-TD 模型对于毒理学研究中的多项工作都有非常重要的意义，可是由于推广 TK-TD 模型需要资金和物力的大量投入，以及技术和分析工具的缺乏和不完善，所以目前 TK-TD 模型还没有在毒理学工作中得到广泛应用。

在毒物动力学模型中，房室模型虽然具有一定的局限性，但由于相对于其他模型比较简单，不需要大量数据采集，是目前毒物动力学研究中运用最广泛的模型。PBTK 模型由于成本较高，实用性较差，仍不是当前毒物动力学研究的主流模型。生理毒物动力学模型的发展，首先要解决它的实用性问题，这需要其他学科的支持。从毒理学的发展历程可以看到，毒物动力学模型与毒效动力学模型逐步走向结合和统一。TK-TD 模型具有其他模型无法比拟的优势，具有很强的实际意义。PBTK-TD（生理毒物动力学-毒效动力学）模型是动物毒物动力学发展的一个方向。PBTK-TD 模型可以不用通过效应室直接研究靶器官或者靶组织的毒力学和毒效动力学特征，将二者结合，更加直观，更具有实际意义。随着毒物动力学模型资料库的不断完善、计算机计算方法的发展及毒物检测技术的进步，PBTK 模型和 TK-TD 模型，甚至 PBTK-TD 模型将会更为优化，更为实用，成为毒物动力学研究的主流方向。

本章小结

外源化学物对机体的毒作用可以从毒效动力学和毒物动力学两方面进行阐述。本章介绍了外源化学物通过生物膜的转运方式，在机体吸收、分布及排泄三个毒效动力学过程及其影响因素。吸收是化学物质从暴露部位——通常为机体的内表面或外表面转移到体循环的过程。由循环系统分散到全身组织细胞的过程称为分布。在组织细胞内经酶类催化发生化学结构与性质变化的过程称为代谢，在代谢过程中可能形成新的衍生物即代谢物。排泄是指外源化学物从血液中转移并通过尿液、粪便或呼气回到外界环境中。外源化学物的代谢和排泄合称为消除。外源化学物及其代谢物在靶器官内的浓度及持续时间，决定了其在机体的毒性效应的性质和强度。毒物动力学是指外源化学物在机体内的动态变化过程。毒物动力学是从速率论观点出发，用数学模型分析和研究化学毒物在生物转运和转化过程中的动态变化规律。为了更好地理解和学习本章的知识内容，在本章中共介绍了 4 个案例，三处延伸阅读。

思考题

1. 何谓外源化学物的生物转运？简述生物转运的各阶段特点及生理意义。
2. 什么是生物膜？生物膜主要有哪几个功能？
3. 简述外源化学物透过生物膜的方式及特点。
4. 简述吸收的基本概念及影响因素。
5. 什么是分布？毒物是如何在体内贮存的？
6. 简述体内主要屏障的特点及其意义。
7. 毒物是如何被排泄出体外的？
8. 简述各种毒物动力学基本参数的概念及其意义。
9. 何谓房室模型？房室模型的使用前提是什么？

第5章 外源化学物在机体内的生物转化

第一节 概　　述

生物转化（biotransformation）是指外源化学物在体内经过多种酶催化的代谢转化过程。生物转化是机体对外源化学物处置的重要环节，是机体维持稳定的主要机制。一般来说，毒物通过生物转化，其毒性的减弱或消失，称为解毒（detoxification）或生物失活（biological deactivation）。但有些外源化学物经过生物转化，在体内生成新的毒性更强的化合物，称为生物活化（biological activation）。有些外源化学物经代谢转化后，其代谢物甚至产生致癌、致突变和致畸作用。

经过代谢活化生成的活性代谢产物可分为4类：亲电子剂、自由基、亲核剂（此种情况比较少见）、氧化-还原剂（此种情况也比较少见）。

一、生物转化的步骤

外源化学物的生物转化过程主要在肝进行，肝是体内最重要的代谢器官。其他组织器官如肺、肾、肠道、脑、皮肤等也具有一定的生物转化能力，见表5-1。外源化学物可在这些组织中发生不同程度的代谢转化过程，有些还具有特殊的毒理学意义。未经肝的生物转化作用的毒物，会直接分布至全身，对机体的损害作用相对较强。

表5-1　生物转化的主要器官和细胞

转化能力	器官	细胞
强	肝	实质细胞（肝细胞）
	肺	Clara细胞、Ⅱ型上皮细胞
中等	肾	近曲小管
	小肠	黏膜内皮细胞
	皮肤	上皮细胞
弱	睾丸	输精管与支持细胞

外源化学物的生物转化过程分为两个阶段，如图5-1所示。第一阶段为Ⅰ相反应，包括氧化反应、还原反应和水解反应，第二阶段为Ⅱ相反应，是结合反应，即外源化学物经Ⅰ相反应所形成的中间代谢产物与某些内源化学物相互反应形成结合物的反应过程。通过Ⅰ相反应，外源化学物的分子暴露或增加功能基团，如—OH、—NH_2、—SH或—COOH，通常可以增加原外源化学物的水溶性，但最主要的作用是使其成为参与Ⅱ相反应的底物。Ⅱ相反应是指外源化学物或经Ⅰ相反应的代谢产物，与体内的某些内源化学物或基团结合而产生水溶性结合化学物。这一结合掩盖了外源化学物的某些功能基团，使外源化学物的生物活性、分

子大小、溶解度等发生改变，易于机体排出体外。Ⅱ相反应包括葡萄糖醛酸化、硫酸化、乙酰化、甲基化反应，谷胱甘肽结合及氨基酸结合。大多数外源化学物在机体内的生物转化均需经过两相反应，仅极少数的外源化学物只经过Ⅰ相反应。

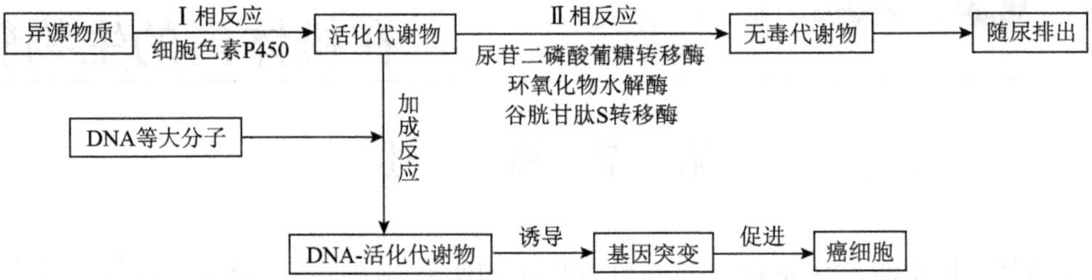

图 5-1　外源化学物代谢的一般模式图

外源化学物的生物转化概况见图 5-2，生物转化反应的亚细胞分布见表 5-2。

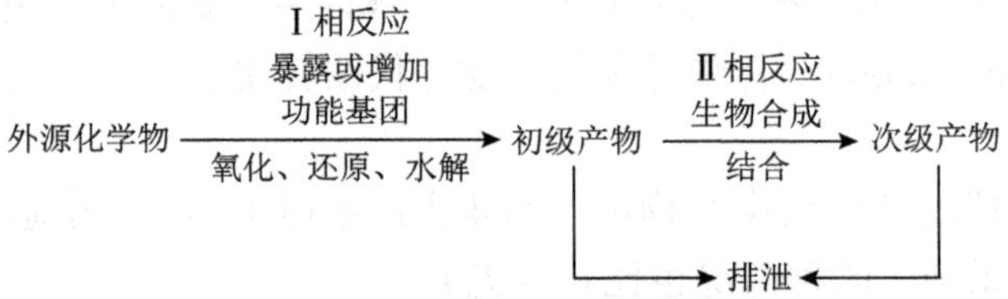

图 5-2　外源化学物的生物转化概况

表 5-2　外源化学物生物转化反应的亚细胞分布

反应类型	微粒体	胞液	线粒体	溶酶体	其他
氧化	前列腺素 H 合成酶、过氧化物酶、黄素加单氧酶、P450	醇脱氢酶、醛脱氢酶、醛氧化酶、黄嘌呤氧化酶、双胺氧化酶	醛脱氢酶、单胺氧化酶	过氧化物酶	唾液：过氧化物酶
还原	羰基还原、醌还原、还原性脱卤、脱羟基作用	羰基还原、二硫还原、硫氧化物还原、醌还原、二氢嘧啶脱氢酶、脱羟基作用（醛氧化酶）	—	—	肠道菌群：偶氮和硝基还原。血：羰基还原
水解	酯酶、环氧水化酶	酯酶、环氧水化酶	—	酯酶、肽酶	血：酯酶、肽酶。质膜：碱性磷酸酶
结合	葡糖醛酸转移酶、GSH 转移酶、氨基酸转移酶、甲基转移酶	硫酸转移酶、GSH 转移酶、乙酰转移酶、甲基转移酶	GSH 转移酶、氨基酸转移酶、乙酰转移酶	—	血：甲基转移酶

二、生物转化的意义

外源化学物的生物转化具有灭活代谢及活化代谢双向作用。外源化学物在生物体内能否发挥其毒性作用及毒性的大小，除了与化学物通过生物转运到达效应部位的剂量或浓度有关外，很大程度上还取决于生物体对化学物的代谢转化途径及代谢能力。外源化学物经过生物转化会形成新的中间代谢产物或终产物，它们存在于机体组织及血液中或被排出体外。外源化学物的生物转化概况见图 5-2。研究生物转化过程可以探索外源化学物的活性分子、活性基团的重要规律，防止其对机体的损伤，还可以发现化学物对机体的损伤机制。

第二节　Ⅰ 相 反 应

一、Ⅰ相反应的酶系

（一）氧化作用酶系

1. 微粒体混合功能氧化酶系　微粒体混合功能氧化酶系（mixed-function oxidases system，MFOS）属于线粒体酶中的一种，其在真核细胞中是膜络合酶，主要存在于内质网的磷脂中，是血红素硫醇蛋白与细胞色素形成的一种复合物。正常情况下，该酶还原 Fe^{3+}为 Fe^{2+}，并使之与 CO 结合，结合后的最大吸收光谱在 450nm，故称之为细胞色素 P450 酶系（cytochrome P450 system）。

微粒体（microsome）是内质网在细胞匀浆过程中形成的碎片，存在于细胞匀浆经超速离心去除线粒体后的上清液中。由于内质网有粗面内质网和滑面内质网之分，因此微粒体也可分为粗面和滑面两种，并且都含有混合功能氧化酶。其中，滑面内质网上所含的混合功能氧化酶的活性较强。在氧化反应过程中，O_2的一个氧原子参与到底物中，故称微粒体单加氧酶系（microsomal monooxygenase system），另一个氧原子则还原为水，所需电子或氢由 NADPH 或 NADH 提供，即氧分子的“混合”作用，故称为混合功能氧化酶系。整个反应式如图 5-3 所示，其中 RH 代表底物。

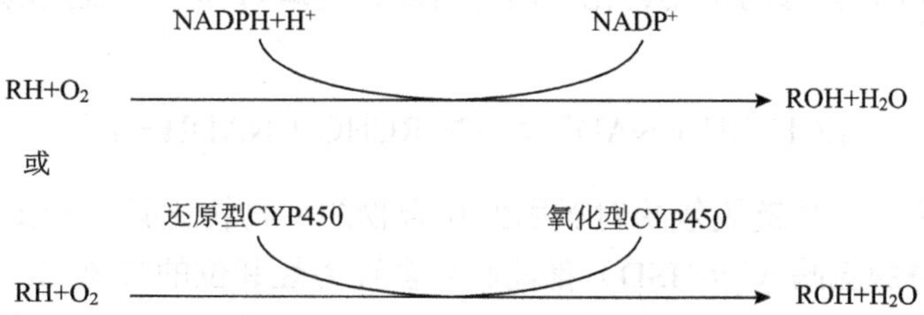

图 5-3　细胞色素 P450 酶系总反应示意图

MFOS 组成较为复杂，包括血红蛋白类、黄素蛋白类、脂类等。MFOS 是机体催化氧化反应的一个最重要的酶系。

1）血红素蛋白类（hemoprotein）　微粒体细胞色素 P450 依赖性单加氧酶和微粒体细胞色素 b_5 依赖性单加氧酶均含有铁卟啉环结构，具有传递电子的功能。

2）黄素蛋白类（flavoprotein）　还原型辅酶Ⅱ-细胞色素 P450 还原酶（NADPH-cytochrome P450 reductase）及还原型辅酶Ⅰ-细胞色素 b_5 还原酶（NADH-cytochrome b_5 reductase）可提供电子及传递电子。这两种酶都可以传递单加氧氧化反应中所需的电子，也可使 CYP450 处于还原状态，完成氧化反应。

3）脂类　主要为磷脂酰胆碱，对生物膜上各种蛋白酶起固定作用，促进底物的羟化反应，或增强外源化学物与 CYP450 的结合，并不直接参与电子的传递。在这些组分中，CYP450 最重要，是蛋白质与血红素的复合物。

2. 黄素单加氧酶　黄素单加氧酶（flavin monooxygenase，FMO）又称为含 FAD 单加氧酶，是以黄素腺嘌呤二核苷酸（FAD）代替细胞色素 P450，参与单加氧酶反应，不含细胞色素 P450。FMO 家族是催化氧化反应的第二大酶系。在人和猪体内，FMO 活性都很高，而在大鼠中较低。

在 FMO 催化的氧化反应中，同样需要 NADPH 和氧分子。FMO 的另一特点是对底物专一性要求不是很严格，且不在碳位上催化氧化，能够催化许多含 N、S、P 杂原子的有机外源化学物和无机离子。这些化学物多与蛋白质代谢有关，主要有叔胺类、仲胺类、芳香胺类、含硫化合物。FMO 也参与一些农药的氧化。

3. 非微粒体混合功能氧化酶 非微粒体混合功能氧化酶存在于血浆、肝组织胞液及线粒体中。这些酶专一性不太强，可催化某些具有醇、醛和酮功能基团的外源化学物的氧化还原反应，包括醇脱氢酶、醛脱氢酶、过氧化氢酶、黄嘌呤氧化酶等。经酶催化后醇类化合物可以转变为醛类化合物，醛或酮类化合物则转变为酸类化合物，并伴随有小分子物质 CO_2 和 H_2O 的生成。

1）脱氢酶 脱氢酶在酶学分类中属于第一大类，是一类催化物质氧化还原反应的酶。其中，醇脱氢酶可能是外源化学物醇类和羰基类化合物代谢中最重要的酶。醇脱氢酶催化的是一种可逆反应，同时羰基类化合物也能还原成醇类化合物。乙醇是最常见的能够大量进入机体的外源化学物，可以通过机体内的醇脱氢酶（alcohol dehydrogenase，ADH）转化为乙醛，乙醛进一步由醛脱氢酶（aldehyde dehydrogenase，ALDH）转化为乙酸。因为醇脱氢酶和乙醛酶饱和较快，这一代谢反应是少数按零级动力学的外源化学物生物转化途径之一。中间产物乙醛蓄积能够引起头痛和恶心，其他醛类也有一定的毒性。所以，醛类氧化成酸类是非常重要的去毒反应。醛脱氢酶的生物转化作用也可解释为解毒作用。脱氢酶的催化氧化反应可表示为

$$RCH_2OH + NAD^+ \rightleftharpoons RCHO + NADH + H^+$$

2）短链脱氢酶 短链脱氢酶对类固醇化合物的生物转化具有一定的作用。大鼠和人体内的 3α-羟类固醇脱氢酶（3α-HSD）都能够将多环芳烃邻位的二氢二醇通过相应的儿茶酚氧化为相应的醌。它使多环芳烃的湾前（prebay）二氢二醇与关键的活化途径隔绝，避免致癌物二氢二醇湾区环氧化物的生成，而形成儿茶酚或醌。3α-HSD 不良效应则是形成的醌本身具有强烈的毒性，干扰细胞内的氧化还原态。例如，萘引起白内障，是通过产生 1, 2-二羟基萘的毒化步骤，再转化为儿茶酚引起的。

3）醛脱氢酶 醛脱氢酶主要存在于肝细胞的胞液和线粒体中。肝组织中的醛脱氢酶在 NAD^+存在下，催化脂肪族和芳香族的醛类形成相应的酸。乙醇经由脱氢酶催化形成乙醛后，若机体由于遗传缺陷导致醛脱氢酶活力较低，乙醛即在体内发挥毒性，饮酒后容易出现乙醛聚积，导致酒精中毒及酒醉。二硫化四乙基秋兰姆（disulfiram），俗称**戒酒硫**，通过抑制醛脱氢酶的活性，使体内乙醛浓度增高，造成机体不适感而戒酒。醛脱氢酶的催化反应可以表示为

$$RCHO + NAD^+ + H_2O \longrightarrow RCOOH + NADH + H^+$$

4）胺氧化酶 胺氧化酶主要存在于线粒体中，可催化单胺类和二元胺类化学物的氧化反应形成醛类，可参与正常生理过程中生成的生物胺的氧化和外源化学物的脱氨基作用。肝细胞胞液中含有单胺类二聚体氧化酶，可催化胺类化合物氧化形成醛类和氨类化合物。根据底物的不同，胺氧化酶可分为单胺氧化酶和二胺氧化酶两种。单胺氧化酶的催化反应

如图 5-4 所示。二胺氧化酶（diamine oxidase，DAO）为可溶性酶类，以磷酸吡哆醛和酮为辅酶，主要涉及体内二元生物胺类的形成，如腐胺、尸胺等，与外源化学物代谢转化关系较少。在机体的肾脏、肠道和胎盘中也存在 DAO。

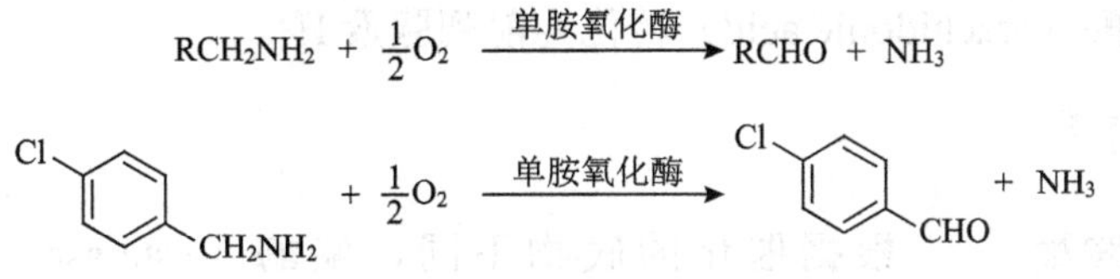

图 5-4　单胺氧化酶催化反应

本章案例一：戒酒硫与双硫仑样反应

2012 年 14 期《中国社区医师(医学专业)》刊登了一篇有关双硫仑样反应的文章——“饮酒后口服阿莫西林致双硫仑样反应”。文中介绍的案例为：患者女，30 岁，2011 年 2 月 21 日来急诊室就医。患者 30min 前曾饮酒后服阿莫西林胶囊 2 粒，服药 10min 后出现胸闷、憋气、腹痛、周身皮肤潮红丘疹。经医生查体：体温 35.8℃，脉搏 125 次/min，呼吸 19 次/min，血压 85/55mmHg，胸闷、憋气、腹痛、脐周疼痛为重，持续性钝痛，恶心呕吐。医生诊断为双硫仑样反应。

案例分析：

双硫仑样反应又称为戒酒硫样反应，是由于应用药物（头孢类）后饮用含有乙醇的饮品（或接触乙醇）导致的体内“乙醛蓄积”的中毒反应。1948 年，哥本哈根的 Jacobsen 等发现，作为橡胶的硫化催化剂双硫仑被人体微量吸收后，能引起面部潮红、头痛、腹痛、出汗、心悸、呼吸困难等症状，尤其是在饮酒后症状会更加明显。人们把这种在接触双硫仑后饮酒出现的症状称为双硫仑样反应。临床上，戒酒硫样反应的诊断标准为：近期内头孢菌类抗生素有注射史；饮酒后出现戒酒硫样反应；其他疾病除外。

戒酒硫样反应的症状是体内乙醛蓄积所致，酒的主要成分是乙醇，进入体内后先在肝脏经乙醇脱氢酶作用转化为乙醛，乙醛再经醛糖氧化还原酶作用转化为乙酸，乙酸进入枸橼酸循环，最后转化为水和 CO_2，24h 内完全排泄。正常人饮酒后血中可出现少量乙醛，但若服用戒酒硫，血中乙醛浓度可以上升 5～10 倍，当血中乙醛浓度大于 0.5%时可发生一系列中毒症状，为体内乙醛蓄积所致。

临床常用的头孢菌类抗生素含有硫甲基四氮唑基团，与戒酒硫结构相似，能抑制醛糖氧化还原酶，使乙醛不能转化为乙酸，造成体内乙醛浓度升高，产生不适，即体内乙醛中毒的表现——醉酒状。主要表现在使用头孢菌类抗生素期间或停用头孢类抗生素后 4～5d 内饮酒，5～10min 后患者出现面部发热、面色潮红、头痛;严重者出现呼吸困难、出汗、口干、眩晕、腹痛、胸痛、心跳过速、视觉模糊、精神错乱、嗜睡、意识不清、蛋白尿、肝和心肌损害等反应，甚至血压下降、休克、心律失常、心肌梗死、急性心力衰竭、惊厥或死亡。临床上还发现甲硝唑、奥硝唑、替硝唑、呋喃唑酮、酮康唑、氯霉素、灰黄霉素及降糖药物也含有与硫甲基四氮唑相似的结构，服药前后饮酒也能发生戒酒硫样反应。其严重程度与用药剂量和饮酒量成正比，老年人、儿童、心脑血管病及对乙醇敏感者更为严重。

4. 环加氧酶　环加氧酶（COX）包括 COX-1 和 COX-2 两种同工酶。COX-1 是基本表达的酶，而 COX-2 是炎症时高表达的可诱导形式。精囊腺中 COX 含量高，COX 与过氧化物酶（peroxidase）统称前列腺素合成酶（prostaglandin H synthase，PHS），同属微粒体酶。PHS 能够催化花生四烯酸（arachidonic acid）转化为前列腺素 H_2。

（二）水解酶系

1. 酯酶和酰胺酶　根据催化的底物不同，酯酶（esterase）可分为羧基酯酶（carboxylesterase）、芳香族酯酶（arylesterase）、乙酰酯酶（acetylesterase）和胆碱酯酶。催化酰胺的酶称为酰胺酶（amidase）。

根据与有机磷酯相互作用的不同，酯酶分为 A-酯酶、B-酯酶、C-酯酶。A-酯酶催化对氧磷的水解，且不会被对氧磷抑制。由于芳香族化合物衍生的酯类是 A-酯酶很好的底物，A-酯酶也被称为芳基酯酶。B-酯酶会被对氧磷强烈抑制，在这三类酯酶中最为重要，可催化很多底物水解，是一大组异质性的酶类，其重要组成是乙酰胆碱酯酶。C-酯酶主要以乙酰基酯类为底物，也称为乙酰基酯酶。C-酯酶不催化对氧磷的水解反应，也不会被其抑制。

2. 环氧化物水解酶　环氧化物水解酶（epoxide hydrolase，EH）是一组与环氧酶功能相关的酶，可催化链烯烃和芳烃类化合物的环氧化物环。EH 主要催化芳香烃及脂肪烃类化合物在体内所形成的环氧化中间产物，生成相应的二氢二醇，以降低原化学毒物的活性，具有很重要的毒理学意义。芳烃氧化（芳香族化合物的环氧化）的中间产物化学结构不稳定，需要重排生成相应的酚类物质，有利于进行Ⅱ相反应。

延伸阅读一

细胞色素 P450 酶系家族

细胞色素（P450，cytochrome P450，CYP450 或 P450）酶系由一群基因超家族（superfamily）编码的酶蛋白所组成。自 1987 年推行统一命名方案以来到 1996 年，共经过 4 次修改与增补，内容日趋完善。在哺乳动物 CYP450 主要存在于微粒体和线粒体中。现发现千余种 CYP450 广泛分布于各种生物机体内，在生理上具有功能意义的就有约 50 种。根据氨基酸序列的统一性分为 17 个家族和许多亚家族。细胞色素 P450 超家族依次可分为家族、亚（或次）家族和酶个体 3 级。一般命名通则如下：细胞色素 P450 缩写成 CYP（小鼠和果蝇用 Cyp），正体表示酶，斜体表示相应的基因。根据酶蛋白一级结构中氨基酸的同源（homology）程度区分：同源度<40% 者则归入不同的家族（family），家族用阿拉伯数字表示，如 CYP1、Cyp1。每一家族进一步被区分为亚家族（subfamily）。在哺乳动物的亚家族中，同源性>55%被归入同一亚家族中，并用大写英文字母（小鼠和果蝇用小写英文字母表示），如 CYP1A（Cyp1a）。存在于同一亚家族的同工酶，根据酶被鉴定的先后顺序，用阿拉伯数字编序，用于区分不同的酶个体，如 CYP1A1（Cyp1a1）。

人类的细胞色素 P450，主要定位于细胞线粒体内膜、内质网中。人类基因组计划已鉴定出编码细胞色素 P450 酶的 57 种基因。细胞色素 P450 酶类在许多组织中存在，在激素合成和分解、胆固醇代谢、维生素 D 代谢中有重要作用。同时，细胞色素 P450 酶类在人体内多种毒素（包括药物、内源代谢产物）代谢中起作用。

二、Ⅰ相反应的反应类型

生物转化的Ⅰ相反应（phase Ⅰ biotransformation）主要包括氧化（oxidation）、还原（reduction）和水解（hydrolysis）反应三大类。经过Ⅰ相反应之后，外源化学物的分子上往往出现极性反应的基团，从而使其极性增加，脂溶性降低，水溶性提高。

（一）氧化反应

氧化反应是外源化学物在机体内最为常见和有效的代谢途径之一，可分为：①微粒体混合功能氧化酶催化的氧化反应；②微粒体含黄素单加氧酶催化的反应；③非微粒体混合功能酶系催化的氧化反应；④前列腺素生物合成过程中的共氧化反应。Ⅰ相氧化反应的主要类型和氧化酶见表 5-3。

表 5-3　Ⅰ相氧化反应的主要类型和氧化酶

反应类型	简式举例
1.P450 催化氧化	
（1）脂肪族和芳香族羟化	$RCH_3 \longrightarrow RCH_2OH$； 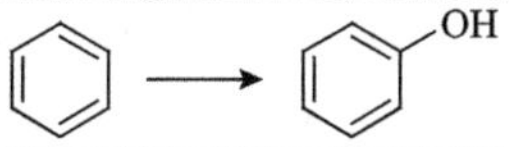
（2）双键的环氧化	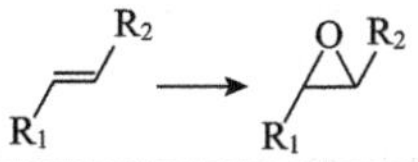
（3）杂原子（*S*—、*N*—、*I*—）的氧化和 N-羟化	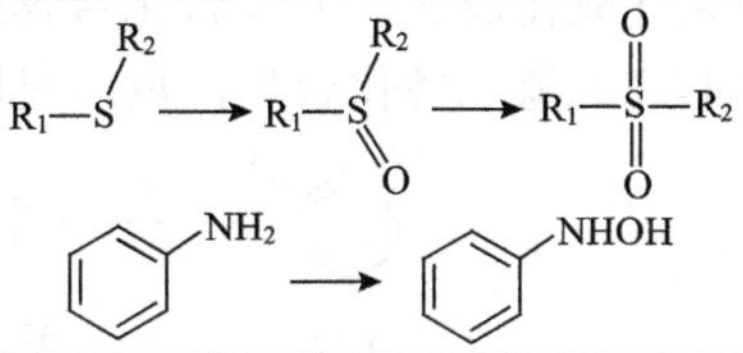
（4）杂原子（*O*—、*S*—、*N*—）的脱烷基	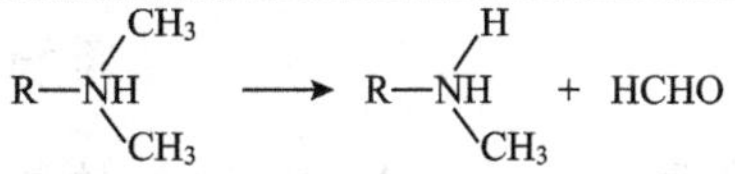
（5）氧化基团的转运（氧化脱氨、脱硫、脱卤素）	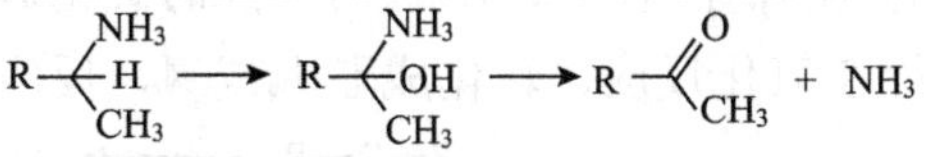
（6）酯的裂解（羧酸酯、磷酸酯）	$R_1COOCH_2R_2 \longrightarrow R_1COOH + R_2CHO$
（7）脱氢	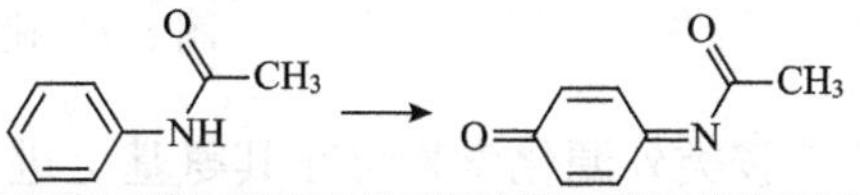
2. 微粒体含黄素加单氧酶（氧化亲核性 *N*—、*S*—、*P*—）	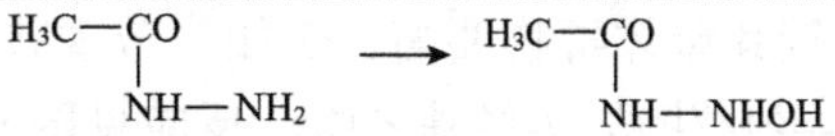
3. 醇、醛、酮氧化和胺类氧化	$R—CH_2OH \longrightarrow R—CHO \longrightarrow R—COOH$ 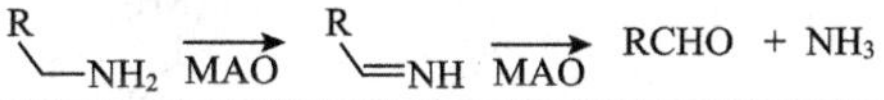
4. 过氧化物酶依赖性共氧化	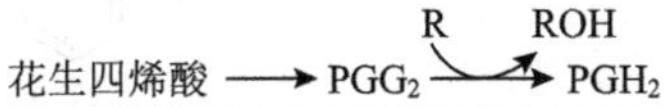

1. 微粒体混合功能氧化酶催化的氧化反应　很多外源化学物都可经混合功能氧化酶催化，加氧形成各种羟化物，并进一步反应形成各种产物。

1）*羟化反应*（hydroxylation）　脂肪族和芳香族的羟化反应又可称为碳羟化反应。脂肪族在体内的羟化通常是最末端的或倒数第二个碳原子被氧化成羟基。大多数芳香族外源化学物如苯、苯胺、乙酰苯胺、萘及萘胺等均可被羟化形成相应的酚类化学物。

2）*环氧化反应*　环氧化反应是在微粒体混合功能氧化酶系的催化下，一个氧原子在外源化学物相邻两个碳原子之间构建桥式结构，即形成环氧化物。含双键的芳香族或烯烃类外源化学物被氧化时，形成的环氧化中间产物不稳定，可继续分解。很多环氧化物都是亲电子剂，其毒性高于母体化学物。例如，氯乙烯的环氧化产物环氧化氯乙烯即终致癌物。根据外源化学物其自身化学结构的不同，环氧化反应可分为脂肪族环氧化反应和芳香族环氧化反应。

脂肪族环氧化反应：含有不饱和碳原子的脂肪族化合物和脂环族化合物，大都发生环氧化反应。脂环族化合物是通过单键或双键把许多碳原子连成闭环状化合物，其性质与脂肪族化合物相近，与芳香族化合物不同。例如，有机氯杀虫剂——艾氏剂经过环氧化反应生成狄氏剂，见图 5-5。

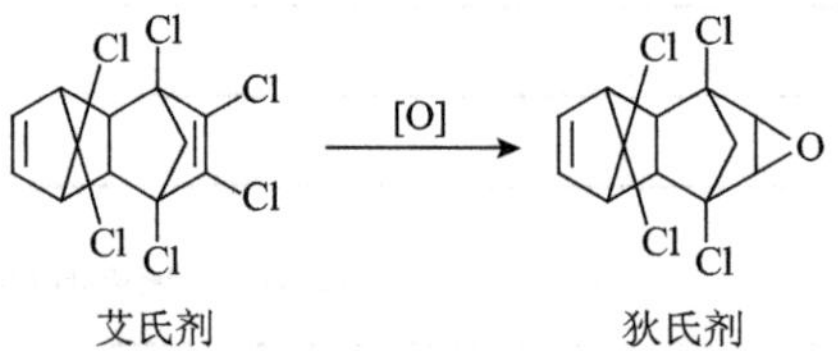

图 5-5　艾氏剂的环氧化反应

芳香族环氧化反应：芳香族化合物经环氧化反应形成环氧化物，在环氧化物水化酶催化下，羟化形成二氢二醇化合物，反应见图 5-6。

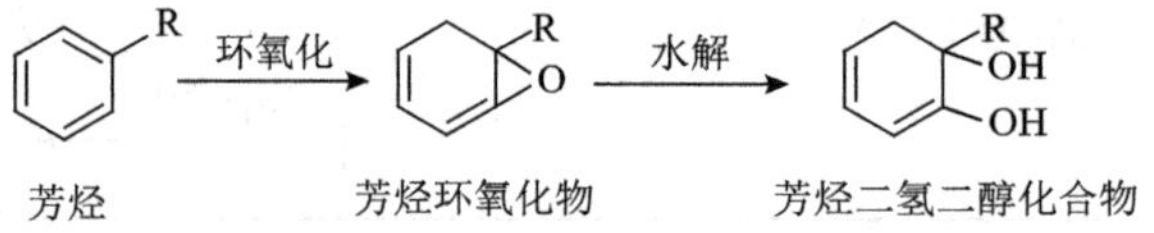

图 5-6　芳烃的环氧化反应

3）*杂原子（S—、N—、I—）的氧化和N-羟化反应*　硫醚类化合物可在 MFO 的催化下进行 *S*-氧化反应，转化成亚砜或砜，反应见图 5-7。这些氧化产物的毒性可增高 5～10 倍。

R—S—R′ ⟶ R—SO—R′ ⟶ R—SO_2—R′

硫醚　　亚砜　　砜

图 5-7　硫醚化合物的氧化反应

芳香胺类外源化学物可在其氨基上进行 *N*-羟化生成羟氨类化学物。羟氨类代谢产物的毒性通常较其母体毒物要高。例如，芳香胺类不会直接致癌，需要经过羟化后才会致癌。苯胺经过 *N*-羟化生成 *N*-羟基苯胺，反应见图 5-8。

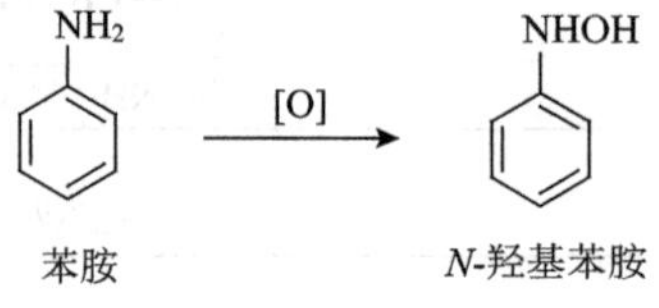

图 5-8　苯胺的羟化反应

4）*杂原子（O—、S—、N—）的脱烷基反应*　外源化学物中与 O、S、N 相连的烷

基 α-碳原子被氧化并脱去一个烷基，分别得到含有巯基、羟基和氨基的化合物，并生成醛或酮。根据反应发生的位置不同可分为*N*-脱烷基反应、*O*-脱烷基反应和*S*-脱烷基反应。

N-脱烷基反应是 N 原子脱去 1～2 个烷基。二甲基亚硝胺、氨基甲酸酯类及致癌物偶氮色素都可以发生脱烷基反应。二甲基亚硝胺进行*N*-脱烷基后形成甲基自由基（$\cdot CH_3$），可使细胞核内核酸分子上的鸟嘌呤甲基化，诱发突变或癌变，反应见图 5-9。

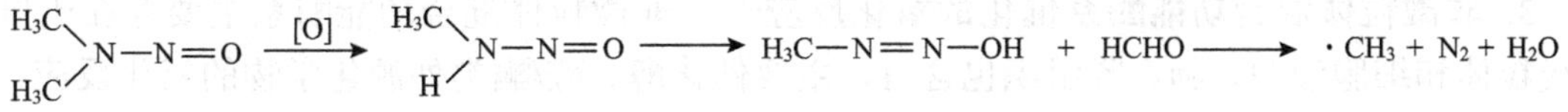

图 5-9　二甲基亚硝胺脱烷基反应

O-脱烷基反应后形成羟基和羰基化合物，*O*-脱烷基反应通式如下。

$$ROCH_3 \xrightarrow{\text{氧化}} ROCH_2OH \longrightarrow ROH + HCHO$$

S-脱烷基反应较为少见，常见于硫醚类化合物。

5）氧化基团的转运（oxidative group transfer）　氧化基团转运是指经 CYP450 催化的氧化脱氨、氧化脱硫、氧化脱卤素等作用。例如，苯丙胺氧化形成中间产物——苯丙甲醇胺，然后再脱去氨基形成苯丙酮，苯丙胺也可以经过氧化形成苯丙酮肟，见图 5-10。农药对硫磷经氧化脱硫后形成对氧磷，见图 5-11。对氧磷毒性较母体强。

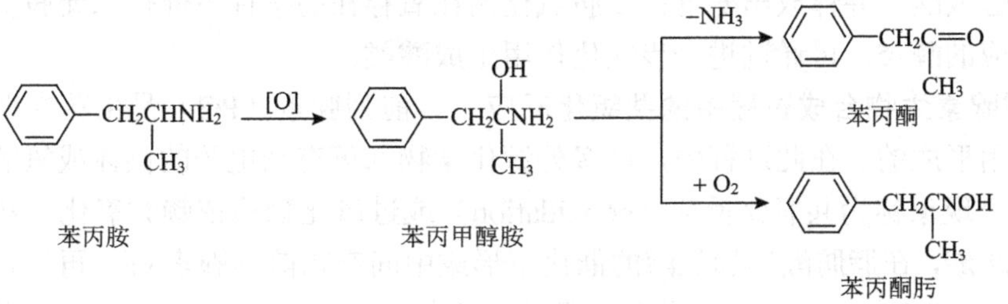

图 5-10　苯丙胺的氧化脱氨反应

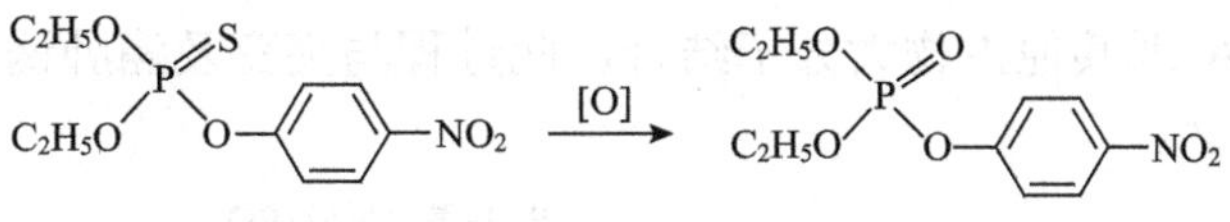

图 5-11　对硫磷的氧化脱硫反应

6）脱氢反应（dehydrogenation）　CYP450 能够催化尼古丁、对-乙酰氨基酚等外源化学物的脱氢反应。对-乙酰氨基酚经过脱氢反应，会活化生成肝毒物*N*-乙酰苯醌胺。

7）酯的裂解（cleavage of ester）　酯类化合物经 CYP450 催化可发生酯的裂解。例如，羧酸酯类首先经酯酶水解生成羧酸类和醇类，生成的醇类再经 CYP450 催化后生成相应的醛类或羧酸类。此外，CYP450 也催化磷酸酯类裂解。

2. 微粒体含黄素单加氧酶催化的反应　肝、肾、肺等组织的微粒体中含一种或几种含黄素单加氧酶（FMO）。FMO 可以催化氧化含有亲核性的氮、硫、磷等杂原子的外源化学物。FMO 酶的辅酶为黄素腺嘌呤二核苷酸（FAD），反应需要 NADPH 和 O_2 参与。很多由 FMO

催化的反应，也可由细胞色素 P450 催化。FMO 与细胞色素 P450 的功能有交叉或重叠的现象，作用底物也相同，但作用过程不尽相同。例如，烟碱经由 CYP 催化反应生成的代谢产物为去甲烟碱，而经由 FMO 催化则形成烟碱-*N*-氧化物。FMO 还可氧化含硫的外源化学物和磷化氢，分别生成 *S*-氧化物和 *P*-氧化物。肼类化合物、碘化物、硒化物和含硼化合物也是 FMO 的底物。

3. 非微粒体混合功能酶系催化的氧化反应　非微粒体混合功能酶系主要存在于肝细胞线粒体和细胞液中，肺、肾组织也含有，主要催化醇、醛/酮类外源化学物的氧化反应，主要包括醇、醛脱氢酶及胺氧化酶类。

1）醇、醛脱氢　在醇脱氢反应中，醇类外源化学物经辅酶Ⅰ或辅酶Ⅱ催化形成相应的醛类或酮类。在醛脱氢反应中，醛类经辅酶Ⅰ催化形成相应的酸类，反应见图 5-12。

$$\underset{\text{醇类}}{RCH_2OH} + NAD(P)^+ \rightleftharpoons \underset{\text{醛类或酮类}}{RCHO} + HAD(P)H_2^+$$

$$\underset{\text{醛类}}{RCHO} + NAD(P)^+ \rightleftharpoons \underset{\text{酸类}}{RCOOH} + HAD(P)H_2^+$$

图 5-12　醇类和醛类化合物的脱氢反应

2）胺氧化酶催化的反应　胺氧化酶可催化单胺类和二元胺类外源化学物的氧化反应，形成醛类物质。单胺氧化酶可将伯胺、仲胺、叔胺等脂肪族胺类外源化学物氧化脱去氨基，形成相应的醛或酮，并释放出氨气；二胺氧化酶在氧存在的条件下催化二元胺类外源化学物氧化生成相应的醛类，再通过进一步氧化作用生成酸类。

4. 前列腺素生物合成过程中的共氧化反应　前列腺素（PG）是由花生四烯酸在机体内经氧化作用形成的。在此过程中，许多外源化学物都可充当电子的供体或氧的受体，同时被氧化，这一现象称为共氧化反应（cooxidation）或过氧化物酶依赖共氧化。花生四烯酸是多不饱和脂肪酸，在脂肪酸环加氧酶的催化下形成中间产物前列腺素 G_2，再经过氧化物酶的催化氧化形成 PGH_2，见图 5-13。此类共氧化反应与 CYP450 单加氧酶或 FAD 单加氧酶所催化的反应类似或相同。有些外源化学物在共氧化作用中经过氧化物酶催化，可以形成亲电子化合物，从而与 DNA 或其他生物大分子结合，此过程与突变及癌肿诱发形成有关，在毒理学上有较为重要的意义。

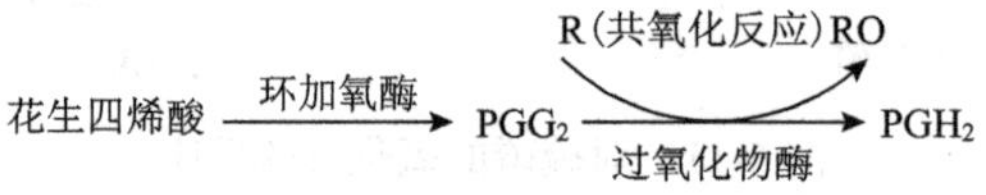

图 5-13　花生四烯酸的共氧化反应

（二）还原反应

在哺乳动物组织中还原反应活性较低，但在肠道菌群内还原酶的活性较高。含有硝基、偶氮基、羰基的外源化学物及二硫化物、亚砜化合物在体内均可被还原。例如，CCl_4 在体内可被 NADPH-细胞色素 P450 还原酶催化脱卤还原，形成三氯甲烷自由基（$\cdot CCl_3$），该自由基可破坏肝细胞膜脂质结构，引起肝脂肪变性及坏死。根据外源化学物结构及反应机制不同，可将还原反应分为含氮基团还原反应、羰基还原反应、含硫基团还原反应、醌还原反应和脱卤还原反应。

1. 硝基还原、偶氮还原及 *N*-氧化物还原反应　硝基还原和偶氮还原通常是经肠道菌群和两种肝酶催化完成的。在某些情况下，醛氧化酶也参与偶氮还原反应和硝基还原反应。硝基还原和偶氮还原反应都需要 NADPH，可被氧抑制。在机体胃肠道的下段，无氧的条件非常适合硝基还原和偶氮还原反应，主要由肠道菌群催化完成。但如果在低氧分压时，CYP450 也可以催化外源化学物的还原反应。

肠道菌群催化的硝基还原对某些芳香毒物的毒性起重要的作用。肝致癌物二硝基甲苯经肝 CYP450 氧化后与葡糖醛酸结合成葡糖苷排入胆汁。由肠道菌群进行生物转化，一个或两个硝基被硝基还原酶还原成胺，葡糖苷被 β-葡糖苷酶水解。水解后的代谢物被重吸收转运至肝，新生成的氨基由 CYP450 催化 *N*-羟基化，并可乙酰化或与硫酸结合。这些结合物可裂解生成高度反应性的**氮宾离子**，氮宾离子可攻击 DNA，引起肝细胞突变和肝癌，反应见图 5-14。因此，某些化学致癌物的代谢活化涉及几个不同的生物转化酶，并需要几个器官组织的配合。2,6-二硝基甲苯与 DNA 反应并引起突变，在大多数评价外源化学物遗传毒性的短期试验中是观察不到的。因为这些体外的遗传毒性试验缺乏肠道菌群的生物转化或者Ⅱ相（结合）酶的作用。硝基基团，尤其是芳香族硝基化学物，在还原反应中先形成中间代谢产物亚硝基化学物和羟胺，然后还原成相应的胺。

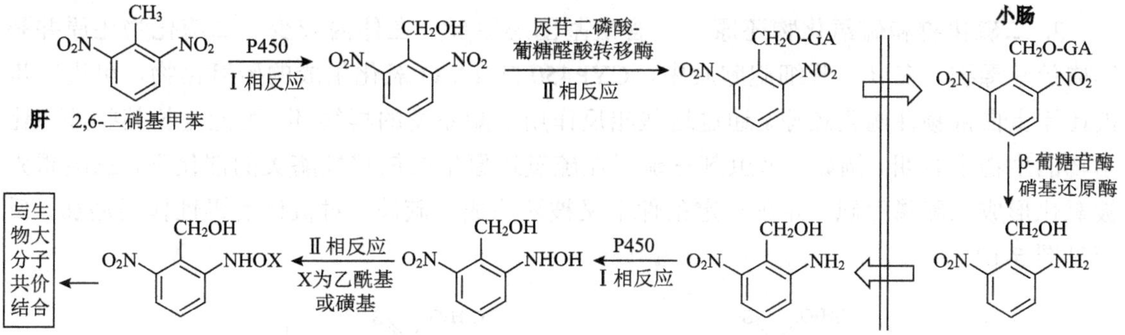

图 5-14　2,6-二硝基甲苯的还原反应

脂溶性和水溶性的偶氮化合物均可由偶氮还原酶催化还原，两者的代谢产物有所不同。例如，脂溶性的苏丹红Ⅳ偶氮还原形成邻-氨基偶氮甲苯；水溶性的水杨酸偶氮磺胺嘧啶经还原作用形成磺胺嘧啶，反应见图 5-15。

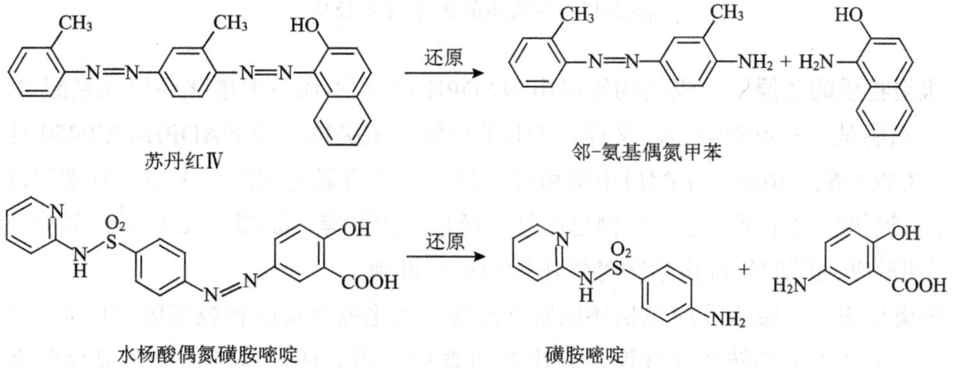

图 5-15　偶氮化合物的还原

N-氧化物本身毒性较小，但经 CYP450 和 NADPH CYP450 还原酶催化还原迅速活化为氧化性氮氧的自由基，转变成细胞毒性或与 DNA 结合的毒物。

2. 羰基还原反应　外源化学物中的醛类和酮类化合物主要进行羰基还原反应，反应式见图 5-16。前列腺素可能是羰基还原酶的生理性底物。肝脏的羰基还原酶活性主要在胞质，而在微粒体则有不同的羰基还原酶。胞质和微粒体羰基还原酶对立体选择酮还原成仲醇的程度不同。

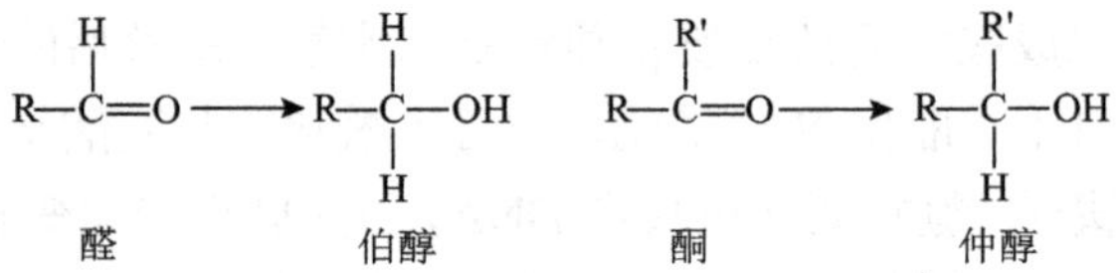

图 5-16　羰基化合物（醛/酮）的还原反应

醌的还原作用在大鼠肝脏胞质中主要由 DT-黄递酶催化，而在人肝脏胞质中醌的还原作用则由 DT-黄递酶与羰基还原酶共同催化完成。人肝脏和脑组织的胞质有一种以上的羰基还原酶。

3. 二硫化物和硫氧化物还原　含硫基团还原反应在体内较少，二硫化物还原并裂解成巯基毒物。在肝、肾细胞胞质中，CYP450 或 FMO 氧化生成的硫氧化物，可进一步被还原蛋白依赖性酶类还原。通过这些相反作用的酶系统的再循环，可能延长某些外源化学物的生物半衰期。例如，杀虫剂三硫磷在硫氧还原蛋白依赖性酶类的催化下，三硫磷先被氧化形成三硫磷亚砜，并在一定条件下又被还原成三硫磷，对机体的毒性作用增加，反应见图 5-17。

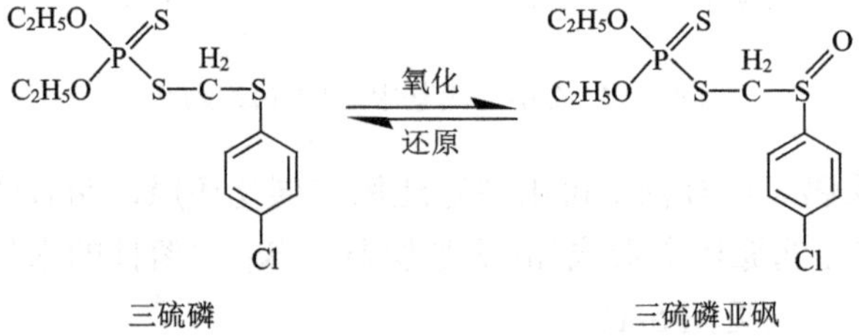

图 5-17　对硫磷的氧化-还原反应

4. 醌类物质的还原　醌类物质可由 NADPH-醌氧化-还原酶催化还原成氢醌。NADPH-醌氧化-还原酶是一种黄素蛋白，又称为 DT-黄递酶。醌类物质经 NADPH-CYP450 还原酶催化还原，生成半醌自由基。半醌自由基可经自氧化，伴有氧化应激，生成具有细胞毒性的超氧阴离子、过氢氧自由基、过氧化物自由基、羟基自由基等，如图 5-18 所示。氧化应激是某些含醌或可转变为醌的外源化学物毒性作用的重要机制。

5. 脱卤反应　脱卤反应包括还原脱卤反应、氧化脱卤反应和脱氢脱卤反应。这些反应在一些卤代烷烃的生物转化和代谢活化中起重要的作用。还原脱卤反应和氧化脱卤反应由 CYP450 催化，脱氢脱卤反应则由 CYP450 和 GSH-*S*-转移酶催化。

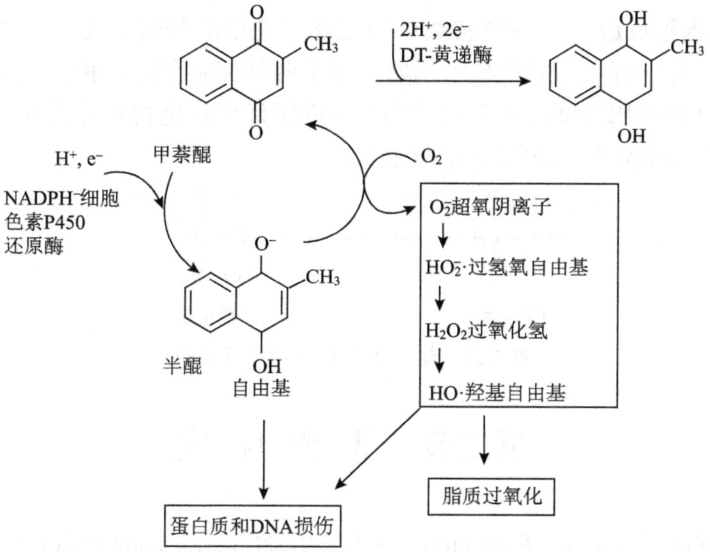

图 5-18　甲萘醌还原生成氧自由基的途径

（三）水解反应

水解反应（hydrolysis）是在水解酶的催化下与水发生化学反应而引起外源化学物分解的反应。许多外源化学物的水解作用，主要由水解酶催化。

1. 酯类水解反应　酯类化学物由酯酶催化发生水解，生成酸类和醇类化学物。在酯酶的催化下，对氧磷和乙酸乙酯的酶水解反应如图 5-19 所示。

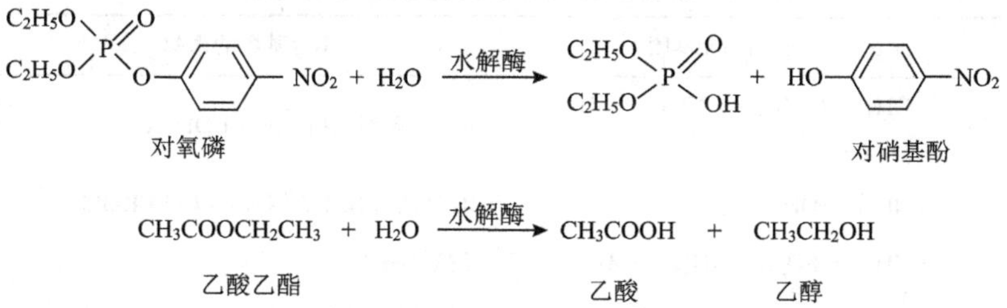

图 5-19　对氧磷和乙酸乙酯的酶水解反应

2. 酰胺类水解反应　经酰胺酶类催化，酰胺类外源化学物水解生成酸类和胺类化学物，发生代谢灭活。但也有少数外源化学物被水解后毒性增强，如灭鼠药——氟乙酰胺，水解后形成毒性更大的氟乙酸。

3. 脂肪族水解脱卤反应　脂肪族水解脱卤反应是指脂肪族化学物分子中与 C 原子相连的卤素原子，经酶作用后从主碳链上脱去的反应。在生物转化过程中，在脱氯氢化酶的催化下，DDT 水解脱氯形成 DDE，见图 5-20。

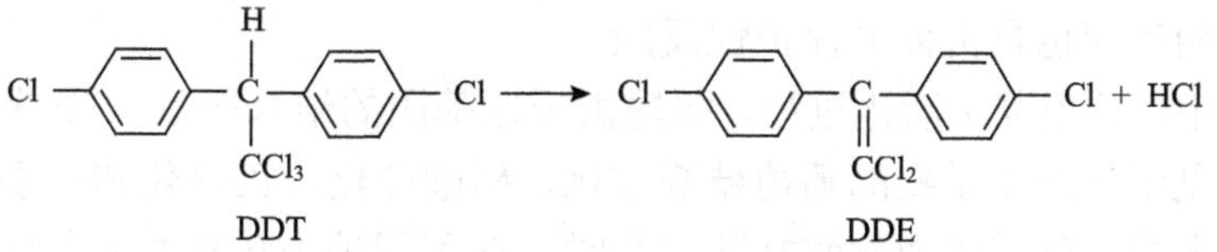

图 5-20　DDT 的酶催化水解脱氯反应

4. 环氧化物水解反应　内酰胺类外源化学物通过酰胺酶催化，发生开环反应（ring-opening reaction）并水解。环氧化物水化酶存在于肝脏细胞微粒体和胞质中，微粒体环氧化物水化酶和胞质环氧化酶可催化外源化学物形成的烯烃环氧化物和芳香环氧化物发生水化反应并解毒，烯烃类环氧化物水解反应见图 5-21。

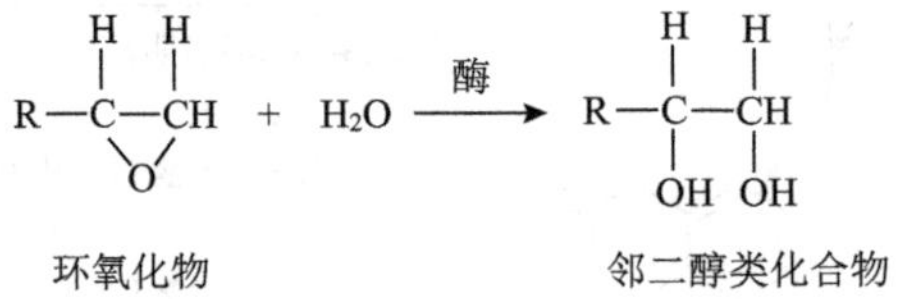

图 5-21　烯烃类环氧化物水解反应

第三节　Ⅱ 相 反 应

Ⅱ相反应（phase Ⅱ biotransformation）又称为结合作用（conjugation），是指在机体的生物转化反应中，外源化学物原有的功能基因或由Ⅰ相反应引入（暴露）的功能基因（羟基、氨基、羧基和环氧基等极性基团），与内源化学物或代谢物进行的生物合成反应。结合反应中的内源化学物，如糖、氨基酸、谷胱甘肽及硫酸盐等统称为结合剂（conjugating agent），所生成的产物称为结合物（conjugate）。结合反应主要在肝脏中进行，其次为肾脏，也有一些反应发生在肺、肠、脾和脑等组织、器官中。Ⅱ相反应的代谢酶大多都存在于胞液中，葡糖醛酸转移酶例外，存在于内质网上。结合反应的主要类型及反应酶的定位见表 5-4。

表 5-4　结合反应的主要类型及反应酶的定位

主要反应酶	底物功能基团	结合基团的来源	酶定位
UDP-葡糖醛酸转移酶	—OH，—COOH，$—NH_2$，—SH，—C—C—	尿苷二磷酸葡糖醛酸（UDPGA）	微粒体
磺基转移酶	$—NH_2$，—OH	3H 转磷酸腺苷-5-腺苷磷酰酸（PAPS）	胞液
乙酰基转移酶	$—NH_2$，$—SO_2$，$—NH_2$，—OH	乙酰辅酶 A	线粒体、胞液
甲基转移酶	—OH，$—NH_2$，—SH	*S*-腺苷甲硫氨酸	胞液
酰基转移酶	—COOH	甘氨酸	线粒体、微粒体
谷胱甘肽-*S*-转移酶	环氧化物、有机卤化物、有机硝基化学物、不饱和化合物	谷胱甘肽（GSH）	胞液、微粒体

通常，Ⅱ相反应是机体的一种解毒机制，一方面可使外源化学物分子的某些基团失去活性而解毒；另一方面，除了甲基化和乙酰化结合反应外，外源化学物通过其他结合反应水溶性大大增加，亲脂性下降，有利于随尿或胆汁排出，并防止亲脂性外源化学物在脂肪组织中蓄积。因此，Ⅱ相反应也是机体的保护性反应。

在Ⅱ相反应中，首先发生活化过程，即提供极性基团的结合剂从 ATP 中获得能量而被活化。此种情况多见于外源化学物的葡萄糖醛酸化、硫酸盐化、乙酰化和甲基化时，或接受极性基团的外源化学物与氨基酸或谷胱甘肽结合时。在不同种类转移酶的催化作用下，已被活化的具有极性基团的结合剂转移到外源化学物上或已被活化的外源化学物被转移到结合剂上形成结合物。

除了甲基化和乙酰化结合反应外，其他Ⅱ相反应都可以显著增强外源化学物的极性，水溶性增高，促进其排泄，生物活性或毒性减弱或消失。有些外源化学物经过结合反应后，其生物活性或毒性不但没有减弱，反而增强。例如，致癌物 2-乙酰氨基芴（2-AAF）和 2-氨基芴可以在 *N*-乙酰转移酶和脱乙酰酶催化下互相转化，并均可经 P450 和黄素加单氧酶催化形成 *N*-羟基芳酰胺和 *N*-羟基芳胺，见图 5-22，这两种代谢毒物是致癌物。另外，有些外源化学物经结合反应后，所形成的化学物不是极性较强的亲水性化合物，反而获得明显的亲脂性，不易溶于水及排出体外，可见结合反应的意义及其后果具有双重性。在机体内，进行Ⅱ相反应的速度通常比Ⅰ相反应快。因此，外源化学物的体内消除速度主要取决于Ⅱ相反应。

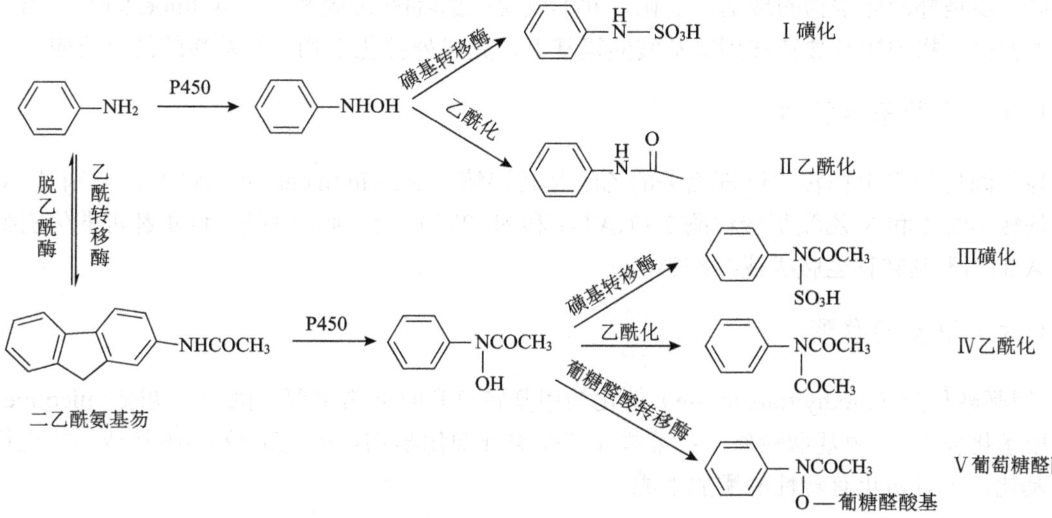

图 5-22　2-乙酰氨基芴的活化代谢反应（引自王心如，2003）

一、Ⅱ相反应的酶系

（一）UDP-葡糖醛酸转移酶

尿苷二磷酸（UDP）- 葡糖醛酸转移酶（UDP-glucuronyl transferase，UDPGT）是一种主要存在于肝脏和肾脏的微粒体酶，也存在于胃肠道黏膜、脑、脾脏和胎盘中。UDP-葡糖醛酸转移酶将 α-D-UDP-葡糖醛酸（UDPGA）转移到外源化学物的亲核性原子（如 N、O、S）上，催化 UDPGA 及其糖苷键与许多外源化学物结合，形成 β-D-葡糖苷酸。

UDPGT 是一组分子质量为 50～60kDa 的同工酶，主要定位于肝内质网和核膜，是可诱导酶。在人体肝内已鉴定了两个亚族共 9 种酶。

（二）磺基转移酶

磺基转移酶（sulfotransferase，SULT）催化 3′-磷酸腺苷-5′-磷酸硫酸（PAPS）所提供的磺酰基（sulfonyl），转移至底物的亲核受体的过程，称为硫酸结合（sulfoconjugation）。

（三）谷胱甘肽-*S*-转移酶

谷胱甘肽-*S*-转移酶（GSH-*S*-transferase，GST）主要催化具有亲电性的外源化学物与内源性谷胱甘肽（glutathione，GSH）结合的反应。由于谷胱甘肽分子有三处带电荷部分，外源化学物经谷胱甘肽结合后，水溶性增加很多。GST 催化的不同类型的反应，以及与亲电性碳的反应主要包括：①取代反应，即从饱和的碳原子或杂原子取代裂解的基团；②开环反应；③加和至活化的双键。

（四）酰基转移酶

氨基酸-*N*-酰基转移酶（amino acid-*N*-acyl transferase）催化外源化学物的氨基酸结合。反应的第一步是外源化学物的羧基被活化，并形成相应的辅酶 A 硫酯（CoA thioester）；第二步是外源化学物的羧基被转移到氨基酸的氨基上，完成外源化学物与氨基酸的结合反应。

（五）乙酰基转移酶

与外源化学物生物转化过程相关的乙酰基转移酶（acetyltransferase，AT），分别是 *N*-乙酰基转移酶 1 和 *N*-乙酰基转移酶 2（NAT-1 和 NAT-2）。两种乙酰基转移酶都可催化乙酰辅酶 A 的乙酰基转移至胺类或羟胺类。

（六）甲基转移酶

甲基转移酶（methyltransferase）催化的甲基转移有时非常重要。例如，烟碱（nicotine）可被甲基化成为 *N*-甲基烟碱离子；某些儿茶酚类外源化学物可被儿茶酚-*O*-甲基转移酶进行 *O*-甲基化，可以防止有毒性的醌的生成。

二、Ⅱ相反应的反应类型

（一）葡糖醛酸结合反应

葡糖醛酸结合（glucuronidation）是Ⅱ相反应中最普遍进行的一种反应，由 UDP-葡糖醛酸转移酶催化，对外源化学物的代谢（解毒或活化）具有非常重要的作用。葡糖醛酸结合反应中，葡糖醛酸供体来自胞液的尿苷二磷酸葡糖醛酸（uridine diphosphate glucuronic acid，UDPGA）。外源性底物包括羟基、羧基、氨基和巯基毒物。UDPGT 催化的结合反应具体过程如图 5-23 所示。葡糖苷酸结合物毒性降低、水溶性高，易于从尿和胆汁排泄。

（二）硫酸结合反应

硫酸结合反应（sulfate conjugation）是指供体 3′-磷酸腺苷-5′-磷酰硫酸（PAPS）在磺基转移酶（sulfo-transferase）作用下，生成硫酸酯的过程。常见的几种外源化学物的硫酸结合反应见图 5-24。外源化学物的硫酸结合物主要经尿排泄，少部分从胆汁排泄。毒物与硫酸结合后，尿中有机硫酸酯与无机硫酸盐比值明显增加，可以用作一些外源化学物的接触指标。相比于葡糖醛酸结合反应，硫酸结合反应中 PAPS 的前体游离半胱氨酸浓度有限，细胞 PAPS 浓度显著低于 UDPGA。

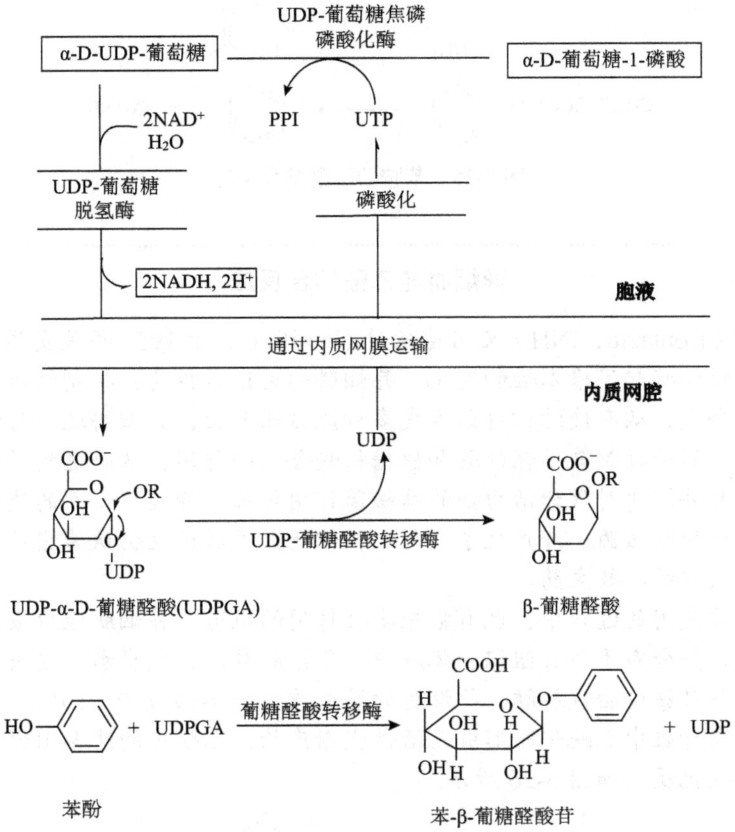

图 5-23　葡糖醛酸合成反应与苯酚的 UDP-葡糖醛酸结合反应（引自夏世钧，2001）

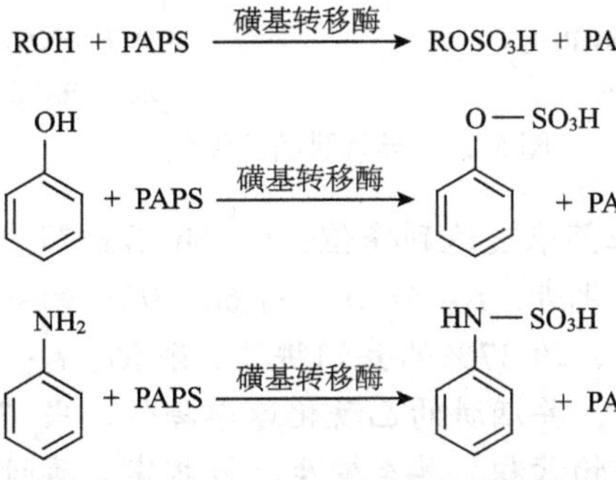

图 5-24　常见的几种化学物的硫酸结合反应

硫酸结合和与葡糖醛酸结合的底物基团相似。对于酚类外源化学物，硫酸结合亲和力高，代谢容量低；而葡糖醛酸结合亲和力低，代谢容量高。因此，同一种外源化学物与硫酸和葡糖醛酸结合的相对量取决于染毒剂量。在低剂量时，主要的代谢产物为硫酸结合物；剂量增加则与葡糖醛酸结合的比例增加。

（三）乙酰化结合反应

乙酰化作用（acetylation）是涉及酶催化或非酶催化的从乙酰辅酶 A 将乙酰基转移到含伯胺、羟基或巯基的毒物。苯胺的乙酰结合反应见图 5-25。这些代谢酶分布在很多器官，肝脏是 *N*-乙酰化作用的主要器官。乙酰化是芳香伯胺和肼中伯氨基的主要生物转化途径。

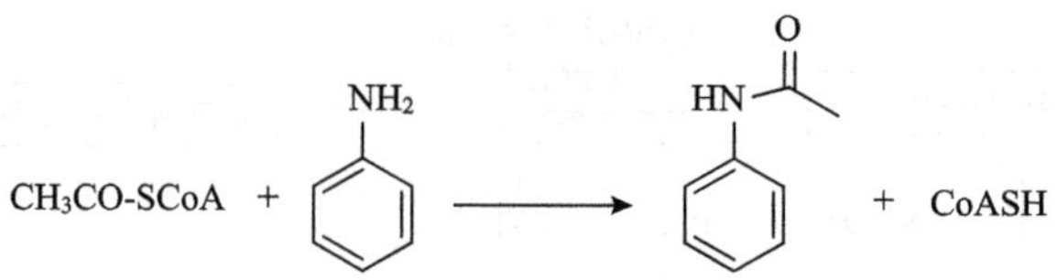

图 5-25　苯胺的乙酰结合反应

延伸阅读二

异烟肼与乙酰结合反应

异烟肼（isoniazid，INH）又名雷米封（rimifon），于 1952 年被发明，异烟肼的发明使治疗结核病起了根本性的变化。异烟肼的灭菌特性为：抑制结核菌菌壁分枝菌酸成分的合成，从而使结核杆菌丧失多种能力而死亡；异烟肼还能与结核菌菌体辅酶结合，起到干扰脱氧核糖核酸和核糖核酸合成的作用，从而达到了杀灭结核菌的目的；而且异烟肼对代谢活力强的结核菌作用更强。经过几十年的使用，虽然有的患者所感染的结核菌已经产生了耐药性，但绝大多数医生仍认为它是治疗结核病的一个不可缺少的有效主药。

异烟肼被使用的过程中，也有临床毒性作用的报道。异烟肼经口服后，迅速自胃肠道吸收，并分布于全身组织和体液中，包括脑脊液、胸腹水、皮肤、肌肉和干酪样组织；并可穿过胎盘屏障；异烟肼的蛋白质结合率仅为 0～10%。异烟肼的转化代谢主要在肝脏中乙酰化而形成无活性代谢产物，乙酰化的速率由遗传所决定，异烟肼的乙酰化反应如图 5-26 所示。

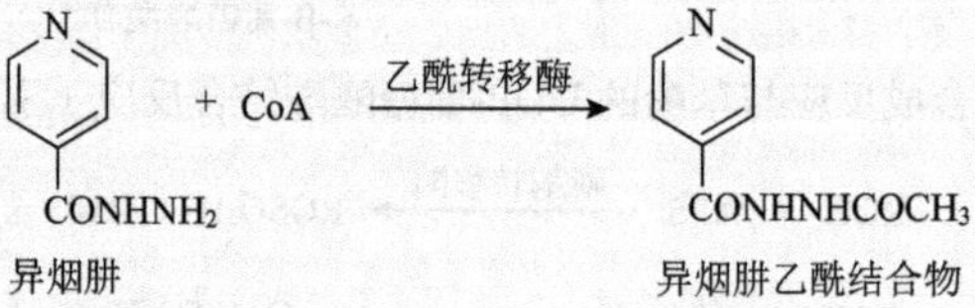

图 5-26　异烟肼的乙酰化反应

患者口服 1～2h 后血药浓度达到峰值，4～6h 后血药浓度根据患者的乙酰化速度的快慢而不同，快乙酰化者，$t_{1/2}$ 为 0.5～1.6h，93%的异烟肼可以乙酰化，并从尿液中排出；慢乙酰化者，约 37%的异烟肼被乙酰化，$t_{1/2}$ 为 2～5h。在慢代谢者，由于乙酰转移酶活性低下，异烟肼的乙酰化速率降低。当“常规”剂量治疗时，慢代谢的患者有可能造成药物蓄积，甚至发生毒性损害，毒性见表 5-5。

表 5-5　外源化学物乙酰化速率与毒性的关系

外源化学物	毒性作用	乙酰化反应
异烟肼	周围神经炎	慢代谢者
异烟肼	肝脏损伤	快代谢者
普鲁卡因	红斑性狼疮	慢代谢者
肼苯哒嗪	红斑性狼疮	慢代谢者
苯乙肼	恶心	慢代谢者

（四）氨基酸结合反应

羧酸和芳香羟胺两类外源化学物会反生氨基酸结合反应（amino acid conjugation）。羧酸必须首先经酰基辅酶 A 合成酶催化，需要 ATP 和乙酰辅酶 A 活化生成酰基辅酶 A 硫酯，再由 *N*-乙酰转移酶催化与氨基酸的—NH_2 反应，形成酰胺键。羧酸的氨基酸结合是一种解毒反应。芳香烃胺与氨基酸的羧基反应生成 *N*-酯，可形成亲电子的氮宾离子和碳宾离子，是代谢活化反应。食品防腐剂苯甲酸的氨基酸结合反应见图 5-27。

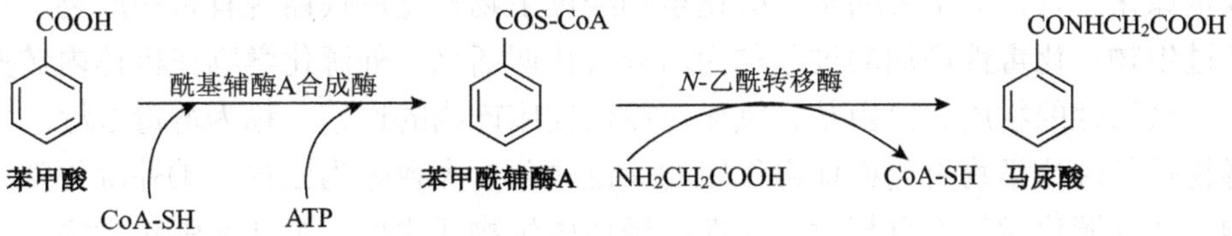

图 5-27　苯甲酸的氨基酸结合反应

（五）甲基化作用

甲基化作用（methylation）不是外源化学物结合的主要方式。内源性底物的甲基化对细胞的正常调节有重要的意义。甲基化反应由 *S*-腺苷甲硫氨酸（*S*-adenosyl methionine，SAM）供给甲基。甲基化反应可分为 *N*-甲基化、*O*-甲基化、*S*-甲基化。这种结合形成的产物可能比母体外源化学物水溶性低，但一般都能使毒物解毒。儿茶酚在儿茶酚-*O*-甲基转移酶（catechol-*O*-methyl transferase，COMT）催化下，形成儿茶酚甲基结合物和 *S*-腺苷同型半胱氨酸（SAH），反应式见图 5-28。

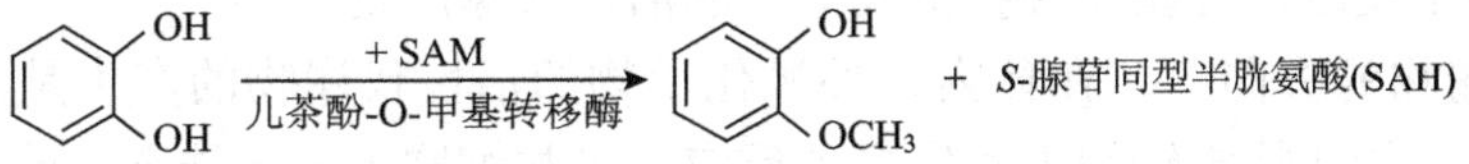

图 5-28　儿茶酚的甲基化反应

（六）谷胱甘肽结合反应

谷胱甘肽-*S*-转移酶（glutathione-*S*-transferase，GST）催化还原性谷胱甘肽（GSH）与具有亲电性的原子（如 N、S、O 等）的化学物反应。溴苯的 GSH 结合反应见图 5-29。GSH 底物的共同点为：有一定疏水性；含有亲电子的原子；可与 GSH 发生非酶反应。GSH 结合物具有极性和水溶性，可经胆汁排泄，并可经体循环转运至肾。在肾，GSH 结合物经一系列酶催化反应转变为硫醚氨酸（mercapturic acid）衍生物，由尿排泄。GSH 在细胞内含量很高，在微粒体内含量较低。GSH 是可诱导酶。GSH 结合反应是亲电子剂解毒的一种反应机制，在自由基的解毒中也起着重要作用。如果亲电性外源化学物在体内的数量过大，可引起谷胱甘肽的耗竭，从而引发毒性反应。

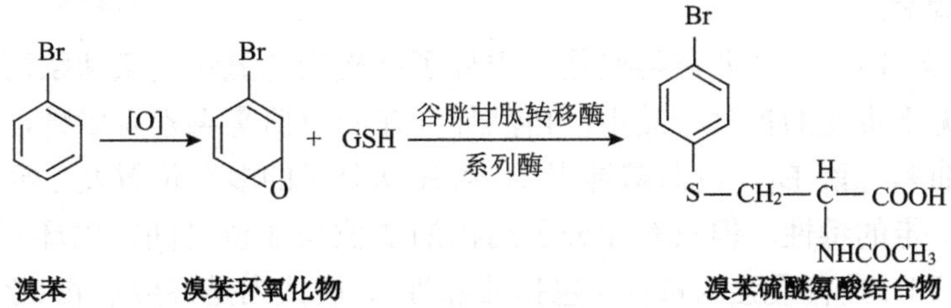

图 5-29　溴苯的 GSH 结合反应

第四节　终毒物和生物活化

一、终毒物

终毒物（ultimate toxicant）是指与机体内源靶分子（如受体、酶、DNA、微丝蛋白、脂质）反应或严重地改变生物学（微）环境、启动结构和（或）功能而表现出毒性的物质。终毒物可以是原化学物，但主要的是一些化学物经过生物转化后代谢为有害的产物。化学物在机体内经过生物转化毒性增加的过程称为增毒或代谢活化。外源化学物在机体内转变为亲电性的物质、亲核性的物质、自由基、氧化还原性反应产物的过程，称为增毒过程。

终毒物是外源化学物引起机体毒作用的关键成分，大致分为三种：①外源化学物本身就是终毒物。②外源化学物本身相对无毒性，经体内生物活化后，毒性增强转为终毒物。外源化学物转变为亲电子、自由基、亲核物、氧化还原性反应物最为多见。③外源化学物经某种代谢过程激发了内源性毒物的产生，如氧自由基、脂质过氧化物等。

二、生物活化

1. 活化酶　大多数参与外源化学物代谢的酶能够催化活性代谢物的生成，但最主要的是催化氧化反应的酶系统，如 CYP450 酶系、黄素单加氧酶。另外，前列腺素合成期间通过环氧化酶催化的共氧化、Ⅱ相反应及通过小肠微生物的代谢也可导致有毒的活性代谢产物的形成。在一些外源化学物的代谢活动中仅涉及一种酶反应，而另外一些外源化学物可能会涉及多重通路、多个反应，有些反应会生成最终的活性代谢产物。

2. 活性代谢物的去向　在体内，外源化学物的活性代谢物的产生是其毒性的初始阶段。活性代谢物可能在特定组织内发生多种反应，可与细胞大分子结合，或进一步引发脂质过氧化，或被清除或捕获。多数活性代谢物具有亲电性，可与细胞内大分子（如蛋白质、核酸、脱氧核酸）的亲核位点发生共价结合。这种共价结合被认为是许多有毒过程（如致突变、致癌和细胞坏死）的启动。

在代谢过程中生成的自由基可诱导脂质过氧化以致破坏脂质膜。细胞的脂质过氧化可能是细胞坏死的一个重要原因。一旦活性代谢物形成，细胞内便启动一定机制可以将其快速清除或灭活。因此，毒性的大小主要依赖于活性代谢物形成速率与清除速率之间的代谢平衡。对于一些活性代谢物，还原性谷胱甘肽可以捕获亲电代谢物，并组织它们与肝细胞和酶的结合，从而起到保护作用。虽然结合反应可能导致外源化学物的生物活化，但乙酰化、谷胱甘肽、葡糖醛酸或磺基转移酶通常催化形成一种无毒、易排出的水溶性代谢物。因此，与结合反应相关的内源性物质、辅助因子等的利用度是决定中间体命运的重要因素。

3. 活化反应举例

1）*黄曲霉毒素* B_1　黄曲霉毒素是一类分子结构为二氢呋喃氧杂萘衍生物的化合物。由霉菌产生，常见于霉变的粮食产品中。自然界存在的黄曲霉毒素有多种，对人和哺乳动物毒性最强者为黄曲霉毒素 B_1。黄曲霉毒素 B_1 可在其分子的多个位置发生羟化及环氧化，这些代谢物也具有一定的毒性。但只有在分子结构的 2 位与 3 位之间发生环氧化，形成 2,3-环氧化的黄曲霉毒素 B_1 具有最强的毒性（包括致癌性），被认为是终致癌物。2,3-环氧化黄曲霉毒素 B_1 可与 DNA 链中的鸟嘌呤共价结合，导致基因突变的途径见图 5-30。

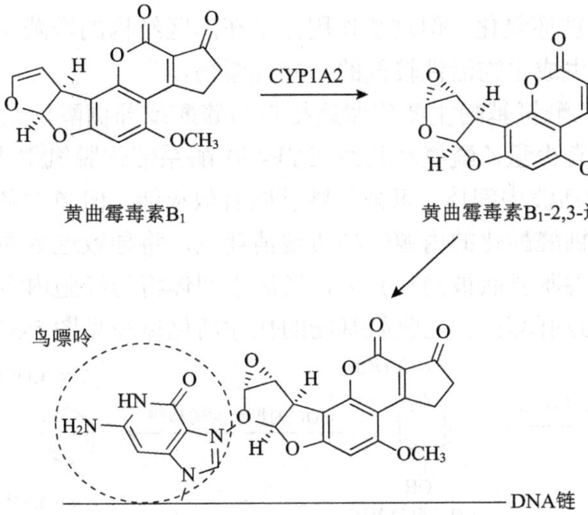

图 5-30　黄曲霉毒素 B_1 的代谢活化过程

2）苯并(a)芘　苯并(a)芘分子的致癌性和其他毒性作用的发挥完全依赖体内的代谢活化过程。IARC 将其列为第一类（group 1）致癌物。苯并(a)芘的代谢活化和代谢解毒过程见图 5-31。苯并(a)芘的代谢活化涉及在 7～10 位上的环氧化，由 CYP1A1 催化这一反应。其中，7,8 位上的环氧基不稳定，易受环氧化物水化酶的作用而转化为二醇结构；但 9,10 位的环氧基受苯并(a)芘分子特有的湾区结构的屏蔽而不会遭到环氧化物水化酶的作用，苯并(a)芘-7,8-二醇-9,10-环氧化物这一生物活性物质具有一定的稳定性，并且是苯并(a)芘所产生的具有致突变、致癌活性的代谢物中生物活性和致癌作用最强者，被认为是终毒物或终致癌物。苯并

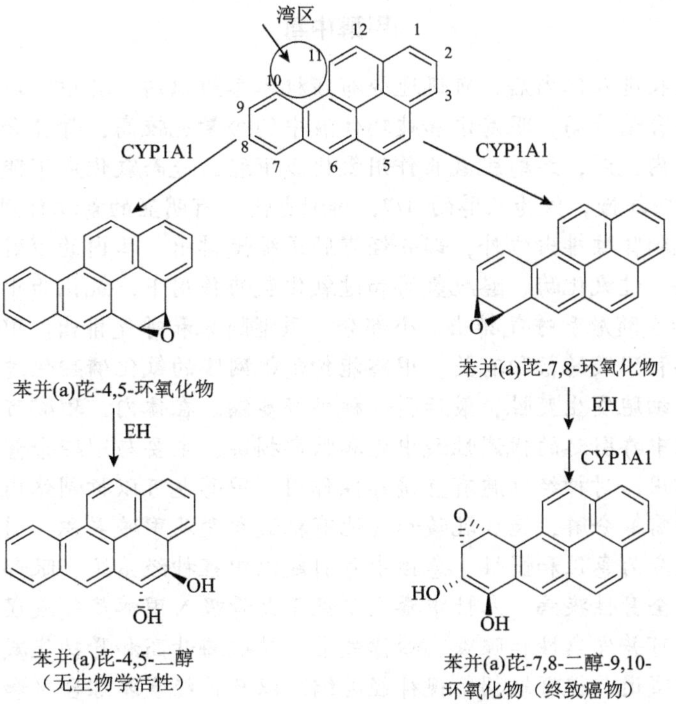

图 5-31　苯并(a)芘的代谢活化和代谢解毒过程

(a)芘也可以在其他位置上被环氧化，但这些作用点是在湾区结构的屏蔽作用之外的区域，很易被环氧化物水化酶作用生成生物活性较低的二醇代谢物。

3）乙酰氨基酚　乙酰氨基酚主要代谢途径是与硫酸或葡糖醛酸结合，生成水溶性、易于排出的代谢产物，仅有少量乙酰氨基酚经 CYP450 酶系催化脱氢生成 *N*-对-乙酰苯醌亚胺。*N*-对-乙酰苯醌亚胺为活泼中间体，可被谷胱甘肽有效灭活。但当大量的乙酰氨基酚被机体吸收后，硫酸化和葡萄糖醛酸化的内源性物质被消耗完，将导致过多的乙酰氨基酚代谢为活泼中间体。当肝脏中的谷胱甘肽被消耗完后，活泼中间体将与细胞内多种含巯基的蛋白质发生共价结合，进一步导致肝坏死。乙酰氨基酚的代谢活化途径见图 5-32。

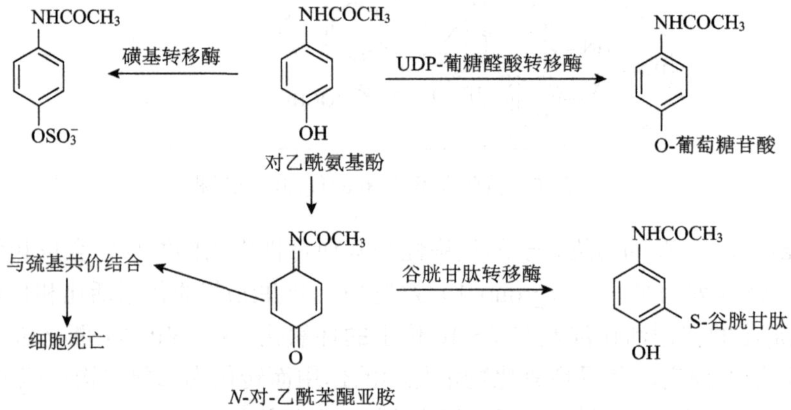

图 5-32　乙酰氨基酚的代谢活化途径

延伸阅读三

甲醇中毒

甲醇被吸收进入体内后，可迅速分布在机体各组织内。其中，以脑脊液、血、胆汁和尿中的含量最高，眼房水和玻璃体液中的含量也较高，骨髓和脂肪组织中最低。甲醇在肝内代谢，经醇脱氢酶作用氧化成甲醛，进而氧化成甲酸。甲醇在体内的氧化速度比较缓慢，仅为乙醇的 1/7，排泄也慢，有明显的蓄积作用。未被氧化的甲醇经呼吸道和肾脏排出体外，部分经胃肠道缓慢排出。体内的甲醇，大部分经肝脏在醇脱氧酶、过氧化酶、醛脱氢酶和过氧化氢酶作用下，氧化为甲醛、甲酸，最后变为 CO_2 和水随尿和呼气排出。小部分以原型随尿和呼气排出。甲醇的毒性与其代谢产物甲醛和甲酸的蓄积有关。甲醛能抑制视网膜的氧化磷酸化过程，使膜内不能合成 ATP，细胞发生变性，最后引起视神经萎缩。在体内，甲醛可以很快被代谢成甲酸，急性中毒引起的代谢性酸中毒和眼部损害，主要与甲酸含量相关。甲醇有明显的麻醉作用，对神经细胞有直接毒性作用。甲醇也可以抑制体内某些氧化酶系统，抑制糖的需氧分解，造成乳酸和其他有机酸积聚及甲酸累积，引起酸中毒。甲醇中毒的症状分为急性和慢性。急性中毒引起以中枢神经系统、眼部损害及代谢性酸中毒为主的全身性疾病。急性中毒主要见于大量吸入甲醇蒸气或误作乙醇饮入所致。急性中毒可并发急性胰腺炎、心律失常、转氨酶升高和肾功能减退等。慢性中毒可出现视力减退、视野缺损、视神经萎缩，以及神经衰弱综合征和自主神经功能紊乱等。

第五节　影响生物转化过程的因素

在体内，外源化学物的生物转化会受到各种因素的影响，其影响因素主要包括遗传因素和环境因素。遗传因素包括动物的物种、性别、年龄等，主要表现在代谢酶的种类、数量和活性的差异上。代谢酶的多态性也是影响毒性反应个体差异的重要因素。各种环境因素主要通过影响代谢酶和辅酶的合成过程及催化过程来干扰外源化学物的生物转化，如代谢酶的诱导和抑制。其他影响因素有如膳食营养状态、疾病等。

一、遗传因素

生物转化过程中，体内的代谢酶系存在着各种遗传差异。生物转化反应的Ⅰ相反应酶类和Ⅱ相反应酶类均存在多态性。例如，*N*-2-乙酰氨基芴可以引起大鼠致癌，但对豚鼠不致癌，这是由于豚鼠缺乏 *N*-羟化酶的缘故；乐果在山羊体内可通过酰胺酶代谢转化为乐果酸，而在豚鼠体内，乐果可有两条代谢途径，酰胺酶和磷酸酶都可参与乐果的生物转化。

此外，雌性动物一般对外源化学物较雄性动物敏感，新生和幼年动物较成年动物敏感，而老龄动物则存在代谢转慢的问题。

二、环境因素

（一）外源化学物代谢酶的诱导

诱导（induction）是指有些外源化学物可使某些代谢过程催化酶系的酶蛋白合成量增加，伴有活力增强。能够引起酶诱导的物质称为诱导剂（inducer）。诱导剂对外源化学物的代谢及其毒性作用的影响主要包括：①如果外源化学物的体内代谢仅仅通过一个代谢途径，诱导可增加其代谢速率。同时，此途径为代谢解毒，可降低其毒性。②如果外源化学物的体内代谢需要经过多个代谢途径，只有其中一个途径被诱导。诱导会改变这些代谢途径之间的原有平衡，诱导可能增加或降低其毒性。③如果被诱导的同工酶不参与外源化学物的体内代谢，诱导不会影响该化学物的代谢。④诱导可能改变代谢酶的空间立体结构，对外源化学物的代谢及毒性的影响，视具体情况而定。

（二）外源化学物代谢酶的抑制

某些外源化学物会对机体的代谢酶产生抑制作用。抑制作用分为几种类型：①抑制物与酶的活性中心发生可逆或不可逆性结合。②两种不同的外源化学物在同一个酶的活性中心发生竞争性抑制。③减少酶的合成。例如，氯化钴能够抑制涉及血红素合成的δ-氨基酮戊酸合成酶，并增加血红素氧化酶活性，故可抑制 CYP450 系统活性。④破坏代谢酶。例如，氯乙烯、肼等的代谢产物可与 P450 共价结合，从而破坏了 P450 氧化酶的结构和功能。⑤代谢酶缺乏辅因子。在谷胱甘肽的结合反应中，马来酸二乙酯可耗尽谷胱甘肽，抑制其他外源化学物经 GSH 结合代谢。⑥代谢酶发生变构作用。例如，CO 可与 CYP450 结合，引起变构作用，阻碍其与氧结合。

在生物转化中，NADPH 对于维持 CYP450 的还原状态也起着十分重要的作用。

（三）影响因素

外源化学物在生物转化部位的浓度，可以控制生物转化率或酶的转化方式。而外源化学物浓度大小，又取决于其理化性质及剂量。外源化学物的理化性质，影响其吸收及分布的有效溶解度和与蛋白质的结合能力；外源化学物进入机体的途径，可以影响外源化学物生物转化产物的数量及转化途径。

一般认为，外源化学物大多要经过肝脏转化，在肝中迅速失活。假若这些外源化学物经皮或经呼吸道吸收，相比经口吸收，其毒性会增大。而在肝内活化的外源化学物，口服吸收途径毒性比其他途径大。例如，对硫磷在肝内转化为活性更高的对氧磷，其口服毒性大于其他吸收途径。外源化学物进入机体的剂量或暴露浓度，也会影响生物转化途径。

（四）膳食因素

膳食也是影响生物转化的因素之一。从理论上讲，任何一种营养素的缺乏会导致机体脱毒系统活力的降低。实际上，有机体所摄入的膳食营养成分的变化也使外源化学物的毒性发生一些难以预测的变化。例如，维生素 E 和维生素 C 是两种对 I 相反应具有明显直接影响的营养素。维生素 E 是 CYP450 的基本成分，为血红素合成的调节因子。在大鼠试验中发现，维生素 E 缺乏降低了某些 I 相反应的活性，维生素 C 缺乏降低了 CYP450 和 NADPH/CYP450 还原酶的活性，从而使肝对许多外源化学物的代谢活性下降。此外，蛋白质缺乏或者改变某些矿物质的摄入，都会明显影响实验动物的代谢情况。

本章小结

本章主要介绍外源化学物的生物转化。本章重点讲解了生物转化的Ⅰ相反应和Ⅱ相反应、代谢酶及影响因素。Ⅰ相反应包括氧化反应、还原反应和水解反应，通过Ⅰ相反应，外源化学物的分子暴露或增加功能基团，增加水溶性，成为Ⅱ相反应的底物；Ⅱ相反应主要包括葡萄糖醛酸化、硫酸化、乙酰化、甲基化、谷胱甘肽结合及氨基酸结合等结合反应。经过Ⅱ相反应，外源化学物或Ⅰ相反应的代谢产物与体内的某些内源化学物或基团结合，形成水溶性共轭化合物，使外源化学物或Ⅰ相反应的代谢产物的生物活性、分子大小、溶解度等发生改变，从而易于排出体外。在多数情况下，生物转化过程终止了毒物的毒性作用，但对有的毒物却可使毒性增强，发生代谢活化。影响外源化学物在机体内的生物转化是一个复杂的过程，遗传和环境两大因素是其主要的影响因素。为了更好地学习和理解本章的知识内容，在本章中共介绍了一个案例，三处延伸阅读。

思考题

1. 什么是生物转化？生物转化的意义是什么？
2. 参与生物转化Ⅰ相反应的酶类有哪些？主要包括哪几个反应？举例说明。
3. 参与生物转化Ⅱ相反应的酶类有哪些？主要包括哪几个反应？举例说明。
4. 阐述在Ⅱ相反应中各反应的内因子名称及来源。
5. 列举影响外源化学物生物转化过程的因素。

第6章 食品中外源化学物在机体内的毒性作用机制

第一节　外源化学物的一般毒性作用机制

外源化学物的一般毒性作用（general toxicity）又称为基础毒性（basic toxicity），是指外源化学物在一定的剂量、接触时间和接触方式下对机体产生的综合毒效应。理论上，外源化学物对机体损害的强度主要取决于其终毒物在其作用部位的浓度和持续时间。由于外源化学物数目众多和生物机体结构的复杂性，只有极少数可能的毒作用机制已阐明。外源化学物进入机体后，产生毒性主要有三个途径，如图6-1所示。

（1）直接的途径。外源化学物在机体重要部位出现，而不与靶分子作用。

（2）较为复杂的途径。外源化学物进入机体后抵达靶部位，与靶分子相互作用导致毒性作用。

（3）最为复杂的途径。外源化学物进入机体后，造成组织坏死、癌的形成等。外源化学物分布到靶部位后，与靶分子相互作用，引起细胞功能和结构的紊乱。当外源化学物所致紊乱超过机体的修复能力时，使机体修复功能失调或丧失，从而引发各种毒性作用的发生。

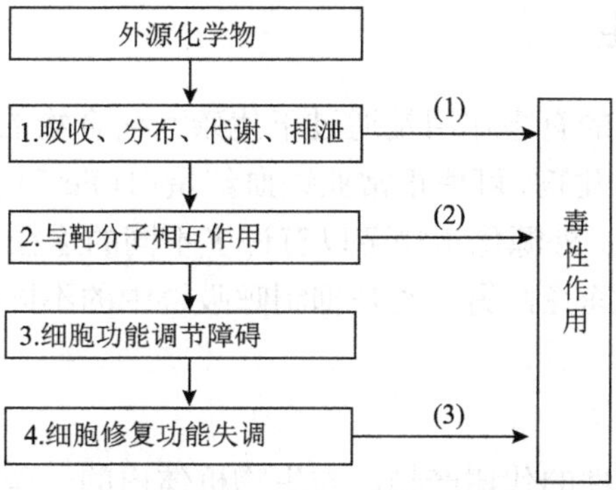

图6-1　外源化学物进入机体产生毒性的可能途径

一、直接损伤作用

直接损伤作用是指某些毒性外源化学物与机体接触，或者进入机体内的易感部位后，直接在接触部位产生毒性作用。外源化学物的局部刺激和腐蚀作用是其化学作用的直接损伤。由于强酸、强碱、重金属离子、氧化乙烯等能直接发挥毒性作用，称为直接毒物。外源化学物在未被机体吸收前，首先刺激接触部位引起局部炎症反应，并引起流涎、腹泻、畏光流泪、咳嗽等适应性反应和临床病理学变化。腐蚀性化学物质对接触部位有强烈的刺激、腐蚀作用而引起灼伤。

二、受体-配体的相互作用与立体选择性

受体是组织的大分子成分，可以与配体相互作用，产生特征性生物学效应。受体-配体的相互作用通常具有立体选择性。化学毒物化学结构的微小变化就可急剧减少甚至消除毒物的生物学效应。研究表明，许多外源化学物的损害作用与干扰受体-配体相互作用的能力有关。常见的受体种类见表 6-1。

表 6-1　常见的受体种类

	配体门控离子通道型	G 蛋白偶联型	酶偶联型	转录调控型
存在部位	膜	膜	膜	细胞内
效应器	离子通道	离子通道或酶	蛋白激酶	基因转录
偶联方式	直接	G 蛋白	直接	通过 DNA
作用特点	主要参与快速突触传递；配体结合和通道开放发生于瞬间（以毫秒计）	通过第二信使，G 蛋白偶联受体和 G 蛋白控制的 2 个重要的通路，腺苷酸环化酶/cAMP；磷脂酶 C/肌醇三磷酸/二酰甘油。效应有敏感性和多样化	通过胞内级联蛋白磷酸化反应，调节基因转录和信号转导，参与控制细胞生长和分化。重要的通路是：Ras/Raf 促细胞分裂原活化蛋白激酶通路，Jak/Stat 通路	配体-受体复合物通过与基因的启动子中的激素应答元件相结合而启动基因转录的改变，并募集辅激活物和辅阻遏物。细胞效应较慢
举例	烟碱型乙酰胆碱受体，γ-氨基丁酸 A 型受体（GABA-A 受体）	毒蕈碱型乙酰胆碱受体，肾上腺素受体	胰岛素，生长因子，细胞因子受体	类固醇受体，芳香烃受体，激素受体，过氧化物酶体增殖活化受体

三、影响细胞能量的产生

许多外源化学物所产生的有害作用是通过干扰碳水化合物的氧化作用以影响 ATP 的合成。例如，亚硝酸盐是一种氧化剂，可使正常亚铁血红蛋白（Fe^{2+}）氧化成高铁血红蛋白（Fe^{3+}），失去输氧能力而使组织缺氧。外源化学物可以有许多不同的途径引起 ATP 耗竭，干扰线粒体氧化磷酸化可能是最常见的途径，另一类是抑制呼吸链中的不同环节。

四、与生物大分子结合

外源化学物或其具有活性的代谢产物，与生物机体内的一些重要大分子发生共价结合，从而改变这些大分子的化学结构和生物学功能。永久性不可逆地改变内源性分子结构是共价结合的特点。具有亲电性的外源化学物，可以与细胞的亲核部位或基团相互作用，通过共价键形成稳定的复合物（加合物），使外源化学物或其代谢产物进入生物大分子内而成为其中的组成部分。常规的生化处理或普通化学处理无法使加合物解离。加合物是一种重要的生物标志物，可用于反映机体对外源化学物的接触度、不同类型和不同性质的早期中毒反应等，有助于中毒的早期诊断和防治。共价结合是重要的细胞损害机制之一，可解释某些外源化学物的中毒作用。

本章案例一："苏丹红"事件及其毒机制

1995 年欧盟等国家禁止食品中添加苏丹红。2003 年法国曾发现从印度进口的红辣椒产品中含苏丹红Ⅰ。随后欧盟又相继发现了进口辣椒产品中含有苏丹红Ⅱ、苏丹红Ⅲ、苏丹红Ⅳ。2005 年 2 月，英国食品标准署下令，将联合利华、亨氏等 30 家企业生产的可能含有苏丹红Ⅰ的 400 余种食品召回，引发了全球的"苏丹红"风暴。我国自 2005 年 3 月，也相继在辣椒调味品、蛋品等产品中发现了苏丹红类。

案例分析：

苏丹红是人工合成的亲脂性偶氮化合物，主要分为 4 类（Ⅰ、Ⅱ、Ⅲ、Ⅳ）。其中，苏丹红Ⅱ～Ⅳ都是苏丹红Ⅰ的衍生物。进入体内的苏丹红，主要通过胃肠道微生物还原酶、肝和肝外组织微粒体、细胞质的细胞色素还原酶系和过氧化氢-过氧化物酶系进行代谢。前列腺素 H 合酶在花生四烯酸或过氧化氢条件下，也可能参与苏丹红的代谢活化。在体内，苏丹红Ⅰ被代谢为初级产物苯胺和 1-氨基-2-萘酚。苏丹红Ⅱ被代谢为 2，4-二甲基苯胺和 1-氨基-2-萘酚。苏丹红Ⅲ被代谢成 4-氨基偶氮苯、1-氨基-2-萘酚、苯胺、对-苯二胺和 1-（4-氨基苯基）偶氮-2-萘酚。苏丹红Ⅳ被代谢为邻-氨基偶氮甲苯、1-（4-氨基-2-甲基苯基）偶氮-氨基-2-萘酚和邻-甲苯胺。苏丹红的代谢产物均为有毒的有机化合物，具有致癌性和遗传毒性。其代谢物苯胺类可直接作用于肝细胞，引起中毒性肝病，还可能诱发肝细胞基因发生变异。苯胺的代谢物（硝基苯衍生物等）则可将血红蛋白的 Fe^{2+} 氧化为 Fe^{3+}，导致高铁血红蛋白症。长期摄入苯胺也会造成机体的神经及心血管系统损伤。萘酚类物质也对机体具有致癌、致畸、致敏、致突变性的潜在毒性，对眼睛、皮肤、黏膜有强烈刺激作用。大量吸收可引起出血性肾炎。IARC 将苏丹红Ⅰ归为第三类（group 3）可致癌物质。

（一）与蛋白质的共价结合

外源化学物进入机体后，可以多种方式与蛋白质相互作用，主要有可逆性和不可逆性两种作用方式，影响蛋白质的结构与功能。蛋白质分子中有许多功能基团可与外源化学物相互作用，除氨基和羟基外，还包括丝氨酸和苏氨酸所特有的羟基、半胱氨酸分子中的巯基、精氨酸中的胍基、组氨酸分子中的咪唑基，以及酪氨酸中的酚基和色氨酸分子中的吲哚基。特别是羟基、巯基、ε-氨基、胍基和咪唑基，这些基团多为酶蛋白的催化活性部位，或对维持蛋白质构型起重要作用，一旦这些部位与外源化学物发生共价结合，必将影响蛋白质的结构和功能。

1. 与白蛋白的共价结合　白蛋白是血液和组织间质中的主要蛋白质，也是脂肪酸、内源化学物及外源化学物的主要载体，容易与外源化学物的终致癌物结合形成加合物。血清白蛋白直接由肝细胞合成，肝细胞也是致癌物代谢活化的重要部位。因此，由肝细胞代谢活化形成的亲电性代谢物更容易与白蛋白接触或结合。研究表明，实验动物体内形成的白蛋白加合物与其外源化学物的暴露量呈现剂量-反应关系。食用含黄曲霉毒素 B_1 污染的食品，机体内白蛋白与黄曲霉毒素 B_1 活性代谢物的加合物水平明显升高。

2. 与血红蛋白的共价结合　外源化学物进入血液后，可与血红蛋白发生共价结合。血红蛋白氨基酸中的氨基、巯基和芳香胺基团容易与外源化学物发生共价结合。例如，烷化剂可与血红蛋白氨基末端缬氨酸氨基的氮原子、半胱氨酸的巯基和组氨酸的氮杂环上氮原子共价结合。血红蛋白的加合物具有容易获得、寿命长（120d）的特点，可用于人群接触外源化学物的生物监测。在职业人群中，已有数十种外源化学物与血红蛋白的加合物被用作生物监测的标志物。

3. 与组织细胞蛋白质的共价结合　进入机体内的外源化学物或其代谢产物，可与胞质、质膜、核内的蛋白质发生结合而形成加合物。有些外源化学物进入机体后，首先与胞质蛋白或核蛋白共价结合，从而影响细胞的正常代谢过程或信号传递系统。同时，与核蛋白的共价结合也必将对细胞生长、增殖和分化等的调控产生重要影响。有一些外源化学物可直接与蛋白质反应形成加合物；当然，还有些外源化学物则需要经过代谢活化才能形成加合物。毒理学中，通常将溴苯和对-乙酰氨基酚作为共价结合的模型药物。

（二）与核酸分子的共价结合

外源化学物与核酸共价结合形成加合物有两种方式：①母体化合物直接与核酸发生共价结合。例如，烷化剂具有烷化功能基团，无需代谢就具有亲电子活性，可直接与 DNA 进行共价结合。②需经代谢活化，生成具有活性的代谢物后，与核酸发生共价结合。绝大多数的外源化学物以第二种方式与核酸发生共价结合。

致癌物的活性代谢产物多为亲电子物，其反应中心带有正电荷，易与核酸分子的负电子位点作用形成加合物。而一些具有亲核活性的外源化学物的代谢产物，由于富含电子，可以与核酸分子的缺电子位点共价结合。此外，外源化学物在机体的代谢过程中，形成的自由基也可攻击核酸分子，造成 DNA 分子损伤。核酸分子上的多个位点，以碱基损伤的毒理学意义最大。亲电子性活性代谢产物主要攻击鸟嘌呤的 N_7、C_8、O_6，腺嘌呤的 N_1、N_2，胞嘧啶和鸟嘌呤的氨基；而亲核性代谢产物主要攻击胞嘧啶、尿嘧啶和胸腺嘧啶的 C_6。此外，胸腺嘧啶的 N_3、O_2、O_6 也易受到攻击。

DNA 加合物有许多不同类型：烷化 DNA 加合物、多环芳烃的 DNA 加合物、环化的 DNA 加合物、DNA 链间和链内交联、DNA 与蛋白质的交联等。不同类型的 DNA 加合物可引起不同的生物学效应，包括细胞毒性、诱变作用、活化癌基因，乃至引发细胞癌变。DNA 加合物形成可活化癌基因，影响调节基因和抑癌基因的表达。例如，芳香胺可引起碱基颠换型改变，活化 ras 癌基因。如果细胞内 DNA 加合物形成，致癌过程即已启动，随后进入促进和发展阶段。因此，DNA 加合物形成是化学致癌过程中一个早期可检测的关键步骤，可以作为致癌物接触的内部剂量仪。DNA 加合物是判断遗传毒性致癌物的生物标志物之一，但要应用于人群流行病学研究，尚有许多问题需要解决。

延伸阅读一

丙烯醛-DNA 加合物

丙烯醛是一种活泼的 α,β 不饱和醛，广泛存在于环境中。香烟烟气和厨房油烟是人体丙烯醛暴露的主要环境来源。机体内的丙烯醛也可以通过脂质过氧化、氨基酸氧化等多种途径自发生成。各种途径进入人体的烯醛，可以与 DNA 发生加合生成丙烯醛-DNA 加合物。

研究表明，丙烯醛-DNA 加合物可能在癌变过程起着重要作用。尽管上述研究表明丙烯醛与一些癌症密切相关，但高剂量或长期丙烯醛暴露将产生严重的细胞毒性，致使丙烯醛致癌性评价无法进行。正如国际癌症组织所述，尚无充足的证据证明丙烯醛是人类致癌物。丙烯醛-dG 加合物目前研究最多，包括 α-OH-PdG 和 γ-OH-PdG，反应如图 6-2 所示。对于丙烯醛-dG 加合物的致突变性，还没有一致的看法。一般认为 γ-OH-PdG 不影响 DNA 聚合酶正确复制，其突变概率较低（约 1%），以 G→T 突变为主，而 α-OH-PdG 的突变概率高于 γ-OH-PdG，在 8%左右，同样以 G→T 突变为主。很可能是 α-OH-PdG 和 γ-OH-PdG 加合物的立体异构导致了它们致突变能力的差异。双链 DNA 中，γ-OH-PdG 加合物由闭环转变为开环结构，以 Waston-Crick 模式与 dC 配对，对 DNA 结构几乎没有影响，因而其突变概率很低。而在与 dC 配对时，α-OH-PdG 加合物维持闭环结构，影响它们之间氢键的生成，因而对 DNA 结构产生较大影响，进而导致基因突变。α-OH-PdG 作为丙烯醛与 dG 加合的次要产物，对丙烯醛的基因毒性贡献更大。γ-OH-PdG 还可以介导形成 DNA 链内、链间交联及 DNA-蛋白质交联，这两种交联是一种严重的 DNA 损伤，并且难以修复，对 DNA 复制也有较强的抑制作用。

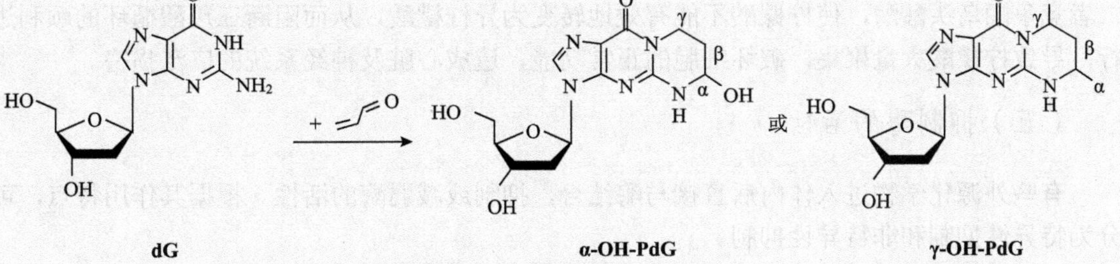

图 6-2　dG 与丙烯醛加合的反应

（三）与脂质的共价结合

在机体内，磷脂酰丝氨酸、胆碱及乙醇胺是外源化学物或其活化代谢物最容易与脂质产生共价结合的部位。例如，四氯化碳及三氯甲烷则是通过自由基反应，与膜脂质共价结合，从而影响细胞膜功能。

五、影响酶的正常功能

酶的种类很多，在体内分布极广，参与所有细胞的生命活动，而且极易受各种因素的影响。多数化学毒物能抑制酶的活性，如未经加工的豆类中含有的胰蛋白酶及胰凝乳蛋白酶抑制剂。外源化学物影响酶活性的途径主要有以下几种。

（一）与酶活性中心的金属离子结合

有些外源化学物，如氰离子（CN^-）能与氧化型细胞色素氧化酶中的铁离子（Fe^{3+}）结合，使细胞色素氧化酶的活性被抑制而导致生物功能丧失，造成组织缺氧。

（二）与酶激活剂的作用

在机体内外源化学物的代谢过程中，许多酶需要特定的金属离子作为激活剂，才能发挥其催化功能。例如，Mg^{2+}是磷酸葡萄糖变位酶的激活剂，机体氟中毒时，F^-可与Mg^{2+}形成氟化物，结果使Mg^{2+}失去激活磷酸葡萄糖变位酶的作用。

（三）与酶的辅酶的结合

在机体内，许多酶的催化作用需要辅酶的存在。烟酰胺是辅酶Ⅰ（CoⅠ）和辅酶Ⅱ（CoⅡ）的组成部分。铅中毒时可使体内的烟酸消耗增加，导致辅酶Ⅰ和辅酶Ⅱ的合成减少，从而抑制脱氢酶的活性，影响细胞正常的氧化还原过程。

（四）与酶的底物发生竞争关系

有毒的外源化学物或其代谢产物的化学结构与体内酶的底物结构相似时，会对酶产生竞争性抑制（competitive inhibition）作用。例如，发生氟乙酰胺中毒时，进入体内的氟乙酰胺在酰胺酶的作用下发生脱氨基，生成氟乙酸。氟乙酸会干扰三羧酸循环，氟乙酸与辅酶A作用生成氟乙酰辅酶A，后者再与草酰乙酸作用生成氟柠檬酸。氟柠檬酸与柠檬酸的结构相似，二者竞争顺乌头酸酶，使柠檬酸不能有效地转变为异柠檬酸，从而阻断三羧酸循环的顺利进行，导致柠檬酸大量聚集，破坏细胞的正常功能，造成心脏及神经系统的广泛损害。

（五）抑制酶的活性

有些外源化学物进入体内后直接与酶结合，抑制或减弱酶的活性。根据其作用特点，可分为特异性抑制和非特异性抑制。

1. 特异性抑制作用　外源化学物进入体内后，与酶活性中心上的必需基团结合，使酶失活。例如，有机磷农药敌百虫能够特异性地与体内的胆碱酯酶活性中心的丝氨酸残基上的羟基结合，使胆碱酯酶失去活性，使体内的乙酰胆碱不能及时分解而堆积，引起人和动物中毒而产生的一系列症状。

2. 非特异性抑制作用　巯基是蛋白质的活性基团，多数外源化学物都可以与巯基结合。由于这些抑制剂所结合的巯基不限于酶分子中的必需基团，此类抑制剂又称非专一性抑制剂。例如，低浓度的重金属离子及As^{3+}可与酶分子中巯基结合，使酶失活。化学毒气路易斯毒气（Lewisite）是一种含砷的化学物，通过抑制体内的巯基酶而使人畜中毒，失活机制如图6-3所示。

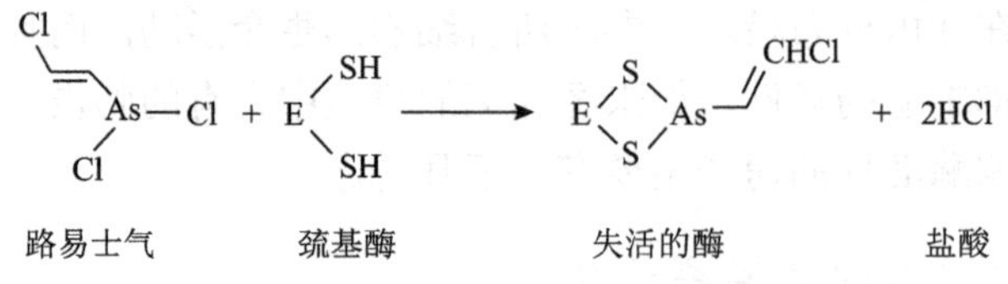

图6-3　路易斯毒气的As^{3+}使酶失活的机制

第二节　对器官（系统）及细胞、亚细胞的损害

在毒理学中，外源化学物的毒性作用机制，在整体器官（系统）水平上，是关于肝脏、肾脏、皮肤及中枢神经系统、心血管系统、造血系统、呼吸系统、免疫系统的直接或间接损伤；在细胞、亚细胞水平上，是关于干扰细胞内酶系功能、抑制细胞间隙连接通讯（gap junction inter-cellular communication，GJIC）、破坏细胞的亚微结构；在分子水平上，是对生物膜的化学组成成分和物理性质的影响，引起细胞钙稳态失调、氧化损伤生物大分子、与蛋白质和核酸共价结合，导致相应的机能障碍、结构改变和物质代谢异常，表现一系列的病理变化和临床症状。由整体器官向细胞、亚细胞、分子水平纵向研究，并将这三方面紧密结合起来，是外源化学物毒性作用机制研究的必然趋势。

一、器官（系统）水平的损害

（一）中枢神经系统

具有神经毒性的外源化学物极易透过血-脑屏障，导致神经系统功能或结构的损害。神经组织的再生能力通常都比较弱，一旦受到损伤，多为不可逆的器质性损害。不同的外源化学物对不同的神经组织部位，引起的损害程度不一样。例如，乙醇损害小脑时，表现肌肉张力增强或降低、姿态异常、步态蹒跚等；乌头碱选择性地兴奋延髓的迷走中枢时，表现心率变慢、心律不齐和血压下降等。

（二）心血管系统

有些外源化学物对心脏、心血管中枢和外周心血管具有损害作用。这些化学物主要损害心脏的传导作用及心肌细胞。例如，重金属镉中毒时，可引起心脏房室和室内传导阻滞、心律失常、心收缩力减弱、输出量减少和血压下降。CCl_4 中毒时，可引起中毒性心肌炎。某些外源化学物对心血管中枢的损害作用，主要表现在心动过缓和血压下降。外源化学物对心脏的外周循环的损害作用比较复杂。当外源化学物引起心率减慢、血压下降时，机体会代偿性地引起外周血管收缩和阻力增加。但当心脏严重受损时，血管阻力增加，外源化学物反而加重心脏负担，促发心力衰竭。

（三）造血系统

外源化学物对造血系统的损害作用主要体现对血细胞的损害作用。对粒细胞的毒性表现为骨髓粒细胞生成不足或破坏过多而使循环血中性粒细胞数量减少。对红细胞的毒性表现为抑制骨髓红细胞的生成，破坏红细胞和改变血红蛋白。此外，伯氨喹可引起缺乏葡萄糖-6-磷酸脱氢酶易感人群胎儿溶血性贫血。这类血液毒性出现在一定的遗传缺陷基础上，属于特异质反应，具有一定的局限性。另外，氯霉素可抑制骨髓的造血机能，轻者可造成可逆性血细胞减少，重者可引起不可逆的再生障碍性贫血。引起血小板减少的外源化学物有苯、铅、砷、碘化钾及抗肿瘤药物。

（四）肝

许多外源化学物都有可能对肝造成不同程度的损害。有些肝损害是可逆的，有些肝损害则是不可逆的。肝损伤发生的频率与严重程度，因不同动物而存在很大的种属差异。为了区别病毒性肝炎，在毒理学研究中，将外源化学物引起的各种进行性和慢性肝炎统称为化学性肝损伤（chemically induced liver injury）。

肝细胞形态与功能的改变并非由单一的毒作用机制造成。不同的生化毒作用机制可以导致相同的肝毒性终点。有些外源化学物对肝具有特殊的亲和力。例如，活性氧可引发肝纤维化；高剂量的对-乙酰氨基酚可引起小叶中央肝细胞坏死；秋水仙碱可致胆汁淤积，引起继发性肝损伤，胆酸在肝细胞内潴留，诱发肝细胞凋亡等。肝细胞内脂质蓄积、肝细胞坏死、肝胆功能障碍常见于急性接触化学毒物。肝硬化或瘤样改变常见于慢性接触化学毒物。

（五）肾脏

肾脏在排泄废物，调节细胞外液容量、电解质和酸碱平衡等方面起着极其重要的作用。外源化学物不但直接影响肾功能，同时也间接影响机体全身的生理功能。因此，肾脏也是外源化学物作用的重要靶器官之一。引起肾毒性的外源化学物很多，这些外源化学物对肾脏的损害，可以表现为急性肾衰竭、慢性肾炎及肾病综合征等。其毒性作用机制主要有：①干扰生化过程而直接影响细胞代谢；②肾小管腔被阻塞；③形成免疫复合物。某些外源化学物的抗原或半抗原，再次进入机体，与机体容易产生的抗体结合。形成的中等大小抗原-抗体复合物，既不能被吞噬细胞吞噬分解，也不能通过肾小球滤过排除，作用于肾小球的基底膜上，引起病变。

（六）呼吸系统

外源化学物无论从哪种途径进入呼吸系统，最后均可引起呼吸系统的损伤。对呼吸系统的损害，主要表现为呼吸中枢抑制，其次是呼吸肌麻痹、支气管平滑肌痉挛及支气管分泌物增多、阻力增加，最终造成呼吸道通气受阻、缺氧和窒息而发生急性中毒死亡。由于肺细胞也存在毒物代谢酶系统，因此，外源化学物在肺部代谢时，也会存在代谢活化过程。经代谢活化的活性产物，可以与肺细胞的生物大分子发生共价结合，导致急性损伤（如鼻及上呼吸道损伤、肺水肿、坏死等）、变态反应及慢性损伤（如肺纤维化、肺气肿、哮喘、肺癌等）。

（七）免疫系统

免疫系统包括免疫器官、免疫细胞和免疫分子。外源化学物可以直接损伤免疫细胞的结构和功能，影响免疫分子的合成、释放和生物活性。外源化学物也可通过干扰神经内分泌网络等间接作用，使免疫系统对抗原产生不适应的免疫应答，即过高或过低的应答；或对自身抗原的应答，导致免疫病理过程发展为免疫性疾病。应答过低，可导致免疫抑制，使宿主对病原体或肿瘤的易感性增加，严重时则表现为免疫缺陷；应答过高，则表现为超敏反应（hypersensitivity）。如果自身抗原应答细胞被激活，则引发自身免疫（autoimmunity）。

外源化学物对免疫系统的影响比较复杂。在以免疫系统作为毒作用靶系统的同时，对非免疫系统的毒作用也可能影响免疫功能；反之，对免疫系统的损害也可能影响其他组织器官的功能，二者难以区分。有些外源化学物既可以直接作用于免疫系统，也可以通过其他组织器官的毒性而影响免疫功能。有些外源化学物还可以引起多种异常的免疫应答。例如，铅、汞等重金属既可引起免疫抑制，又可引起超敏反应和自身免疫功能。

延伸阅读二

氟中毒对免疫系统的影响

氟是机体的必需微量元素之一。但机体氟摄入过量时，对机体又具有强烈的毒性作用，引起氟中毒。氟对机体的作用是广泛的，非特异性的。以往对氟中毒的研究多集中在氟对骨相的损害。近年来，氟对机体非骨相的损害作用日益受到人们的关注，尤其是氟对机体免疫功能的影响。

氟对机体免疫系统的影响是多方面的，主要体现在对免疫器官、细胞免疫、体液免疫等几个方面。胸腺是机体的免疫中枢器官，起着促进 T 淋巴细胞的发育、成熟和分化作用，与机体免疫功能密切相关。脾是动物的外周免疫器官，是 T、B 淋巴细胞定居和对抗原刺激进行免疫应答的场所。研究发现，氟化物可以抑制胸腺的生长发育，对脾的影响则不显著，这可能与氟对免疫系统不同部位的毒性作用阈值不同有关。文献报道，氟对免疫球蛋白 IgG、IgM、IgA 的影响程度相差较大。有些研究发现，氟病区人群血清中 IgG、IgM、IgA 均明显降低，而有些研究则认为，血清中只有 IgG 降低，而 IgM、IgA 无明显改变。细胞因子是指由细胞分泌、能调节细胞功能的多肽。在免疫应答中，细胞因子对细胞间的相互作用、细胞的生长和分化有重要的调节作用。氟对细胞因子有着广泛的影响。氟中毒的大鼠，脾细胞分泌 IL-2、IL-6 的活性较对照组显著降低，并抑制淋巴细胞膜 IL-2R 的表达，从而影响细胞免疫和体液免疫功能的正常发挥，使机体免疫功能低下。结果表明：氟化物可降低机体免疫细胞活性，使白细胞介素分泌减少，活性降低，促进 B 淋巴细胞分化产生抗体 IgG、IgA 和 IgM 的能力减弱，机体体液免疫功能下降。

（八）皮肤

脂溶性物质可透过皮肤表皮的角质层，外源化学物透过的速度同其脂/水分配系数有关。脂、水均溶的外源化学物更容易透过皮肤。若因外伤或皮肤疾患破坏表皮的完整性，则可加速外源化学物的吸收，吸收后的外源化学物呈现全身作用。有些外源化学物与皮肤接触后立即引起损伤。例如，强酸类外源化学物可引起皮肤凝固性坏死；强碱类外源化学物则引起皮肤液化性坏死。

二、细胞、亚细胞水平的损害

（一）细胞内酶系或某些化学组分的差异

同一脏器中同一类型的细胞，通常会对不同外源化学物的反应存在一定的差异。例如，溴苯可引起肝小叶中央坏死，但对周边区的肝细胞影响不显著；而细菌内毒素则主要引起肝小叶周边区肝细胞坏死。这是因为肝小叶的不同区域，肝实质细胞、酶系的活性对外源化学物的化学成分有较大的差异。

（二）抑制细胞间隙连接通讯的功能

正常细胞在生长活跃期和组织再生时，GJIC 的功能下调，有利于维持生长刺激信号分子在细胞内的浓度，促进细胞的增殖和转化。GJIC 被抑制是促进细胞增殖的重要机制之一。GJIC 的异常会促进癌变细胞脱离周围正常细胞的控制而形成自动增殖，最终发展为肿瘤。实验研究表明，亚砷酸钠和氧苯胂对健康人群皮肤成纤维细胞的 GJIC 具有明显的抑制作用，提示两种化学物可能是皮肤的致癌物。

（三）作用于细胞亚微结构

内质网、线粒体等亚微结构与物质代谢有密切关系。四氯化碳可引起肝细胞内质网、线粒体的损伤，导致蛋白质合成障碍、脂蛋白减少、甘油三酯蓄积而形成脂肪肝。

第三节　对生物膜的损害作用

外源化学物引起机体细胞膜成分改变或引起细胞膜生物物理性状改变，从而影响细胞膜的通透性及膜中镶嵌的蛋白、酶及受体的活性。不同的外源化学物使生物膜改变的机制也不同。

一、外源化学物对生物膜组成成分的影响

维持细胞膜的稳定性对机体的生物转运、信息传递及内环境稳定是非常重要的。一些外源化学物可通过改变膜的酶蛋白活性或改变膜脂质组成而产生毒作用。例如，苯并(a)芘可抑制小鼠红细胞膜 Ca^{2+}-ATPase、Na^{+}-ATPase 及 K^{+}-ATPase 活性。重金属 Pb^{2+}、Cd^{2+}可与 Ca^{2+}-ATPase 上的巯基结合，抑制酶的活性。CO_2 可与人体红细胞膜的蛋白结合，使红细胞膜蛋白 α-螺旋数量减少。

二、外源化学物对生物膜物理性质的影响

（一）对膜通透性的影响

生物膜的通透性反映生物膜与周围环境极性物质的交换能力。膜的通透性有选择性，不同物质在膜上有不同的通透率。生物膜可保持细胞内 pH 和离子组成的相对稳定，并可以进行重要的生理功能。在毒理学中，可利用生物膜的选择通透性研究化学物对生物膜的影响，以通透性作为细胞毒性作用的观察指标。若细胞膜的通透性增加，可使细胞质中的重要营养物质外漏。例如，K^{+}浓度可作为评价膜通透性及膜完整性的指标。用胞内某些酶如乳酸脱氢酶、酸性磷酸酶的渗出，作为膜通透性损伤的指标。

外源化学物对生物膜通透性的影响主要是对膜蛋白的改变。例如，铅、镉、汞等重金属可与膜蛋白的巯基、羰基、磷酸基、咪唑基和氨基等作用，改变其结构和稳定性，从而改变膜的通透性；DDT 等高度亲脂的毒性物质也可与生物膜的脂相溶，从而改变膜的通透性。许多可以改变细胞膜或细胞器膜通透性的外源化学物往往具有一定的毒性。但是通透性的改变与细胞毒性大小并非绝对相关，因为通透性的改变不是细胞损伤的唯一原因。

（二）对膜流动性的影响

膜的流动性是指生物膜组成成分的多种不同类型的运动，包括脂质分子和蛋白质分子在膜平面上的侧向移动、旋转运动及膜整体结构的流动性。细胞内外物质交换、细胞融合和细胞识别等均与膜流动性有关。现已发现不少外源化学物可以影响膜的脂流动性，进而影响膜的通透性和膜镶嵌蛋白质的活性。无机化合物、有机类或重金属类外源化学物均可对生物膜的流动性产生影响，影响剂量各有不同。

（三）对膜表面电荷的影响

膜表面糖脂、糖蛋白形成膜表面极性基团，组成膜表面的电荷。膜表面电荷的性质和密度可以反映细胞表面的结构和功能。因此，可通过测定细胞膜表面电荷，了解外源化学物对生物膜作用的途径和方式的影响。研究表明：SiO_2 引起的红细胞溶血与膜上的季胺离子有关。在体内 pH=7.4 时，SiO_2 表面的硅醇基可部分电离成 SiO_2。电离的 SiO_2 可与磷脂分子中带正电荷的季胺离子形成离子键。这种离子键和另外一种氢键的作用使脂质构型改变，从而损伤膜的完整性。而且，SiO_2 也会增加巨噬细胞膜的流动性，其作用不但有明显的剂量-效应关系，而且有时间-效应关系。有些外源化学物主要可影响膜电位，从而影响膜电荷。

延伸阅读三

甲基汞对生物膜流动性及通透性的影响

细胞膜是毒物接触细胞的第一道屏障。许多有毒物质的毒性作用与生物膜有关。有研究者采用荧光偏振术测定生物膜流动性的变化，用生化自动化分析仪测定了红细胞内、外乳酸脱氢酶（LDH）活性变化，研究甲基汞对生物膜的流动性及通透性的影响。研究发现，甲基汞能够改变膜的物理性质，使膜的流动性降低和通透性增高。通过探讨其机制发现，膜蛋白和膜上巯基（—SH）的变化与膜物理性质密切相关。

膜流动性是膜蛋白行使功能的必要条件。当膜蛋白与甲基汞结合时，膜的流动性会降低。甲基汞是一种脂溶性、亲巯基的物质。甲基汞的汞原子与巯基形成“—Hg—S—”键，是甲基汞产生膜毒作用的基础。故膜上的巯基酶，如 Na^+-K^+-ATP 酶易与甲基汞结合，从而降低酶的生物活性。Na^+-K^+-ATP 酶活性降低，必然损坏 Na、K 泵的功能，导致细胞内、外 Na^+、K^+主动转运过程发生紊乱，引发 Na^+、K^+的动态失衡。同时，也会影响 Ca^{2+}的运输，使细胞内 Ca^{2+}聚集超过细胞内容量。细胞内过量的 Ca^{2+}与膜结合即可降低脂质双分子层的流动性，并且膜流动性的降低又会影响膜的通透性。测定试验小鼠红细胞内、外的 LDH 时，血浆中 LDH 含量增高，而红细胞内 LDH 含量下降，并且和甲基汞染毒剂量呈负相关，说明生物膜有损伤，使细胞内的 LDH 释放到细胞外，甚至可能造成膜漏。研究结果表明，甲基汞对生物膜的损伤，主要是由甲基汞与生物膜上 ATPase 的—SH 结合所致，从而引起生物膜理化性质的改变。

第四节 对细胞钙稳态调节的干扰

一、细胞内钙稳态及其作用

细胞内的钙分为结合钙和离子钙两种形式。离子钙又分为细胞内 Ca^{2+}和细胞外 Ca^{2+}。正常情况下，细胞内的钙浓度较低，细胞外浓度较高，内外浓度相差 10^3～10^4 倍。在细胞静息状态下，细胞内游离 Ca^{2+}仅为 10^{-7}mol/L，而细胞外液 Ca^{2+}则达 10^{-3}mol/L。当细胞处于兴奋状态时，第一信使传递信息，则细胞内游离 Ca^{2+}迅速增多，可达 10^{-5}mol/L，此后再降低至 10^{-7}mol/L，完成信息传递循环。故将 Ca^{2+}称为体内第二信使。Ca^{2+}浓度的这种稳态状的变化过程称为细胞钙稳态（calcium homeostasis）。

Ca^{2+}是细胞功能调节的“信使”，负责将激动剂的刺激信号传给细胞内各种酶反应系统或功能性蛋白。其主要传导途径为：①Ca^{2+}对细胞功能的调节作用多数是通过各种钙结合蛋白介导的，如钙调蛋白（CaM）。②Ca^{2+}与 cAMP 两种系统在多种水平上以协同或拮抗的方式相互影响，而如何影响取决于细胞反应过程与细胞类型。③蛋白激酶 C（PKC）、磷脂酶 C（PLC）均是受 Ca^{2+}调节的酶。这些酶在细胞内信号传递中有重要作用。④胞内 Ca^{2+}浓度的增加可调节离子通道，即活化 Ca^{2+}通道、Cl^-通道及 Na^+通道，也可调节 Ca^{2+}自身通道。

细胞内 Ca^{2+}可从细胞外经细胞膜上的钙离子通道流入，也可以由细胞内肌质网等钙池中释放。而细胞的多种功能都依赖于细胞内外极高的 Ca^{2+}浓度差，一旦某种因素使细胞钙稳态紊乱，就会引起细胞功能性损伤，甚至死亡。

研究表明，细胞内钙的持续增高，是引发各种组织和细胞的毒性机制，可称为“细胞死亡的最终共同途径”。钙浓度变化的研究已发展成为细胞“钙稳态紊乱学说”。正常生理条件下，对细胞质中的 Ca^{2+}具有极为严格的调控机制。细胞质内许多蛋白质、核苷酸、酸性磷脂等都可与 Ca^{2+}结合形成缓冲体系。细胞内钙稳态是由质膜 Ca^{2+}转位酶和细胞内钙隔离室系统共同操纵控制。当细胞受损害时，这一过程紊乱，可导致 Ca^{2+}内流增加、Ca^{2+}从细胞内储存部位释放，与（或）通过质膜逐出抑制，导致细胞内 Ca^{2+}浓度不可控制地持续增加。细胞内 Ca^{2+}浓度持续高于生理水平，必然导致维持细胞结构和功能的重要大分子被破坏。Ca^{2+}的这种持续增加，将会完全破坏正常生命活动所必需的由激素和生长因子刺激而产生的短暂的 Ca^{2+}浓度瞬变，损害线粒体功能和细胞骨架结构，最终激活不可逆的细胞内成分的分解代谢过程。

二、细胞钙稳态的紊乱与细胞毒性

外源化学物可以通过干扰细胞内钙稳态从而引起细胞损伤和死亡。一些外源化学物如硝基酚、过氧化物、醛类、卤代烷，以及 Cd^{2+}、Hg^{2+}等重金属离子，均能干扰细胞内的钙稳态平衡。非生理性增高细胞内钙浓度，可激活磷脂酶而促进膜磷脂分解，引起细胞损伤和死亡；Ca^{2+}也能激活某些可引起 DNA 链断裂和染色质浓缩的核酸内切酶，某些环境化学物可能通过这一途径引起细胞损伤，甚至死亡。

某些重金属离子的中毒，可影响细胞内钙稳态。因为这些重金属与 Ca^{2+}具有类似的原子半径，可在质膜、线粒体或内质网膜的 Ca^{2+}转运部位上与 Ca^{2+}发生竞争，部分或完全取代

Ca^{2+}，从而导致细胞内钙稳态的失调。

三、钙稳态失调与细胞凋亡

细胞受损时，可导致 Ca^{2+}内流增加，或 Ca^{2+}从细胞内储存部位释放增加，或抑制细胞膜向外逐出 Ca^{2+}，表现为细胞内 Ca^{2+}浓度不可控制地持续增加，即打破细胞内钙稳态，或称为细胞内"钙稳态失调"。

（一）对能量代谢的影响

胞质中高浓度的 Ca^{2+}通过单转运体，使线粒体 Ca^{2+}摄取增加，从而抑制 ATP 的合成；Ca^{2+}的增加，还会加速线粒体的呼吸（电子传递）作用，同时伴有氧自由基生成增加，又致使线粒体内膜脂质过氧化。线粒体的 ATP 生成的损害，可累及细胞膜、内质网上的 Ca^{2+}-ATP 酶及细胞膜上的 Na^+，K^+-ATP 酶的能量供给，造成细胞内 Ca^{2+}泵出减少或泵入内质网的减少。如果进一步升高胞质 Ca^{2+}浓度，最终可导致线粒体内膜的过氧化损伤及可能的水解性损害。Ca^{2+}由于激活线粒体脱氢酶引起内膜氧化损伤而使能量储备耗竭。柠檬酸循环中氢输出增加可刺激电子沿电子传递链流动，使活性氧自由基（如·O_2^-、·OH 等）形成增加，这些自由基会损害线粒体内膜，进一步影响氧化磷酸化作用。同时，胞质 Ca^{2+}持续性升高势必增强 Ca^{2+}–ATP 酶的作用，以除去过多的 Ca^{2+}，ATP 的消耗也相应增加。如果细胞 ATP 储备耗竭，则没有足够的能量排除 Ca^{2+}，胞质 Ca^{2+}水平可进一步增加。因此，线粒体功能的损害与 ATP 的耗竭，不可避免地会导致细胞内 Ca^{2+}稳态的紊乱。

（二）细胞骨架的损害

微丝、微管和中等纤维是构成细胞骨架的三种组分。细胞表面出现多个突起物（常称为"大疱"），是外源化学物引起的细胞损害的早期征象之一。Ca^{2+}大疱的形成，对中毒性细胞损害起着重要作用。由细胞内 Ca^{2+}增加引起的细胞骨架结构破坏的机制可归结为三种：①肌动蛋白与肌动蛋白结合蛋白之间联系的改变；②Ca^{2+}依赖的细胞骨架蛋白的水解；③蛋白激酶的活化与蛋白质磷酰化的改变。

（三）钙依赖降解酶的活化

Ca^{2+}是多种参与蛋白质、磷脂和核酸分解的酶的激活因子。钙激活酶（calpain）参与酶的活化和细胞膜的再塑过程。当 Ca^{2+}活化时，蛋白酶与一种特殊的抑制蛋白（capastat）都与细胞膜有联系。当胞质 Ca^{2+}增加时，蛋白酶被活化，从而分解细胞骨架、膜蛋白及其他一些蛋白成分。

许多整合性膜蛋白是 Ca^{2+}激活的中性蛋白酶或钙激活酶的靶分子。需钙蛋白酶介导的肌动蛋白结合蛋白的水解可引起膜大疱。Ca^{2+}激活的蛋白酶，可将嘌呤脱氢酶转变为次黄嘌呤氧化酶，其副产物·O_2^-和 H_2O_2 可引起细胞损伤。体内几种重要的磷脂酶的活性都取决于 Ca^{2+}浓度，当 Ca^{2+}持续增加时，磷脂酶 A2 被活化，将导致细胞膜被广泛破坏及毒性代谢物的生成。核酸内切酶则会将 DNA 断裂为碎片，参与细胞凋亡过程。

第五节　自由基引发的生物大分子氧化损伤

一、外源化学物引发的自由基及其种类

生物体内的自由基（free radical）有两类：一类是正常参与线粒体电子转运过程的自由基；另一类是自由的非结合状态的，并能与各种组织成分相互作用的自由基。后者有较强的反应性，极易与组织细胞成分中的电子结合，以达到更稳定的配对电子状态。在毒理学中，主要关注的自由基为活性氧族（ROS），包括氧自由基（如 $\cdot O_2^-$、$\cdot OH$），也包括一些含氧的非自由基衍生物（如 $^1O_2$、H_2O_2、HClO 等），以及内源性脂质和外源化学物的环氧代谢产物。

（一）细胞正常生理过程中产生的自由基

正常生理情况下，机体会产生自由基，参与一些生物学功能，对机体不会造成损害作用。线粒体是活性氧的重要来源，细胞内的酶也会产生自由基，如图 6-4 所示。由于过氧化物酶具有很强的形成 H_2O_2 的能力，凡能刺激过氧化物酶体生物合成的外源化学物，均可诱导大量 H_2O_2 的生成。

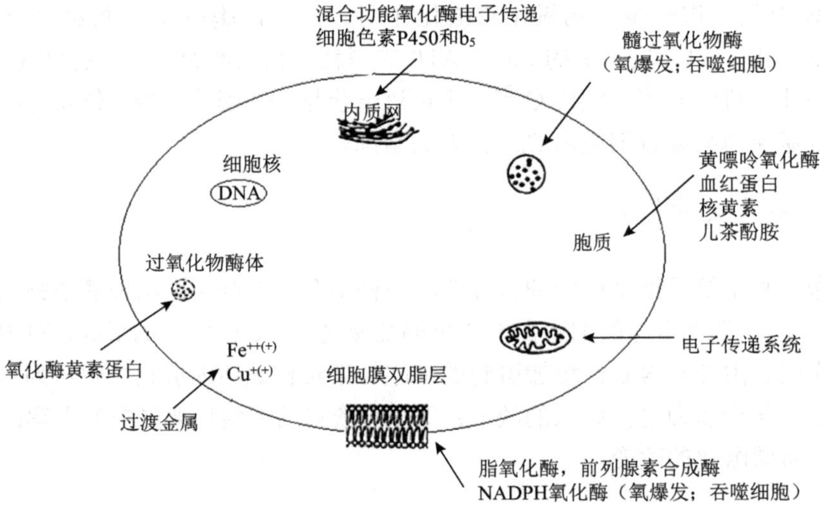

图 6-4　细胞内自由基的来源

（二）外源化学物在体内产生的自由基

许多外源化学物可通过各种不同途径产生自由基，但其中最主要的途径是通过氧化-还原反应。能够发生氧化-还原的化学物质主要有醌类、硝基化学物和双嘧啶化学物。此外，有些化学毒物可干扰呼吸链功能，增加活性氧族的形成。

与生物体有关的自由基见表 6-2。一些过渡金属也可能成为自由基，尤以铁元素和铜元素为主，可促使电子转移到脂质、蛋白质和 DNA 等生物大分子上。此外，金属离子还可催化已存在的有机过氧化物分解，最终导致组织受到损害。自由基对细胞损害的作用机制见图 6-5。

表 6-2　与生物体有关的自由基

自由基类型	举例	评价
以氢为中心	氢原子（一个质子，一个电子）	从含碳化合物获得氢原子，常启动自由基的链式反应，如·OH 能通过从膜脂质的脂肪酸侧链获取 H，而启动脂质过氧化 $R\text{–}H + \cdot OH \longrightarrow R\cdot + H_2O$
以碳为中心	三氯甲基自由基·CCl_3（由 H 抽出形成膜脂质中的碳中心自由基 R·）	CCl_4 毒性的主要原因
以硫为中心	烷硫基自由基 R–S·	巯基化合物氧化产生的活性自由基（由过渡金属促进）
以氮为中心	苯基二肼自由基 $C_6H_5N{=}N\cdot$	参与苯肼的红细胞毒性
以氧为中心	无机：超氧阴离子（·O_2）、羟基自由基（·OH） 有机：烷氧自由基（RO·）、过氧自由基（RO_2·）	氧化应激的主要动因：·OH 十分活跃，·O_2较弱。由 R·与 O_2 反应产生（RO·和 RO_2·）；任何碳中心的自由基通常迅速与 O_2 反应产生过氧自由基 如 $\cdot CCl_3 + O_2 \longrightarrow O_2\dot{C}Cl_3$
过渡金属离子	Cu^+/Cu^{2+}、Fe^{2+}/Fe^{3+}、Ti^{3+}/Ti^{4+}	接受和供给电子的能力使它们成为自由基反应的重要催化剂

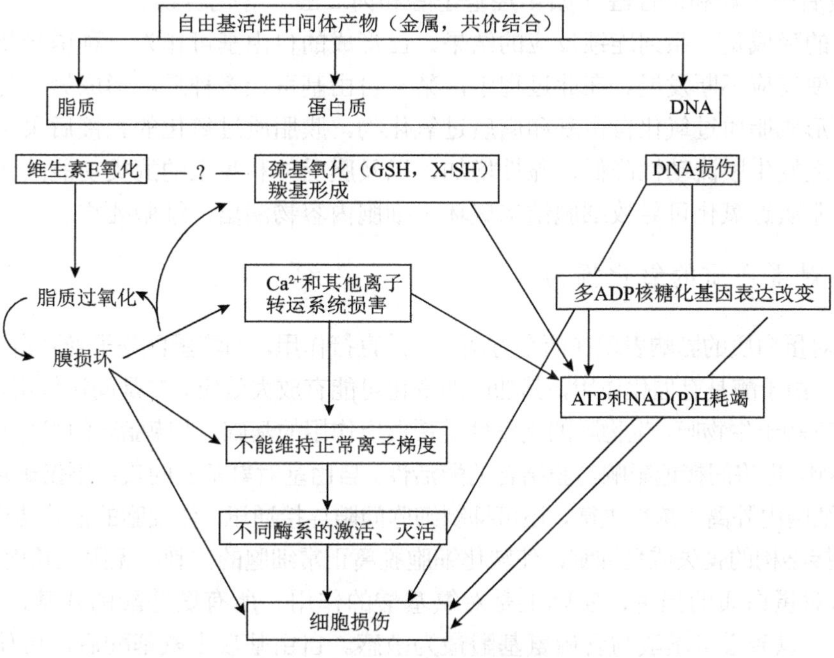

图 6-5　自由基对细胞损害的作用机制

1）**氧中心自由基**　氧中心自由基又称为活性氧族，包括：氧自由基，如·O_2^-、·OH；一些含氧的非自由基衍生物，如 H_2O_2、单线态氧、次氯酸等；过氧化物、氢过氧化物、内源性脂质和外源化学物的环氧代谢物。这三类自由基中都含有化学性质活泼的含氧功能基团。

2）**其他自由基**　有机分子中含有以自由基存在的其他原子，这类自由基包括以碳为中心的自由基（如三氯甲基自由基）、以硫为中心的自由基（如烷硫基自由基）、以氮为中心的自由基（如苯基二肼自由基），以及金属离子（如 Cu^+/Cu^{2+}、Fe^{2+}/Fe^{3+}、Ti^{3+}/Ti^{4+}）。这些自由基对组织和器官损害也起重要作用。

二、自由基对生物大分子的损害作用

在正常的机体内，自由基与其防御体系之间处于动态平衡之中。当机体内活性氧积累过多，不能被防御体系消除，或者防御体系功能低下，无法消除过多的自由基时，机体的功能就可能发生紊乱，受到自由基反应的损害，导致疾病发生或中毒。由氧自由基产生的细胞毒性效应称为氧化应激。

（一）脂质过氧化作用及其损害

脂质过氧化是指多不饱和脂肪酸的氧化。由于生物膜具有脂质双分子层结构，自由基容易攻击生物膜上的不饱和脂肪酸，而造成脂质过氧化，进而对生物膜产生强烈的破坏作用。膜脂质过氧化过程可分为启动、发展和终止三个阶段。体内的自由基与脂肪酸的氢原子结合而引发脂质的过氧化变性。所形成的脂质自由基（R·）可连续不断地转化成脂质过氧自由基（ROO·），再转化成脂质氢过氧化物。氢过氧化物又通过 Fe^{2+}催化转化成脂质烷氧自由基（RO·），最后产生烃和活性醛（如4-羟基壬醛和丙二醛）等化合物。

自由基的形成是一系列连锁反应的结果，已形成的自由基可作为一种诱导物引发新的自由基形成，使反应不断发展。在此过程中，某一自由基可经多种反应形成另一种形式的自由基团，最后形成脂质过氧化自由基和脂质过氧化物。膜脂质过氧化的直接后果是其不饱和性的改变，随之发生膜流动性降低，脆性增加，以及膜受体和膜上的酶类功能改变。脂质自由基引起细胞脂质过氧化可导致细胞结构破坏，细胞内容物漏出，细胞死亡。

（二）对蛋白质的氧化损伤

自由基对蛋白质的影响表现在两个方面：一是直接作用，如酶蛋白分子受到自由基作用，使其功能受损。由于酶具有催化作用，其功能的变化可能有放大效应。二是间接作用，许多蛋白质功能的发挥有赖于生物膜，生物膜的完整性是蛋白质作用的基础。当膜脂质的组分和含量受脂质过氧化的影响，也将间接地影响与膜结合的酶活性。自由基对氨基酸的攻击不仅破坏细胞膜的通透性，引起细胞内外离子浓度失衡，还可抑制细胞间隙连接通讯，使细胞的信息传递通路发生障碍。间隙连接结构的丧失或受抑制，使转化细胞脱离正常细胞的控制，无限生长而癌变。

自由基对蛋白质的损害，实际上是对氨基酸的作用。所有氨基酸的残基，都可被·OH作用。其中，以芳香氨基酸与含硫氨基酸最为敏感。自由基攻击氨基酸后，可使氨基酸残基氧化并形成多种中间产物，使蛋白质的结构和功能发生改变，造成蛋白质变性，发生凝集与交联或降解与断裂。作用的结果主要取决于蛋白质成分的特征及自由基的种类。

机体内清除氧化蛋白质是一个持续的过程，只有当氧化蛋白质产生的速率超过其清除能力，或者当新合成的、能充分发挥功能的更替蛋白质严重不足时，才会对细胞产生明显损害。酶类蛋白质的氧化损伤还可导致酶活性的诱导或抑制。

（三）对DNA的氧化损伤

活性氧对 DNA 的氧化损伤作用是突变或癌变的基础，也是毒理学研究的热点。氧化所致的 DNA 损伤是最重要的内源性损伤之一。氧化应激与细胞程序化死亡（凋亡）有关。活性氧对 DNA 产生许多不同类型的损害，主要体现在以下两个方面。

1. *活性氧对碱基的损伤*　活性氧攻击 DNA 的靶位点是腺嘌呤与鸟嘌呤的 C_8、嘧啶的 C_5 与 C_6 双键。其作用机制可能为：氧自由基直接作用于双键部位，使之获得一个加合基团而改变其结构，或自由基可使 DNA 链上出现无嘌呤或无嘧啶部位，或 · OH 可以自动从胸腺嘧啶的甲基中结合氢原子。活性氧与 DNA 反应，最终可形成 20 余种不同类型的碱基修饰产物。其中，8-羟基脱氧鸟嘌呤（8-OHdG）形成数量最多，也最为常见。8-OHdG 作为 DNA 氧化损害的重要指标，是毒理学中重要的生物标志物。

2. *活性氧造成 DNA 链断裂*　活性氧也可造成 DNA 链的断裂，可能的机制为：自由基对 DNA 的攻击，主要针对 DNA 分子中的核糖部分，可能的位置为核糖的 C_3 和 C_4 位上，造成 DNA 链的断裂；自由基对胸腺嘧啶碱基作用，造成的损害经修复酶切除，可产生类似的单链断裂；氧化应激启动胞内代谢过程，激活核酸酶，导致 DNA 的断裂。DNA 链断裂在基因突变的形成过程中有重要意义。DNA 链断裂后，可能造成部分碱基的缺失；可能造成被修复的 DNA 碱基的错误掺入和错误编码；可能引起癌基因的活化，或抑癌基因的失活等，从而产生突变、癌变。

三、机体对自由基的防御体系

机体虽有多种途径产生自由基，但并不是产生自由基就会对机体有损害作用。自由基产生只有超过抗氧化能力或机体抗氧化能力降低时，才会造成损害作用。这是因为机体有相应的防御系统，包括非酶类和酶类抗氧化系统，机体抗氧化的防御系统如图 6-6 所示。

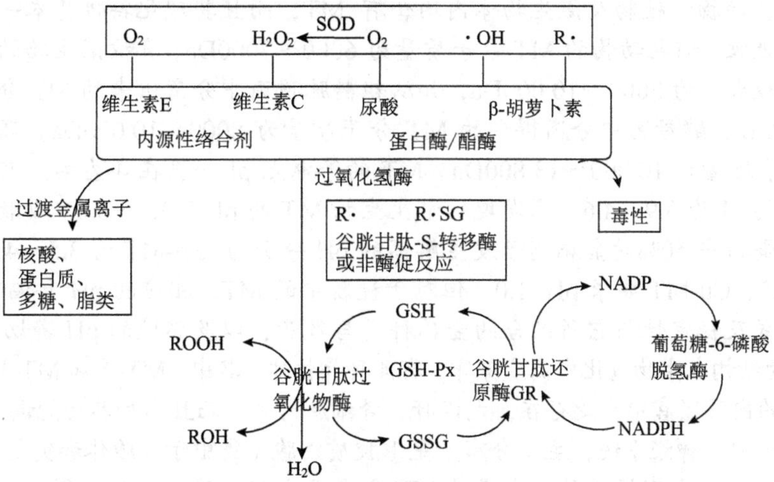

图 6-6　机体抗氧化的防御系统

（一）非酶类抗氧化系统

在生物体系中，分布着许多活性的化学小分子，它们能通过非酶促反应清除氧自由基，如谷胱甘肽、维生素 E 及维生素 C 等。谷胱甘肽能与过氧化氢或有机过氧化物作用，可保护细胞免受过氧化物损害，是重要的自由基捕获剂。不同类型的细胞内谷胱甘肽的浓度不同。维生素 E 作为脂溶性维生素，还具有抗氧化的作用，可以抑制肝细胞内微粒体的过氧化脂类的生成。维生素 C 是一种水溶性维生素，可以使水中的自由基淬灭，在防止膜受攻击上有重要意义。β-胡萝卜素是自然界中已知最有效的单线态氧清除剂，与维生素 E 具有协同抗氧化作用。研究发现，**金属硫蛋白**也具有抗氧化损伤效应，它对·OH 有很高的反应活性，使之灭活，但对超氧化物的作用较弱。

延伸阅读四

金属巯蛋白

1957 年，美国科学家 Margoshoes 在研究金属生物学作用时，从动物器官中分离出镉的金属蛋白质。由于它分子质量低，巯基含量高，能大量结合重金属离子，因此称为金属硫蛋白（metallothionein，MT）。1988 年，根据金属硫蛋白命名委员会（The Committee on the Nomenclature of Metallothionein）的建议，将具有以下特征的蛋白质或多肽定义为 MT：①低分子质量，一般为 6000～7000Da，含 60～63 个氨基酸残基；②高金属含量，每分子蛋白质可结合 7 个二价金属离子，或多至 18 个一价金属离子；③特有的氨基酸组成，无芳香族氨基酸及组氨酸，富含 Cys 残基（23%～33%），无二硫键；④特征的氨基酸序列，Cys 残基在氨基酸序列中占据相当保守的位置；⑤所有的 Cys 残基均以还原态存在，并通过巯基以硫酯键结合金属离子，具有金属巯基化合物的特征吸收光谱。实际上，这只是对经典 MT 的一个定义。现在 MT 家族所包括的成员远远超出以上定义的范围。

MT 分子呈椭圆形，分两个结构域，分子质量为 6000～7000Da，直径 0.3～0.5nm，含有 61 个氨基酸。其中，20 个氨基酸为半胱氨酸，少数有 21 个，这样每一个 MT 分子就可以结合 7～12 个金属离子。MT 构象较坚固，具有较强的耐热性。

人体、动物、植物及微生物体内均含有 MT，而且其理化特性基本一致，具有特殊的光吸收。哺乳动物的 MT 分子质量为 6000～7000Da；真核微生物的 MT 分子质量范围较大，为 2000～10 000Da，如从粗糙脉孢菌中分离出来的 MT 分子质量为 2500Da 左右，酵母菌中分离得到的 MT 分子质量为 8000～10 000Da。高等植物的 MT 的分子质量为 10 000～13 800Da。MT 的等电点 pI 一般在 4 左右。其中，哺乳动物 MT 的 pI 为 3.9～4.6，已发现的水生生物 MT 的 pI 为 3.5～6.0。动物体内，各种金属硫蛋白中 50%的金属离子发生解离的 pH 分别为：Zn-MT 为 3.5～4.5，Cd-MT 为 2.5～3.5，Cu-MT 要求 pH<1.0。但对于植物中的 MT，相应的 pH 要偏高些。MT 的存在形式及稳定性与它所结合的金属种类与数量，以及环境的 pH 密切相关。

MT 的结构在生物进化中高度保守，有 4 种异构体。其中，MT-Ⅰ和 MT-Ⅱ在大多数哺乳动物的内脏器官中广泛存在，尤以肝、肾细胞为主，而且参加其功能调节。MT-Ⅲ主要分布于中枢神经系统，主要分布于星形胶质细胞（集中于细胞体和突起中），其次为神经元细胞。也有报道称，少量的 MT 分布于生殖细胞、小肠、胃、肾和嗅觉皮质细胞中。MT-Ⅳ主要分布于皮肤、舌、消化道等器官的角质细胞和复层鳞状上皮细胞中。

MT 是一种目前所知的最有效的自由基清除剂，是所发现清除自由基能力最强的蛋白质。其清除羟基自由基的能力约为 SOD 的几千倍，清除氧自由基的能力是谷胱甘肽的数十倍，而且具有很强的抗氧化活动。MT 生物同源性好，不会有任何过敏反应。

MT 清除自由基的能力主要与其特殊的分子结构相关，其结构中的金属原子具有动力学不稳定性，而氨基氨酸中的巯基则具有亲核性。这两种因素使得 MT 很容易与亲电性化学物，特别是自由基，发生作用。MT 的这种分子结构，使得其对人体还有其他功能，如抗电离辐射和紫外线照射、解除金属毒素等。

（二）酶类抗氧化系统

在生物进化过程中，需氧生物机体内存在防御氧化损害的酶系统，即清除自由基的酶系统，包括超氧化物歧化酶（SOD）、过氧化氢酶、谷胱甘肽过氧化物酶（GSH-Px）及谷胱甘肽还原酶（GR）。

SOD 是催化·O_2^-歧化反应的酶类，这种歧化反应属于自身氧化还原反应，·O_2^-的歧化反应在H^+存在下，经 SOD 催化，一半·O_2^-氧化为O_2，·O_2^-的另一半还原为H_2O_2。

$$\cdot O_2^- + 2H^+ \xrightarrow{SOD} O_2 + H_2O_2$$

SOD 是生物对抗·O_2^-毒性的酶。不同的 SOD 所含有金属原子不同，有 Cu、Zn 的 SOD（Cu, Zn-SOD）、含 Fe 的 SOD（Fe-SOD）及含 Mn 的 SOD（Mn-SOD）三种存在形式。生物界中，细菌等原核生物及线粒体中含有 Fe-SOD 和 Mn-SOD，与高等动物所含的 Cu, Zn-SOD 相比，其蛋白质部分截然不同。

多种组织细胞中均含有 GSH-Px，主要存在于真核细胞的胞质中，线粒体中也含有。GSH-Px 可催化H_2O_2和有机氢过氧化物还原，反应式表示如下。此过程需以 GSH 为辅基。此酶含有 4 个具有催化活性的硒原子。

$$2H_2O_2 \xrightarrow{GSH\text{-}Px} 2H_2O + O_2$$

GR 的组织分布与 GSH-Px 相同，是一种胞质酶，该酶利用各种途径生成的 NADPH 还原氧化性谷胱甘肽（GSSG）。反应式表示如下。

$$GSSG + NADPH + H^+ \xrightarrow{GR} 2GSH + NADP^+$$

（三）机体防御体系对自由基氧化损伤的防护

机体防御自由基主要采取的途径包括：①清除自由基和活性氧，以免引发脂质过氧化。例如，维生素 E 可直接与·O_2^-、·OH 和O_2作用，防止自由基引发的脂质过氧化反应。β-胡萝卜素能猝灭O_2，也能清除·O_2^-和·OH，防止脂质过氧化。维生素 C 具有还原性，又能直接与·OH、·O_2^-和O_2作用。②分解过氧化物，阻断过氧化链。活性氧和自由基引发脂质过氧化链式反应，即有氢过氧化脂质生成，这些氢过氧化物如不及时清除，将与·O_2^-作用生成氧化力更强的·OH。因此，除活性氧自由基之外，尚需及时分解这些过氧化物。一些酶类如谷胱甘肽过氧化物酶，可以分解能够产生自由基的过氧化物类。③隔离或去除起催化作用的金属离子。有些金属离子，特别是一些过渡金属离子会促进机体自由基的形成。为了避免这些游离的金属离子的催化作用，机体会形成金属离子结合物或螯合物。

四、其他终毒物及损害

许多外源化学物具有直接毒性作用，另有一些外源化学物的毒性主要是由于其活化代谢物引起的。增毒过程能够引起某些外源化学物生物学微环境和结构发生不良变化，常见的增毒物的增毒机制和特点见表 6-3。外源化学物与内源性分子功能基团的反应是最为常见的增毒，这是由于外源化学物在代谢活化过程中转变为亲电物、亲核物、自由基及氧化-还原反应物。

表 6-3　常见的增毒物的增毒机制和特点

增毒物	描述	结果
亲核物	亲核物活化很少；一些亲核剂如 HCN 和 CO 很可能进一步活化成亲电物	增加亲核物转化成自由基或亲电物的速率
亲电物	亲电物通常通过把一个氧原子加分子，除去电子，从而产生亲电子的缺电子结构	这些亲电物缺乏电子，而且是反应性的，常由细胞色素 P450 催化生成极化的分子
自由基	自由基包含一个或更多的不成对的电子，通过得到电子、丢失电子或共价键的均裂而形成	自由基能增加超氧阴离子自由基的量，用于自由基转化，如过氧亚硝基阴离子自由基
氧化-还原反应物	超氧阴离子自由基由 SOD 和过渡金属离子催化转变为氢氧自由基	反应性代谢产物，如亲电物和中性或阳离子自由基可能活化生成亲电子剂；而有额外电子的自由基能在均裂时产生氢氧自由基

（一）亲电物

亲电物（electrophile）是指含有缺电子原子的化学分子。其分子带部分或全部正电荷，能够与富电子/原子的亲核物质通过共享电子对而发生反应。

亲电物的形成，涉及许多化学物的增毒作用，这样的反应产物常常通过插入一个氧原子而产生。该氧原子从其附着的原子中获得一个电子，从而具有亲电性，如醛、酮、环氧化物、芳烃氧化物、亚砜类、*N*-亚硝基化合物、磷酸盐和酰基卤类的形成。还有一种情况，分子中的氧原子通过去电子作用而被极化，—C═C—中的一个碳原子发生电子缺失，成为亲电子性碳原子。此种情况发生于 α、β 不饱和醛和酮及醌和亚醌形成的过程。在机体内，亲电代谢物的形成多由 CYP450 催化。

阳离子的亲电物是通过键的异裂作用而形成的。例如，7,12-二甲苯并蒽等芳香烃甲基取代物及 2-乙酰氨基芴等芳香胺化合物先被羟化，分别形成苄基醇和 *N*-羟基芳香胺化合物（酰胺）。再由磺基转移酶催化发生酯化，酯类化合物中的 C—O 或 N—O 键发生异裂反应，分别形成硫酸氢盐阴离子、苄基正碳离子，以及硫酸氢盐阴离子、芳基正氮离子。

一些无机外源化学物也可以形成亲电毒物。例如，CrO_4^{2-}还原为 Cr^{3+}，AsO_3^{2-}还原为 As^{3+}。

（二）亲核物

亲核物的形成是外源化学物活化作用较少的一种机制，但也会引发机体的损害。例如，苦杏仁经肠道细菌 β-葡糖苷酶催化形成氰化物；丙烯腈环氧化和随后谷胱甘肽结合形成的氰化物；亚砷酸盐与谷胱甘肽或其他巯基反应形成砷化氢，砷化氢具有还原剂和强亲核性，是强烈的溶血性毒物。

（三）氧化-还原反应物

外源化学物在代谢活化过程中生成有活性的氧化-还原反应物是一种特殊的产生活性的机制。例如，硝酸盐通过肠道细菌还原、亚硝酸酯或硝酸酯与谷胱甘肽反应产生高铁血红蛋白的亚硝酸盐；5-羟基伯氨喹啉（伯氨喹啉的羟化代谢物）通过协同氧化作用而引起高铁血红蛋白的形成；还原剂或还原酶将 Cr^{6+}还原为 Cr^{5+}等。

本章小结

食品中外源化学物的种类繁多，它们对机体的毒性作用也各不相同。主要的毒性作用机制包括毒物的直接损伤作用、干扰正常受体-配体的相互作用、影响细胞能量代谢、与生物大分子发生共价结合、影响酶的正常功能、细胞内钙稳态失调、自由基引发的氧化损伤等。由于毒物转运到靶部位可能并不与特定的靶分子反应，因而毒性作用还包括对器官、细胞和亚细胞的损害，以及对生物膜组成成分和物理性质的影响。研究外源化学物在机体内的毒性作用机制，对评价食品中毒物对人类的潜在危害、探讨中毒的早期诊断指标具有重要意义。为了更好地学习和理解本章的知识内容，在本章中共介绍了一个案例，4 处延伸阅读。

思考题

1. 掌握外源化学物的毒作用机制有哪些实际意义？
2. 外源化学物对生物膜的损害主要表现在哪些方面？
3. 外源化学物与生物大分子共价结合的机制有哪些？
4. 什么是细胞钙稳态？外源化学物是如何干扰细胞内钙稳态调节的？
5. 试述外源化学物引发的自由基种类及其对生物大分子的损害作用。

第 7 章 影响外源化学物毒性作用的因素

第一节 外源化学物的因素

外源化学物或其代谢产物必须以具有生物活性的形式到达靶器官及靶细胞，必须具备有效的剂量、浓度，维持足够的时间，并与靶分子相互作用或改变其微环境，才能够引发毒性作用。毒性作用的特点和强度主要受到化学毒物的化学结构、理化性质、纯度及毒物进入机体的途径 4 个方面的影响。

一、外源化学物的化学结构

外源化学物的化学结构是决定其毒作用的重要物质基础，它决定了外源化学物的理化性质和化学活性。在其化学结构中，功能团通常就是发挥作用的活性部分，这些功能团常与外源化学物的特异性毒性有关。化学物的化学结构决定它在体内可能参加和干扰的生化过程，因而决定其毒性作用的性质和大小。生化转化作用之所以能改变化学物的毒性，主要就是因为这些特殊基团的生成或消除。例如，多种具有中枢神经效应的生物碱结构类似神经递质。例如，蕈毒碱结构类似乙酰胆碱，蕈毒碱有毒性是因为它模拟乙酯胆碱的功能并且被酶降解的速度比乙酰胆碱慢；摇头丸（主要成分为 3,4-亚甲基二氧甲基苯丙胺）的化学结构与机体内单胺类递质（多巴胺、5-羟色胺等）类似。

研究化学结构与毒性作用的关系在毒理学中具有重要作用。可以通过化学结构的比较，预测新化学物同系物的生物活性；推测化学毒物的毒性作用机制；按照人类的要求生产高效低毒的化学物；毒理学中的结构-活性（SAR）关系的研究，是其一个重要的研究领域。

（一）外源化学物结构中取代基的影响

1. 苯及苯的衍生物 苯能对中枢神经系统产生麻痹作用，刺激皮肤、黏膜，短时吸入较高浓度苯可出现眼及上呼吸道的明显刺激症状甚至躁动、抽搐和昏迷，引起急性中毒。长期接触苯会抑制造血功能，引起慢性中毒，如引起神经衰弱综合征，损害骨髓，使红细胞、白细胞、血小板数量减少从而导致白血病甚至再生障碍贫血。当苯环上的氢被甲基取代后，抑制造血功能的作用减弱，但麻醉作用增强；当苯环上的氢被氨基取代后，有形成高铁血红蛋白的作用，造成组织缺氧，引起中枢神经系统、心血管系统和其他脏器的损害；当苯环中的氢被卤素取代，卤素具有强烈的吸电子效应，结构中增加卤素会使分子的极化程度增加，更易与酶结合，使毒性升高；被硝基取代有肝脏毒性。

多环芳烃中，三环以下的芳烃无致癌活性，五环的芳烃具有明显的致癌活性，七环以上的母体化合物无致癌性。现已发现的多环芳烃中，有百余种具有致癌作用，以苯并(a)芘的致癌性最强，长期接触会引起皮肤癌、乳腺癌等多种器官癌症，并可通过母体使胎儿致畸。

本章案例一：苯并(a)芘的致癌性

2012 年 10 月，韩国农心公司 6 款方便面在韩国被检出苯并(a)芘[B(a)P]，韩国食药厅决定对韩国农心公司 6 种产品（辣味乌冬面、鲜虾味大碗面、乌冬面、生生乌冬碗面、辣味乌冬面多连包和生生乌冬面）实施召回。我国国家质量监督检验检疫总局已经要求进口商主动召回上述 6 种方便面，并要求各地检验检疫机构对来自韩国的方便面加强检验监管，对发现不符合我国要求的产品一律不允许进口。

案例分析：

多环芳烃（PAH）是一类含有两个或两个以上苯环，以线状、角状或簇状排列的挥发性碳氢化合物，是重要的环境和食品污染物。多环芳烃进入机体后，先经位于细胞内质网上的细胞色素 P450-混合功能氧化酶催化形成多环芳烃环氧化物，然后经环氧水化酶催化，形成多环芳烃二氢二醇衍生物。多环芳烃二氢二醇衍生物可以进一步反应，形成具有亲电子性的正碳离子，它可与生物体内 DNA 分子鸟嘌呤 N-2 结合，形成共价键，使 DNA 的遗传信息发生改变，引起突变，构成癌变的基础。

B(a)P 是多环芳烃中致癌性最强的物质，存在于煤焦油、各类炭黑和煤、石油等燃烧产生的烟气、香烟烟雾、汽车尾气中，以及焦化、炼油、沥青、塑料等工业污水中。水果、蔬菜可能因环境和水源中存在苯并(a)芘而受到污染。烹调食品中的 B(a)P 含量取决于烹调方法。油炸、烧烤和腌制食品中 B(a)P 含量大幅增加。例如，咖啡烧焦后，B(a)P 会增加 20 倍。脂肪、胆固醇等在高温下也可形成苯并(a)芘。香肠等熏制品中 B(a)P 含量可比普通肉高 60 倍。

2. 卤代烷烃类　烷烃类的氢原子若被卤素取代，因卤素原子具有强吸电子性，被取代后的分子极化程度增强，易与酶系统结合而对肝脏毒性增强。对同一个化学物，不同卤素原子取代时毒性一般随卤素原子半径增加而增强，毒性随卤素取代基数量的增多而增强。例如，甲烷上的氢被氯取代后，毒性作用由大到小为：$CCl_4>CHCl_3>CH_2Cl_2>CH_3Cl$。

3. 羟基　芳香族化合物中引入羟基，分子极性增强，毒性增大。例如，苯环上引入羟基生成苯酚，苯酚呈弱酸性，易于与蛋白质中碱性基团结合，与酶蛋白有较强的亲和力，导致毒性增强。多羟基的芳香族化合物毒性更高。

4. 酸基与酯基　酸基包括羧基和磺酸基，将酸基引入分子可以导致分子的水溶性增高，电离度增高，使之难以吸收和转运，毒性降低。例如，苯甲酸的毒性较苯低，人工合成染料中引入磺酸基也可以降低其毒性。酸基经酯化后，电离度降低，脂溶性增强，则能被机体吸收的比例增加，毒性增强。

5. 氨基　胺类化学物具有碱性，易与核酸、蛋白质的酸性基团起反应，易与酶发生作用。胺类化合物按其毒性大小依次为：伯胺>仲胺>叔胺。

6. 有机磷化合物　有机磷杀虫剂为五价磷化合物，其化学结构通式如图 7-1 所示。

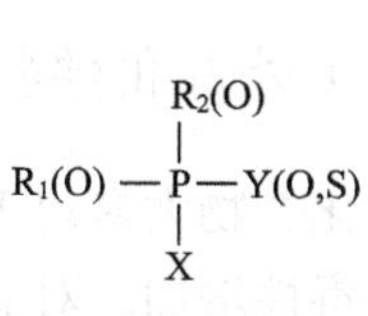

图 7-1　五价磷化合物的化学结构通式

图 7-1 中，R_1 和 R_2 为烷基，烷基的碳原子数越多，

毒性越强。

Y 为氧或硫原子时，当 Y=O 时，毒性大于 Y=S。

X 为酸根时，强酸根的毒性较弱酸根大；X 为苯基时，其毒性与苯环上的取代基性质有关，毒性按大小依次为：$—NO_2$>—CN>—Cl>—H>$—CH_3$>$—C_4H_9$>$—OCH_3$>$—NH_2$；具有两个取代基团时，若同为$—NO_2$，则与取代基位置有关，其毒性一般为对位>邻位>间位。

有机磷化合物中的磷原子具有较强的亲电子性，可以共价键结合于生物机体中乙酰胆碱酯酶的丝氨酸残基生成较稳定的磷酰化胆碱酯酶，使该酶催化乙酰胆碱的活性下降。但有机磷化合物的一些取代基不同，可以影响磷原子上的电荷度，使其毒性发生变化。

（二）外源化学物的同分异构体和立体构型

1. 基团的位置 带两个相同基团的苯环化合物的毒性为：对位>邻位>间位。机体内的酶对化学物质的构型有高度特异性，当环境化学物为不对称分子时，酶只能作用于一种构型。通常，分子对称者毒性较不对称者大。例如，1,2-二氯甲醚的毒性大于 1,1-二氯甲醚；1,2-二氯乙烷的毒性大于 1,1-二氯乙烷。

2. 手征性 外源化学物的同分异构体存在手性特征，会对生物转运和生物转化产生影响，进而影响毒性。例如，S（–）反应停的致畸性比 R（+）反应停更强。

3. 立体构型 外源化学物的不同旋光异构体，其毒性也可能不一致。一般，L-异构体易与酶、受体结合，具生物活性；而 D-异构体反之。例如，L-吗啡对机体有作用，而 D-吗啡无作用；L-多巴胺比 D-多巴胺更易经胃肠道吸收。但也有例外，D-尼古丁的毒性高于 L-尼古丁。

（三）外源化学物同系物的碳原子数和结构的影响

烷烃、醇类、醛/酮类等碳氢化合物与其同系物相比，碳原子数愈多，则毒性愈大。饱和脂肪烃中，除甲烷和乙烷是惰性气体，仅在高浓度时因减少空气中氧含量而引起机体单纯窒息外，从丙烷开始，随着碳原子数的增多，脂溶性增加，毒性增大。超过 9 个碳原子后，对人体产生的麻醉作用逐步减少。这是由于这类非电解化合物伴随碳原子数增加而脂溶性增大，水溶性相应减小，即脂/水分配系数增大，极亲脂性化合物由于不易经水转运，在机体内易被阻滞于脂肪组织中，反而不易穿透生物膜到达靶器官。

对于小分子醇类，基本也是这样的规律，如丁醇和戊醇的毒性较丙醇大。但甲醇较为特殊，因为其在体内可转化为甲醛和甲酸。大鼠经口，甲醛 LD_{50} 为 0.80g/kg；甲酸 LD_{50} 为 1.1g/kg；乙醇的代谢产物乙醛和乙酸的 LD_{50} 分别为 1.93g/kg 和 3.3g/kg。因此，甲醇的毒性高于乙醇。

一般情况下，碳原子数相同时直链化合物毒性大于异构体，成环化合物毒性大于不成环化合物。直链烷烃的麻醉作用大于其同分异构体，如正己烷>新己烷、正庚烷>异庚烷。而环烷烃的麻醉作用大于链烃，如环戊烷>戊烷。

（四）外源化学物结构的烃基

烃基化合物大多溶于脂肪而难溶于水。含有烃基结构的化合物均可增加其脂溶性，渗透力增强，毒性增加。对非烃类化合物引入烃基，可使分子脂溶性增加，易于透过生物膜，因而毒性增强。例如，甲基汞毒性大于硫化汞。但不是所有化合物的毒性都会增强。例如，甲基化的砷的毒性比无机砷要小，砷的甲基化常被视为无机砷的一种解毒方式。同时，有些化学毒物的烃基结构可能会增加毒物分子的空间位阻，从而使毒性发生变化。

（五）外源化学物分子的饱和度

外源化学物的碳原子数相同时，随着不饱和程度的增加，毒性增强。例如，乙烷、乙烯及乙炔的毒性排序为：乙炔＞乙烯＞乙烷；而 As^{3+}和 As^{5+}的毒性相比较，则是 $As^{3+}>As^{5+}$。

（六）外源化学物结构与营养物和内源性物质的相似性

某些外源化学物结构与主动转运载体的底物类似，可借助这些特别的载体系统吸收进入机体。例如，氟尿嘧啶可被嘧啶的转运系统携带；铬和锰可以通过铁转运机制而被机体吸收；铅在肠管则是经由钙的转运系统而被主动吸收；百草枯（除草剂）可被肺Ⅰ型和Ⅱ型细胞主动转运而摄取到细胞内，在细胞内被活化为氧自由基，引起肺、肝及其他许多组织器官细胞膜脂质的过氧化反应，从而造成多系统组织器官的损害。

一些与细胞正常代谢物结构相似的外源化学物，会参与体内代谢过程，引发高毒性、可导致细胞死亡的毒作用，这种现象称为**致死性合成**，这是一种特殊类型的化学损害。例如，氟乙酸结构与乙酸相似，能插入机体的三羧酸循环，从而阻断三羧酸循环，产生毒性反应。

本章案例二：氟乙酸的致死性合成毒作用

1996～2000 年，浙江省绍兴市第二医院急诊室共收治 30 例误服氟乙酸钠灭鼠药中毒患者，经抢救治疗全部康复出院。患者的临床表现为服后出现头痛、头晕、恶心、呕吐、口麻干渴、体温下降、上腹部烧灼感 18 例，出现呼吸困难、烦躁不安、心悸惊厥、血压下降 12 例，同时伴心动过缓、心电图示心肌损害 6 例，15 例有白细胞不同程度升高。

案例分析：

氟乙酸钠，别名氟醋酸钠，分子式为 $C_2H_2FNaO_2$，溶于水，不溶于多数有机溶剂。熔点为 200℃。主要用于制造农药、杀鼠药，剧毒，致死量（经口）为 2～5mg/kg。有腐蚀性。

氟乙酸钠的毒理类似氟乙酰胺。进入机体后先形成氟乙酸，可取代乙酸与辅酶 A 结合，形成氟乙酰辅酶 A（FAcCoA），因与乙酰辅酶 A 在结构上极为相似，故和草酰乙酸缩合形成氟柠檬酸，氟柠檬酸与柠檬酸竞争乌头酸酶，在三羧酸循环中抑制乌头酸酶催化柠檬酸生成顺乌头酸的过程，从而导致三羧酸循环中断。阻碍了正常的氧化磷酸化过程，线粒体能量供应遭破坏，影响神经、消化、心血管系统及糖代谢。同时，其代谢产物氟柠檬酸和氟乙酸都对神经系统有直接的毒作用，对心脏也有明显的损害。

二、外源化学物的理化性质

外源化学物的物理化学性质，如溶解度、分散度、微粒的大小、挥发度、密度、电离度和荷电性均与其毒性或者毒性效应相关。

（一）外源化学物的溶解性

通常，外源化学物的脂/水分配系数大小与其毒性密切相关。脂/水分配系数较高的物质，在机体内呈现亲脂性或疏水性，大都以简单扩散的方式通过脂质双分子层，易于被机体吸收，也容易在脂肪组织中蓄积，易于损害神经系统。但如果脂溶性极大的外源化学物，不利于通过水相转运，不易被排泄，毒性较大。例如，含有汞元素的化学物被机体吸收的比率为：氯化汞 2%，乙酸汞 50%，苯基汞 50%～80%，甲基汞 90%以上。因为甲基汞的脂溶性相对于其他三种汞化合物较高，所以易进入神经系统，并对其产生较大毒性。

脂/水分配系数较小的外源化学物和含有离子化基团的外源化学物在生理 pH 易电离形成离子，水溶性强，不容易通过生物膜吸收，较易随尿液排出体外。一般而言，有毒性的外源化学物在水中，特别是在体液中，溶解度越大，毒性越大。例如，砒霜（As_2O_3）在水中的溶解度是雄黄（As_2S_3）的 3 万倍，其毒性也远远大于雄黄。

外源化学物的溶解性也会影响毒性作用的部位，刺激性气体中易溶于水的氟化氢、氨、氯气、二氧化硫等易溶于水，能对呼吸道迅速产生刺激作用。不易溶于水的二氧化氮，不容易引起上呼吸道疾病，但可深入肺泡引起肺水肿等深部呼吸道病变。

（二）外源化学物的分散度

分散度是指物质被分散的程度，分散度以微粒的直径大小表示。一些毒物以气溶胶或粉尘形态存在于环境空气中，外源化学物微粒的大小与分散度成反比，颗粒越小，分散度越大，比表面积越大，生物活性也越强，反之颗粒越大，分散度越小，活性越弱。分散度的大小可影响进入呼吸道的深度。通常，直径大于 10μm 的颗粒会在上呼吸道被阻；直径小于 5μm 的微粒可以到达呼吸道深部进入肺泡；小于 0.5μm 的颗粒易经呼吸道再排出；小于 0.1μm 的颗粒因弥散作用易沉积于肺泡壁。

分散度还可以影响外源化学物的溶解度和活性，颗粒越大，越难溶解，毒性越弱。例如，铅烟尘的颗粒因直径小于氧化铅尘粒，便可以抵达肺脏深部。经呼吸道吸入的铅烟尘对机体产生的毒性相对氧化铅要大。

（三）外源化学物的挥发度

化学物的挥发度与气温、气压和该物质本身的熔点、沸点、蒸汽压等有密切关系，蒸汽压力愈大、气温愈高，则其挥发度也愈大。挥发度大的液态化学物易形成较大的蒸汽压，易于经呼吸道和皮肤吸入机体。例如，汽油、二硫化碳等因在常温下易于挥发，可通过空气对机体产生损害，而乙二醇不易挥发，毒性就相对较弱。有些**液态**毒物 LD_{50} 相近，但挥发度不同，**气体**的毒性则相差很大。例如，苯与苯乙烯的 LC_{50} 均为 45mg/L 左右。但是，苯的挥发度较苯乙烯大 11 倍，因此经呼吸道吸入的苯的危害性远大于苯乙烯。

对于污染皮肤并经皮肤吸收的挥发性的液态外源化学物，因其挥发度大，与皮肤接触时间较短，皮肤的危害性相对较小。

（四）外源化学物的电离度

外源化学物主要以简单扩散的方式跨生物膜转运，只有非离子化形式可以简单扩散通过脂质双分子层。对于弱酸或弱碱性的有机化合物，在体内环境 pH 条件下，其电离度越低，非离子型比例越高，越易吸收，发挥毒效应作用越强。pK_a 值不同的化学物在 pH 不同的局部环境中电离度不同，影响其跨膜转运。若化合物在一定 pH 条件下呈离子型的比例越高，虽易溶于水，但难于吸收，易随尿液排出。

空气中的外源化学物微粒的电荷性影响其在空气中的沉降和呼吸道的阻留率。

（五）外源化学物的密度

在密闭的、长期空气不流通的空间，如沼气池、竖井、地窖、地沟和废矿井中，有毒气体可能因密度不同而分层，如果不经检测贸然下去，会引发毒气中毒事故。化学性火灾中有些毒烟雾密度较轻，应匍匐逃生。

三、外源化学物的纯度

外源化学物的毒性，一般是指其纯品的毒性，评价化学物的毒性应尽可能采用其纯品，在进行毒理学试验研究之前，应该获得使用情况下的稳定性资料。外源化学物不是纯品时，其中夹杂的各种杂质或成品中的添加剂或赋形剂等，都有可能会影响、增强，甚至改变原化学物的毒性作用，从而影响对受检化学物毒性的正确评价。例如，早期对除草剂 2,4,5-三氯苯氧基乙酸（2,4,5-T）进行研究时，由于样本不纯，其中含有 30mg/kg 的二噁英，得到的 LD_{50}（雌大鼠，经口）仅为纯品 2,4,5-T 的万分之一，其致胚胎毒性的剂量仅相当于纯品 2,4,5-T 经口 LD_{50}（雌大鼠）的 400 万分之一，造成 2,4,5-T 的毒性结果出现很大误差。

如果化学毒物在使用时，稳定性差，也可能影响其在机体的毒性。例如，有机磷酸酯杀虫剂——库马福司，在储存过程中因发生分解，其分解产物的存在导致对牛的毒性增加。

本章案例三：食品添加剂含有杂质引发的牛奶中毒事件

1955 年 6 月起，日本西部各地的许多婴儿患上奇怪的病，他们变得无精打采，伴随着腹泻、发烧、吐奶、皮肤发黑等症状，医生在询问孩子病情时发现：这些患病的婴儿都有一个共同点，都是人工喂养婴儿，喂养的都是森永公司生产的婴儿奶粉。这就是日本著名奶业公司“森永”的“含砷奶粉中毒事件”。在 8 月末事件公开之前，已经有 22 名喝了毒牛奶的婴儿夭折，在事发之后的一年中，受害致死的婴儿达到了 130 名，12 344 人留下了终身疾患。

森永公司当时生产的奶粉占市场一半以上份额。合格的鲜奶原料供不应求，使用品质差的牛奶为原料制作奶粉，为降低乳制品氧化进度，防止其凝固，提高其溶解度，森永公司在加工过程中使用 Na_2HPO_4 作为乳质稳定剂。森永公司在德岛的加工厂使用的却是工业级 Na_2HPO_4，其中含有砷。许多婴儿在喝下这种含毒的奶粉后，出现神经障碍、内脏受损等各类症状。

案例分析：

含砷的 Na_2HPO_4 是由日本轻金属公司生产的。该公司从铝土矿里提取、冶炼氧化铝的过程中，在机器输送管壁上附着了大量含有砷的物质。当用这些被砷污染了的管道输送 Na_2HPO_4 时，砷便由此混入其中。混有砷的 Na_2HPO_4 原料再经过其他公司的脱色精制，卖给了森永乳业，最终进入到森永牛奶、奶粉的生产过程里。1968 年，大阪大学医学部的丸山教授对森永牛奶事件部分被害人进行抽样调查，调查结果显示，67 名受害人中，50 人健康出现了不同程度的异常，受害儿极有可能留下后遗症。那些中毒患者，直到现在还常常出现大脑性麻痹（脑瘫）、智力发展障碍、癫痫、脑波异常、精神疾病等症状。病重患者常常出现手脚不能动弹、只能弯腰舔食盘中食物等现象。很多患者在就业和选择结婚对象时遇到障碍，有的患者甚至被送进了专门的收留机构。

四、外源化学物进入机体的途径

（一）机体接触外源化学物的途径

机体对通过各种途径吸收外源化学物的快慢速度排序为：静脉注射>呼吸道>腹腔注射>肌肉注射>皮下注射>皮内注射>经口>经皮肤。外源化学物被机体吸收入血的速度越快，毒性也越大。但也有例外，例如，久效磷对小鼠腹腔注射与经口吸收毒性基本一致，LD_{50} 分别为 5.37mg/kg 和 5.46mg/kg。

给予一定剂量的外源化学物，若接触化学物的途径不同，吸收后首先达到的组织器官不同，其代谢转化、毒性反应的性质和程度也各不相同。例如，硝酸盐经口服后，在胃肠道内可由肠道细菌还原为亚硝酸盐，亚硝酸盐具有较强的氧化能力，引起“高铁血红蛋白症”。但如果通过静脉注射硝酸盐，则不会发生这种毒效应。

经口染毒进入机体的外源化学物，大多数要经过肝脏转化，在肝脏中能迅速失活的物质，其经皮和呼吸道吸收较经口吸收的毒性为大。如毒物氨基氰，大鼠经口染毒 LD_{50} 为 210mg/kg，经皮染毒 LD_{50} 则为 84mg/kg，前者是后者的 2.5 倍。但如果在肝内被活化的外源化学物，经胃肠道吸收产生的毒性较其他摄入途径大。例如，对硫磷大鼠经口的 LD_{50} 为 6～15mg/kg，经皮 LD_{50} 为 40～50mg/kg，这是因为对硫磷能在肝内转化为毒性更大的对氧磷。

（二）溶剂或助溶剂

染毒时往往要将外源化学物用溶剂溶解或稀释，有时还需要使用助溶剂。吐温-80（也称为聚山梨酯-80）具有乳化作用，是非离子型表面活性剂，同时具有亲水性基团和亲脂性基团，可以帮助水溶性化学物溶于油中，也可帮助脂溶性化学物溶于水中。因此，常被作为毒理学试验的助溶剂、乳化剂和稳定剂等。但吐温-80 对某些化学物的吸收有影响，具有一定的毒性。例如，含有吐温-80 的水溶液对双酚 A 的释放有影响，随着吐温-80 浓度的升高，双酚 A 释放增加，毒性增大。由于犬类动物对吐温-80 非常敏感，所以吐温-80 不适合用于犬类动物毒理学试验的辅助剂，特别是注射制剂的辅助剂。

还有一些溶剂和助溶剂可改变外源化学物的理化性质和生物活性，有可能加速、减缓或阻碍毒物吸收、排泄而影响毒性反应结果。因此，选用的溶剂和助溶剂应该是无毒的、与受试毒物无反应、且制成的溶液稳定。溶剂选择不当，会加速或减缓外源化学物的吸收、分布和排泄，进而影响其毒性。

（三）外源化学物的浓度与容积

一般在同等剂量情况下，外源化学物浓度高的溶液的毒性强于稀溶液。例如，氰化钾在5%、2.5%及1.25%三个不同浓度下，相同剂量灌胃，试验小鼠死亡率分别为95%、75%及45%，这说明氰化钾高浓度时死亡数量多。但也有些化学毒物例外。例如，1,1-二氯乙烯原液对机体的毒性并不明显，但其原液被稀释，肝毒作用增强。

染毒容积对外源化学物的毒性也有影响。

（四）外源化学物的交叉接触

如果经呼吸道接触外源化学物，应对皮肤进行保护，防止毒物经皮肤吸收进入体内。对于易挥发化合物，经皮肤涂布接触时，应将涂布处密封起来，以防其蒸汽经呼吸道吸收或者动物舔食引起经消化道吸收。

第二节　机体的因素

一、种属和品系

不同种属、品系的个体，对外源化学物的感受性往往存在差异，存在选择毒性。由于不同种属、品系之间遗传因素不同，决定了对外源化学物代谢转化方式和转化率存在差异。例如，化学毒物苯乙酸在人体内是与谷氨酰胺结合，在鸡体内是与鸟氨酸结合，在其他动物体内则是与甘氨酸或葡糖醛酸结合。由于这种差异性，外源化学物对不同种属和品系的生物机体表现出不同的选择性毒性作用。在莱克多巴胺的NOEL值试验中，分别选取小鼠、大鼠、狗及猴子为实验动物。结果发现，小鼠和大鼠的NOEL值最高，它们对莱克多巴胺最不敏感；而狗的NOEL最低，狗对莱克多巴胺最敏感；猴子则介于中间。

引起选择毒性，可能与不同物种的动物对莱克多巴胺的吸收和排泄、血浆蛋白的结合能力、中毒部位、受体对其的亲和力大小不同等因素有关，但主要是因为不同物种的代谢途径差异和细胞结构、功能及生化机制的不同。代谢途径的差异包括量和质的差异，是造成选择毒性的主要因素。

（1）量的差异表现在酶的水平，或由于酶被抑制、酶的竞争性等。量的差异在种属间非常明显，如微粒体联苯羟化酶，其活性在雌性羊体内几乎比雄性大鼠和猴高6倍，而这三种动物体内的苯胺羟化酶活性则几乎相等。

（2）质的差异表现在代谢途径，是因为缺乏相应的酶或特异酶反应。例如，人对阿托品的敏感性较兔高15倍，这是因为兔体内有一种酯酶能水解阿托品，其他动物（包括人）体内缺少这种酶而容易中毒；由于猫体内缺乏催化苯酚与葡糖醛酸结合的同工酶，因而猫对苯酚的毒性反应比其他能通过葡糖醛酸结合反应来解毒的动物更加敏感。

不同种属的生物，其细胞结构、功能和生化机制不同，也是造成选择毒性的重要原因。但对于同一种属的不同品系的动物，在对某些外源化学物感受性的量与质上，也会表现出差异。例如，不同品系的小鼠吸入同一浓度的氯仿，DBA_2 系小鼠死亡率为 75%，DBA 系小鼠为 51%，而 BALC 系小鼠仅为 10%。

二、个体因素

在相同条件下，同一物种同一品系的不同个体动物，接触相同外源化学物，也存在不同的剂量-反应关系。同一种属（品系）之内，不同个体对外源化学物的反应方面存在的差异称为个体差异。多方面的原因导致了个体感受性差异，大多数情况可能是由于个体间代谢的差异，机体酶的活化能力或解毒能力的不同成为感受性差异的原因。遗传因素是个体易感性差异的决定因素，其表现就是基因多态性。在群体中，有1%以上的个体存在不同的等位基因形式，但其基因产物的结构和活性却可能不同。

机体其他的因素对毒性作用的易感性也会产生影响。例如，机体的健康状况、免疫状态、年龄、性别、营养状况、生活方式等对外源化学物毒性作用的敏感性可以产生不同程度的影响。

（一）年龄差异

新生的和幼小动物机体由于处于生长发育阶段，对大部分外源化学物的敏感性通常要比成年动物高些。凡经代谢转化后毒性增加的外源化学物，对新生和幼年动物的毒性较成年动物低；反之，在体内可迅速代谢失活的化学物，对新生和幼年动物的毒性就可能较大。例如，八甲磷需在体内羟化后才具有毒性，以 35mg/kg 给初生大鼠进行灌胃染毒，不会引起死亡。但以相同剂量给成年大鼠进行灌胃染毒，则会 100%死亡。

幼年动物与成年动物感受性差异还表现在许多方面：对于幼年的动物，由于血-脑屏障发育尚未完成，脑部易于受到外源化学物的毒作用。例如，新生动物中枢神经系统（CNS）发育还不完全，对 CNS 的兴奋剂敏感性较差，但对 CNS 抑制剂则较敏感。

老龄化机体则因代谢机能降低，中枢神经系统反应迟钝，分泌及排泄器官功能减退，解毒、排毒能力下降，对外源化学物的敏感性逐渐增加。

（二）性别差异

通常，不同性别的同种动物对多数外源化学物的感受性基本相似，差异不显著。但对有些外源化学物的毒性作用却存在性别的差异性。例如，雄性小鼠能被氯仿诱发急性肾损害，而雌性则不会发生急性肾损害。如果采取对雄性小鼠进行阉割或给予雌激素的方法进行处理，可以降低雄性小鼠对氯仿的敏感性。

性别差异也会导致生物转化代谢酶的差异。例如，大鼠肝微粒体细胞色素 P4503A 的活性存在性别差异，雄鼠中该酶活性是雌鼠的 3.7 倍。

（三）机体健康和营养状况

健康和营养状况对外源化学物毒作用影响极大。有慢性疾病或营养不良者，对外源化学物的耐受力降低，尤其心脏、肝脏、肾脏有病变时，更易中毒。肝脏是解毒的主要器官，所以肝脏障碍者，患急性和慢性肝炎、肝硬化和肝坏死等疾病，通常能降低肝脏生物转化的能力，正常的微粒体和非微粒体酶系及Ⅱ相反应受到干扰或抑制，耐受毒物的能力必然降低。肾脏是排泄毒物的主要器官，肾脏疾病能引起肾脏排泄和代谢失调，也能影响化学物的毒性。有呼吸系统损害的动物，对刺激性气体及飘尘的反应增强。缺血性心脏病患者对 CO 的毒性感受性增高。当一种疾病对于机体所产生的损害和某种外源化学物作用的部位或方式相同时，接触这种外源化学物往往会加剧或加速毒性作用的出现。免疫状态过低或者过高都可能带来不良的后果，不利的环境条件或在动物中引起应激的刺激可影响药物代谢和分布。一些遗传缺陷或遗传病也与毒性作用的敏感性有关系。

外源化学物主要的生物转化是通过微粒体混合功能氧化酶系（MFO）催化完成的。必需的脂肪酸或蛋白质缺乏，通常可使 MFO 活性降低。MFO 活性降低，对外源化学物的毒性可有不同的影响，机体对多数外源化学物的解毒能力降低，外源化学物对机体的毒性增加。维生素 A、维生素 C 或维生素 E 缺乏也可抑制机体内 MFO 的活性。

进食时或进食后接触外源化学物，由于食物的稀释作用，可减轻毒物对胃肠黏膜的刺激，减少与黏膜接触面积，延缓毒物吸收。若空腹接触则毒物吸收快，中毒也更严重些，这也是空腹饮酒易醉的一个原因。同时，不同的食物成分对外源化学物的吸收也有影响，如食物中的蛋白质可与金属毒物结合生成难以溶解吸收的物质，降低其毒性。

此外，反复接触某一化学物或结构类似物，可诱导机体解毒酶活性升高或抑制活化酶，从而使到达靶部位的外源化学物或其活性代谢物量减少，表现出长期接触某一外源化学物的个体或者群体对其毒性作用的敏感性降低，形成耐受性。例如，经常饮酒使机体对乙醇的耐受性增加。

机体处于寒冷、极度疲劳等状态时，对外源化学物的耐受性也会降低。

延伸阅读一

营养状况对铂类化疗毒性反应的影响

2014 年 3～4 月的印度药理学杂志（*Indian Journal of Pharmacology*）发表了印度加尔各答（R. G. Kar）医学院药理系的研究者通过一项观察性的临床试验，评估了以铂类为基础的初治化疗对受试者的不良反应与体质指数（BMI）的相关性。共 50 例患者接受了为期 3 个月的观察，其中的 17 例患者属于低 BMI 组，33 例患者属于正常 BMI 组。普遍观察到的不良反应包括恶心、呕吐、腹泻、口腔炎、贫血、脱发、耳鸣和感觉异常。在低 BMI 组中，发生贫血、呕吐、恶心、贫血、耳鸣、脱发及感觉异常的发生频率和程度都较正常 BMI 组高，不良反应的差异性有区别。

第三节　环境因素

一、气象因素

（一）温度

外源化学物及其代谢物在机体内的浓度，在 ADME 等过程中会发生变化。这些过程又与环境温度有关。在正常生理状况下，高温环境下机体排汗增加，机体内的矿物质随汗液排出量增多，胃液分泌减少，胃酸量降低将影响外源化学物经消化道吸收的速度和数量。排汗的增多使得尿量减少，又会造成经肾脏随尿排出的化合物或其代谢产物在体内存留时间延长。低温环境下，外源化学物的被吸收速度和代谢速度都较慢，化学物对机体的毒性反应减弱。

高气温使人或动物机体皮肤毛细血管扩张、血循环加快、呼吸加速，从而使经皮肤或经呼吸道吸收的外源化学物吸收速度加快，增加对机体的损害作用。在高温环境下，外源化学物挥发性增大，呈气体、蒸汽、气溶胶的量增多，也会增加外源化学物经呼吸道吸入的机会。

（二）湿度

在高湿环境下，某些外源化学物对机体的刺激作用增大。某些外源化学物可在高湿条件下改变其形态。例如，SO_2 遇高湿环境可生成酸性物质，从而使毒性增加。此外，高湿的环境下，可造成机体不易散热，从而增加了机体体温调节的负荷。

伴随着高温的高湿环境，机体皮肤有助于外源化学物的经皮肤吸收。因为汗液蒸发困难留在皮肤表面，皮肤角质层的水合作用加强，使得脂/水分配系数较低的化合物可溶于体表汗液而易于吸收，同时也延长了外源化学物与体表接触的时间，使吸收量增加。

（三）气压

高气压与低气压环境条件的不同，可以引起外源化学物毒性的改变。在常压下，N_2 只有单纯的窒息作用，而在高压下则具有麻醉作用。气压增加，往往会影响大气污染物的浓度，不利于大气污染物的扩散，以加重对机体的危害。但在气压降低时，可以导致机体氧分压的降低，增加 CO 气体的毒性。在高原地区气压偏低，氨基丙苯的毒性会增强。

（四）其他因素

在足够剂量光照下，皮肤细胞中某些外源性和内源性物质转变为可与细胞成分强烈反应的物质，造成细胞广泛地损伤或死亡，这种现象称为光毒反应。光化学反应可以在皮肤中形成强致癌物。食物来源的光毒物质有卟啉类、核黄素、糖香豆素、金丝桃素等，以及某些药物如氯丙嗪和磺胺类等。香料、香水中的一些成分也会引起光毒性皮炎。

噪声、振动与紫外线等物理因素与外源化学物共同作用于机体，可影响外源化学物对机体的毒性。例如，噪声与二甲替甲酰胺有协同作用；外源紫外线与某些致敏化学物的联合作用可引起严重的光感性皮炎。

二、季节和昼夜节律

人和动物对外源化学物的反应也受到季节和昼夜节律的影响，外源化学物在不同时间表现的毒性反应有差别。有时，即使是同一化学物质作用于同一个生物体，但在不同环境下化学物的作用也会有所不同。研究证明，外源化学物的毒性与其进入机体发挥作用的时间有关。例如，吗啡的镇痛效力在上半夜最强，而下午最弱；戊巴比妥的麻醉效力以下午最强，下半夜最弱，而其致死毒性则相反，一般下午最弱，下半夜最强；小鼠腹腔注射相同剂量的乙醇，下午 4 点和 8 点的死亡率最高。所以，在毒理学实际工作中，为稳定实验动物的生物时间节律，通常制造人工昼夜周期，使动物处于人工调控的 12h 白昼（早 6 点至晚 6 点）及 12h 黑夜（晚 6 点至次日早 6 点）环境中；每日的染毒时间应固定一致，尤其是进行亚慢性和慢性染毒时，以防止出现时间毒性的影响。而且采取动物生物样品进行各种指标的化验或一些生理功能的检查也应固定时间。

季节节律也影响化合物的毒性。在研究巴比妥钠的反应试验中，对大鼠的作用具有明显的季节性，如表 7-1 所示。

表 7-1　不同季节时大鼠对染毒巴比妥钠后的反应

季节	入眠时间/min	睡眠时间/min
春	56.1±11.0	470.0±34.0
夏	93.6±11.3	242.0±14.3
秋	120.0±19.0	190.0±18.7
冬	66.5±8.2	360.03±33.0

资料来源：黄清臻等，1999

延伸阅读二

时间药理学

时间药理学（chronopharmacology）又称时辰药理学,是自 20 世纪 50 年代开始研究，近年来得到迅速发展的一门边缘学科。它属于药理学的范畴，也是时间生物学（chronobiology）的一个分支。时辰药理学主要研究药物与生物周期性的相互作用。该学科是近年来发展起来的一门新学科，研究资料少，目前主要的研究有三方面：①时辰药动学，药物的生物利用度、血药浓度、代谢或排泄等，都有自身的昼夜节律性，了解昼夜节律的规律，重新考虑用药方案。②时辰感受性，是指由机体各组织、细胞或受体等对外界化学性刺激敏感度呈现的周期改变，生物体在 24h 中对药物的敏感性不一，在某一时间点上高度敏感，而在其他的时间点上则反应较差或不反应。③时辰效应性，机体对药物的效应呈生物周期性改变，所产生的原理与时辰药动学、时辰感受性的某些生理、生化过程的生物周期性有关。研究目的主要是根据时辰药理规律用药，选择合适的用药时机，以达到最小剂量、最佳疗效、最小毒性，提高患者的用药效果。例如，通过对糖皮质激素类药物的时间药理学研究发现：人体激素分泌呈昼夜节律性变化，分泌的峰值时间为早晨 7～8 点，2～3h 后就迅速下降约 1/2，然后逐渐减少直至午夜的分泌量最少。如果将药物 1d 的剂量于上午 7～8 点给药或隔日早晨 7～8 点给药 1 次，可减轻对下丘脑-垂体-肾上腺皮质系统的反馈抑制，减轻肾上腺皮质功能下降，甚至皮质萎缩的严重后果，且消化系统溃疡出血的发生率降低，并发感染的机会也减少。在临床上，使用糖皮质激素类药物——地塞米松控制某些慢性病时，可以采用隔日给药法，即把 48h 的药剂量在上午 8 点早饭后一次服用，其疗效较每日用药效果好，不良反应也较小。利用时辰药理学确定最佳给药时间，引导临床合理用药已广泛被应用。

三、饲养方式

动物笼养的形式、每笼动物的数量、垫笼的垫料和其他因素也能影响某些化学物质的毒性。例如，大鼠为群居性动物，单独笼养会使大鼠烦躁易怒、凶猛且具有攻击性。养于“密闭”笼（四壁和底为薄铁板）内的大鼠，对吗啡的急性毒性较养于“开放”笼（铁丝笼）中的大鼠低。

第四节 外源化学物的联合作用

一、联合作用的定义

两种或两种以上的外源化学物同时或先后作用于机体，有些化学物彼此可相互影响，从而加强或减弱对机体的毒性作用，如此产生的交互作用称为毒物的联合作用。联合作用可分为以下4种形式：相加作用（additive effect）、协同作用（synergistic effect）、拮抗作用（antagonism effect）和独立作用（independent effect）。

二、联合作用的形式

（一）相加作用

相加作用是指交互作用的各种外源化学物，如在化学结构上为同系物，或其毒性作用的靶器官相同、作用机制类似，则这些化学物对机体产生的总效应等于各个化学物单独效应的总和。已知一些化合物的交互作用呈相加的作用，如大部分的刺激性气体的刺激作用，具麻醉性化学物的麻醉作用。

（二）协同作用

协同作用是指多种化学物联合作用产生的总效应大于各个化学物单独效应的总和，引起毒性增强。协同作用的靶器官可以不一致，但最终的生物学效应一致。例如，冶炼作业中的CO与SO_2混合，CO使机体血红蛋白携氧能力降低，而SO_2会刺激呼吸道，引起呼吸功能障碍，两种气体如果同时存在，则会加重机体的缺氧状况。

多个化合物之间发生协同作用的机制复杂而多样。一种外源化学物可以促进另一种外源化学物的吸收，或者阻止其在机体内的生物转化或排泄，亦或使生物转化趋向于形成毒性更高的代谢物。例如，CCl_4和乙醇都是肝脏毒物，两者一同染毒时，乙醇可促进机体对CCl_4的吸收，造成肝脏损伤程度严重，远超各自单独给予时引起损伤的总和。

（三）拮抗作用

拮抗作用也称为抑制作用（inhibition effect），是指各个化合物在体内交互作用的总效应，低于各个化合物单独效应的总和，可能是减弱或者消失。凡是能使另一种化学物生物学作用减弱的化学物，称为拮抗物（antagonist）。拮抗作用可有以下几种形式。

1. 功能性拮抗 功能性拮抗（functional antagonism）是指两种化学物都作用于机体的同一生理功能，但产生相反效应，彼此抵消各自原有的生物学作用。例如，临床上一些治疗化学中毒的药物，静脉给予去甲肾上腺素、间-羟胺等血管加压药，可有效拮抗巴比妥的血压下降作用。

2. 化学拮抗 化学拮抗（chemical antagonism）是指两种或两种以上化学物发生纯粹的化学反应，产生低毒或无毒产物，也称为灭活作用。例如，二巯丙醇可与砷、汞、铅等金属离子螯合，从而减少这些金属毒物的毒性。硫酸精蛋白可与肝素反应形成稳定的复合物，使肝素失去抗凝血活性。

3. 受体拮抗　受体拮抗（receptor antagonism）是指两种化合物与同一受体发生竞争性结合，削弱各自的生物学效应。受体拮抗剂又被称为阻断剂（blocker）。例如，通过与同一受体竞争性结合，纳洛酮作为一种受体拮抗剂，被用来治疗吗啡和其他吗啡样麻醉剂的呼吸抑制作用。

4. 干扰拮抗　干扰拮抗（interference antagonism）又称为处置拮抗（dispositional antagonism），是指一种化学物干扰另一种化学物的生物学作用，即一种化学物使另一种化学物在体内的 ADME 过程发生改变。被干扰的化学物在靶器官中的存留浓度和（或）持续时间减少，从而使其效应减弱甚至消失。亦或是，一种化学物会改变另一种化学物代谢酶活性，从而改变后者代谢结果。例如，可以与巯基结合的金属离子，在体内与含巯基酶结合，导致通过这些酶催化的毒物代谢减慢，从而产生增毒作用。

（四）独立作用

独立作用是指两种或两种以上的外源化学物作用于机体时，由于其各自作用的受体、部位、靶细胞或靶器官等不同，所引发的生物效应也不相互干扰，从而其交互作用表现为化合物各自的毒性效应，又称无关作用。

当化合物的联合作用表现为独立作用时，若没有选择好合适的观察指标，则不易与相加作用相区别，必须深入研究才能确定其独立作用。例如，乙醇与氯乙烯的联合作用，当大鼠接触这两种化合物一段时间后，可观察到其肝匀浆脂质过氧化增加，呈现为明确的相加作用。但在亚细胞水平上可以发现，乙醇引起的是线粒体脂质过氧化，而氯乙烯引起的是微粒体脂质过氧化，两种化合物在一定剂量下，无明显的交互作用，而为独立作用。

本章小结

外源化学物或其代谢产物必须以具有生物活性的形式到达靶器官、靶细胞，达到有效的剂量、浓度，持续足够的时间，并与靶分子受体相互作用，或改变其微环境，才能够造成毒性作用。任何影响这一过程的因素，都会影响化学物的毒性作用。不同外源化学物因化学结构、理化性质或所含杂质不同，可对同一机体表现出不同的毒性作用。而同一外源化学物接触不同物种、品系甚至个体时，因不同机体在代谢酶类的质或量上存在差异，导致所经生物转化途径和代谢结果出现差异。此外，机体所处的环境温度、湿度、气压和生理节律，以及外源化学物彼此之间的相互作用，均会影响毒性作用。外源化学物种类众多，两种或两种以上的外源化学物同时或先后作用于机体，有些化学物彼此可相互影响，从而加强或减弱对机体的毒性作用，产生毒物的联合作用。为了更好地学习和理解本章的知识内容，本章中共介绍了三个案例，两处延伸阅读。

思考题

1. 为什么同一外源化学物接触不同机体会出现差异？
2. 主要有哪些环境因素影响毒性作用？
3. 什么是外源化学物的联合作用？其有几种形式？
4. 化学物之间的拮抗作用存在哪几种类型？
5. 从化学结构来看，化学物的基团种类、取代基数量和位置与毒性存在怎样的关系？
6. 化学物的理化性质对毒物有什么影响？
7. 高温高湿天气是否会增加化学物的毒作用？为什么？

第 8 章　食品中外源化学物的基础毒性试验与毒性评价

第一节　毒理学一般毒性的试验基础

一、毒理学毒性评价试验目的

食品毒理学安全性评价是利用毒理学的基本手段，通过急性毒性试验、遗传毒性试验、28d 经口毒性试验、90d 经口毒性试验、致畸试验、生殖毒性试验和生殖发育毒性试验、毒物动力学试验、慢性毒性和致癌试验等动物试验，评价食品生产、加工、保藏、运输和销售过程中所涉及的可能对健康造成危害的化学、生物和物理因素的安全性。这些食品毒理学毒性评价试验的基本目的，主要包括以下几点。

（1）观察受试物毒性作用的表现和性质。在毒性试验过程中，对实验动物需进行全面的临床观察，记录一般健康状况和行为表现，动物出现中毒的体征、程度和持续时间及死亡情况。发现外源化学物的毒性作用是进行剂量-反应（效应）研究的前提。

（2）进行剂量-反应（效应）研究，获得毒性参数。毒理学的毒性试验中，需设多个剂量组，观察剂量-反应（效应）关系，以确定受试物的毒性效应及其毒性参数。例如，通过急性毒性试验，可以获得受试物的半数致死剂量（LD_{50}）；通过 28d 经口毒性试验、90d 经口毒性试验、慢性毒性试验，可以获得相应的未观察到有害作用剂量（NOAEL）和（或）观察到有害作用的最低剂量（LOAEL）；通过进行生殖毒性、致畸等特殊毒性试验，也可得到相应的 LOAEL 和 NOAEL。LOAEL 和 NOAEL 可为确定人群的允许接触水平提供有价值的信息。

（3）确定受试物毒性作用的靶器官。在毒理学的毒性试验中，通过综合分析实验动物的中毒症状、血液学指标、生化指标、尿液指标、大体解剖、组织病理学检查等结果，可确定受试物毒性作用的靶器官，并为进一步的机制研究和毒性防治提供线索。

（4）确定损害的可逆性。在进行 28d 经口毒性试验、90d 经口毒性试验、慢性毒性试验的过程中，一旦确认毒性作用存在，可设恢复期卫星组。动物停止给予受试物后，继续观察一段时间，以判断受试物毒性的可逆性、持续性和迟发效应。受试物毒性的可逆性直接影响到对人的危害评价。如果受损的器官组织能够修复并恢复正常功能，则可以接受较高危险性的接触水平。

（5）确定毒物代谢动力学特征。经毒物动力学试验，可了解受试物在机体内的吸收、分布、代谢、排泄等过程的特点，得到生物利用度、表观分布容积、消除半衰期、清除率等动力学参数，结合相关学科知识，进行受试物毒理学意义的评价。毒物代谢动力学特征的确定，有助于降低动物试验结果外推到人的不确定性，进行受试物对人体的危险性评价。

二、食品毒理学试验的设计要点

进行毒理学的试验前，通过科学合理的试验设计（design of experiment，DOE），能够以较小的试验规模（试验次数）、较短的试验周期和较低的试验成本，获得理想的试验结果及得出科学的结论。试验设计需遵循对照、随机和重复三大基本原则。

（1）对照原则：比较研究是科学试验必不可少的条件，没有比较，就没有鉴别。对照是比较的基础，所以试验设计必须设立对照组。除处理因素存在差别外，对照组与试验组之间的其他条件均相同。设立对照，可以鉴别处理因素与非处理因素的差异，减少或消除非处理因素对试验结果的干扰。对照的类型包括未处理对照、阳性对照、阴性对照、自身对照、不同剂量组间互为对照等。

（2）随机原则：抽样调查或分组时，采用随机的方式，使每个受试对象有同等的机会被抽取或分配到不同的试验（处理）组和对照组中。除处理因素不同外，可使各组其余非实验因素的条件均一致，保证组间均衡，防止选择性偏倚。随机原则是试验设计使用统计方法的基石，包括简单随机法和分层随机法两类。简单随机法可采用抽签法、查随机数字表或随机排列表、计算机随机数法进行完全随机分组；分层随机法即均衡下的随机，先将受试对象按某一特征进行分层，如性别、体重、疾病的轻中重程度等，然后在各层中采用简单随机分配的方法，将受试对象分配到各组中。

（3）重复原则：在相同的试验条件下，进行多次观察或多次试验，避免个体差异的影响，使试验结果具有普遍性，提高试验的可靠性和科学性。重复包括整个试验的重复、足够数量的受试对象、指标的多次测量、效应的重现等 4 个方面的含义。

除需遵循对照、随机和重复三大基本原则外，对于食品毒理学试验的体内试验和体外试验，在试验设计中也各有特点。

（一）体内毒理学试验设计

体内试验是以实验动物为模型，通过外源化学物对实验动物的毒性反应向人外推，以评估外源化学物对人的危害及危险性。设计体内试验时需注意以下几点。

1. 剂量设计　在毒理学试验中，剂量-反应（效应）关系（量-效关系）的研究具有重要意义。量-效关系的存在，是确定外源化学物与毒性作用的因果关系的重要依据。试验中，一般设置 3 个或 3 个以上剂量组（即高剂量组、中剂量组、低剂量组），进行量-效关系研究。为得到科学、满意的结果，需要合理设计试验各组的剂量。

试验剂量的设计，可参考急性毒性 LD_{50} 剂量和人体实际摄入率。原则上，高剂量应出现比较明显的毒性效应，但不引起实验动物的死亡；低剂量不宜出现任何可观察到的毒性效应（相当于 NOAEL），且高于人的实际接触水平；中剂量介于两者之间，实验动物可出现轻度的毒性效应（相当于 LOAEL）。递减剂量的组间距一般以 2～4 倍为宜，如受试物剂量总跨度过大，组间差距超过 10 倍，可加设剂量组。

急性毒性试验的剂量确定是根据预先试验的剂量结果。先用少量动物找出 0～100%（或 10%～90%）的致死剂量范围，然后在这个剂量范围内，以合适的间距设几个剂量组，一般为 4～6 组，计算各组死亡率，求出 LD_{50}。

在食品毒理学研究中，毒理学试验分为 4 个阶段，依次进行各类毒理学试验，前面的试验结果为后面的毒理学试验剂量设计提供参考。首先进行急性毒性试验，求出 LD_{50}；再进行亚急性（28d 经口）毒性试验，可以 LD_{50} 的 10%～25%作为最高剂量；再进行亚慢性（90d，经口）毒性试验，以 28d 经口毒性试验的 NOAEL 或 LOAEL，或以 LD_{50} 的 5%～15%作为最高剂量组；通过 90d 经口毒性试验的结果，确定慢性毒性试验的高剂量。对于无法获得 LD_{50} 的受试物，则以人体预期摄入量的 100 倍或最大给予量作为参考，设立试验的高剂量。

2. 分组　在毒理学试验中，为研究剂量-反应关系，需要至少设置 3 个剂量组；根据试验的类型和具体要求，还需要选择设立未处理对照组、阴性对照组和阳性对照组 3 个组。

（1）未处理对照组：也称为空白对照组，是指在不加任何处理条件下进行观察对照。既不给受试物，也不给予相应的操作。

（2）阴性（溶媒）对照组：也称为假处理对照组，除不给予受试物外，其他条件与受试物组相一致。设立阴性对照组，是为了排除溶媒、捉拿和染毒操作等对试验结果的影响。阴性对照组作为与受试物组进行比较的基础，没有阴性对照组就不能说明受试物与毒性作用之间的关系。在试验中，阴性对照组是不能出现异常或死亡的。如果出现与受试物组相同的异常情况，则应判断是否是由于实验动物患某种传染病或其他非实验因素所致，考虑重新进行试验。

（3）阳性对照组：在标准条件下，用已知的经典化合物与受试物进行对照，用于检测试验体系的有效性。在遗传毒理学试验和致畸试验中，需要设立阳性对照组。而且，选用的是已知的致突变物或致畸物染毒，必须得到肯定的阳性结果。例如，致畸试验中，常选已证明有致畸作用的五氯酚钠、环磷酰胺等作为阳性对照物。这些化学物的致畸作用灵敏可靠，已获同行公认。除给予的化学物不同外，其余条件，阳性对照组应同受试物组一致。如果无法选择到与受试物溶解性相同的阳性对照物，阳性对照组也可考虑采用不同溶媒和染毒途径。

3. 实验动物的选择　实验动物的选择应遵循相似性、特殊性、标准化、易化、易获性、重现性和均一性等原则。

（1）相似性原则：依据动物与人类某些组织结构、功能、代谢、健康状况或疾病特点相似，年龄状态近似的原则来选择实验动物。由于动物进化层次与人类的差别，动物的生物学特性与人类存在不同的差异，进化程度越高，其结构、功能及代谢等越接近人类。因此，在选择实验动物时，既要考虑动物的进化层次，也要依据动物进化理论与生物学特性寻求与人类的近似之处。

（2）特殊性原则：利用不同种系的实验动物存在的特殊构造或某些特殊反应，选择解剖、生理特点符合试验目的和要求的动物。例如，兔胸腔结构特殊，进行心脏试验操作时，不易破坏胸膜腔，不需要进行人工呼吸，减少了人为损伤导致试验失败的概率；进行呕吐试验时，宜选择呕吐反射敏感的动物——猫，而不能选用无呕吐反射的啮齿类动物。

（3）标准化原则：在试验中，应尽量选择有动物合格证书的标准化实验动物。经过遗传学、微生物学和寄生虫学、营养的控制，在特定环境条件下人工培育而成，可排除微生物及潜在疾病对试验的干扰。排除遗传因素造成的个体差异，对外源化学物的反应较一致，重复性好。

（4）易化原则：选择结构功能简单又能反映研究指标的动物。进化程度高或结构功能复杂的动物，有时会使试验条件的控制和试验结果的获得变得相当困难。应在确保实现研究目标的前提下，依据易化原则，选择结构、功能简单的实验动物。例如，选用寿命短、染色体少的果蝇进行果蝇伴性隐性致死试验，评价受试物的遗传毒性作用。

（5）易获性原则：在不影响试验质量的前提下，选用容易获得、易饲养管理、价格经济的实验动物。除特殊情况外，在毒理学试验中，大多选用繁殖快、体型小、易饲养、价格便宜的大鼠。

此外，试验各组选用实验动物的数量，必须符合统计学的要求。

4. 试验期限　根据试验目的和所用实验动物品系的不同，各类毒理学试验的期限不同。基础毒性试验中，急性毒性试验一般是一次或 1 天内多次染毒，观察 14d，最少 7d，最长 28d；亚急性试验为连续染毒 28d；亚慢性毒性试验为染毒持续时间为实验动物寿命的 10%，大鼠为 90d，犬类应为 1 年；而慢性毒性试验一般持续至实验动物的大部分生命期间，至少为 12 个月。特殊毒性试验中，致癌试验的试验期限分为两类：一是规定试验期限的试验，小鼠为 18 个月，大鼠为 24 个月；二是当最低剂量组或对照组存活动物数仅为开始时的 25%时（雌、雄性动物分别计算），即可终止试验。致畸试验和生殖试验的试验期限，根据所选实验动物种属和品系的交配期、妊娠期的长短而定。

5. 观察指标　受试物的毒性作用效应可通过一系列指标反映出来。合理选取和观察试验指标，是科学解析试验效应的前提。选取的指标必须是客观的、合理的，有高的精确性、灵敏性及特异性。指标的观察常采用盲法，以避免人为主观因素带来的偏倚。

（二）体外毒理学试验设计

体外试验是利用游离组织器官、培养的细胞或细胞器，结合计算机虚拟系统进行研究。多用于外源化学物的急性毒性的初步筛查、作用机制和代谢转化过程的研究。体外试验设计时需注意以下几点。

1. 评价受试物的溶解性　体外试验系统中，细胞、血清、肝 S9 组分等成分的存在，可能使受试物在试验系统的暴露期内溶解度发生改变。体外试验过程中，在试剂处理开始和结束时，均需评价受试物的溶解度。

2. 试验最高浓度的选择和浓度设置　体外试验中，确定受试物的最高浓度，应考虑细胞毒性、受试物在试验系统中的溶解度、pH 或渗透压的改变。

首先通过预试验，确定细胞毒性和溶解度。对于有细胞或细菌毒性的受试物，在细菌试验中，最高浓度应为明显显示细菌毒性的剂量；在体外哺乳类细胞试验中，对于基因突变试验受试物的最高浓度组，其细胞相对集落形成率或相对存活率应为 10%～20%（不低于 10%），而染色体畸变试验的最高浓度组，应能明显减少细胞计数或有丝分裂指数（大于 50%）。

对于无细胞毒性或细胞毒性很小的可溶性受试物，最高浓度应达到 5μL/mL、5mg/mL 或 0.01mol/L。在哺乳动物细胞试验中，最高剂量不可超过以上浓度。若浓度高于 0.01mol/L，高渗透压会对哺乳动物细胞引起损伤，细菌则无此影响。在细菌回复突变试验中，评价含有潜在致突变杂质的受试物时，试验剂量可以高于 5mg/mL 或 5μL/mL。

对于相对不溶解的受试物，其最高浓度应达到或超过在细胞培养状态下的溶解度限值（即产生沉淀的最低浓度），但沉淀不应影响观察。

确定最高剂量后，受试物在允许的最高剂量下设 3～4 个剂量，按等比组距的原则设定剂量间隔，通常浓度间隔系数为 2～$\sqrt{10}$ 。

3. 代谢活化　因体外试验缺少代谢功能，需要加入外源性的代谢酶。最常用的为哺乳动物代谢活化系统（S9 和 S9 混合液）。通常选用健康雄性成年大鼠，经诱导剂（多氯联苯 Aroclor 1254）腹腔注射处理，取肝组织制备匀浆，9000*g* 离心，上清液为 S9 组分。S9 组分再与辅助成分（NADPH 再生系统）以适当比例组成混合液，用作试验中的代谢活化系统。由于各国禁用或限用多氯联苯，也可采取灌胃方式，给予苯巴比妥和β-萘黄酮联合诱导的方法制备 S9。对体外哺乳动物细胞，也可以利用大鼠肝原代培养细胞等作为代谢活化系统。

4. 对照组的设置　体外致突变试验在设置阳性对照组、阴性（溶媒）对照组时，均需包括加 S9 和不加 S9 两种情况。对于存在和不存在外源性代谢活化系统的情况，所选阳性对照物有所不同。阳性对照物的剂量，应选择其剂量-反应的线形部分。阴性对照组的溶媒应为非致突变物。假若没有文献资料或历史资料能够证实所用溶媒无致突变作用，还应设未处理对照组。

三、实验动物的选择

实验用动物又称广义实验动物，泛指所有用于科学实验的动物，包括实验动物、经济动物（家畜、家禽）、野生动物和观赏动物。**实验动物**是指在特定环境条件下，经人工饲育，对其携带的微生物和寄生虫实行控制，遗传背景明确或者来源清楚的，用于科学研究、教学、生产、检定及其他科学实验的动物，其符合国家标准，具备动物质量合格证书。试验应尽量选用标准化的质量更为可靠的实验动物。目前，常见实验动物中，已具备国家标准的实验动物仅包括大鼠、小鼠、豚鼠、地鼠、兔、犬、猴、鸡。除此之外，其他常见实验用动物猫、牛、羊等，国家还没有制定相应的标准。

在毒理学研究中，以实验动物为研究对象的毒理学试验是必不可少的。实验动物的选择是否得当也直接影响着试验结果的科学性、可靠性。

（一）实验动物物种和品系的选择

实验动物物种包括陆生动物小鼠、大鼠、豚鼠、地鼠、兔、猫、犬、小型猪、猕猴，禽类鸡和鸭，以及水生动物鱼类（如虹鳉、青鳉、斑马鱼、剑尾鱼、稀有鮈鲫等）。其中，小鼠、大鼠、豚鼠和地鼠为啮齿目动物。在食品毒理学研究中，大鼠、小鼠、豚鼠、兔、猫、犬等为较常用的实验动物物种。

同一物种的实验动物又有不同品种与品系。品系是指用计划交配的方法，获得起源于共同祖先、具有特定基因型的一群动物。一个品系的动物应具备以下条件：相似的外貌特征；独特的生物学特性；稳定的遗传性能；具有共同遗传来源和一定的遗传结构。根据遗传特点的不同，实验动物分为近交系、封闭群和杂交群。

1. 近交系　在一个动物群体中，任何个体基因组中 99%以上的等位位点为纯合时，定义为近交系（inbreeding stain）。经典近交系由至少经过连续 20 代的全同胞兄妹交配或亲子交配培育而成。品系内所有的个体都可追溯到起源于第 20 代或以后代数的一对共同祖先。根据培育方法的不同，可生产多种类型的近交系动物，包括重组近交系、重组同类系、同源突变近交系、同源导入近交系、遗传修饰动物（含转基因、基因定点变变、诱变等动物，属于特殊近交系）。

常用的近交系小鼠有 BALB/c、C57BL/6、C3H、DBA、A、AKR、CBA、TA1、TA2 和 615 等；近交系大鼠有 F344/N、Lou/CN、LEW（Lewis）、BN 等。

2. 封闭群　封闭群（closed colony）又称远交群，是指以非近亲交配方式进行繁殖生产的实验动物种群。在不从外部引入新个体的条件下，至少连续繁殖 4 代以上的群体。常用的封闭群小鼠有 KM（昆明种小鼠）、NIH、ICR、LACA 等；封闭群大鼠有 Wistar、SD（Sprague Dawley）、Long-Evans 等。

3. 杂交群　杂交群（hybrids）是指由两个不同近交系杂交产生的后代群体，子一代简称 F_1。

在上述各品系中，近交系的动物和杂交群的动物都具有遗传均质性高、个体间均一性好、对试验反应一致、试验结果重复性好、国际分布广等特点，被广泛用于各类试验研究，结果易于重复，也便于国际间研究结果的交流。但近交系由于高度近交，容易引起近交衰退现象，一般具有较低的生育力和生活力。这一特征也使动物不能接受剧烈的实验处理，如大剂量的毒性试验等；而杂交群具有杂交优势，具备亲代双亲的特点，生命力强，适应性和抗病力强，对试验处理的耐受性强，在很大程度上可以克服因近交繁殖而引起的近交衰退现象，适用于进行各种长期慢性试验。封闭群的动物遗传均质性较低，群体的遗传特性可保持相对稳定，但个体间具有杂合性，反应性有差异，试验结果的重复性和一致性不如近交系和杂交群动物好；但封闭群的动物具备类似人类群体遗传异质性的遗传组成，在试验中也更接近自然种属的反应特点，且繁殖率高，适应性和抗病力强，易饲养，成本低，被广泛用于教学、人类遗传学研究、药物筛选和毒性试验等中。

毒理学中常用实验动物的生物学特性和应用见表 8-1。选择实验动物时，应根据实验目的和动物的生物学特性，遵循相似性、特殊性、标准化、易化、易获性、重现性和均一性原则。因不同品系实验动物，对外源化学物毒性反应存在差别，毒理学研究要选择适宜的品系。在对某种外源化学物毒理学系列研究中，最好固定使用同一品系动物，以求研究结果的稳定性。

表 8-1　常用实验动物的生物学特性和应用

序号	动物	习性和行为	主要解剖生理学特点	试验应用
1	小鼠	温顺易捉；胆小怕惊，对外来刺激敏感；昼伏夜动，喜居较黑暗的环境；喜群居；喜啃咬；适应差，抗病力差	体型小；淋巴系统发达；皮肤无汗腺；繁殖力强，性成熟早，妊娠期 19～21d，每胎产仔 8～15 只；生长周期短，生长快，1～1.5 月龄体重达 18～22g，可供实验使用；寿命短，一般为 2～3 年	药理学与毒理学研究、肿瘤学研究、遗传学及遗传疾病研究、感染性疾病研究、免疫学研究、老年病学研究、计划生育研究等；特别适用于需要大样本的试验，如药物筛选、毒性试验
2	大鼠	温顺易捉；胆小怕惊，对外来刺激敏感，喜安静环境；昼伏夜动；喜群居；喜啃咬；适应性强，抗病力较强	体型较小鼠大；肝再生能力强；无胆囊；皮肤缺少汗腺；无呕吐反射；血压和血管阻力对药物的反应敏感；垂体-肾上腺系统功能发达；视觉、嗅觉灵敏；对营养缺乏敏感；繁殖力强，性成熟早，妊娠期 19～23d，每胎产仔 6～12 只；生长快，1.5～2 月龄体重达 180～220g，可供实验使用；寿命短，一般为 2.5～3 年，最长寿命 5 年	药理学与毒理学研究、肿瘤学研究、遗传学及遗传疾病研究、感染性疾病研究、老年病研究、内分泌研究、营养学研究、行为学研究、心血管疾病研究、肝脏外科研究
3	豚鼠	草食性动物；性情温顺；胆小怕惊，对外来刺激敏感，喜安静环境；喜群居；用叫声表达要求	耳廓大；盲肠膨大，约占整个腹腔的 1/3；听力敏锐；淋巴系统发达；有速发型和迟发型超敏反应；抗氧化能力强；自身体温调节差；红细胞少；不能合成维生素 C；呼吸系统和消化系统抗病能力较差；生长发育快，性早熟，2 月龄性成熟，5 月龄体成熟，成年豚鼠体重为 350～650g；妊娠期 65～70d，每胎产仔 1～7 只；寿命一般为 4～5 年，最长可达 7 年	免疫学研究（过敏反应、补体提取、皮肤刺激试验）、药物研究（主要用于平喘药和镇咳药的研究）、传染病学研究、耳科学研究

续表

序号	动物	习性和行为	主要解剖生理学特点	试验应用
4	地鼠	杂食性动物；昼伏夜行，运动时腹部着地，行动不灵敏；好斗，难以成群饲养；嗜睡，室温低时出现冬眠	生殖周期短，繁殖力强，妊娠期短，为 14～17d，每胎产仔 5～10 只；生长发育快；成鼠 100～120g；平均寿命为 2～3 年	肿瘤学研究、生殖生理学研究、遗传学研究、传染病学研究、组织移植和组织培养研究、糖尿病研究、营养学研究、牙科研究
5	兔	草食性动物；性情温顺；惊疑胆小；昼伏夜动；喜穴居，群居性差；喜啃咬；耐干怕潮湿；耐寒怕热；有食粪癖	中等体型；耳廓大，血管清晰；眼球大；胸腔构造特殊，由纵隔分为左右两部分，互不相通；甲状旁腺分布较分散，位置不固定；颈部有减压神经的独立分支；视觉、嗅觉灵敏；对射线敏感；体温变化灵敏，易产生发热反应且反应典型恒定；缺乏咳嗽反射，呕吐反应不敏感。性成熟期因品种而异，为 3～6 个月；妊娠期 30～35d，每胎产仔 1～13 只；不同品种成年兔体重差异较大，有的为 1.5～2.5kg，有的为 4～5kg；具有季节性换毛和年龄性换毛现象；寿命一般为 8～15 年	发热及热原试验、免疫学研究（主要是用于制备高效价和特异性强的免疫血清）、皮肤刺激试验、计划生育研究、制作动脉粥样硬化症模型、制作心肌缺血模型、微生物学研究、眼科学研究、遗传学研究、口腔科学研究
6	犬	肉食性动物；性情凶猛；对外环境的适应力强；喜欢接近人，易于驯养，服从命令；合群欺弱	神经系统发达，有 4 种神经类型，即多血质、黏液质、胆汁质和忧郁质；循环系统发达；内脏结构及其比例与人相似；皮肤汗腺缺乏；嗅觉和听觉灵敏，视力差，红绿色盲；春秋季单发情动物；妊娠期 58～63d，每胎产仔 2～8 只；寿命一般为 10～20 年	实验外科学、基础医学研究（尤其是生理学和病理生理学研究）、药理和毒理学研究、传染病学研究、营养学研究、慢性病试验研究
7	猕猴	杂食性动物；昼行性；喜群居；动作敏捷、模仿力强，能用手操纵工具；怕人，不易接近，难以驯养	灵长类动物，进化程度接近人类，在组织结构、生理、代谢机能等方面同人类相似；雌性性成熟时间约为 3 年，雄性约为 4.5 年；妊娠期约为 165d，每胎产仔 1 只，极少 2 只；寿命一般为 10～30 年	生理学、药理学、毒理学、传染病学、营养和代谢性疾病、老年学、生殖生理、器官移植、肿瘤学、环境污染等方面的研究
8	鸡	神经质，易惊恐；群居性；就巢性；四处觅食，食性广泛，有食砂粒帮助消化的特性	听力灵敏，白天视力敏锐；无汗腺，散热主要依靠呼吸；卵生动物，4～6 月龄性成熟，受精鸡蛋孵化期为 21d；寿命一般为 7～8 年	疫苗生产和检定、药物评价试验、传染病研究、内分泌学研究、老年学研究、环境污染研究、营养学研究、作为高脂血症和动脉粥样硬化的动物模型
9	小型猪	杂食性动物，吃得多，消化快并有择食性；性情温顺；喜群居；行为有明显的昼夜节律	进化程度高，其心血管系统、消化系统、免疫系统及肾、皮肤、眼球、鼻软骨等在解剖、组织、生理和营养代谢等方面与人类极其相似；雌性性成熟时间为 4～8 月龄，雄性为 6～10 月龄；妊娠期 109～120d，每胎产仔 2～10 头；寿命平均 16 年，最长可达 27 年	皮肤烧伤、肿瘤学、心血管、免疫学、糖尿病、营养学、畸形学、产期生物学、遗传学、组织移植、牙科、外科手术方面等研究
10	猫	肉食性动物；神经质，行动谨慎，多疑；喜独居；有洁癖，喜干燥明亮的环境	中等体型；视力好；血压恒定，血管壁较坚韧；大脑和小脑发达；平衡感觉和反射功能发达；呕吐反射敏感；角膜反应敏锐；典型刺激性排卵动物，交配后 25～27h 才排卵；且为季节性发情动物，只有春季和秋季两次交配期；妊娠期 60～68d；成年猫体重为 1.5～2.5kg；寿命一般为 12～30 年	神经系统研究、心血管系统试验（血压试验）、生理学研究、药理学研究、毒理学研究

（二）实验动物微生物控制的选择

由于在动物的体表、黏膜和消化道、饲养环境、垫料、饲料及饮用水中，都有可能存在着种类繁多的微生物与寄生虫。不同的微生物和寄生虫，也给实验动物带来不同程度的危害，进而影响动物试验的进程和结果。

（1）威胁人类健康的人畜共患病病原：例如，流行性出血热病毒、狂犬病病毒、弓形虫等不仅可引发实验动物的严重疾病，还可在人与动物之间传播流行，对工作人员的健康构成威胁。

（2）影响动物健康的烈性传染病病原：例如，鼠痘、兔出血症等可严重影响动物健康，导致实验动物集体死亡或质量下降，使试验被迫中断，造成人力、物力和财力的浪费。

（3）干扰试验结果的病原：实验动物感染某些微生物、寄生虫虽不会迅速引发疾病，但可能导致其生理生化指标和组织病理学变化。这些变化将干扰试验结果，影响结果的准确性和可靠性，甚至得出错误的结论。

对实验动物进行微生物、寄生虫的控制，是保障动物试验顺利进行和获得准确可靠试验结果的先决条件之一。根据国家质量监督检验检疫总局颁布的国家标准《实验动物 微生物学等级及监测》（GB14922.2—2011）和《实验动物 寄生虫学等级及监测》（GB14922.1—2001）的规定，我国实验动物按微生物和寄生虫的控制程度划分为以下 4 个等级。

1）*普通级动物*[conventional（CV）animal]　不携带所规定的人畜共患病病原和动物烈性传染病病原的实验动物，简称普通动物。这些病原包括微生物和寄生虫。

2）*清洁级动物*[clean（CL）animal]　除普通级动物应排除的病原外，不携带对动物危害大和对科学研究干扰大的病原的实验动物，简称清洁动物。这些病原包括微生物和寄生虫。

3）*无特定病原体级动物*[specific pathogen free（SPF）animal]　除清洁动物应排除的病原外，不携带主要潜在感染或条件致病和对科学实验干扰大的病原的实验动物，简称无特定病原体动物或 SPF 动物。这些病原包括微生物和寄生虫。

4）*无菌级动物*[germ free（GF）animal]　无可检出的一切生命体的实验动物，简称无菌动物。

此标准适用于豚鼠、地鼠、兔、犬、猴、清洁级及以上小鼠和大鼠。现行标准中，无普通级的大鼠和小鼠，犬和猴无清洁级和无菌级。

通常，选用的实验动物的微生物和寄生虫的控制级别越严格，试验结果就越精确、越可靠，但成本也越高。目前，国际上常用的是无特定病原体级动物。我国自科技部《科研条件发展“九五”计划和 2010 年远景目标纲要》中明确提出“2000 年在全国基本普及使用清洁级实验动物，到 2010 年，基本普及 SPF 级实验动物”以后，我国实验动物产业发展迅速，实验动物质量不断提高。在科学研究中，清洁级和 SPF 级啮齿目实验动物已普及使用，且 SPF 级使用量已远超清洁级。

在食品毒理学研究中，应使用清洁级及以上级别的实验动物，以排除相应微生物和寄生虫对试验结果的影响，保证试验结果的可靠性。

（三）个体选择

实验动物的机体因素也会影响外源化学物对实验动物的毒性作用。不同性别、年龄、体重、生理状态和健康状况将带来个体差异，影响毒性试验结果。

1. 性别 雌性和雄性动物因体内激素水平、血液生理生化指标、肝脏代谢能力等方面存在一定的差异，致使不同性别同一物种、同一品系的实验动物对同一化学物的敏感性存在差别。有研究表明，由于雄性大鼠的胰岛素水平低于雌性大鼠，雄性大鼠对链脲佐菌素的敏感性高于雌性大鼠。

不同性别动物对同一外源化学物的毒性反应也可能存在差别。在试验研究中，如无特殊要求，宜选用相同数量的雌雄两种性别的动物，以避免由性别差异造成的误差。如在试验中发现存在性别差异，则应将不同性别动物的试验结果分开统计分析。

2. 年龄和体重 不同种属实验动物的寿命长短不一，在实验动物发育上，有的以日或周计龄，有的以月计龄，有的以年计龄。与人类一样，这些动物的生命全程大体分为 3 个阶段：幼年期、成年期和老年期，可与人类的相应生命阶段对应。在选择实验动物时，应注意动物与人的年龄对应。处于不同生命阶段的实验动物，生理特征及反应性有着明显的差别。成年动物，体内激素水平、代谢酶活性都处于高峰稳定期，通常对外源化学物的毒性反应差异较小，也更具代表性；而尚未发育完全的幼年动物和生理功能衰退的老年动物，对毒物的反应性与成年动物存在差异，个体间差异也较大。因此，动物试验一般选用成年动物。如要探讨实验因素对动物生长发育的影响，则应选用幼年动物；若要进行老年医学研究，如制备老年痴呆模型等，则选用老年动物。在毒理学试验中，应根据试验的类型和周期，选择相应年龄的实验动物。急性毒性试验一般选用成年小鼠或大鼠；因实验周期较长，亚慢性和慢性毒性试验则选用较年幼的动物，如不超过 6 周龄的大鼠或 4～6 个月的幼犬。

在正常营养状态及饲养条件下，实验动物的体重与年龄有一定的相关性。在实际工作中，常以动物的体重来推断动物的年龄，作为挑选适龄动物的依据。各种属成年实验动物体重一般为：小鼠 18～22g，大鼠 180～220g，豚鼠 350～650g，兔 2～3kg，猫 1.5～2.5kg，犬 6～15kg。根据年龄判断体重或根据体重判断年龄时，还要注意品种、品系的不同。不同品种、品系的同种属的实验动物体型存在差别，如 Long-Evans 大鼠体型比同龄的 Wistar 和 SD 大鼠小。在同一个试验中，所选实验动物的年龄、体重尽可能一致。对于同性别实验动物，个体间体重相差应不超过平均体重的±20%。

3. 生理状态 雌性动物在妊娠或哺乳阶段，体内性激素水平和机体反应性有较大改变，会影响试验中体重及其他指标的检测结果。因此，如无特殊要求，毒理学试验应选未经产未孕的雌性动物。按性别，雌雄动物分笼饲养，避免交配受孕。但在生殖、遗传毒性试验如显性致死试验、生殖发育毒性试验、致畸试验等中，则需有计划地合笼交配。

4. 健康状况 健康动物对外界各种刺激的耐受性较患病动物高，获得的试验结果更稳定。因此，一定要选用健康的动物进行试验。此外，环境因素和饲养条件改变也会影响到动物的健康。在试验前，外购的实验动物，应在动物房进行一段时间的检疫观察和环境驯化。小鼠和大鼠最低不少于 5d，豚鼠、地鼠、兔、犬和小型猪等最低不少于 7d，猴最低不少于 30d，待证实其身体健康及适应环境后才能开始试验。

试验过程中，应加强饲养管理，控制环境条件，避免饥饿、噪音、寒冷、高温等引起动物产生应激反应，影响动物的免疫系统、内分泌系统和机体代谢等功能，进而影响试验结果。

四、实验动物的染毒和处置

（一）动物试验前的准备

实验动物需从具有相应生产许可证的单位购进，索取并核对以下资料：实验动物质量合格证书；品种、品系；遗传背景或其来源；微生物检测状况及其他动物个体相关信息。购入的动物需在动物房的检疫室进行检疫观察和环境适应 5～7d。检疫期间，动物雌雄分笼饲养，每日详细观察动物健康状况并作记录；发现异常情况，及时进行处理，剔除异常动物。

观察期结束，采用适当的方法对实验动物进行标识编号，并保证在试验期标识清晰可辨。啮齿目动物常用染色标识法，可用 3%～5%的苦味酸（黄色）、0.5%中性品红（红色）或 2%硝酸银溶液（咖啡色）在动物被毛上染色。不同的染色部位和颜色表示不同的编号，采用双色染色法可标记 100 以内的号码。兔则可采用耳孔法标记。对猫、犬、猴等大动物一般用挂牌法。

根据试验设计要求，设立各剂量组和必要的对照组。各组实验动物的数量应满足试验方法及结果统计的技术要求。在食品毒性试验中，一般要求啮齿目动物每组不少于 20 只，雌雄各半；犬每组不少于 8 只，雌雄各半。实验动物分组，应遵循随机原则，即每个实验动物以概率均等的原则被随机地分配到各剂量组和对照组，避免主观的人为干预，减少偏性，以保证结果的准确可靠。分组后，计算各组实验动物体重的均值和标准差，必要时进行调整，以使各组实验动物体重均值的差别不超过允许范围。各组饲养笼用标签标明项目名称、品系、性别、组别、分组日期、试验开始日期、项目负责人及其他必要的相关信息。

（二）受试物和样品的准备

1. 了解受试物的有关资料　在进行食品毒理学试验前，应先了解受试物的化学名称、化学结构和理化性质；若受试物为混合物，则应了解受试物的组成，以及各组成成分的物理化学性质。了解受试物的化学结构，可通过结构推测及检索和查阅同类化学物质的毒性资料，预测受试物的毒性。了解受试物的理化性质，有助于受试物前处理时选择合适的溶媒。

了解受试物的推荐人体摄入量、使用方式、使用量、使用范围，并检索查阅是否有人群流行病学资料或中毒事件的报道，以此了解人体可能接触的途径和剂量，过度接触、滥用或误用的可能性，有助于预测受试物的毒性及试验剂量设计。

了解受试物的原料来源、生产工艺、质量规格标准。食品毒理学试验中，选用的受试物应是符合食品既定配方和生产工艺的规格化产品。受试物的组成成分、比例及纯度应与实际应用相同，以反映人类实际接触的情况。若受试物是酶制剂，则应以未加入其他复配成分以前的产品作为受试物。

2. 受试物试验前处理方法　受试物进行不同的试验时，应针对试验的要求和受试物的理化性质选择相应的样品处理方法。所选处理方法不应破坏或改变受试物的化学结构、成分及生物活性，且处理过程应与原产品的主要生产工艺步骤保持一致。

（1）提取方法与产品使用方法一致：例如，袋泡茶类受试物的前处理，应采用与产品推荐的饮用方法相同的提取方法，用该受试物的水提取物进行试验。如果产品无特殊推荐饮用方法，则可采用以下提取条件：常压，温度 80～90℃，浸泡时间 30min，水量为受试物质量的 10 倍或以上，提取 2 次，将提取液合并浓缩至所需浓度，并标明该浓缩液与原料的比例关系。

（2）去除已知安全性成分：若受试物的人体推荐量较大，如果按其推荐量设计试验剂量时，超过了动物的最大灌胃容量或超过掺入饲料中的限量（质量分数的 10%），此时可允许去除已知的安全的辅料成分（如淀粉、糊精等）后进行试验，但需在试验报告中详细说明。

（3）去除已知的存在安全问题的物质或降低该物质剂量：有些人体必需营养素等物质，过量摄入会产生安全性问题，如维生素A、硒等。若产品配方中含有该类物质或其他已知存在安全的问题物质（如咖啡因等），在按其推荐量设计试验剂量时，如果该物质的剂量达到已知的毒作用剂量，在原有剂量设计的基础上，则应考虑增设去除该物质或降低该物质剂量（如降低至 NOAEL 剂量）的受试物剂量组，以便对受试物中其他成分的毒性作用，以及该物质与其他成分的联合毒性作用作出评价。

（4）浓缩：液体受试物量过大，超过动物最大灌胃容量，需要进行浓缩处理。应采用不破坏受试物有效成分的方法进行浓缩。对含乙醇的受试物浓缩后，需用使用生产该受试物的酒基调整乙醇浓度：乙醇浓度低于 15%（体积分数）的受试物，浓缩后的乙醇应恢复至受试物定型产品原来的浓度；乙醇浓度高于 15%的受试物，浓缩后应将乙醇浓度调整至 15%，并将各剂量组的乙醇浓度调整一致。但若是进行细菌回复突变试验和果蝇试验时，则应将乙醇去除。

（5）粉碎：对于不易粉碎的固体受试物，应采用冻干粉碎的方式处理，并在试验报告中详细说明。

（6）灭活微生物：含有益生菌或其他微生物的受试物，在进行细菌回复突变试验或体外细胞试验时，应将微生物灭活，并在试验报告中说明具体方法。

3. 受试物溶媒的选择　试验前，应根据染毒途径的不同及受试物的理化性质，选择合适的溶媒（溶剂、助悬剂或乳化剂），将受试物制备成一定的剂型。所选用的溶媒本身应无毒；无特殊刺激性或气味；与受试物各成分之间不发生化学反应；对试验系统、程序实施及测试结果没有干扰作用；受试物在溶媒中稳定。水溶性的受试物，可选用蒸馏水制备成水溶液；对于水不溶的受试物，可选用植物油制成油溶液；不溶于水或油的受试物，可选用助悬剂或乳化剂（如羧甲基纤维素、蔗糖脂肪酸酯等）制成混悬液或糊状物。考虑到受试物在溶媒中的稳定性，受试物溶液应在使用前新鲜配制，有资料表明其溶液或混悬液储存稳定者除外。混悬液应充分混匀后，再进行动物染毒。

（三）染毒途径

在毒理学试验中，动物的染毒途径应尽可能模拟人体实际接触该受试物的方式，具体操作根据受试物的特性和试验目的而定。常用的染毒途径有：经口、经呼吸道（吸入和气管内注入）、经皮及注射途径（皮下、肌肉、腹腔、静脉注射）。不同染毒途径，受试物的吸收率和暴露量有所不同，毒性也有显著差异。例如，三聚氰胺小鼠经口 LD_{50} 为 3296mg/kg，属低毒物质，但小鼠经腹腔注射 LD_{50} 为 800mg/kg，毒性约是经口的 4 倍。

在食品毒理学试验中，经口（胃肠道）染毒是最常用的染毒方法，主要有灌胃、喂饲和吞咽胶囊等方式。

（1）灌胃法：将受试物溶解或悬浮于合适的溶媒中，配成一定浓度的溶液或混悬液。以注射器经灌胃针或导管灌入动物的胃中。此法剂量准确，但对每只动物需逐个操作，工作量大，并可能伤及食道或误入气管。该法适用于人体推荐量较小的受试物和适口性差的受试物，以及染毒次数较少的试验。

为避免胃内容物对受试物的影响，灌胃操作前动物需禁食。啮齿类动物禁食时间的长短会影响到代谢酶的活性和受试物肠道内吸收，大鼠通常整夜禁食（16h 左右），小鼠禁食 4～6h，可自由饮水。灌胃后，需继续禁食 2～4h。若分批多次染毒，可根据染毒间隔时间的长短，给予动物一定量的饲料。每日染毒时间应相对固定。灌胃体积不宜过大，不超过 10mL/kg 体重。如为水溶液时，大鼠的最大灌胃体积可达 20mL/kg 体重，小鼠可达 40mL/kg 体重，犬为 15mL/kg 体重；如为油性液体，灌胃体积则应不超过 4mL/kg 体重。

（2）喂饲法：将受试物掺入饲料或饮水中，供实验动物自行摄入，以食物消耗量计算其实际染毒剂量。该法符合人类实际接触受试物的情况，适用于反复多次染毒的试验。但由于动物摄食量的变化及摄食中的损失，剂量不够精确。此外，对于适口性差、有特殊气味、易挥发或易水解的受试物不适用。

受试物掺入饲料或饮水中应混合均匀，且保持稳定，不与饲料发生化学反应，不影响饲料的适口性及动物的食欲。饲料中掺入受试物不应超过 5%（质量分数），以免影响动物的摄食和营养平衡，进而影响实验动物的生长发育。若超过 5%（最高不应超过10%）时，可视受试物热量或营养状况，按动物的营养需要调整受试物剂量组饲料配方。例如，利用酪蛋白调整蛋白质水平，利用植物油调整脂肪水平，以便与对照组饲料营养素水平保持一致；也可调整对照组饲料营养素水平，如受试物无热量或营养成分，对照组饲料应掺入甲基纤维素等，掺入的剂量等应同受试物高剂量，以使与受试组饲料营养素水平保持一致。受试物掺入饲料，需将受试物剂量（mg/kg 体重）按动物 100g 体重的摄食量，折算为受试物饲料浓度（mg/kg 饲料）。在试验期间，根据动物的体重和摄食量，应每周或每两周调整一次饲料中受试物剂量，以使受试物摄入维持恒定的剂量水平。一是为防止受试物在饲料中发生化学变化；二是由于随着动物的成长和老龄化，单位体重饲料摄入量会逐渐降低，而使实际染毒量下降。

（3）吞咽胶囊法：将一定剂量的受试物装入药用胶囊中，放至动物的咽部，迫使其咽下。此法剂量准确，适用于易挥发、易水解和有异味的受试物，多用于较大动物如兔、猫和犬等。

（四）实验动物的处死及生物标本的采集

1. 实验动物的处死　实验动物的处死方法有多种，应根据动物的种属、试验目的、需要采集样本的部位等因素，来选择合适的处死方法。尽量减少因处死方法不当，而对病理及其他指标检查的影响。同时遵循“安乐死”的原则，最大限度地减轻实验动物的痛苦。动物被处置后，通过观察呼吸、心跳、瞳孔、神经反射等指征，确认实验动物是否已经死亡。实验动物尸体及其废弃物需进行无害化处理，避免传播疾病、危害食品安全和污染环境。

1）颈椎脱臼法　处死试验大鼠和小鼠最常用的方法。将鼠放在笼盖或粗糙的台面上，用镊子或左手拇指和食指，用力下压住鼠的颈后头部，右手抓住鼠尾，用力稍向后上方牵拉，使之颈椎脱臼，脊髓与脑髓断离而立即死亡。

2）断头法　适用于鼠类等实验动物。在鼠的颈部，用剪刀或断头器垂直将鼠头剪掉，脑脊髓断离，大量失血，动物立即死亡。

3）击打法　适用于较小的动物，如小鼠、大鼠、豚鼠和兔。操作时，抓住动物尾部，提起，用力摔击或用小木槌用力击打头部，动物痉挛致死。此法简单易行，但会导致脑损伤、鼻出血、颈部器官或肺部等出血。

4）空气栓塞法　处死兔、猫、犬常用此法。向动物的静脉内注入一定量的空气，形成肺动脉或冠状动脉空气栓塞。因发生严重的血液循环障碍，动物立即死亡。一般兔、猫等静脉内注入 20～50mL 空气即可致死，犬静脉注入 80～150mL 空气即可致死。

5）*急性失血法*　适用于各种实验动物，包括：①穿刺实验动物心脏，一次性抽取大量心脏血液，导致急性大失血，动物休克死亡。②剪断动物颈动、静脉，股动、静脉或腹主动脉，大量放血致死。犬、猴等大动物需在轻度麻醉状态下，暴露股三角区，作一个约 10cm 的横切口，把股动、静脉全剪断，血液喷出。操作时，需要用自来水不断地冲洗切口及血液，使切口的血流保持畅通，动物急性大量失血，3～5min 内即死亡。

6）*化学药物致死法*　①吸入一定量的二氧化碳、乙醚、氯仿等均可使动物致死。②静脉注射一定量的非挥发性麻醉药、10%氯化钾、10%甲醛或皮下注射士的年，均可使动物致死。各化学药物的致死量如下：静脉注射 10%氯化钾溶液，兔 5～10mL，犬 20～30mL；静脉注射10%甲醛溶液，犬 20mL；皮下注射士的年，豚鼠剂量为 3.0～4.4mg/kg 体重，兔 0.25～0.5mg/kg 体重，犬 0.30～0.42mg/kg 体重，猫 1.0～2.0mg/kg 体重。

2. 生物标本的采集　在食品毒理学试验中，需要采集的生物标本主要包括血液、尿液和组织；在毒物动力学试验中还需采集胆汁和粪便；对于哺乳动物骨髓细胞染色体畸变试验，还需采集骨髓样本。

1）*血液的采集*　在毒性试验中，血液采集方法的选择，取决于试验的目的、采血量的多少、实验动物的种类，以及采血后动物是否还需存活等因素。对动物终末采血和非终末采血的方法存在差异，在以动物死亡为试验结束时，终末采血与清醒动物身上单次或多次采血（非终末采血）的情况迥然不同。在非终末采血中，多采取剪尾或静脉抽血的方法，单次采血量应低于动物总血量的 10%，对动物无影响（实验动物的血液总量取决于物种、性别、年龄、健康及营养状况；一般情况下，总循环血量为 50mL/kg 体重）；在终末采血中，则可采用剪断股动脉（静脉）或颈动脉（静脉）放血的方法。如在慢性毒性试验中，因需多次采血测血液生化指标，要求实验动物采血后还需存活很长时间，但检测项目所需血量较少，大鼠可采用剪（割）尾采血方法，而最后的处死采血，则可采用剪断股动脉（静脉）放血采血；假若实验动物为犬，则采用前肢头静脉或后肢小隐静脉抽血。常见实验动物的血液采集方法见表 8-2。

表 8-2　常见实验动物的血液采集方法

实验动物	血液采集方法
大鼠、小鼠	剪（割）尾采血；眼眶静脉丛采血；眼球摘除采血；心脏采血；断头采血；股动脉（静脉）采血
豚鼠	耳缘切割采血；心脏采血；浅背侧足中静脉采血
兔	耳缘静脉采血；耳中央动脉采血；股静脉采血；心脏采血
猫、犬	前肢皮下头静脉采血；后肢小隐静脉采血；耳缘静脉采血；心脏采血
小型猪	耳静脉采血；前肢内侧皮下头静脉采血；后肢外侧小隐静脉采血；心脏采血
猕猴	末梢采血（下唇、手掌、手指）；头静脉、小隐静脉、股静脉采血；心脏采血
鸡等禽类	翼下静脉采血；右侧颈静脉采血

在亚慢性和慢性毒性试验中，实验动物需阶段性多次采血，以测定血液学指标。因此，应注意采血时间保持相对固定，有些血液学指标在不同时间，数值变化较大。血样所用抗凝剂的比例、放置的时间和室温也会影响血液学指标检测结果。所以，每次血样的测定条件应尽量保持一致。

2）尿液的采集　常见的尿液采集方法有代谢笼集尿法、膀胱导尿法、输尿管插管法、压迫膀胱法、穿刺膀胱法、膀胱插管法、剖腹收集法和反射排尿法。用粪尿分离装置直接收集尿量的方法称为代谢笼集尿法。代谢笼是为采集实验动物各种排泄物质的密封式的、特殊设计的饲养笼，具有粪尿分离装置，可用于收集实验动物自然排出的尿液。有的还可以采集粪便和动物呼出的二氧化碳。放在代谢笼中饲养的实验动物，可用此法收集尿液。适于多数小动物，如大鼠、小鼠。膀胱导尿法较适宜于犬、猴等大动物，此法可采集到没有污染的尿液。

3）骨髓的采集　犬、猴等大动物骨髓的采集，采取活体穿刺方法。穿刺部位一般选择胸骨、肋骨、髂骨、胫骨和股骨等造血功能活跃的骨组织。小动物因体型小，不易穿刺，则需将动物处死后，剥离出胸骨或股骨，剪断，将其断面的骨髓挤在有稀释液的试管内或玻片上，继而涂片、染色、镜检。

4）胆汁的采集　可直接插管至胆总管采集胆汁，其尖端应接近肝门区的分叉点。

5）粪便的采集　可用代谢笼法。代谢笼下部装有粪尿分离装置，可采集粪便。粪便样本分析前，应剔去表层，取内层粪便进行分析。

6）器官组织的采集　毒性病理学检查是毒理学试验重要的组成部分，包括大体解剖和组织病理学检查两部分。摘取器官组织时，应按规范的剖检顺序进行：腹腔剖检、胸腔剖检、盆腔剖检、颈部剖检、体腔器官取出、体腔器官分离和肉眼观察、脑和脊髓剖检、椎体和骨髓剖检。分别剖取以下器官和组织：脾、胰、胃、十二指肠、空肠、回肠、盲肠、结肠、直肠、肾、肾上腺、肝脏、胰腺、胆囊（非啮齿类动物）等腹腔脏器；膀胱、雄性生殖器（睾丸、附睾、前列腺、精囊腺、凝固腺）、雌性生殖器（卵巢、输卵管、子宫、子宫颈、阴道）等盆腔脏器；甲状旁腺、甲状腺、淋巴结、胸腺、气管、肺、骨髓、主动脉、心脏等颈部及胸腔脏器；脑（包括大脑、小脑和脑干）、垂体、坐骨神经、脊髓（颈、胸和腰段）、眼、视神经（非啮齿类动物）等。

五、毒理学实验结果处理与分析

正确地处理实验数据和使用适当的统计方法，是获得客观试验结论的基础。而且，在评价毒理学试验的结果时，不仅要考虑统计学意义，还应考虑生物学意义。通常，具有统计学意义是具有生物学意义的必要条件之一。但具有统计学意义，并不等同于有生物学意义，因统计得出的结论是概率性的，不是绝对的肯定或否定。因此，在对实验结果进行评价时，应根据统计学分析的结果、生物学知识和经验综合分析。

（一）毒理学试验的统计学

统计学的应用贯穿毒理学试验的全过程。遵循统计学原则，进行毒理学试验设计；收集和整理试验资料，判断资料的类型，选用恰当的统计学方法得出合理的结论。

1. 毒理学试验设计的统计学要求　毒理学试验设计和实施，应遵循对照、随机和重复三个原则，以控制试验偏倚，减少偶然性。详见本节食品毒理学试验的设计要点。

2. 数据资料类型　毒理学研究中所观察或测定的实验数据，按实验指标的性质，分为计量资料、计数资料和等级资料。

（1）计量资料：又称定量资料，是用仪器、工具或其他定量方法对每个观察单位的某项指标进行测量，并把测量结果用数值大小表示出来的资料，一般带有度量衡或其他单位。计量资料的特征为每个观察单位的观测值之间有量的区别，但同一批观察单位是同质的，其统计学描述通常包括中心位置与离散程度。如果数据符合正态分布，用平均值（$\bar{X}$）和标准差（SD）来描述；若为偏态分布，则用中位数和4分位范围（inter quartie range, IQR，即第75的百分位数与第25的百分位数之差值）来描述。在毒理学研究中，动物体重、脏器质量和脏/体比值、血液学检查项目、血生化检查项目及尿液检查项目等试验数据结果，大多具有具体的数值，为计量资料。

（2）计数资料：又称定性资料，是先将观察对象按某种属性或类别分成若干组，再清点各组观察单位个数所得到的资料。计数资料的特征为每一观察单位只有质的差别，可在总例数中枚举计数，并分别归属于某一档次，通常以百分比或百分率描述。

（3）等级资料：又称半定量资料，是介于计量资料和计数资料之间的一种资料，指有一定级别的数据，其特征为每一个观察单位没有确切值，各组之间有性质上的差别或程度上的不同，根据数据可以用构成比或构成率来描述。例如，疼痛根据严重程度分为0（无疼痛）、1（轻度）、2（中度）、3（重度）等，可计算各程度的构成比，即用各种程度患者数除以总病例数，各构成比之和应为100%。

3. 试验数据的统计学分析　在毒理学试验中，根据数据资料类型的不同，统计方法也多种多样。计量资料多采用方差分析，进行多个试验组与对照组之间的均数比较；计数资料则采用Fisher精确分布检验、卡方（χ^2）检验、秩和检验；等级资料采用秩和检验、Ridit分析等。试验数据的统计分析程序见图8-1。

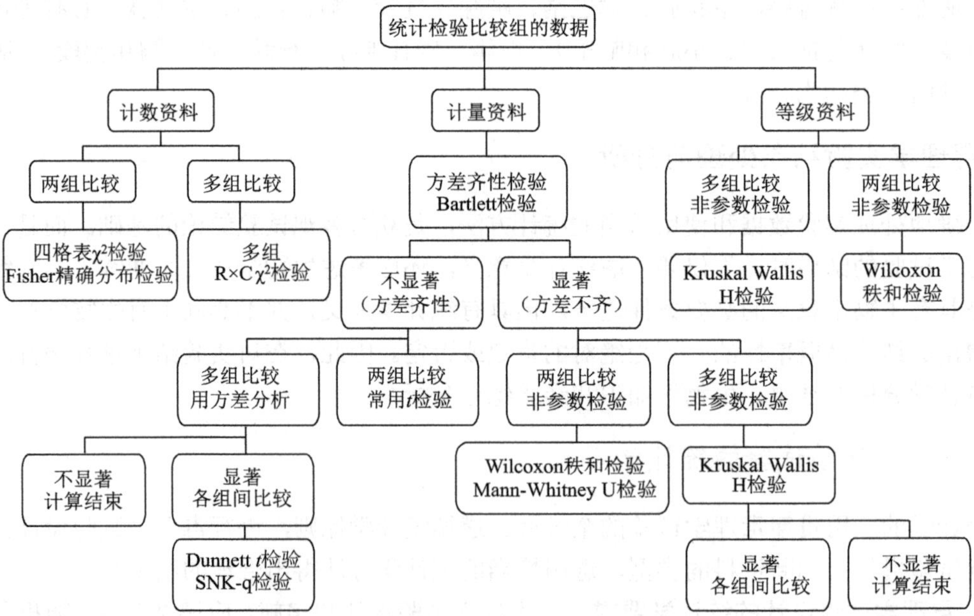

图8-1　试验数据的统计分析决定树（引自吴纯启，2010）

（二）统计学意义和生物学意义

在分析毒性试验结果时，应综合考虑数据的统计学意义和生物学意义。正确利用统计学假设检验，有助于确定试验结果的生物学意义。但具有统计学意义并不一定代表具有生物学意义。对试验中某些指标的异常改变，应根据试验组与对照组指标是否有统计学差异、其有无剂量-反应关系、同类指标横向比较、与本实验室的历史性对照值范围比较等，综合分析来判断指标差异是否有生物学意义，再进一步判断其有无毒理学意义。

（1）纵向比较：比较受试物不同剂量组的同一参数，通过统计分析，得出此参数的改变是否呈剂量-反应关系。化学物毒性作用的剂量-反应关系是毒理学研究的基本假设。当某参数的改变存在阳性剂量-反应关系，可认为此参数的改变与受试物染毒有关，具有生物学意义。

（2）横向比较：同类指标进行横向比较，分析多项指标间的关联和作用机制，以正确判断受试物的毒性反应。生化参数彼此很少是独立的，单个参数的变化往往并不足以判断受试物是否引起毒性反应，需要研究分析与靶器官毒性作用有关的一组参数。例如，诊断心肌缺血、心肌梗死等心脏疾病，需要检测心肌酶谱、乳酸脱氢酶、肌酸磷酸激酶、肌酸磷酸激酶同工酶、α-羟丁酸脱氢酶等 5 项指标。

（3）与历史性对照值比较：不同品系的实验动物，其生理生化指标的正常范围有所不同。不同饲养条件、营养状态、采样方法及采样前是否禁食、检测操作等也将影响到某些生理生化指标。研究发现，眼眶后静脉丛采血和后肢静脉采血可使成年雄性 SD 大鼠血液样本的凝血酶原时间、镁和磷等检测指标的结果存在显著的差异。目前尚无公认的实验动物参考“正常”值。因此，应建立本实验室的各种动物不同性别、不同年龄段每个指标的正常参考值范围，以判断试验结果是否偏离正常参考值范围，是判断指标异常的重要依据。正常值范围的确定，应由本实验室利用相同品系的实验动物，采用相同的试剂和统一的方法进行指标测定；再依照试验资料的用途，制订单侧或双侧正常值范围；根据分布类型（正态或偏态），选择适当的统计学方法，通常采用百分位数法或正态分布法；如数据为正态分布或经转换后呈正态分布，其 95%正常值为均值±1.96×标准差（$\bar{\chi}\pm1.96SD$），或 99%正常值为$\bar{\chi}\pm2.28SD$；若数据不呈正态分布，可用百分位数法定参考值。最常用的百分界限是 95%正常值范围，双侧正常值即 2.5%～97.5%。

此外，还需考虑指标效应大小改变的方向，如某些血液生化指标[如天冬氨酸氨基转移酶（AST）、丙氨酸氨基转移酶（ALT）等]的测定值升高才有生物学意义。

在综合评价试验结果的统计学意义和生物学意义时，可能遇到以下 4 种情况：无统计学意义也无生物学意义；有统计学意义也有生物学意义；有统计学意义但无生物学意义；无统计学意义但有生物学意义。前两种情况最常见，但是有时也会出现后两种情况。

如果出现试验结果有统计学意义但无生物学意义，可认为无重要意义，可能是因为实验设计或实施不良所致。例如，某个亚慢性毒性试验中，灌胃至第 45 天，低剂量、高剂量组的白细胞计数显著低于阴性对照组，但在该实验室正常值范围内。而且，灌胃第 90 天后，其白细胞计数恢复正常，认为其无生物学意义。此差异可能与试验中期眼球采血导致异常有关。

如果出现试验结果无统计学意义但有生物学意义，一般均为罕见性不良事件，应认为具有重要意义，应给予关注。例如，致癌试验中，受试物组中发现某种在对照组没有发生的肿瘤，尽管其发生率很低，与对照组比较无统计学意义，仍可判定受试物为实验动物的致癌物；或是试验组和对照组动物肿瘤发生率虽无明显差异（$P>0.05$），但试验组中发生时间较早，结果也具生物学意义，同样可判定受试物为实验动物的致癌物。

第二节 急性毒性试验及评价

急性毒性试验是毒理学研究的起始阶段，包括经口、皮肤接触、吸入和其他途径的急性毒性试验，主要用于研究外源化学物的急性毒性效应、剂量-反应关系、靶器官病变等，阐明急性毒性强度和特征，为全面研究该化学物的毒理打下基础。在食品毒理学中，主要为急性经口毒性试验。

一、基本概念及试验目的

急性毒性（acute toxicity）是机体（人或实验动物）一次接触或 24h 内多次接触外源化学物后在短期内所引起的中毒效应，包括一般行为、外观改变及大体形态变化，甚至引起死亡。在联合国 2015 年发布的全球化学品统一分类和标签制度（GHS）第六次修订版中，急性毒性是指经口或经皮肤单次或在 24h 内多次施用一种物质，或在吸入接触 4h 后，出现的有害效应。接触外源化学物的方式（染毒途径）的不同，“一次”接触的含义也有所不同，在经口和经注射途径染毒时，指瞬间给予实验动物染毒；而在经呼吸道与皮肤染毒时，是指在一个规定的期间内使实验动物持续接触化学物的过程。“多次”接触是指当外源化学物毒性很低时，即使一次给予实验动物最大染毒剂量仍未观察到毒性作用，或是一次无法导入设计剂量的受试物而需要在 24h 内分多次染毒，国内通常规定 24h 内不超过 3 次。

急性毒性试验（acute toxicity study，single dose toxicity study，SDT）是研究外源化学物的急性毒性的试验，是检测和评价受试物毒性作用最基本的一项试验，是指一次或 24h 内多次给予实验动物受试物后，动物在短期内出现的毒性效应，包括中毒体征和死亡。根据观察的终点的不同，一类急性毒性试验是以死亡为毒性终点的经典试验，以检测受试物急性毒性上限指标为试验目的，主要指标参数为 LD_{50}；另一类则不以死亡为观察终点，以得到受试物靶器官毒性和非致死性不良反应的数据为目的。急性毒性试验的主要目的如下。

（1）确定急性毒性参数，评价受试物对机体的急性毒性的大小，并进行急性毒性分级。通过急性毒性试验，可得到一系列的毒性参数：绝对致死剂量或浓度（LD_{100} 或 LC_{100}）、半数致死剂量或浓度（LD_{50} 或 LC_{50}）、最小致死剂量或浓度（MLD、LD_{01} 或 MLC、LC_{01}）、最大非致死剂量或浓度（MNLD 或 LD_0、LC_0）。以上参数是外源化学物急性毒性上限参数，以死亡为终点。此外，还可以得到以非致死性急性毒作用为终点的下限参数：LOAEL、NOAEL。这些参数中，最主要的参数为 LD_{50} 或 LC_{50} 及其 95%可信限，可作为对受试物进行急性毒性分级的依据。GHS 中规定，急性毒性除用 LD_{50}（口服、皮肤）或 LC_{50}（吸入）表示外，也可用急性毒性估计值（acute toxicity estimate，ATE）表示，可用于划分急性毒性的危险类别。

（2）通过急性毒性效应的表现、毒性作用的强度和死亡情况，初步评价受试物对机体的危害特征、毒作用的靶器官和剂量-反应（效应）关系。

（3）为亚急性、亚慢性、慢性毒性试验及其他毒理试验，提供接触剂量设计和观察指标选择的依据。

（4）为研究毒性作用机制提供线索。

二、经典急性致死性毒性试验

急性致死性毒性试验是以实验动物死亡为毒性终点的经典急性毒性试验，通过试验可获得剂量-效应（反应）曲线、LD_{50} 及其 95%可信区间等重要的参数。试验设计包括实验动物的选择、受试物剂量设计及分组、染毒途径、观察期限、观察指标及 LD_{50} 计算方法选择等。

（一）实验动物的选择

急性毒性试验的动物，应尽量选择急性毒性反应与人类近似的动物；在急性毒性试验中，因所需动物数多，选择易获得、易饲养、操作方便、价格较低的动物；且选择符合国家实验动物质量标准的健康的实验动物。

针对以上原则，急性毒性试验一般选用健康的成年哺乳动物，首选大鼠（180～220g），其使用量约占急性毒性研究所需实验动物用量的 50%，品系以 SD 和 Wistar 为主；其次是小鼠（18～22g），品系以 KM 和 NIH 为主；也可选用其他敏感动物。急性经皮毒性试验，除首选大鼠外，也可选用豚鼠（350～450g）或家兔（2000～3000g）。要求使用两种或两种以上实验动物的试验，一类选择啮齿类，多选大鼠和小鼠；另一类选择非啮齿类，多选犬或猴。大动物不易获得，价格昂贵，并不用求其准确的 LD_{50} 值，主要是获得近似的 LD_{50} 值。观察毒性反应和毒性作用的物种差异，以更好地预测受试物对人的危害。

所选实验动物，应雌雄各半。若急性毒性试验是为进行特定的试验（如致畸试验、雄性生殖毒性等）做准备时，也可只用单一性别的实验动物。此外，如果发现受试物急性毒性存在性别差异，应分别试验，求出雌性与雄性动物各自的急性毒性反应剂量。为避免特殊生理状态对结果的影响，雌性动物应为未交配过、未妊娠的。同性别实验动物，个体间体重相差也不得超过平均体重的±20%。

试验前，实验动物应在试验环境中进行至少 5d 的环境适应和检疫观察。实验动物的饲养条件、饲料、饮用水应符合国家标准和相关规定。室温控制在（22±3）℃，相对湿度 30%～70%（50%～60%最佳），人工光照（光照 12h，黑暗 12h）。每组动物按性别分笼饲养。每笼的动物数量，以不影响动物自由活动和观察动物的体征为宜。若受试物会引起易激动、互斗相残等特殊生物学特性及毒性反应，应进行单笼饲养。试验期间，实验动物给予基础饲料，自由饮水。经口急性毒性试验前，动物需禁食，大鼠整夜禁食（16h 左右），小鼠禁食 4～6h，灌胃后，需继续禁食 2～4h；若分批多次染毒，可根据染毒间隔时间的长短给动物一定量的饲料；禁食期间可自由饮水。

（二）剂量设计及分组

在进行正式的急性毒性试验之前，需先做预试验。进行预试验前，需要了解受试物的化学结构和理化性质，对现有毒性资料及相似化合物的毒性资料进行检索分析，为确定预试验的初始剂量提供参考。预试验通常是按照估计剂量分为若干组（多为 3～5 组），每组 2～3 只动物，以较大剂量间隔（多为 4～10 倍），找出受试物 0～100%（或 10%～90%）的致死剂量范围。并以此为依据，计算正式试验分组的组距剂量。在正式试验中，试验设计所选的 LD_{50} 的计算方法不同，对剂量设计及每组所用动物的数量要求也不同，如霍恩氏法，常设 4 个剂量组，剂量递增公比为 $\sqrt[3]{10}$（即 2.15 倍）或 $\sqrt{10}$（即 3.16 倍），每组 10 只动物，雌雄各半；机率单位-对数图解法则常设 6 个及 6 个以上的剂量组，每组每种性别不少于 10 只；寇氏（Korbor）法则常设 5～10 个剂量组，每组每种性别 6～10 只动物，剂量组距可按以下公式计算：$i=(\lg LD_{100}-\lg LD_0)/(n-1)$ 或 $i=(\lg LD_{90}-\lg LD_{10})/(n-1)$，式中：$i$ 为组距（相邻两个剂量组对数剂量之差），n 为剂量组数。

急性致死性毒性试验可以不设阴性对照组。

（三）染毒方法

染毒途径的选择对受试物急性毒性的影响很大。选择时，应综合考虑模拟在生活和环境中人实际接触该受试物的方式，受试物的性质和用途，相应的毒性评价程序的要求等。在实际生活中，食品是经口摄入。因而，食品安全性毒理学评价程序中要求进行急性经口毒理学试验。经口染毒主要有灌胃、喂饲和吞咽胶囊等方式。因急性毒性试验需一次或 24h 内多次给予实验动物受试物，染毒时间短、剂量要精准，应选用经口灌胃方式，对大动物如犬等也可采用吞咽胶囊方式。因灌胃剂量的大小会影响毒性，急性毒性试验中应采用等体积灌胃法，即不同剂量组的受试物浓度不同，实验动物单位体重的灌胃体积相同。

（四）观察期限

通过急性毒性试验，除需要计算急性毒性参数（如 LD_{50}）外，还需通过观察实验动物的中毒症状、毒性反应出现的时间及其恢复时间等，以初步评价受试物毒性作用的特征、靶器官、可逆性等。因此，急性染毒后，通常连续观察 14d。观察期的长短取决于毒性反应、发生体征的快慢和恢复的时间。如果中毒的体征有迟发性倾向，应延长观察期，必要时延长至 28d，特殊应急情况下至少观察 7d。观察的间隔和频率要适当，在动物染毒的当天，染毒 30min 和 4h 后各做一次仔细的临床观察，以后每天至少 1 次，以便能及时观察到各种中毒症状和死亡的发生时间、持续时间、恢复时间和死亡动物的时间分布等状况。

（五）观察指标

在观察期内，需仔细观察并及时记录中毒症状及发生过程、死亡情况和时间分布、体重和病理形态的变化。

1. 中毒症状及发生过程　被吸收的外源化学物可能引起多个系统的毒性作用，引发多样的中毒表现。需仔细观察和记录不同系统出现的中毒症状及发生的时间，主要观察实验动物的皮肤、被毛、眼和黏膜的改变，呼吸、心血管、消化、泌尿生殖、中枢和植物神经系统的变化等，特别注意观察有无震颤、惊厥、流涎、腹泻、呆滞、嗜睡和昏迷等。观察项目及中毒后的一般表现见表 8-3。根据观察到的毒性表现可初步推断受试物的急性毒性靶器官。

外源化学物对机体的毒性作用包括兴奋和抑制作用，过量引发的毒性反应往往出现先兴奋后抑制/死亡作用或抑制/死亡的现象，如酒精中毒常先表现神情外露、语言畅快、身心愉快等兴奋症状，而后转入抑制，出现昏睡、呼吸缓慢、反射消失等，甚至呼吸麻痹而死。可见，不同时间点，中毒表现不同。此外，有些毒性效应会随着外源化学物从体内消除而逐渐减轻以至消失，而有些效应为不可逆性。因此，观察时不仅要记录实验动物的中毒表现，还应记录每种体征发现的时间及随时间的发展过程、死亡前的特征及死亡时间，可为分析外源化学物的毒性作用提供更多的参考信息。

表 8-3　实验动物中毒表现观察项目

器官系统	观察及检查项目	中毒后一般表现
中枢神经系统及神经肌肉系统	动作行为	体位异常、叫声异常、不安或呆滞、反复抓挠口周、反复梳理、转圈、痉挛、麻痹、震颤、运动失调、倒退行步或自残
	各种刺激反应	易兴奋、知觉过敏或缺乏知觉
	大脑和脊髓反射	减弱或消失
	肌肉张力	强直、弛缓
植物神经系统	瞳孔大小	扩大或缩小
	分泌	流涎、流泪
呼吸系统	鼻孔	流液、鼻翼扇动
	呼吸性质和速率	深缓、过速
心血管系统	心区触诊	心动过缓、心律不齐、心跳过强或过弱
消化系统	腹形	气胀或收缩、腹泻或便秘
	粪便硬度和颜色	粪便不成形，黑色或灰色
泌尿生殖系统	阴道、乳腺	膨胀
	阴茎	脱垂
	会阴部	污秽、有分泌物
皮肤和被毛	颜色、张力	发红、皱褶、松弛、皮疹血
	完整性	竖毛
黏膜	黏膜	流黏液、充血、出血性紫绀、苍白
	口腔	溃疡
眼	眼睑	上睑下垂
	眼球	眼球突出或震颤、结膜充血、角膜混浊
	透明度	混浊
其他	直肠或皮肤温度	降低或升高
	一般情况	消瘦

资料来源：食品安全国家标准 急性经口毒性试验 GB15193.3—2014

2. 死亡情况和时间分布　　急性毒性试验中，染毒剂量与实验动物死亡数成正比是理想的试验结果。基于各剂量组死亡的实验动物数，计算出重要的毒性参数——LD_{50}。死亡的速率也可以反映毒性作用的强度，还应记录死亡时间，并分析中毒死亡时间的分布规律，有助于化学物中毒机制的研究。

3. 体重　　试验期间，实验动物体重的变化可以反映动物染毒后的整体变化。需测定动物染毒前、染毒后每周及死亡时的体重。比较各剂量组动物的体重，结合中毒症状，分析引起体重减轻或增长缓慢的原因（如食欲减退、消化不良、腹泻等）。并探讨染毒后，动物体重随时间变化的规律，体重是否一直下降或增长缓慢；是否随时间的延长，体重增长情况及相应症状有所恢复等，以便了解受试物引起的中毒效应是短暂性的，还是较长时效的。

4. 病理形态变化　试验期间，死亡的、濒死的和试验结束处死的动物均应及时进行大体解剖检查。剖检时，对组织器官位置、外观、形态、色泽、质地应仔细观察，判断受试物是否引起动物的组织和器官出现形状、大小、颜色、质地等方面的病理改变，是否出现病理性移位，受试动物的胸腔、腹腔及心包是否有体液残留及其性状（如颜色、透明度等）的改变。详细记录各组织器官肉眼可见的病理学变化。出现大体解剖病理改变时，应做病理组织学检查，判断病变是否与受试物相关，有助于进一步确认受试物的急性毒性靶器官。

5. 其他指标　在急性毒性试验中，还可根据需要，加测相关的指标，如体温、心电等生理学指标和血液生化指标。例如，受试物可能有肾毒性，则可加测血清尿素氮、肌酐等生化指标。

（六）LD_{50}的计算

LD_{50}是经统计学计算得到的毒性参数，实验动物的个体差异对其影响较小，是评价急性毒性的重要指标，也是进行急性毒性分级的依据。在急性毒性试验中，根据各组实验动物的死亡数，计算LD_{50}的方法有多种，主要有加权概率单位法（Bliss 法）、寇氏法和改良寇氏法、机率单位-对数图解法、霍恩氏法等。其中，以 Bliss 法在数理上最为严谨精密，是推荐使用的标准的LD_{50}测定方法。但其计算烦琐复杂，现通过各种大型统计软件（如 SAS、SPSS、DPS、R）进行测算相对容易。现主要介绍我国现行的食品安全急性毒性试验标准（GB15193.3—2014）中的寇氏法、机率单位-对数图解法、霍恩氏法，这些方法的计算较简便。

1. 寇氏法　寇氏法由 Kärber 于 1931 提出，1952 年 Finney 建议将原公式中的剂量改为对数剂量[式（8-1）]。依据剂量对数与死亡率呈“S”形曲线时所包含的面积，推导出死亡率为 50%的剂量；并在组间剂量对数等距时，可简化公式进行计算[式（8-2）]。1963 年，孙瑞元对该法作进一步简化和改进，如果组间剂量对数等距，而且最高和最低剂量组死亡百分比分别为 100%和 0%时的简化式为式（8-3）。改良的寇氏法试验，其设计原则是：各组剂量按等比级数，以 1∶（0.7～0.8）为宜；各组动物数相等；死亡率基本符合正态分布，大致有一半组数的动物死亡率在 10%～50%，另一半在 50%～100%，出现 0%和 100%的剂量组。当剂量组虽不含 0%和 100%，但最低剂量组死亡率＜20%，最高剂量组死亡率＞80%时，也可用校正式（8-4）进行计算。

改良寇氏法易于理解，计算简便，可信限不大，结果可靠，特别是在试验前对受试物的急性毒性程度了解不多时，尤其适用。具体操作如下。

1）预试验　用少量动物，求出动物全部死亡或 90%以上死亡的剂量，以及动物不死亡或 10%以下死亡的剂量，分别作为正式试验的最高剂量和最低剂量。

2）正式试验剂量设计、分组和动物数　将预试验得到的最高和最低剂量分别换算成常用对数，再将最高、最低剂量的对数差，按所需要的组数，分为几个对数等距（或不等距）的剂量组（改良寇氏法要求各组间剂量对数等距）。除另有要求外，一般分为 5～10 个剂量组，每组每种性别 6～10 只动物，各组动物数相等。

3）试验结果的计算与统计　列出各组剂量（mg/kg 体重，g/kg 体重）、剂量对数（X）、动物数（n）、动物死亡数（r）、动物死亡百分率（P，以小数表示），以及统计公式中要求的其他计算数据项目。

根据试验条件及试验结果，可分别选用下列 4 个公式中的一个，求出 $\lg LD_{50}$，再查其反对数，即为 LD_{50}（mg/kg 体重，g/kg 体重）。

按本试验设计得出的任何结果，均可用式（8-1）计算。

$$\lg LD_{50}=\sum\frac{1}{2}(X_i+X_{i+1})\times(P_{i+1}-P_i) \tag{8-1}$$

式中，X_i 与 X_{i+1}、P_{i+1} 与 P_i 分别为相邻两组的剂量对数、动物死亡百分率。

按本试验设计且当各组间剂量对数等距为一常数时，也可用式（8-2）计算。

$$\lg LD_{50}=XK-\frac{d}{2}\sum(P_i+P_{i+1}) \tag{8-2}$$

式中，XK 为最高剂量对数；d 为对数组距，即相邻两组的剂量对数之差；其他同式（8-1）。

按本试验设计且各组间剂量对数等距且最高、最低剂量组死亡百分率分别为 100%和 0%时，则可用式（8-3）计算。

$$\lg LD_{50}=XK-d\left(\sum P_i-0.5\right) \tag{8-3}$$

式中，$\sum P$ 为各组动物死亡百分率之和；其他同式（8-2）。

当各组间剂量对数等距且最高、最低剂量组死亡百分率分别大于 80%和小于 20%时，可用式（8-4）计算。

$$\lg LD_{50}=XK-d\left(\sum P-\frac{3-P_m-P_n}{4}\right) \tag{8-4}$$

式中，P_m、P_n 分别为最高、最低剂量组的动物死亡百分率；其他同式（8-3）。

$\lg LD_{50}$ 的标准误（$S_{\lg LD_{50}}$）及 95%可信限（X）的计算分别见式（8-5）、式（8-6）。

$$S_{\lg LD_{50}}=d\sqrt{\frac{\sum P_i(1-P_i)}{n}} \tag{8-5}$$

式中，d 为对数组距；n 为实验动物组数；P_i 为各组动物死亡百分率。

$$X=\lg^{-1}(\lg LD_{50}\pm1.96\cdot S_{\lg LD_{50}}) \tag{8-6}$$

2. 机率单位-对数图解法　机率单位-对数图解法是将死亡率（反应率）转换成概率单位与剂量的对数值作图，则“S”形的剂量-效应关系曲线转换成为直线，在直线上找出概率单位等于 5.0（即死亡率 50%）的点，其相应的剂量对数就是 $\lg LD_{50}$ 值，查其反对数即可求出 LD_{50}。具体操作如下。

1）预试验　每组设置 2～3 只动物，找出全死和全不死的剂量，分别作为正式试验的最高剂量和最低剂量。

2）正式试验剂量设计、分组和动物数　在由预试验得到的最高、最低剂量组之间，拟出等比的 6 个剂量组或更多的组。此法不要求剂量组间一定需呈等比关系，但等比可使各点距离相等，有利于作图。每组每种性别的动物数一般不少于 10 只，各组动物数量不一定要求相等。

3）作图计算　将各组按剂量及死亡百分率，在对数概率纸上作图。除死亡百分率为 0%和 100%外，也可将剂量换算成对数值，并查概率单位表（附录 A）将死亡率换算成概率单位，作点于普通算术方格纸上。方格纸上横坐标为剂量对数，纵坐标为概率单位。

由于 0%和 100%死亡率在理论上不存在，为计算需要，需对 0%和 100%的试验结果经由下式进行校正。

$$0\%=\frac{0.25\times100}{N}\%\text{；}\ 100\%=\frac{(N-0.25)}{N}\times100\%$$

式中，N 为该组动物数，相当于 0%和 100%的作图用概率单位。

可见，死亡率为0%和100%的概率单位，与每组动物数有关，可在附录 B 查找。以各对数剂量与概率单位点作图，按各点的分布趋势，用直尺绘出一条最适合于各点的直线，尽量靠近概率单位为 5 的点及附近的点，使各点分布于最靠近直线的两侧。直线上相当于概率单位 5 的相应剂量对数值，即 $\lg LD_{50}$ 值，查反对数求出 LD_{50}。该法还需计算标准误（$S_{\lg LD_{50}}$）。

$$S_{\lg LD_{50}}=\frac{2S}{\sqrt{2N'}}$$

式中，$2S$ 为 LD_{84} 与 LD_{16} 之差，即 $2S=LD_{84}-LD_{16}$ （或 $ED_{84}-ED_{16}$）；N'为概率单位 3.5～6.5（反应百分率为 6.7%～93.7%）的各组动物数之和。

机率单位-对数图解法需要通过目测绘制直线，方法简便，但不够精确。为得到更精确的数值，可以采用直线回归法，得出剂量对数和概率单位的线性方程式，求出概率单位为 5 时的 $\lg LD_{50}$ 值。

3. 霍恩氏法　霍恩氏法又称流动平均法或剂量递增法。该法需设剂量组少，可节省动物数，试验结果可直接查表（附录 C）得出 LD_{50} 及其 95%可信限，简单易行，但 LD_{50} 及其 95%可信区间范围较大，不够精确。具体操作如下。

1）预试验　根据受试物的性质和已知资料，大多采用 100mg/kg 体重、1000mg/kg 体重和 10 000mg/kg 体重的剂量，各以 2～3 只动物进行预试。根据 24h 内死亡情况，估计 LD_{50} 的可能范围，确定正式试验的剂量组。也可简单地直接采用一个剂量，如 215mg/kg 体重，用 5 只动物进行预试验。观察 2h 内动物的中毒表现。如中毒体征严重，估计多数动物可能死亡，即可采用低于 215mg/kg 体重的剂量系列进入正式试验；反之中毒体征较轻，则可采用高于此剂量的剂量系列。如有相应的文献资料时可不进行预试验。

2）正式试验剂量设计、分组和动物数　一般设 4～5 个剂量组，每组 10 只动物，雌雄各半；组间剂量（组距）成等比设计，剂量递增公比为 $\sqrt[3]{10}$（即 2.15 倍）或 $\sqrt{10}$ （即 3.16 倍），其中 2.15 倍组距更小，结果较为精确。

2.15 倍组距剂量系列排列如下。

$$\left.\begin{matrix}1.00\\2.15\\4.64\end{matrix}\right\}\times10^{t}\qquad(t=0,\pm1,\pm2,\pm3)$$

可设计为三个剂量系列：系列一为 0.464×10^t、1.00×10^t、2.15×10^t、4.64×10^t；系列二为

1.00×10^t、2.15×10^t、4.64×10^t、10.0×10^t；系列三为 2.15×10^t、4.64×10^t、10.0×10^t、21.5×10^t。

3.16 倍组距剂量系列排列如下。

$$\left.\begin{matrix}1.00\\ \\3.16\end{matrix}\right\}\times10^t \qquad (t=0,\pm1,\pm2,\pm3)$$

可设计为两个剂量系列：系列一为 0.316×10^t、1.00×10^t、3.16×10^t、10.0×10^t；系列二为 1.00×10^t、3.16×10^t、10.0×10^t、31.6×10^t。

为使在查表时容易得出结果，现在推荐，在上述剂量系列的最低剂量组之下或最高剂量组之上增设一组，即共 5 组。

3）LD_{50} 的计算　根据每组死亡动物数和所采用的剂量系列，查表求得 LD_{50}（附录 C），雌性、雄性实验动物的 LD_{50} 分开计算。

本章案例一：三聚氰胺急性经口毒性试验 LD_{50} 的计数

2008 年曝光的毒奶制品事件，导致食用了毒奶粉的婴幼儿出现尿路结石和肾衰竭症状。本案例以三聚氰胺为研究对象，介绍其经口急性毒性及 LD_{50} 的计算方法。

（一）改良寇氏法

1. 方法　清洁级昆明种小鼠，体重为 18～22g，雌雄各半。根据预试验的结果，三聚氰胺小鼠灌胃 0%和 100%死亡剂量估量值分别为 1000mg/kg 和 15 000mg/kg，确定正式试验剂量组设为 7 组，组间剂量比为 0.65，分别为 1098mg/kg、1690mg/kg、2600mg/kg、4000mg/kg、6153mg/kg、9467mg/kg、14 565mg/kg。经口一次灌胃给予三聚氰胺溶液，灌胃容量为 0.2mL/10g。另设蒸馏水对照组。每组 10 只，雌雄各半。染毒后观察动物的一般状况、中毒体征、死亡情况及病理学变化。观察期为 7d。

2. 结果

1）中毒体征和死亡情况　小鼠经口染毒 6h 后，表现为活动减少、闭眼伏卧、精神萎靡、呼吸急促、饮水量及采食量减少等症状。42h 后最高剂量组小鼠发生死亡，随后各剂量组小鼠陆续死亡，死亡集中在染毒后 42～72h。对照组小鼠精神状态、摄食及活动未见异常，无死亡小鼠。各组死亡动物数见表 8-4。

表 8-4　三聚氰胺急性毒性试验死亡动物数

组别	鼠数/只	剂量/（mg/kg）	对数剂量	死亡数/只	死亡率/%
1	10	14 565	4.163	9	90
2	10	9 467	3.976	8	80
3	10	6 153	3.789	8	80
4	10	4 000	3.602	7	70
5	10	2 600	3.415	5	50
6	10	1 690	3.228	5	50
7	10	1 098	3.041	0	0

各组间对数剂量等距，为 0.187，且最高、最低剂量组动物死亡百分率分别大于 80%和小于 20%时，可用改良寇氏法计算三聚氰胺小鼠经口急性毒性 LD_{50}。

$$\lg LD_{50}=XK-d\left(\sum P-\frac{3-P_m-P_n}{4}\right)$$

$$=4.163-0.187\left[(0.9+0.8+0.8+0.7+0.5+0.5+0)-\frac{3-0.9-0}{4}\right]$$

$$=3.476$$

取反对数，$LD_{50}=10^{3.476}=2992.26$mg/kg。

$$S_{\lg LD_{50}}=d\sqrt{\frac{\sum P_i(1-P_i)}{n}}$$

$$=0.187\sqrt{\frac{(0.9\times0.1+0.8\times0.2+0.8\times0.2+0.7\times0.3+0.5\times0.5+0.5\times0.5+0)}{7}}$$

$$=0.0748$$

$$X=\lg^{-1}(\lg LD_{50}\pm1.96\cdot S_{\lg LD_{50}})=\lg^{-1}(3.476\pm1.96\times0.0748)$$

得出 95%可信限为 2135.01～4193.73mg/kg，即三聚氰胺小鼠经口急性毒性 LD_{50} 为 2992.26mg/kg（95%可信限 2135.01～4193.73mg/kg）。

2）小鼠病理学变化　中毒死亡及试验结束时存活的小鼠全部处死后做大体解剖，剖检可见小鼠肺脏表面有出血斑，部分小鼠肺脏萎缩，表面有白色结节；脾脏体积缩小，脾边缘有黑红色出血斑；肝大，肝表面有树枝状或细小长条形出血斑；肾脏肿大，充血出血。上述病变的严重程度随染毒剂量的降低而有所减轻。此外，第 1 组（14 565mg/kg）小鼠膀胱内有大量结石，输尿管有晶体沉积，随着剂量的降低，结石量减少，较低剂量组（第 6、7 组）小鼠膀胱内无结石，但可观察到结晶尿。其他器官未见眼观病变。组织病理学检查发现所有染毒组小鼠肺脏、肝脏、脾脏及肾脏均有病理组织形态学变化，而对照组小鼠组织形态无异常变化（林居纯，2011）。

（二）霍恩氏法

1. 方法　清洁级昆明种小鼠，体重为 18～22g，雌雄各半。按照 2150mg/kg、4640mg/kg、10 000mg/kg、21 500mg/kg 体重的剂量系列，分为 4 组，每组 10 只，雌雄各半。经口灌胃给予三聚氰胺溶液，灌胃容量为 0.2mL/10g。21 500mg/kg 剂量组间隔 6h 灌胃两次，其他剂量组一次灌胃。观察 14d，记录死亡数、死亡时间及中毒表现等毒性反应，并查表求得 LD_{50}。

2. 结果

1）中毒体征和死亡情况　小鼠经口染毒后，表现为精神不振、反应迟钝、闭目静卧、四肢无力、不思饮食等症状。48h 内 21 500mg/kg 剂量组与 10 000mg/kg 剂量组动物全部死亡，4640mg/kg 剂量组动物死亡两只（雌雄各 1 只），2150mg/kg 剂量组动物无死亡。各组死亡动物数见表 8-5。

表 8-5　三聚氰胺急性毒性试验死亡动物数

性别	动物数/只	剂量/（mg/kg）	死亡数/只
雄性	5	2 150	0
	5	4 640	1
	5	10 000	5
	5	21 500	5
雌性	5	2 150	0
	5	4 640	1
	5	10 000	5
	5	21 500	5

查附录 C 表 C-1 得出三聚氰胺雌、雄小鼠经口急性毒性 LD_{50} 均为 5840mg/kg（95%可信限 4300～7940mg/kg）。

2）小鼠病理学变化　对死亡的动物做组织病理学检查，表现为：胃肠道内大量积气；肾冠状切面解剖镜下观察肾盂、肾盏部位可见大量白色结晶体；膀胱内也有大量结晶体出现；尿液涂片显微镜下观察结晶物形状（柴玮杰，2009）。

案例分析：

（1）试验结果显示，根据我国食品毒理学中外源化学物经口毒性分级标准，三聚氰胺属低毒级（501～5000mg/kg）或实际无毒（＞5000mg/kg）物质，经口可引起动物出现泌尿系统结石。

（2）采用相同级别同品系的实验动物，不同的试验设计及 LD_{50} 计算方法得出三聚氰胺经口急性毒性 LD_{50} 存在差异，改良寇氏法计算的结果较霍恩氏法更精确，但所用动物数多。

三、急性毒性评价

通过急性毒性试验得出的 LD_{50}，是进行急性毒性分级的重要指标，用于比较外源化学物急性毒性的强弱。为避免外源化学物对人类及环境带来的危害，各国制定了相关的法律或规章，对外源化学物进行毒性分级、规范化学物的标识及使用。这些法规虽有许多相似之处，但也存在着差别，致使同一化学物在不同国家其安全数据不同，警示标签也不同。为此，有必要建立全球统一的危险公示制度。2003年，联合国正式颁布了《全球化学品统一分类和标签制度》（以下简称《制度》），并每两年修订一次，2015年已是第六版。此制度对化学品的物理、健康、环境危险进行了分类。有关化学品对人类健康的危害，《制度》对化学品的急性毒性、皮肤腐蚀/刺激、严重眼损伤/眼刺激、呼吸或皮肤致敏、生殖细胞致突变性、致癌性、生殖毒性、特定目标器官毒性、吸入危险制定了相应的分类标准。《制度》以 LD_{50}（LC_{50}）或急性毒性估计值（ATE）为依据，按口服、皮肤或吸入途径的急性毒性，将化学品划为5种危险类别，见表8-6。

表 8-6　化学品急性毒性的危险类别

危险类别	经口 LD_{50}/（mg/kg 体重）	经皮 LD_{50}/（mg/kg 体重）	吸入毒性[1] LC_{50}			标签及警示说明
			气体/（ppmV）	蒸汽[2]/（mg/L）	粉尘和气雾/（mg/L）	
第 1 类	$LD_{50}≤5$	$LD_{50}≤50$	$LC_{50}≤100$	$LC_{50}≤0.5$	$LC_{50}≤0.05$	危险（吞咽致命；皮肤接触致命；吸入致命）
第 2 类	$5<LD_{50}≤50$	$50<LD_{50}≤200$	$100<LC_{50}≤500$	$0.5<LC_{50}≤2$	$0.05<LC_{50}≤0.5$	危险（吞咽致命；皮肤接触致命；吸入致命）
第 3 类	$50<LD_{50}≤300$	$200<LD_{50}≤1\,000$	$500<LC_{50}≤2\,500$	$2<LC_{50}≤10$	$0.5<LC_{50}≤1$	危险（吞咽会中毒；皮肤接触会中毒；吸入会中毒）
第 4 类	$300<LD_{50}≤2\,000$	$1\,000<LD_{50}≤2\,000$	$2\,500<LC_{50}≤20\,000$	$10<LC_{50}≤20$	$1<LC_{50}≤5$	警告（吞咽有害；皮肤接触有害；吸入有害）
第 5 类	$2\,000<LD_{50}≤5\,000$	$2\,000<LD_{50}≤5\,000$	见注（3）			警告（吞咽可能有害；皮肤接触可能有害；吸入可能有害）

注：（1）吸入毒性数值是以对实验动物进行 4h 试验为基础。如试验数值为 1h 接触试验的结果，可将 1h 试验值除以一个因子将之换算成 4h 的等效值，对气体和蒸汽来说，因子为 2，对粉尘和气雾来说，因子为 4

（2）吸入毒性的单位是吸入物质形状的函数。粉尘和气雾的数值用毫克/升（mg/L）表示。气体的数值用 ppmV（百万分体积比）表示。对于蒸汽，一些蒸汽是由液相和气相混合组成，数值单位为 mg/L，但对于接近气相的蒸汽，分类应以 ppmV 为基础

（3）经济合作与发展组织（OECD）统一分类和标签工作队未纳入急性吸入毒性第 5 类的数值。第 5 类适用于急性毒性相对较低，但在某些环境下可能对易受害人群产生危险的物质。吸入接触途径为当量剂量。出于保护动物的考虑，不应在第 5 类范围内对动物进行试验，只有在试验结果与保护人类健康直接相关的可能性非常大时，才应考虑进行试验

资料来源：Globally Harmonized System of Classification and Labelling of Chemicals，2015

根据 GSH 的分类标准，我国于 2006 年也制定了国家强制标准《化学品分类和标签规范 第 18 部分：急性毒性》（GB30000.18—2013），与 GSH 的分类一致。此外，我国现行的食品安全急性毒性试验标准（GB15193.3—2014）中依据大鼠经口的 LD_{50} 值，将外源化学物划分为 5 种急性毒性级别，见表 8-7。

表 8-7　我国食品毒理学中外源化学物经口毒性分级

级别	大鼠口服 LD_{50} /（mg/kg 体重）	相当于人的致死量	
		mg/kg 体重	g/人
极毒	<1	稍尝	0.05
剧毒	1～50	500～4 000	0.5
中等毒	51～500	4 000～30 000	5
低毒	501～5 000	30 000～250 000	50
实际无毒	>5 000	250 000～500 000	500

资料来源：食品安全国家标准 急性经口毒性试验 GB15193.3—2014

在急性毒性分级中，外源化学物的 LD_{50}（或 LC_{50}）有着重要的作用，毒物的毒性大小与 LD_{50} 成反比，LD_{50} 越小，毒性越大；反之，毒性越小。但仅根据 LD_{50} 值来评价化学物的急性毒性，存在局限性。即使在相同的试验条件下，化学物的 LD_{50} 值相同，但其毒性特征、急性致死效应剂量范围和动物急性致死时间也有明显不同。急性致死效应剂量范围宽、死亡时

间快的化学物的毒性更大。因此，在进行化学物急性毒性评价时，应综合分析 LD_{50} 及其 95% 可信限、毒性特征、剂量-反应（死亡）关系和死亡时间分布情况等。《食品安全性毒理学评价程序》（GB 15193.1—2014）规定：若受试物 LD_{50} 小于人的推荐（可能）摄入量的 100 倍，则一般应放弃该受试物用于食品，不再继续进行后续的毒理学试验。

四、急性毒性试验替代方法

经典急性毒性试验及其 LD_{50} 值的评定方法，曾是世界各国食品、药品、化学品和农药等健康相关产品法规的重要组成部分。但因其存在科学上的局限性和动物福利上的欠缺性，英国、美国、日本和欧盟等已于 1991 年达成共识，经典的 LD_{50} 的测定，不再作为单剂量急性毒性试验的正式要求，只需了解近似致死量和中毒表现。经济合作与发展组织（OECD）已于 2002 年废除经典急性毒性试验，而主要采用和推荐固定剂量试验法、急性毒性分类法和上下增减剂量法等替代优化方法进行急性毒性研究。

（一）经典急性毒性试验的局限性

（1）LD_{50} 值的生物学不确定性。在急性毒性试验中，影响 LD_{50} 数值的因素很多，如实验动物的种类、品系、性别、年龄、体重、健康状况、饲养条件等。因此，对于同一受试物，不同的试验机构试验所得出的 LD_{50} 值差别较大，可达 2.44～8.38 倍。

（2）经典急性毒性试验测定 LD_{50} 所消耗的动物量大，成本高，造成不必要的人力、物力的浪费和带给动物不必要的痛苦，不符合“3R”原则。

（3）LD_{50} 值给出的急性毒性信息及其可用性十分有限。死亡仅是评价急性毒性的众多观察终点之一。急性毒性试验更关注动物出现的毒性反应和剂量间的量-效关系，通常没有必要求出精确的 LD_{50} 值。

（二）急性毒性试验替代方法

由于经典急性毒性试验的局限性，对急性毒性试验方法进行了优化，提出了代替 LD_{50} 的新的急性毒性评价方法。这些方法主要包括固定剂量试验法、急性毒性分类法、上下增减剂量法、探针剂量法、累积剂量设计法（金字塔法）、限量法、系统急性毒性试验等。固定剂量试验法、急性毒性分类法、上下增减剂量法已被多国法规采纳认可。在欧美等国，以死亡为终点的试验已被所有法规废除，急性毒性试验中的替代方法已成为强制性方法。我国充分参考了国外相关研究进展，结合我国实际情况，现行的急性毒性试验国家标准主体上仍属于经典方法，同时也增加了以下替代方法。

1. 固定剂量试验法　固定剂量试验法（fixed dose procedure，FDP）于 1984 年由英国毒理协会（BTS）提出，是一种以固定剂量步骤为基础的急性毒性试验方法。与经典急性毒性试验方法不同，此法不以动物死亡为观察终点，而是以一系列固定剂量水平的某一剂量产生明显的毒性作为观察终点。具有所用动物量最少；给受试动物带来的疼痛小，死亡率低；不同试验机构之间的试验结果变异小；为受试物急性毒性评价提供了足够资料（包括毒性作用的性质、中毒发作时间、持续时间和结局）等特点；得到的试验结果，也可用于对受试物进行毒性分级和分类。OECD 于 1992 年采用该法，并于 2001 年更新作为化学品急性经口毒性测试指南 TG420，推荐使用。2008 年，我国根据 TG420，制定了相应的化学品急性经口毒性固定剂量试验方法国家标准（GB/T21804—2008）。此外，2005 年，我国食品药品监督管理局颁布的化学药物急性毒性试验技术指导原则，也推荐使用该方法。

1）试验基本原则　试验中，各组选用同性别动物，一般选用雌性，因为雌性动物比雄性动物更敏感。分别以 5mg/kg、50mg/kg、300mg/kg 和 2000mg/kg 四个固定剂量（如有特殊需要可考虑增加 5000mg/kg）顺次进行经口染毒。依照预试验结果，确定能够产生毒性反应，但不产生严重的毒性反应或死亡的剂量作为起始剂量。根据毒性反应和死亡的有无，确定是否在更高剂量或更低剂量继续试验。当出现下列 3 种情况，结束试验，即当出现明显的毒性反应或已确认不多于 1 只动物死亡；最高剂量未出现毒性反应；最低剂量动物出现死亡。

2）预试验　首选大鼠为实验动物，如无资料证明雄性动物对受试物更敏感，通常选用雌性动物进行预实验。每次取一只动物，采用一次灌胃染毒方式（如不能一次给予，可于 24h 内分次给予）。根据受试物相关的毒理学资料，从上述 4 个固定剂量中选择 1 个作为起始剂量。若无相关毒理学资料可参考时，一般以 300mg/kg 作为起始剂量进行预试验。预试验的结果判断如下：①若起始剂量（如 300mg/kg）出现明显毒性，则此剂量即正式试验的起始剂量；②若动物出现死亡，则降低一个档次的剂量（如 50mg/kg）进行预试，此剂量如无死亡发生即可结束预试验，确定正式试验的初始剂量为 50mg/kg，若死亡则再降一个档次的剂量，直到找到能引起明显毒性但不出现死亡的剂量；③若无毒性反应，则提高一个档次的剂量（2000mg/kg）进行预试验。如果无死亡，则确定正式试验的初始剂量为 2000mg/kg；若有死亡，则确定正式试验的初始剂量为 300mg/kg。假若没有明显的资料可以证明急性毒性试验对人类、动物健康和环境保护有重大意义，出于动物福利的考虑，应不做 5000mg/kg 剂量。

在预试验中，如果在最低剂量 5mg/kg 实验动物发生死亡，应选取第 2 只动物按照 5mg/kg 染毒，若第 2 只动物死亡，结束试验，将该物质划为《制度》急性毒性危险类别 1 类；若该动物无死亡，最多再选 3 只动物依次按 5mg/kg 染毒，应一只一只动物顺序试验，观察间隔为确定上一只动物已经存活（一般为 3～4d）。只要出现了第 2 只动物死亡，则试验结束。预试验使用的动物一般不超过 5 只。

3）正式试验　从预试验中选取只产生明显毒性而不引起死亡的剂量作为起始剂量。在正式试验时，如果选择的起始剂量未见明显毒性，继续进行下一个较高剂量的染毒。若在正式试验选择的起始剂量中，实验动物死亡或出现严重毒性反应，应选择下一个较低剂量进行试验。每个剂量组 5 只动物（包括预试验中该剂量组使用的一只动物）。正式试验流程见附录 D。

需要观察的频率和期限、所需观察的内容同经典急性毒性试验。

4）结果评价　对于固定剂量试验法的结果评价可见附录 D。FDP 法可估计出 LD_{50} 值限定的剂量间隔，按照《制度》分级系统（表8-6）结果可对化学品进行分类，确定急性毒性的危险类别。例如，试验以起始剂量为 50mg/kg（附录 D-2），5 只实验动物，如果死亡数≥2 只，则再选择一组实验动物 5mg/kg 染毒（若死亡数≥2 只，受试物为《制度》1 类物质，否则为《制度》2 类物质）；如果 1 只死亡或≥1 只动物观察出现明显毒性，则受试物为《制度》3 类物质；如表现为无毒性，则再选择一组实验动物 300mg/kg 染毒（若死亡数≥2 只，受试物为《制度》3 类物质；若 1 只死亡或≥1 只动物观察出现明显毒性，则受试物为《制度》4 类物质；若无毒性，则再选择一组实验动物 2000mg/kg 染毒，若死亡数≥2 只，受试物为《制度》4 类物质；否则为《制度》5 类物质）。

2. 急性毒性分类法　急性毒性分类法（acute toxic class method，ATC）于 1990 年由 Sumiey 提出，是一种以死亡为观察终点的分阶段试验，以死亡率推算近似的 LD_{50} 值，确定受试物的急性毒性及其分类。与经典急性毒性试验方法比较，采用 ATC 法仅需 2～4 步即可得粗略的 LD_{50} 值，对化学物质进行分类，评定急性毒性；所用动物数少，不超过 12 只。OECD 于 1996 年批准采用该法，并于 2001 年更新作为化学品急性经口毒性试验测试指南 TG423。2008 年，我国根据 TG423，制定了相应的化学品急性经口毒性试验急性毒性分类法国家标准（GB/T 21757—2008）。

1）试验基本原则　急性经口毒性分类法是以死亡为终点的分阶段试验法，试验逐步进行，每一步骤使用 3 只单一性别（常为雌性）动物进行试验。根据动物的死亡率来决定下一步骤的试验，有 3 种可能：①无需进一步实验；②同一剂量水平再做 3 只动物；③在高一级或低一级的剂量水平另做 3 只动物。

2）试验方法　实验动物首选雌性大鼠，若有资料显示雄性动物对受试物更敏感，则应选用雄性动物，并提供充足的理由。根据受试物的毒理学资料，从4个固定剂量5mg/kg、50mg/kg、300mg/kg 和2000mg/kg 中选取其一，作为初始剂量。选定的初始剂量，以能引起受试动物有一定的死亡率为最佳。如果没有受试物的相关资料，一般以300mg/kg 作为起始剂量。附录 E 为不同起始染毒剂量的试验操作程序。以起始剂量为50mg/kg 为例（附录 E-2），给予3只动物染毒，若出现2～3只动物死亡，则下一步试验再用3只动物降低一个剂量（5mg/kg）染毒；若出现0～1只动物死亡，则在同一剂量水平（50mg/kg）另做3只动物。试验的每一步需明确前一步骤的受试动物的存活率后，才能进行下一步实验，间隔时间取决于毒性作用的快慢、持续时间和严重程度。

当预计受试物 LD_{50} 值超过 2000mg/kg 时，出于对动物福利保护的需要，一般不再进行更高剂量（5000mg/kg）水平的试验。只有在确实有保护人类健康、动物健康和生态环境的需要时，才考虑进行 5000mg/kg 剂量试验。当进行 5000mg/kg 剂量时，只需一个步骤（即 3 只动物），如第 1 只动物死亡，则按附录 E-4 进行 2000mg/kg 的试验；如第 1 只动物存活，则做后 2 只动物，假如 3 只动物只死亡 1 只，则 LD_{50}＞5000mg/kg；若 2 只都死亡，则进行 2000mg/kg 剂量水平的试验。

观察频率和期限、观察内容同经典急性毒性试验。

3）结果评价　本方法不能计算出精确的 LD_{50} 值，但可根据在某一染毒剂量下动物的死亡率给出受试物大致的 LD_{50} 值范围，按照 GHS 分级系统（表 8-6）确定急性毒性的危险类别。此外，本法还给出了 LD_{50} 的估计值，即急性毒性估计（ATE）值（附录 E）。

3. 上下增减剂量法　上下增减剂量法（up-and-down procedure，UDP）又称阶梯法、序贯法，最早由 Dixon 和 Mood 于 1948 年提出。1985 年，Bruce 又进行了改进，先后被美国材料学会（ASTM）、食品药品监督管理局（FDA）和环境保护署（EPA）所接受。OECD 于 2001 年正式采纳该法，于 2006 年更新作为化学品急性经口毒性测试指南 TG425。2008 年，我国根据 TG425 制定了相应的化学品急性经口毒性上下增减剂量试验方法国家标准（GB/T 21826—2008）。2005 年，我国食品药品监督管理局颁布的化学药物急性毒性试验技术指导原则，也推荐使用该方法；2014 年，我国食品安全国家标准急性经口毒性试验（GB15193.3—2014）也新纳入了上下增减剂量法。

与经典急性毒性试验比较，该方法最大的特点是节省实验动物，符合维护动物福利的要求。不但可以进行毒性表现的观察，还可以估算 LD_{50} 及其可信限。主要适用于纯度较高、毒性较大、摄入量小、且在染毒后 1d 或 2d 内能引起动物快速死亡的受试物。对染毒后 5d 以上引起动物死亡的受试物不适用。

1）试验基本原则　该方法分为限量试验和主要试验两种。限量试验主要用于有资料提示受试物毒性可能较小的情况，可以从与受试物相关的化合物、相似的混合物或产品中获得相关毒性资料。限量试验是一个连续的实验，最多仅用 5 只动物，染毒剂量为 2000mg/kg（特殊情况为 5000mg/kg）。两种剂量限量的试验过程有细微的差别。

如果相关毒性资料很少或没有时，或预期受试物有毒性时，应进行主要试验。主要试验是一个按预先设计的剂量序列染毒的试验。每次给 1 只动物染毒，若该动物存活，第 2 只动物给予高一级剂量；若第 1 只动物死亡或出现濒死状态，第 2 只动物给予低一级剂量，剂量级数通常为 3.2。在对每只染毒动物仔细观察 48h 后，可以决定是否对下一只动物染毒及确定染毒剂量。当满足下列停止原则之一时，可以停止试验：在上限剂量时，有连续 3 只动物存活；在连续测试的任意 6 只动物中，有 5 只动物在相邻的两个染毒剂量下发生存活/死亡转换的逆转现象；在首个动物发生逆转现象后，至少有 4 只动物进入试验，并且从第一次出现逆转现象后，计算每一个剂量的似然值，其给定的似然比超过临界值。根据终止时所有动物的状态，采用最大似然法计算 LD_{50} 值。主要试验所需动物数一般为 6～9 只。

试验应设计一个比较合适的剂量范围，使大部分动物的染毒剂量都会在平均致死量的理论值左右。若设计的剂量范围过大，则需要有更多的动物来进行观察。

2）试验方法　雌性大鼠为首选实验动物，若有资料显示雄性动物对受试物更敏感，则应选用雄性动物，并提供充足的理由。根据受试物的相关毒理学资料，选择进行限量试验或主要试验。

剂量 2000mg/kg 限量试验：受试物以 2000mg/kg 体重剂量染毒 1 只动物，若动物死亡，则进行主要试验并计算 LD_{50}。如动物存活，再顺序给另外 4 只动物继续染毒，动物总数为 5 只。如果 5 只动物中有 3 只或 3 只以上动物出现死亡，应进行主要试验；如 3 只及以上的动物存活，则该受试物 LD_{50}＞2000mg/kg。如果试验中动物出现意外的延迟死亡，应停止染毒，并观察所有动物是否在相似的观察周期内也发生死亡。延迟死亡的动物应同其他死亡的动物一样记入死亡数量，进行结果评价。

剂量 5000mg/kg 限量试验：除特殊情况外，一般不做该限量试验。以 5000mg/kg 体重剂量染毒 1 只动物，若此只动物死亡，进行主要试验测 LD_{50}；如动物存活，再对另外 2 只动物继续染毒。若 2 只动物均存活，则该受试物 LD_{50}＞5000mg/kg；若只有 1 只或 2 只动物死亡，则再继续追加 2 只动物（共 5 只）进行试验。若 5 只中有 3 只及以上动物存活，则该受试物 LD_{50}＞5000mg/kg；若 5 只中有 3 只及以上动物死亡，则应进行主要试验。

在试验中，如果动物出现意外的延迟死亡，应停止染毒，并观察所有动物是否在相似的观察周期也发生死亡。延迟死亡的动物，应同其他死亡的动物一样记入死亡数量，进行结果评价。

主要试验：由一个预先设定的染毒剂量系列组成，通常每间隔 48h 对每只动物逐一染毒。染毒间隔时间是由毒性作用的发作时间、持续时间和毒性反应的严重性来决定的。直到已染毒的动物确信存活，方可进行下一剂量染毒。染毒时间间隔可适当调整，但使用单一时间间隔的试验更简便。根据受试物的有关资料，选择合适的起始剂量。第 1 只动物的染毒剂量要低于受试物 LD_{50} 的最佳预测值。如果没有受试物 LD_{50} 的估计值资料，默认的起始剂量为 175mg/kg 体重。因大多数情况下，此剂量为亚致死量，可减少动物的痛苦和受苦程度。如果第 1 只动物存活，则第 2 只动物染毒更高一级剂量。如果第 1 只动物死亡或出现濒死，则第 2 只动物染毒更低一级剂量。染毒剂量递增的系数，可根据受试物的剂量-反应曲线斜率的预测值来选择，为斜率预测值倒数的反对数。并应在整个试验过程中，此值固定不变。若无受试物剂量-反应曲线斜率的相关资料，默认的剂量递增系数为 3.2（是斜率为 2 时对应的系数），所设定的剂量序列分别为 1.75mg/kg、5.5mg/kg、17.5mg/kg、55mg/kg、175mg/kg、550mg/kg、2000mg/kg

(或特殊情况下为 1.75mg/kg、5.5mg/kg、17.5mg/kg、55mg/kg、175mg/kg、550mg/kg、1750mg/kg、5000mg/kg)。对于剂量-反应曲线斜率比较平缓（即斜率小于 2）或较陡的受试物，剂量递增系数可加大或缩小，起始剂量可作适当调整。(附录 F 为斜率从 1～8 的剂量递增表。)

染毒继续与否，取决于固定时间间隔（48h）内所有动物的生存状态。当满足任一停止原则时，可以终止试验。同时，根据终止时所有动物的状态，计算 LD_{50} 估计值和可信限。如果在试验后期，染毒动物出现延迟死亡，而在此剂量之上的动物仍存活，应当停止染毒，并观察所有已染毒动物在观察期中是否仍有死亡。如果存活的动物随后也出现死亡，则表示所有剂量水平都超过了 LD_{50}，应当选择至少低于最低死亡剂量的两个剂量级作为起始剂量，重新开始试验，并延长观察期限。如果在死亡的动物剂量水平或剂量之上，后来的动物都存活，则没有必要改变剂量级数。因为现在已死亡动物的信息将会按照比后来存活的动物低一个剂量级的剂量水平纳入计算，LD_{50} 将下移。

观察频率和期限、观察内容同经典急性毒性试验。

3）LD_{50} 和可信限的计算　根据试验终止时所有动物的状态，计算受试物 LD_{50} 估计值和可信限。用最大似然比法计算 LD_{50}。LD_{50} 和可信限的计算可以利用 OECD 推荐的 AOT 425 统计学软件完成，可从 http://www.oecd.org/chemicalsafety/testing/section4software.htm 免费下载。研究者只需将每次染毒剂量及动物情况输入程序，程序将自动给出下次试验的剂量及是否可以停止试验，并计算出 LD_{50} 和 95%可信区间。

4. 限量法　限量法（limit test）在前面介绍的方法中已有应用，也可作为独立试验进行。限量法适用于有关资料显示毒性极小的或未显示毒性的受试物。例如，新的食物资源、药食同源的中草药等。该法于 2014 年被纳入我国食品安全国家标准急性经口毒性试验（GB 15193.3—2014），取代了 GB 15193.3—2003 版中的最大耐受量法。

限量法是指受试物在合理的最大染毒浓度及染毒容量的前提下，以允许的最大剂量单次染毒或 24h 内多次染毒后，观察动物出现的反应。在食品经口急性毒性试验中，剂量要求至少应为 10g/kg 体重。如果剂量达不到 10g/kg 体重，则给予受试动物最大剂量（最大使用浓度和最大灌胃体积）；而在化学药物和外源化学物急性毒性试验中，剂量一般不超过 5g/kg 体重。该法一般选用啮齿类动物（大鼠或小鼠）20 只，雌雄各半，染毒后连续观察 14 天。若观察期内无动物死亡，则认为受试物对某种动物的急性毒性耐受剂量大于某一数值，其 LD_{50} 大于该数值。如果动物出现死亡，则应选择其他方法。

5. 累积剂量设计法　累积剂量设计法（金字塔法，pyramiding dosage design）主要用于非啮齿类动物的急性毒性试验，所用动物量少。目前，我国仅在化学药物急性毒性试验技术指导原则（2005 年）中纳入了该方法，而外源化学物及食品的急性毒性试验国家标准中未涉及。

经典的金字塔法试验需要8只动物，分对照组和试验组，每组4只动物，雌雄各半。在整个观察期内都给予动物受试物，通常为隔日染毒，但剂量循序逐渐加大，剂量序列可以是 1mg/kg、3mg/kg、10mg/kg、30mg/kg、100mg/kg、300mg/kg、1000mg/kg、3000mg/kg，也可以采用10mg/kg、20mg/kg、40mg/kg、80mg/kg、160mg/kg、320mg/kg、640mg/kg、1280mg/kg，直到出现有动物死亡或达到剂量上限时为止。对于药物，非啮齿类动物一般很少超过 1000mg/kg，啮齿类动物很少超过3000mg/kg。每次染毒后2～4h 内进行临床体检，包括触诊、行为观察、脊髓反射检查、呼吸频率、心电图、直肠温度、临床实验室检查，于试验第10天处死动物，并进行尸体解剖。

通过金字塔法研究获得的资料，可能得到 3 种结论：①当没有动物死亡时，最小致死剂量（MLD）和 LD_{50} 大于极限剂量或试验所用最高剂量；②当在某一剂量所有动物均出现死亡时，MLD 和 LD_{50} 应在试验所用最后两个剂量之间；③当在某一剂量部分动物出现死亡，部分死亡出现在后继的下一个高剂量，此时，MLD 位于首次出现死亡的剂量和前一低剂量之间，LD_{50} 则应在首次出现动物死亡的剂量与所有动物都死亡的剂量之间。

该方法的缺点为：①得不到死亡曲线，无法计算精确的 LD_{50}；②无法确定延迟死亡，即当第二次给药后动物出现死亡时，无法确定是由于第一次给药引起的延迟死亡还是第二次给药引起的死亡；③对于有些半衰期特别长的化学物，由于蓄积作用可能会导致得到的急性致死剂量偏低，也可能由于适应性的存在，得到的急性致死剂量偏高。

五、急性联合毒性试验

以上急性毒性试验，均是针对单一化学物质毒性的评价。然而在食品污染、环境污染、农药复配及临床用药方面，常存在两种或两种以上的化学物质的混合污染，或是同时或先后使用的情况。化学物质之间的相互影响和干扰，可改变其体内的生物过程及机体对其反应性，从而使化学物质的效应或毒性发生变化。因此，应结合实际情况，有必要进行两种或两种以上物质的急性联合毒性试验。

（一）急性联合毒性试验的原理

两种或两种以上的受试物同时存在时，可能发生拮抗、相加或协同等不同的联合作用方式，可以根据一定的公式计算和判定标准来确定不同的作用。

（二）急性联合毒性试验的方法步骤

（1）进行单个受试物的急性毒性试验，分别获得单个受试物的 LD_{50}。

（2）按照各受试物 LD_{50} 的比例，配制等毒性的混合受试物。例如，受试物 A 的 LD_{50} 为 100mg/kg，受试物 B 的 LD_{50} 为 50mg/kg，则受试物 A、B 的毒性质量比为 2∶1，即混合物中 A 占 2/3，B 占 1/3，按等毒性配比原则配制混合受试物。

（3）进行混合物的急性毒性试验，测定混合物的 LD_{50}。采用其他 LD_{50} 测定方法时，可以按各个受试物 LD_{50} 的 1/2 之和作为中组，然后按等比级数向上、向下推算几组。其方法与单个受试物 LD_{50} 测定的设计相同。如果估计是相加作用，则可向上和向下各推算两组；假若可能为协同作用，则可向下多设几组；假若可能为拮抗作用，则可向上多设几组。

（三）联合作用方式的判定

联合作用方式的判定，按照 Finney 公式，先用单个受试物的 LD_{50} 值，按公式计算出混合物的预期 LD_{50} 值（E）。

$$\frac{1}{\text{混合物的预期}LD_{50}\text{值}}=\frac{a}{\text{受试物A的}LD_{50}\text{值}}+\frac{b}{\text{受试物B的}LD_{50}\text{值}}+\cdots+\frac{n}{\text{受试物N的}LD_{50}\text{值}}$$

式中，a、$b\cdots n$ 为 A、B…N 各受试物在混合物中所占的质量比例，$a+b+\cdots+n=1$。

然后，再计算混合物预期 LD_{50} 值（E）和实测 LD_{50} 值（O）的比值（E/O）。根据 Keplinger 建议的评价标准，判定联合作用方式：E/O 值小于 0.57 为拮抗作用，E/O 是 0.57～1.75 为相加作用，E/O 大于 1.75 为协同作用。

附录 A

反应率-概率单位表

反应率	0	1	2	3	4	5	6	7	8	9
1	—	2.67	2.95	3.12	3.25	3.36	3.45	3.52	3.60	3.66
10	3.72	3.77	3.83	3.87	3.92	3.96	4.01	4.05	4.09	4.12
20	4.16	4.19	4.23	4.26	4.29	4.33	4.36	4.39	4.42	4.45
30	4.48	4.50	4.53	4.56	4.59	4.62	4.64	4.67	4.70	4.72
40	4.75	4.77	4.80	4.82	4.85	4.87	4.90	4.93	4.95	4.98
50	5.00	5.03	5.05	5.08	5.10	5.13	5.15	5.18	5.20	5.23
60	5.25	5.28	5.31	5.33	5.36	5.39	5.40	5.44	5.47	5.50
70	5.52	5.55	5.58	5.61	5.64	5.67	5.71	5.74	5.77	5.81
80	5.84	5.88	5.92	5.95	5.99	6.04	6.08	6.13	6.18	6.23
90	6.28	6.34	6.41	6.48	6.56	6.65	6.75	6.88	7.05	7.33

注：横标目数字为反应率的个位数，纵标目数字为反应率的十位数。如对反应率为 66%的概率单位，先在表的左侧纵标目上找到 60，而后在表的上行横标目处找到 6，两者交叉点处的 5.40，即为 66%的概率单位

资料来源：食品安全国家标准 急性经口毒性试验 GB 15193.3—2014

附录 B

相当于反应率 0%及 100%的概率单位

每组动物数	反应率		每组动物数	反应率	
	0%	100%		0%	100%
2	3.85	6.15	12	2.97	7.03
3	3.62	6.38	13	2.93	7.07
4	3.47	6.53	14	2.90	7.10
5	3.36	6.64	15	2.87	7.13
6	3.27	6.73	16	2.85	7.15
7	3.20	6.80	17	3.82	7.18
8	3.13	6.87	18	2.80	7.20
9	3.09	6.91	19	2.78	7.22
10	3.04	6.96	20	2.76	7.24
11	3.00	7.00			

注：某组用 10 只实验动物，如果全部存活（反应率为 0%），其概率单位为 3.04；若全部死亡（反应率为 100%），则其概率单位为 6.96

资料来源：食品安全国家标准 急性经口毒性试验 GB 15193.3—2014

附录 C

霍恩氏法（Horn）LD_{50}值计算（剂量递增法测定LD_{50}计算用表）如下。

C.1　表 C-1用于每组5只动物，其剂量递增公比为$\sqrt[3]{10}$，意即$10\times\sqrt[3]{10}=21.5$，$21.5\times\sqrt[3]{10}=46.4\cdots$，余依此类推。此剂量系列排列如下。

$$\left.\begin{matrix}1.00\\2.15\\4.64\end{matrix}\right\}\times 10^t \qquad (t=0,\pm1,\pm2,\pm3)$$

表 C-1　霍恩氏法 LD_{50} 值计算（剂量递增公比为 $\sqrt[3]{10}$ ）

组1	组2	组3	组4	剂量1=0.464 剂量2=1.00 剂量3=2.15 剂量4=4.64 $\times 10^t$		剂量1=1.00 剂量2=2.15 剂量3=4.64 剂量4=10.0 $\times 10^t$		剂量1=2.15 剂量2=4.64 剂量3=10.0 剂量4=21.5 $\times 10^t$	
或									
组1	组3	组2	组4	LD_{50}	95%可信限	LD_{50}	95%可信限	LD_{50}	95%可信限
0	0	3	5	2.00	1.37～2.91	4.30	2.95～6.26	9.26	6.36～13.5
0	0	4	5	1.71	1.26～2.33	3.69	2.71～5.01	7.94	5.84～10.8
0	0	5	5	1.47	—	3.16	—	6.81	—
0	1	2	5	2.00	1.23～3.24	4.30	2.65～6.98	9.26	5.70～15.0
0	1	3	5	1.71	1.05～2.78	3.69	2.27～5.99	7.94	4.89～12.9
0	1	4	5	1.47	0.951～2.27	3.16	2.05～4.88	6.81	4.41～10.5
0	1	5	5	1.26	0.926～1.71	2.71	2.00～3.69	5.84	4.30～7.94
0	2	2	5	1.71	1.01～2.91	3.69	2.17～6.28	7.94	4.67～13.5
0	2	3	5	1.47	0.862～2.50	3.16	1.86～5.38	6.81	4.00～13.5
0	2	4	5	1.26	0.775～2.050	2.71	1.690～4.410	5.84	3.60～9.50
0	2	5	5	1.08	0.741～1.570	2.33	1.600～3.990	5.01	3.44～7.30
0	3	3	5	1.26	0.740～2.140	2.71	1.590～4.620	5.84	3.43～9.95
0	3	4	5	1.03	0.665～1.750	2.33	1.430～3.780	5.01	3.08～8.14
1	0	3	5	1.96	1.220～3.140	4.22	2.630～6.760	9.09	5.66～14.60
1	0	4	5	1.62	1.070～2.430	3.48	2.310～5.240	7.50	4.98～11.30
1	0	5	5	1.33	1.050～1.700	2.87	2.260～3.650	6.19	4.87～7.87
1	1	2	5	1.96	1.060～3.600	4.22	2.290～7.750	9.09	4.94～16.70
1	1	3	5	1.62	0.866～3.010	3.48	1.870～6.490	7.50	4.02～16.70
1	1	4	5	1.33	0.737～2.410	2.87	1.590～5.200	6.19	3.42～11.20
1	1	5	5	1.10	0.661～1.830	2.37	1.420～3.950	5.11	3.07～8.51
1	2	2	5	1.62	0.818～3.190	3.48	1.760～6.370	7.50	3.80～14.80
1	2	3	5	1.33	0.658～2.700	2.87	1.420～5.820	6.19	3.05～12.50
1	2	4	5	1.10	0.550～2.200	2.37	1.190～4.740	5.11	2.55～10.20
1	3	3	5	1.10	0.523～2.320	2.37	1.130～4.990	5.11	2.43～10.80
2	0	3	5	1.90	1.000～3.580	4.08	2.160～7.710	8.80	4.66～16.60
2	0	4	5	1.47	0.806～2.670	3.16	1.740～5.760	6.81	3.74～12.40
2	0	5	5	1.14	0.674～1.920	2.45	1.450～4.130	5.28	3.13～8.89
2	1	2	5	1.90	0.839～4.290	4.08	1.810～9.230	8.80	3.89～19.90
2	1	3	5	1.47	0.616～3.500	3.16	1.330～7.530	6.81	2.86～16.20
2	1	4	5	1.14	0.466～2.770	2.45	1.000～5.980	5.28	2.16～12.90
2	2	2	5	1.47	0.573～3.760	3.16	1.240～8.100	6.81	2.66～17.40
2	2	3	5	1.14	0.406～3.180	2.45	0.875～6.850	6.28	1.89～14.80
0	0	4	4	1.96	1.180～3.260	4.22	2.530～7.020	9.09	5.46～15.10
0	0	5	4	1.62	1.270～2.050	3.48	2.740～4.420	7.50	5.90～9.53
0	1	3	4	1.96	0.978～3.920	4.22	2.110～8.440	9.09	4.54～18.20
0	1	4	4	1.62	0.893～2.920	3.48	1.920～6.300	7.50	4.14～13.60
0	1	5	4	1.33	0.885～2.010	2.87	1.910～4.330	6.19	4.11～9.33
0	2	2	4	1.96	0.930～4.120	4.22	2.000～8.880	9.09	4.31～19.10

续表

组 1 或 组 1	组 2 或 组 3	组 3 或 组 2	组 4 或 组 4	剂量 1=0.464，剂量 2=1.00，剂量 3=2.15，剂量 4=4.64 ×10^t		剂量 1=1.00，剂量 2=2.15，剂量 3=4.64，剂量 4=10.0 ×10^t		剂量 1=2.15，剂量 2=4.64，剂量 3=10.0，剂量 4=21.5 ×10^t	
				LD_{50}	95%可信限	LD_{50}	95%可信限	LD_{50}	95%可信限
0	2	3	4	1.62	0.797～3.280	3.48	1.720～7.060	7.50	3.70～15.20
0	2	4	4	1.33	0.715～2.490	2.87	1.540～5.360	6.19	3.32～11.50
0	2	5	4	1.10	0.686～1.770	2.37	1.480～3.800	5.11	3.19～8.19
0	3	3	4	1.33	0.676～2.630	2.87	1.460～5.670	6.19	3.14～12.20
0	3	4	4	1.10	0.599～2.020	2.37	1.290～4.360	5.11	2.78～9.39
1	0	4	4	1.90	0.969～3.710	4.08	2.090～7.990	8.80	4.50～17.20
1	0	5	4	1.47	1.020～2.110	3.16	2.200～4.540	6.81	4.74～9.78
1	1	3	4	1.90	0.757～4.750	4.08	1.630～10.20	8.80	3.51～22.00
1	1	4	4	1.47	0.654～3.300	3.16	1.410～7.100	6.81	3.03～15.30
1	1	5	4	1.14	0.581～2.220	2.45	1.250～4.790	5.28	2.70～10.30
1	2	2	4	1.90	0.706～5.090	4.08	1.520～11.000	8.80	3.28～23.60
1	2	3	4	1.47	0.564～3.820	3.16	1.210～8.240	6.81	2.62～17.70
1	2	4	4	1.14	0.454～2.850	2.45	0.977～6.130	5.28	2.11～13.20
1	3	3	4	1.14	0.423～3.050	2.45	0.912～6.570	5.28	1.97～14.20
2	0	4	4	1.78	0.662～4.780	3.83	1.430～10.300	8.25	3.07～22.20
2	0	5	4	1.21	0.583～2.520	2.61	1.260～5.420	5.62	2.71～11.70
2	1	3	4	1.78	0.455～6.950	3.83	0.980～15.00	8.25	2.11～32.30
2	1	4	4	1.21	0.327～4.480	2.61	0.705～9.660	5.62	1.52～20.80
2	2	2	4	1.78	0.410～7.720	3.83	0.883～16.600	8.25	1.90～35.80
2	2	3	4	1.21	0.266～5.520	2.61	0.573～11.900	5.62	1.23～25.60
0	0	5	3	1.90	1.120～3.200	4.08	2.420～6.890	8.80	5.22～14.80
0	1	4	3	1.90	0.777～4.630	4.08	1.670～9.970	8.80	3.60～21.50
0	1	5	3	1.47	0.806～2.670	3.16	1.740～5.760	6.81	3.74～12.40
0	2	3	3	1.90	0.678～5.300	4.08	1.460～11.400	8.80	3.15～24.60
0	2	4	3	1.47	0.616～3.500	3.16	1.330～7.530	6.81	2.86～16.20
0	2	5	3	1.14	0.602～2.150	2.45	1.300～4.620	5.28	2.79～9.96
0	3	3	3	1.47	0.573～3.760	3.16	1.240～8.100	6.81	2.66～17.40
0	3	4	3	1.14	0.503～2.570	2.45	1.080～5.540	5.28	2.33～11.90
1	0	5	3	1.78	0.856～3.690	3.83	1.850～7.960	8.25	3.98～17.10
1	1	4	3	1.78	0.481～6.580	3.83	1.040～14.200	8.25	2.23～30.50
1	1	5	3	1.21	0.451～3.250	2.61	0.972～7.010	5.62	2.09～15.10
1	2	3	3	1.78	0.390～8.110	3.83	0.840～17.500	8.25	1.81～37.60
1	2	4	3	1.21	0.310～4.740	2.61	0.668～10.200	5.62	1.44～22.00
1	3	3	3	1.21	0.279～5.260	2.61	0.602～11.300	5.62	1.30～24.40

C.2　表 C-2 用于每组 5 只动物，其剂量递增公比为$\sqrt{10}$，意即 $10\times\sqrt{10}=31.6$，$31.6\times\sqrt{10}=100\cdots$，余依此类推。此剂量系列排列如下。

$$\left.\begin{matrix}1.00\\ \\3.16\end{matrix}\right\}\times10^{t}\ (t=0,\pm1,\pm2,\pm3)$$

表 C-2　霍恩氏法 LD_{50} 值计算（剂量递增公比为$\sqrt{10}$）

组 1 或 组 1	组 2 或 组 3	组 3 或 组 2	组 4 或 组 4	剂量 1=0.316，剂量 2=1.00，剂量 3=3.16，剂量 4=10.0 $\times10^{t}$		剂量 1=1.00，剂量 2=3.16，剂量 3=10.0，剂量 4=31.6 $\times10^{t}$	
				LD_{50}	95%可信限	LD_{50}	95%可信限
0	0	3	5	2.82	1.600～4.950	8.91	5.070～15.700
0	0	4	5	2.24	1.410～3.550	7.08	4.470～11.200
0	0	5	5	1.78	—	5.62	—
0	1	2	5	2.82	1.360～5.840	8.91	4.300～18.500
0	1	3	5	2.24	1.080～4.640	7.08	3.420～14.700
0	1	4	5	1.78	0.927～3.410	5.62	2.930～10.800
0	1	5	5	1.41	0.891～2.240	4.47	2.820～7.080
0	2	2	5	2.24	1.010～4.970	7.08	3.190～15.700
0	2	3	5	1.78	0.801～3.950	5.62	2.530～12.500
0	2	4	5	1.41	0.682～2.930	4.47	2.160～9.250
0	2	5	5	1.12	0.638～1.970	3.55	2.020～6.240
0	3	3	5	1.41	0.636～3.140	4.47	2.010～9.920
0	3	4	5	1.12	0.542～2.320	3.55	1.710～7.350
1	0	3	5	2.74	1.350～5.560	8.66	4.260～17.600
1	0	4	5	2.05	1.110～3.800	6.49	3.510～12.000
1	0	5	5	1.54	1.070～2.210	4.87	3.400～6.980
1	1	2	5	2.74	1.100～6.820	8.66	3.480～21.600
1	1	3	5	2.05	0.806～5.230	6.49	2.550～16.500
1	1	4	5	1.54	0.632～3.750	4.87	2.000～11.900
1	1	5	5	1.15	0.537～2.480	3.65	1.700～7.850
1	2	2	5	2.05	0.740～5.700	6.49	2.340～18.000
1	2	3	5	1.54	0.534～4.440	4.87	1.690～14.100
1	2	4	5	1.15	0.408～3.270	3.65	1.290～10.300
1	3	3	5	1.15	0.378～3.530	3.65	1.200～11.200
2	0	3	5	2.61	1.010～6.770	8.25	3.180～21.400
2	0	4	5	1.78	0.723～4.370	5.62	2.290～13.800
2	0	5	5	1.21	0.554～2.650	3.83	1.750～8.390
2	1	2	5	2.61	0.768～8.870	8.25	2.430～28.100
2	1	3	5	1.78	0.484～6.530	5.62	1.530～20.700
2	1	4	5	1.21	0.318～4.620	3.83	1.000～14.600
2	2	2	5	1.78	0.434～7.280	5.62	1.370～23.000
2	2	3	5	1.21	0.259～5.670	3.83	0.819～17.900
0	0	4	4	2.74	1.270～5.880	8.66	4.030～18.600

续表

组 1 或 组 1	组 2 或 组 3	组 3 或 组 2	组 4 或 组 4	剂量 1=0.316 剂量 2=1.00 剂量 3=3.16 剂量 4=10.0 $\times 10^t$		剂量 1=1.00 剂量 2=3.16 剂量 3=10.0 剂量 4=31.6 $\times 10^t$	
				LD_{50}	95%可信限	LD_{50}	95%可信限
0	0	5	4	2.05	1.430～2.940	6.49	4.530～9.310
0	1	3	4	2.74	0.968～7.750	8.66	3.060～24.500
0	1	4	4	2.05	0.843～5.000	6.49	2.670～15.800
0	1	5	4	1.54	0.833～2.850	4.87	2.630～9.010
0	2	2	4	2.74	0.896～8.370	8.66	2.830～26.500
0	2	3	4	2.05	0.711～5.930	6.49	2.250～18.700
0	2	4	4	1.54	0.604～3.920	4.87	1.910～12.400
0	2	5	4	1.15	0.568～2.350	3.65	1.800～7.420
0	3	3	4	1.54	0.555～4.270	4.87	1.760～13.500
0	3	4	4	1.15	0.463～2.880	3.65	1.470～9.100
1	0	4	4	2.61	0.953～7.150	8.25	3.010～22.600
1	0	5	4	1.78	1.030～3.060	5.62	3.270～9.680
1	1	3	4	2.61	0.658～10.400	8.25	2.080～32.700
1	1	4	4	1.78	0.528～5.980	5.62	1.670～18.900
1	1	5	4	1.21	0.442～3.320	3.83	1.400～10.500
1	2	2	4	2.61	0.594～11.500	8.25	1.880～36.300
1	2	3	4	1.78	0.423～7.480	5.62	1.340～23.600
1	2	4	4	1.21	0.305～4.800	3.83	0.966～15.200
1	3	3	4	1.21	0.276～5.330	3.83	0.871～16.800
2	0	4	4	2.37	0.539～10.400	7.50	1.700～33.000
2	0	5	4	1.33	0.446～3.990	4.22	1.410～12.600
2	1	3	4	2.37	0.307～18.300	7.50	0.970～58.000
2	1	4	4	1.33	0.187～9.490	4.22	0.592～30.000
2	2	2	4	2.37	0.262～21.400	7.50	0.830～67.800
2	2	3	4	1.33	0.137～13.000	4.22	0.433～41.000
0	0	5	3	2.61	1.190～5.710	8.25	3.770～18.100
0	1	4	3	2.61	0.684～9.950	8.25	2.160～31.500
0	1	5	3	1.78	0.723～4.370	5.62	2.290～13.800
0	2	3	3	2.61	0.558～12.200	8.25	1.760～38.600
0	2	4	3	1.78	0.484～6.530	5.62	1.530～20.700
0	2	5	3	1.21	0.467～3.140	3.83	1.480～9.940
0	3	3	3	1.78	0.434～7.280	5.62	1.370～23.000
0	3	4	3	1.21	0.356～4.120	3.83	1.130～13.000
1	0	5	3	2.37	0.793～7.100	7.50	2.510～22.400
1	1	4	3	2.37	0.333～16.900	7.50	1.050～53.400
1	1	5	3	1.33	0.303～5.870	4.22	0.958～18.600
1	2	3	3	2.37	0.244～23.100	7.50	0.771～73.000
1	2	4	3	1.33	0.172～10.300	4.22	0.545～32.600
1	3	3	3	1.33	0.148～12.100	4.22	0.467～38.100

资料来源：食品安全国家标准 急性经口毒性试验 GB15193.3—2014

附录 D

急性经口毒性固定剂量试验方法正式试验流程图如下[图 D-1～图 D-4（A 代表死亡数大于或等于 2 只；B 代表观察到明显毒性大于或等于 1 只，或者 1 只死亡；C 代表无毒性。正式试验中 5 只动物应包含预试验中该剂量组使用过的一只动物）]（引自化学品急性经口毒性固定剂量试验方法 GB/T21804—2008）。

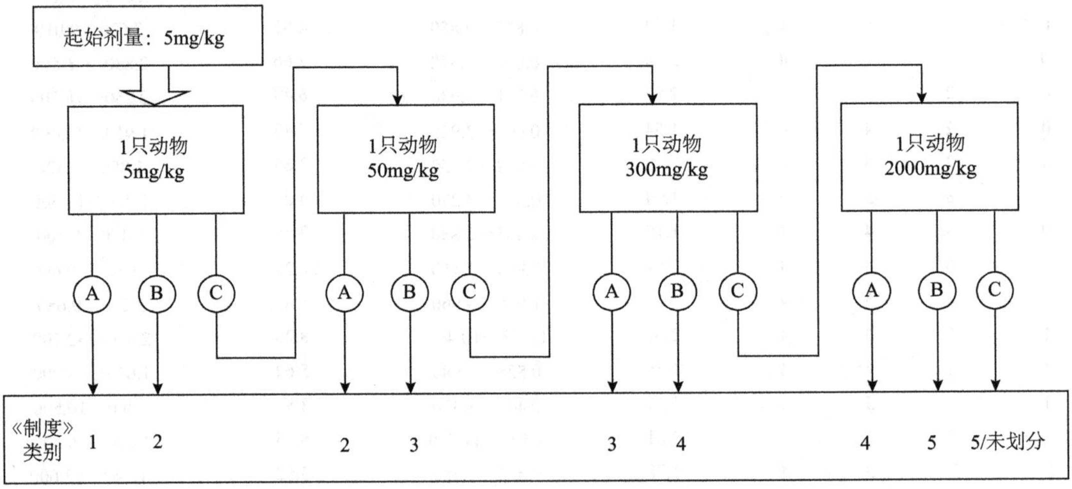

图 D-1　正式试验流程（起始剂量：5mg/kg）

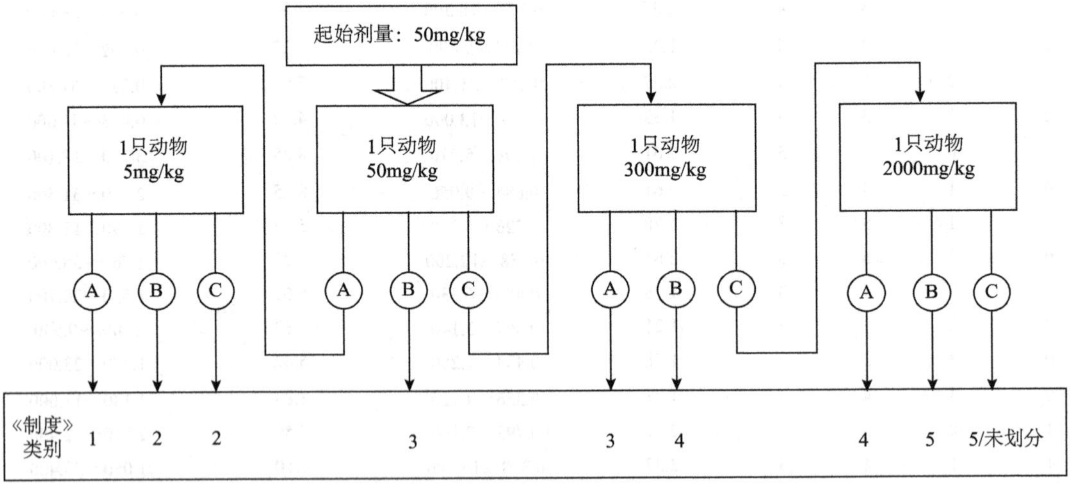

图 D-2　正式试验流程（起始剂量：50mg/kg）

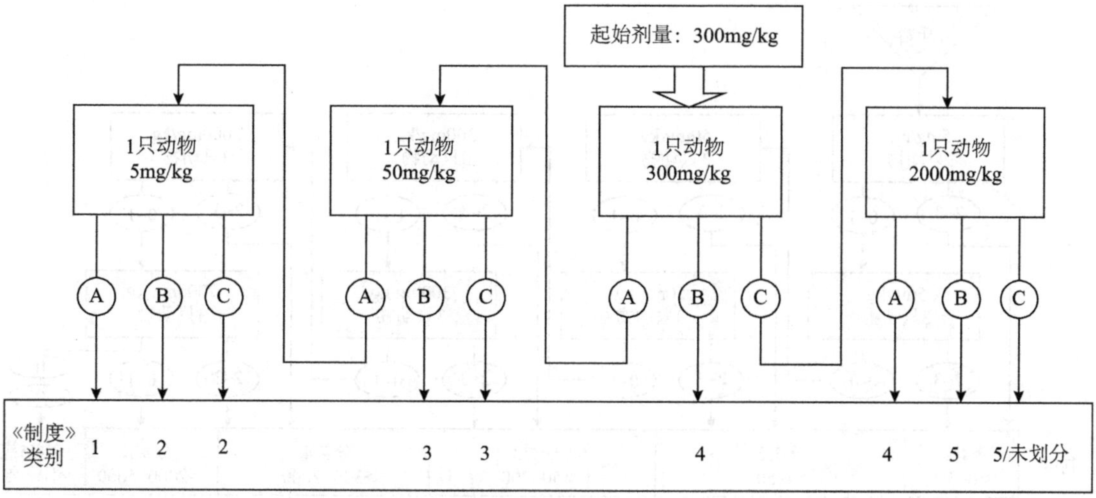

图 D-3　正式试验流程（起始剂量：300mg/kg）

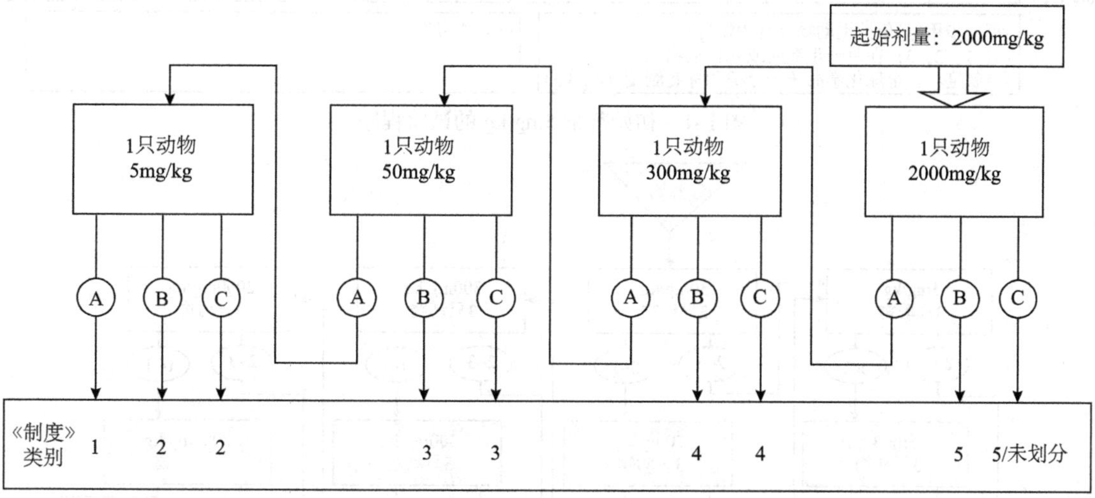

图 D-4　正式试验流程（起始剂量：2000mg/kg）

附录 E

急性经口毒性试验急性毒性分类法各初始剂量应遵循的操作程序如下（图 E-1～图 E-4）（引自化学品急性经口毒性试验急性毒性分类法 GB/T21757—2008）。

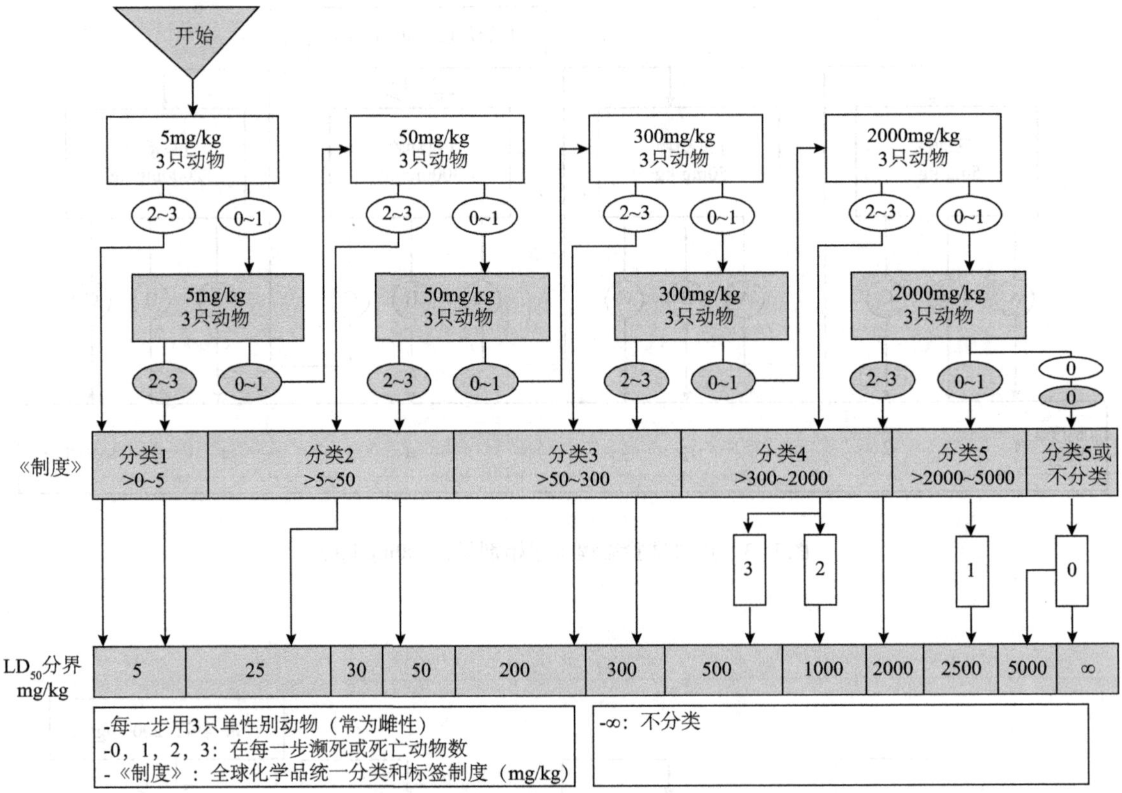

图 E-1　初始剂量 5mg/kg 的试验程序

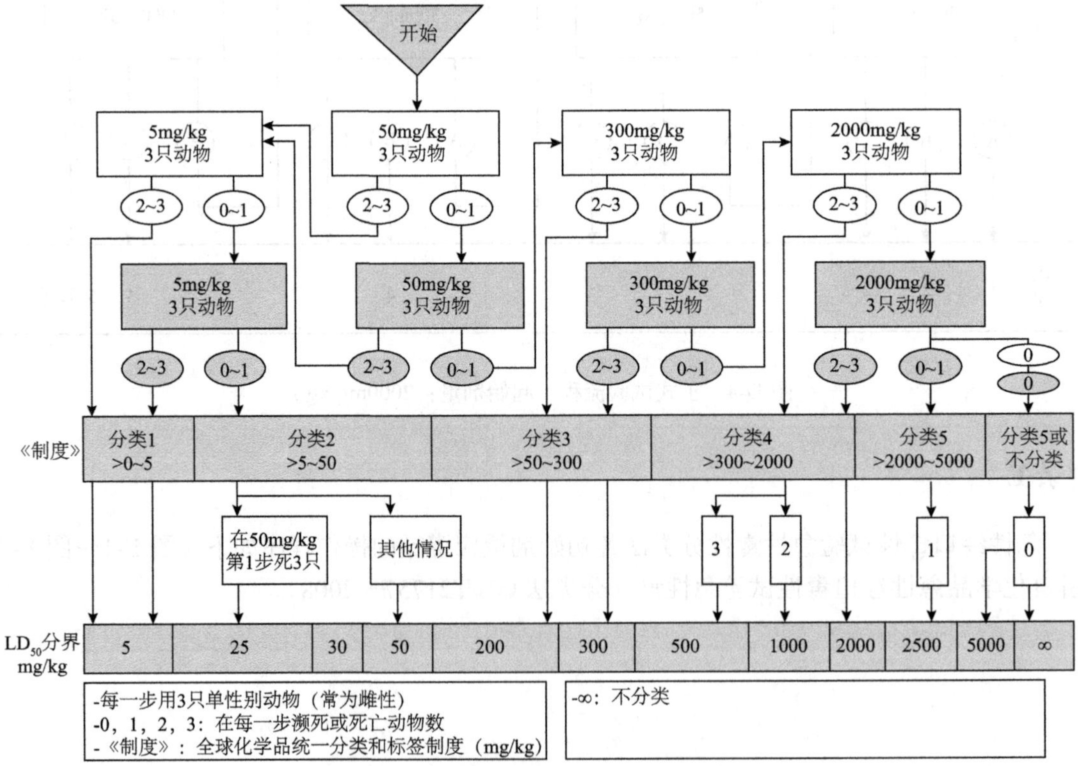

图 E-2　初始剂量 50mg/kg 的试验程序

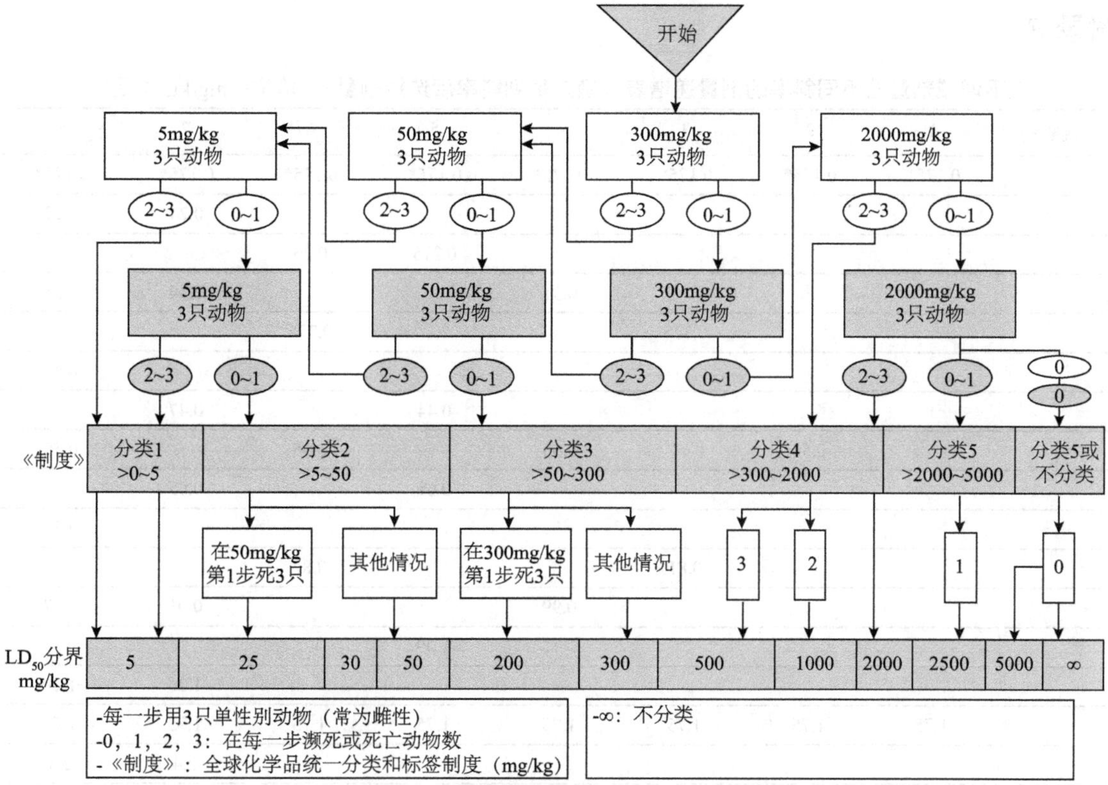

图 E-3　初始剂量 300mg/kg 的试验程序

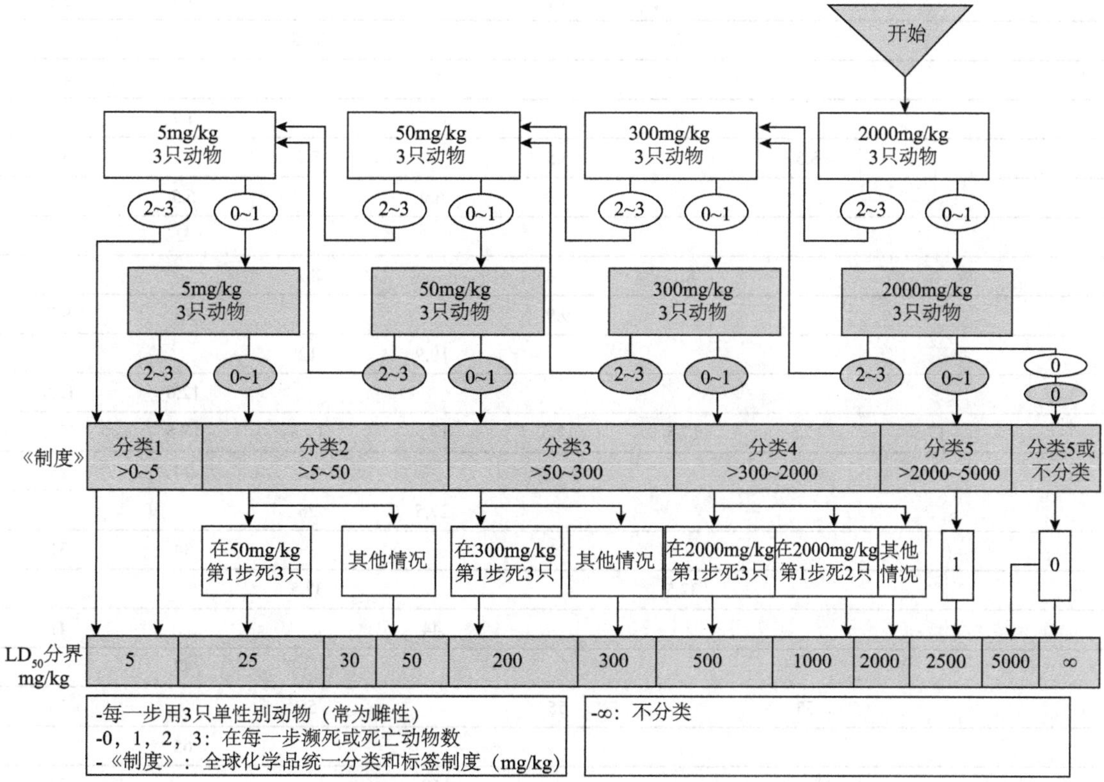

图 E-4　初始剂量 2000mg/kg 的试验程序

附录 F

上下增减剂量法不同斜率的剂量递增表（确定每列斜率后选择剂量）（单位：mg/kg 体重）

斜率=	1	2	3	4	5	6	7	8
	0.175*	0.175*	0.175*	0.175*	0.175*	0.175*	0.175*	0.175*
							0.24	0.23
					0.275	0.26		
				0.31			0.34	0.31
			0.375			0.375		
								0.41
					0.44		0.47	
		0.55		0.55		0.55		0.55
					0.69		0.65	
								0.73
			0.81			0.82		
				0.99			0.91	0.97
					1.09	1.2		
							1.26	1.29
	1.75	1.75	1.75	1.75	1.75	1.75	1.75	1.75
							2.4	2.3
					2.75	2.6		
				3.1			3.4	3.1
			3.75			3.75		
					4.4			4.1
							4.7	
		5.5		5.5		5.5		5.5
					6.9		6.5	
								7.3
			8.1			8.2		
				9.9			9.1	9.7
					10.9	12		
							12.6	12.9
	17.5	17.5	17.5	17.5	17.5	17.5	17.5	17.5
							24	23
					27.5	26		
				31			34	31
			37.5			37.5		
					44			41
							47	
		55		55		55		55
							65	
					69			73

续表

斜率=	1	2	3	4	5	6	7	8
			81			82		
				99			91	97
					109	120		
							126	129
	175	175	175	175	175	175	175	175
							240	230
					275	260		
				310			340	310
			375			375		
					440			410
							470	
		550		550		550		550
							650	
					690			730
			810			820		
				990			910	970
					1090	1200		
							1260	1290
	1750	1750	1750	1750	1750	1750	1750	1750
							2400	2300
					2750	2600		
				3100				3100
						3750	3400	
								4100
	5000	5000	5000	5000	5000	5000	5000	5000

注：*如果需要更低的剂量，应继续降低剂量级数

资料来源：化学品急性经口毒性试验方法上下增减剂量法（UDP）GB/T 21826—2008

第三节　重复染毒毒性试验及评价

本章第二节介绍的急性毒性试验评价，是一次接触或 24h 内多次接触外源化学物，在短期内对机体所产生的毒性效应。然而，人类在实际生产和生活中，接触到的有毒的外源化学物剂量水平通常不足以导致急性中毒。但长期的反复的接触低剂量的外源化学物，可能引起慢性中毒。长期接触外源化学物在体内蓄积导致毒性，而且随动物的衰老、生理和代谢功能的衰退、组织易感性的改变、患自发性疾病的风险增加，这些均可影响受试物的毒性效应和严重程度。外源化学物长期重复染毒损伤的靶器官及毒性作用，也可能与急性毒性试验完全不同。因此，为评价外源化学物的安全性，有必要通过试验研究外源化学物长期重复染毒的毒性作用。

一、基本概念及试验目的

（一）亚急性毒性的基本概念及试验目的

亚急性毒性（subacute toxicity）是指实验动物在短期内（一般 14～28d）连续接触外源化学物所出现的健康损害效应，是介于急性毒性与慢性毒性之间的一种毒性表现，有时也难以划定明确的界限。常以毒性反应、毒性剂量、受损靶器官、无作用水平及病理组织学变化等描述亚急性毒性。一般由亚急性毒性试验结果提供这类资料。

根据染毒途径的不同，外源化学物的亚急性毒性的试验包括14d或28d亚急性经口毒性试验、14d 或 28d 亚急性吸入毒性试验、21d 或 28d 亚急性经皮毒性试验。该类试验的主要目的如下。

（1）确定一定时期内连续接触受试物后引起的毒性效应。

（2）了解受试物剂量-反应关系。

（3）评价受试物对动物的蓄积作用及其毒性作用靶器官。

（4）初步评价未观察到有害作用剂量（NOAEL）和观察到有害作用的最低剂量（LOAEL）。

（5）为是否需要进行亚慢性毒性试验及其剂量设计、观察指标和毒性终点的选择提供依据。

（二）亚慢性毒性的基本概念及试验目的

亚慢性毒性（subchronic toxicity）是指实验动物较长时间内重复接触较大剂量外源化学物所出现的健康损害效应。“较长时间”约相当于动物生命周期的 1/10。例如，大鼠平均寿命 2.5 年（30 个月），亚慢性毒性试验染毒期限则为 3 个月（90d）；“较大剂量”是相对的，没有明确的剂量下限，但剂量上限应低于急性毒性 LD_{50} 值。在接触过程中，要求每日或每次接触的剂量一般相等。

亚慢性毒性试验是对实验动物较长期重复接触较大剂量受试物所致的生物学效应的深入研究，可获得丰富的毒理学信息，是食品、化学品、药品等安全性评价程序中的重要毒性试验，其主要目的如下。

（1）确定受试物的亚慢性毒性效应及毒性作用特点，为在急性及亚急性毒性试验中发现的毒性作用提供新的信息，并发现在急性及亚急性毒性试验中未发现的毒性作用。

（2）了解受试物的亚慢性毒性的靶器官。

（3）了解受试物的亚慢性毒性的可逆性。

（4）了解受试物的亚慢性毒性剂量-反应（效应）关系，得出 NOAEL 和 LOAEL。

（5）为慢性毒性试验剂量、观察指标、毒性终点的选择及获得“暂定的人体健康指导值”提供依据。

（三）慢性毒性的基本概念及试验目的

慢性毒性（chronic toxicity）是指实验动物长期（生命大部分时间或终身）低剂量重复接触外源化学物所引起的毒性效应。通常动物连续染毒至少 1 年。

慢性毒性试验是食品安全性毒理学评价中的最后阶段的试验，其主要目的如下。

（1）在亚慢性毒性试验基础上，进一步确定实验动物长期或终身重复接触某受试物后，可能出现的慢性毒性效应，尤其是进行性或不可逆的毒性作用及致癌作用。

（2）了解受试物的慢性毒性的靶器官及损伤的可逆性。

（3）了解受试物的慢性毒性的剂量-反应（效应）关系，确定长期接触引起危害的阈剂量、NOAEL 和 LOAEL。

（4）为预测人群接触该受试物的慢性毒性作用及制订健康指导值如每日允许摄入量（ADI）、参考摄入量（R_fD）等提供毒理学依据；结合致癌试验，为评价受试物能否最终应用于食品提供依据。

在以上三种重复染毒毒性试验中，亚急性毒性试验为食品安全性毒理学评价中的第二阶段的试验。与第三、四阶段的亚慢、慢性毒性试验比较，试验周期较短，耗费的人力和物力较少。虽不足以评价受试物长期反复染毒的毒性作用，但其具有预备或筛选试验的性质，可避免进行不必要的毒性试验。在《食品安全性毒理学评价程序》（GB15193.1—2014）中规定，符合以下情况的受试物，可进行急性经口毒性试验、遗传毒性试验和亚急性毒性试验（28d 经口毒性试验）。再根据试验结果判断是否进行进一步的毒性试验（如亚慢性、慢性毒性试验）。

（1）凡属已知的或在多个国家有食用历史的物质，且受试物的质量规格与国外产品一致。

（2）已在多个国家批准广泛使用的（不包括微生物类），并具有安全性评价材料的新食品原料。

（3）食品添加剂：凡属尚无资料可查，国际组织未允许使用的香料；已在一个国家批准使用，世界卫生组织未公布 ADI 值或资料不完整的其他来源的酶制剂（即不是来自于具有长期安全食用历史的传统动物和植物可食部分生产的）和其他食品添加剂；凡属毒理学资料比较完整，WHO 已公布 ADI 值或不需规定 ADI 值者或多个国家批准使用，质量规格与国际质量规格标准不一致的其他来源的酶制剂和其他食品添加剂。

慢性毒性试验最能反映机体长期重复接触外源化学物所产生的毒性效应，但其耗费大量的人力、物力和时间。有研究认为，绝大多数受试物的毒性效应均出现在 3 个月内，延长染毒时间，极少能观察到新的毒性作用。尽管有争论，亚慢性毒性试验（尤其是 90d 亚慢性毒性试验）已成为较常用的重复染毒毒性试验，其在安全毒理学评价中占据着重要的地位。凡属于新物质，或者经急性毒性试验、遗传毒性试验、亚急性毒性试验等前期试验，仍难以明确评价毒性的受试物，均需进行亚慢性毒性试验。而当受试物在亚急性、亚慢性毒性试验中已出现严重毒性作用时，则应考虑放弃，没必要再进行慢性毒性试验。从兼顾科学性和经济上考虑，目前推荐慢性毒性试验和致癌试验合并进行。

重复染毒毒性试验，均可评价受试物对实验动物的蓄积毒性。受试物在体内的蓄积有两种形式：一是物质蓄积，即长期反复接触受试物时，由于吸收速度超过消除速度导致的该物质在体内逐渐增多；二是功能蓄积，即受试物虽然在体内的代谢和排出速度较快，但其造成的损伤恢复慢，在前一次的损伤未恢复前又发生新的损伤，如此残留的累积称为功能蓄积。而受试物在体内蓄积引起的有害效应，即蓄积毒性。蓄积毒性也可通过蓄积毒性试验（如蓄积系数法、生物半衰期法和蓄积率），计算出受试物的蓄积系数 K、蓄积极限值或蓄积率，了解蓄积毒性的强弱。但蓄积毒性参数在食品等安全评价中的意义和作用是有限的。因为通过亚急性、亚慢性和慢性毒性试验也可反映受试物的蓄积毒性。目前，在国际和国内食品、化学品等的毒理学评价程序中，很少再设专门的蓄积毒性试验。我国仅在 1985 年颁布的食品安全性毒理学评价程序中涉及了蓄积试验，而随后的 1994 版、2003 版和现行的 2014 版中均未设蓄积毒性试验。因此，本章对蓄积毒性试验不作具体的介绍。

二、重复染毒毒性试验设计

亚急性、亚慢性、慢性毒性试验除染毒期限存在明显差别外，其他的试验设计，如实验动物的选择、受试物剂量设计及分组、染毒途径、观察指标等都比较相似，在此一并介绍。

（一）实验动物的选择

选择动物时，应选择前期毒性试验资料已证明对受试物敏感的种属和品系，并符合国家实验动物质量标准的、健康的实验动物，如大鼠、小鼠、豚鼠、兔、犬等。亚急（慢）性毒性试验是慢性毒性试验的前期试验，具有预备和筛选的性质，应与慢性毒性试验所用实验动物的来源和品系保持一致，以保证毒性试验的延续性，提高结果的参考价值。对于重复染毒的毒性试验，一般选择两种实验动物，以降低由于外源化学物对不同物种动物的毒性作用特点不同，造成实验结果外推到人体时出现的偏差。啮齿类动物首选大鼠，常用品系为 Wistar 和 SD，周龄不超过 6 周，体重 50～100g；非啮齿类动物首选犬，4～6 月龄，通常选用 Beagle 犬，其体型较小，性格温顺，能够适应在笼中的生活，而且生理学上与人相似。在经皮毒性试验时，也可考虑用兔或脉鼠。一般实验动物雌雄各半，雌性动物应是非经产和非孕的动物。在试验开始时，同一性别的动物体重相差不得超过平均体重的 20%。

试验前，实验动物应在试验环境中进行一段时间的环境适应和检疫观察（大鼠至少 5d，犬 7～14d）。实验动物的饲养条件、饲料、饮用水应符合国家标准和相关规定。推荐单笼饲养，大鼠也可按组分性别分笼群养。每笼动物数以不影响动物自由活动和观察动物的体征为宜，一般不超过 3 只。试验期间实验动物自由饮水和摄食。重复染毒毒性试验周期均较长，其试验结果受到实验动物的营养状况、饲养条件和环境因素的影响相对较大，因此，试验期间饲料组成必须要能保证动物必要的营养并稳定不变，营养不足或过高，均有可能导致某些生理功能障碍或毒性效应。饲养环境应尽量保持恒温恒湿和规律的采光照明，控制减少噪音等刺激因素，减少环境因素对动物的影响，使试验结果更可靠。

（二）受试物剂量设计及分组

亚急性、亚慢性和慢性毒性试验均需求出受试物的剂量-反应关系，试验时至少设 3 个受试物剂量组和 1 个阴性（溶媒）对照组，必要时增设未处理对照组。亚急性、亚慢性毒性试验，每组动物数大鼠应不少于 20 只，犬每组动物数不少于 8 只，均雌雄各半。若计划试验结束做恢复期观察，以评价毒性作用的可逆性，对照组和高剂量组需增设卫星组，相应增加动物数（大鼠每组 10 只，犬每组 4 只，均雌雄各半）。慢性毒性试验以犬为实验动物时，所需动物数与亚急性和亚慢性试验相同；若以大鼠为实验动物，则所需动物数翻倍，每组所需动物数应不少于 40 只；若计划试验中期进行剖检，每组至少需增加 20 只动物；若试验结束做恢复期观察，对照组和高剂量组需增设卫星组，每组至少 20 只。以上各组动物均为雌雄各半。动物应随机分配到试验组与对照组中。对照组动物性别和数量与试验组相同。

受试物剂量组分为高剂量组、中剂量组和低剂量组。选择的剂量和剂量间隔应能最大限度地监测到剂量-效应关系，并减少将结果外推于其他物种（包括人类）时的不确定性。原则上，高剂量应使部分动物出现比较明显的毒性反应，但不引起死亡。如剂量过高，超过机体的正常代谢和排泄能力，或产生严重的组织损伤（如坏死、脱髓鞘）将影响到试验结果，推导出不恰当的结论。一般认为最高剂量组动物减轻的体重应不超过阴性对照组动物体重的

10%；低剂量应不出现任何可观察到的有害作用，但应当高于人的实际接触剂量；中剂量介于高剂量和低剂量之间，应出现轻微的毒性效应，以得出 LOAEL。一般递减剂量的组间距以 2～4 倍为宜，不超过 10 倍；如受试物剂量总跨度过大，如 6～10 倍，可加设剂量组。具体的剂量设计可参考急性毒性 LD_{50} 值及其斜率、受试物或相似化合物的毒理学和毒性动力学结果、人体实际摄入量。长期重复染毒毒性试验剂量设计还应参考短期重复染毒毒性试验结果。重复染毒毒性试验剂量选择的一般步骤是急性（单剂量）毒性试验 →亚急性毒性试验→亚慢性毒性试验的程序，若直接从急性毒性资料来确定亚慢性、慢性毒性试验的剂量常有困难，可能高估或低估受试物的毒性。

对于能求出 LD_{50} 的受试物，亚急性毒性试验以 LD_{50} 的10%～25%作为最高剂量（此 LD_{50} 百分比的选择，主要参考 LD_{50} 剂量-反应曲线的斜率）。亚慢性毒性试验最高剂量的选择，可以参考以下两个数值：一是以亚急性毒性试验的 NOAEL 或 LOAEL 作为最高剂量；二是以 LD_{50} 的5%～15%作为最高剂量。慢性毒性试验的最高剂量的设定可参照亚慢性毒性试验的 LOAEL，通常以1/5～1/2 LOAEL 的值为高剂量组，因短期重复染毒，毒性试验可能低估长期接触受试物的毒性的严重程度，如局部病灶在长期毒性试验中可能发展为多病灶坏死。选定高剂量后，在此最高剂量下再设几个剂量组，最低剂量组至少是人体预期摄入量的3倍。因慢性毒性试验周期长，耗费的人力、物力多，若在剂量选择时没有把握，可多设几个剂量组，这比重复整个试验费用低得多。

对于求不出 LD_{50} 的受试物，试验剂量应尽可能涵盖人体预期摄入量 100 倍的剂量。在不影响动物摄食及营养平衡的前提下，尽量提高高剂量组的剂量。对于人体拟摄入量较大的受试物，高剂量组也可以按最大给予量设计（即最大染毒浓度和最大染毒容量）。

此外，OECD有关化学品经口重复染毒毒性试验指南的啮齿类动物28d经口重复染毒毒性（TG407）、啮齿类动物和非啮齿类动物90d经口重复染毒毒性（TG408和TG409）、慢性毒性研究（TG452）中规定，若基于前期的研究结果推测出受试物染毒剂量达1000mg/(kg体重·d)以上也不会产生不良效应时，则可只作1000mg/（kg体重·d）的限量试验，没必要做三个剂量组。除非，人的实际暴露量可能超过此剂量才需做更高剂量的试验。

（三）染毒途径

对于染毒途径的选择，应尽量模拟在生活和环境中人体实际接触该受试物的方式；符合相应的毒性评价程序的要求；与后来预期要进行的慢性毒性试验的接触途径一致。在实际生活中，人经口摄入食品，经口染毒是重复染毒毒性试验的主要染毒方式。根据受试物的特征，可选择将受试物掺入饲料或饮水中的喂饲法及灌胃法染毒。因重复染毒毒性试验染毒时间长，最好采用喂饲法。若受试物影响动物的适口性，也可以灌胃给予。

喂饲法即将受试物掺入饲料或饮水中，充分混匀，供实验动物自行摄入。受试物的掺入量应不影响动物摄食、营养平衡和饮水量，通常不应超过质量分数 5%（最大不超过 10%）。根据染毒剂量和动物体重，配制饲料或饮用水中受试物的浓度（mg/kg 饲料或 mg/mL 水）。受试物掺入饲料，需将受试物剂量（mg/kg 体重）按动物 100g 体重的摄食量折算为受试物饲料浓度（mg/kg 饲料）。一般 28d 经口毒性试验大鼠每日摄食量按体重 10%折算，90d 经口毒性试验大鼠每日摄食量按体重 8%折算。试验期间，根据动物的体重变化和摄食量情况，每周或每两周调整一次饲料中受试物剂量，以使受试物摄入维持恒定的剂量水平；若掺入水中，则每日需更换新鲜配制的掺入受试物的饮用水。

以灌胃方式的染毒，通过调整受试物溶液浓度使各剂量组经口染毒的容量一致。灌胃染毒的体积一般不超过 10mL/kg 体重。每周测量 2 次体重，根据体重调整灌胃体积。每日染毒时间应相对固定，以维持实验动物血液或体液中受试物浓度的稳定，保持受试物每日相似的生物效应。

（四）染毒期限

亚急性经口、吸入毒性试验染毒期限一般为连续染毒14d或28d；若为亚急性经皮毒性试验，染毒期限为21d或28d。食品亚急性经口毒性试验的染毒期限为28d，若试验设置了恢复期观察，动物停止给予受试物后，继续观察14d，以观察受试物毒性的可逆性、持续性和迟发效应。

亚慢性毒性试验染毒期限相当于生命周期的 1/10，则不同实验动物因寿命不同，其染毒期限也有所不同。啮齿类动物大鼠平均寿命 2.5 年（30 个月），则染毒期限至少为 3 个月（90d）；非啮齿类动物犬寿命 10 年，则染毒期限应为 1 年，但多个组织和国家的试验指南中，如经济合作与发展组织（OECD）、美国环境保护署（US EPA）、中国等，犬的亚慢性毒性试验染毒期限也为 90d，而将染毒 1 年认为是慢性试验。90d 亚慢性毒性试验中，若试验设置了恢复期观察，动物应停止给予受试物后继续观察 28d，以观察受试物毒性的可逆性、持续性和迟发效应。

在慢性毒性试验中，原则上要求实验动物生命的大部分时间或终身连续染毒，按此原则，通常小鼠为 18 个月，大鼠为 2 年。但已有研究证明，实验动物连续接触受试物 90d 后，绝大多数的毒性效应均已出现，延长染毒时间达 6 个月后，极少能观察到新的毒性效应。因此，慢性毒性试验中动物接触受试物长达 2 年并不一定必要，除研究致癌作用外，多数的慢性毒性试验指南现规定的染毒期限为至少 12 个月。染毒期限可以依照受试物的具体要求或为特殊的试验目的加以调整，短至 6 个月或 9 个月，长至 18～24 个月。试验中，设置卫星组观察受试物毒性的可逆性、持续性和迟发效应，则动物应停止给予受试物后继续观察一段时间，一般不少于 28d，不多于试验期限的 1/3。

慢性毒性试验与致癌试验结合进行时，染毒期限则最好接近或等于动物的预期寿命，啮齿类动物染毒期限一般为 24 个月。根据动物品系的寿命长短，可调整染毒期限，但应有正当理由并加以说明。如个别生命期较长和自发性肿瘤率较低的动物可适当延长染毒期限，而以特殊的小鼠品系 AKR/J、C3H/J、C57BL/6J 等为实验动物时，则染毒期限 18 个月更恰当。在试验期间，当最低剂量组或对照组存活的动物数仅为开始时的 25%时（雌、雄性动物分开计算），可及时终止试验。高剂量组动物因明显的受试物毒性作用出现早期死亡，则不应终止试验。

重复染毒毒性试验一般要求在染毒期限里每天染毒，若采取每周染毒 5d，需给出合理的理由加以说明。

（五）观察指标

与急性毒性试验比较，重复染毒毒性试验中观察指标比较广泛，可根据急性毒性试验和相关文献资料提供的信息，选择非特异性和特异性的观察指标，包括一般临床观察、体重和摄食及饮水消耗量、生理生化指标、眼部检查、体温和心电图检查、大体解剖和组织病理学检查、特异性指标等，从多方面、多系统、全面地研究受试物对实验动物产生的毒性效应。

1. 一般性指标　为非特异性观察指标，包括一般临床观察、体重和摄食及饮水消耗量、生理生化指标、眼部检查、体温和心电图检查等。

1）一般临床观察　试验期间至少每天观察一次动物的一般临床表现，最好固定在同一时间（可选在预期的效应高峰期），记录动物出现中毒的体征、程度和持续时间及死亡情况，以便分析受试物损害机体的部位及程度。观察内容同急性毒性试验（表 8-3），包括被毛、皮肤、眼、黏膜、分泌物、排泄物、呼吸系统、神经系统、自主活动及行为表现等。最好每天能增加 1 次观察动物的死亡情况，以便及时发现濒危或死亡动物，立即解剖检查并尽量准确地记录死亡时间，以减少动物同类互残及死后组织自溶。对体质弱的动物应隔离饲养。在慢性毒性试验中，还应注意观察是否有肿瘤发生，记录肿瘤的发生时间、发生部位、大小、形状和发展等情况。

2）体重和摄食及饮水消耗量　染毒前、试验期间每周和试验结束时，测定和记录实验动物的体重，计算动物体重增长量，分析动物体重随染毒时间长短的变化规律。

在试验期间，每周测定摄食量，结合体重进一步计算食物利用率（即动物每摄入100g 饲料所增长的体重克数）；试验结束时，计算动物总摄食量、总食物利用率。分析食物利用率的变化有助于了解发生体重变化的原因，分析体重改变是否与受试物毒性相关。如体重增长受影响，但食物利用率并未下降，则可能受试物有抑制食欲的作用导致摄食量减少，进而体重增长缓慢；也有可能是受试物掺入饲料影响了饲料的适口性，则体重的变化与受试物的毒性并不相关。如体重变化不明显，但食物利用率明显下降，则受试物可能影响动物的消化系统，干扰食物的吸收或代谢。此外，有时受试物可能会与饲料中的某种或某几种必需的营养成分反应，而导致动物营养缺乏，体重下降或对毒性的反应性改变。若此现象在亚急（慢）性毒性试验中就已出现并被确证，则在慢性毒性试验中，应加以解决，避免受试物与饲料营养成分反应。

若受试物经饮水给予，还应每日记录饮水量。此外，采用灌胃法或掺入饲料法给予的，若试验期间发现动物饮水活动异常，则也应计算每周的饮水量。受试物经掺入饲料或饮水给予，均应计算和报告受试物各剂量组受试物的实际摄入剂量。

由于慢性毒性试验的试验周期较长，选择啮齿类动物进行试验时，前13周需每周记录动物体重、摄食量和饮水量（当受试物经饮水给予时），之后可每4周一次；选择犬进行试验，则需每周记录。

3）生理生化指标　亚急性毒性试验中，大鼠只需在试验结束、恢复期结束（卫星组）时，采集样本进行生理生化指标检查，试验前不必检查；犬则需在试验前、试验结束、恢复期结束（卫星组）进行生理生化指标测定。亚慢性毒性试验周期较长，需在试验中期（45d）加测一次。慢性毒性试验周期长，则需在试验第 3 个月、第 6 个月和第 12 个月及试验结束时（试验期限为 12 个月以上时）进行生理生化指标检测，每组至少检查雌雄各 10 只动物，每次检查尽可能使用同一动物；以犬为实验动物时，试验至第 9 个月时，需加测一次。慢性毒性试验组若与亚慢性（90d）毒性试验的剂量水平相当且未见任何血液学指标改变，则试验第 3 个月可不检查。

（1）血液学检查：包括血常规白细胞计数及分类（至少分类 3 种，如单核细胞、中性粒细胞、淋巴细胞计数及比值）、红细胞计数、平均红细胞体积、红细胞压积、血红蛋白浓度、平均红细胞血红蛋白含量、平均红细胞血红蛋白浓度、血小板计数和凝血功能检测指标凝血酶原时间、活化部分凝血活酶时间等。如果对血液系统有影响，应加测网织红细胞计数、骨髓涂片细胞学检查。

（2）血液生化检查：测定指标包括电解质平衡，糖、脂和蛋白质代谢，肝（细胞、胆管）肾功能等方面。电解质需检测氯、钾、钠等指标，必要时可加测钙、磷；糖、脂和蛋白质代谢需检测血糖、总蛋白、白蛋白、总胆固醇、甘油三酯等指标；肝细胞功能检查需检测丙氨酸氨基转移酶（ALT）、天冬氨酸氨基转移酶、山梨醇脱氢酶（SDH）、谷氨酸脱氢酶（GDH）等指标；肝胆管功能检查需检测碱性磷酸酶（AKP）、谷氨酰转肽酶、5′-核苷酸酶、总胆红素等指标。肝（细胞、胆管）功能检测均可加测总胆汁酸；肾功能检查需检测尿素和肌酐，可加测尿酸。此外，可根据受试物的毒性作用特点或构效关系，增加所需检测指标。若有资料表明受试物可能影响胆碱酯酶活性，则需检测全血和红细胞胆碱酯酶。

在选择血清酶类指标时，需根据酶在组织器官的分布特点及其亚细胞定位，选择最适的酶类。例如，ALT 和 SDH 主要存在于肝细胞中，血清中可检测出，但组织特异性不强。而当肝脏细胞受损时，ALT 和 SDH 从肝细胞中溢出，可导致血清酶活力升高，强烈提示肝细胞损伤。与 ALT 相比，血清 SDH 在反映肝损伤方面更具特异性。肌酸磷酸肌酶（CPK）主要分布于骨骼肌和心肌，可用于检测肌损伤。

此外，还需注意在不同物种，酶的组织器官分布特点存在差别。例如，在猫、犬、小鼠和大鼠中，ALT 相对特异地分布于肝脏，而对灵长类而言，ALT 分布于心脏、骨骼肌和肝脏。若选择犬为实验动物，AKP 是检测肝胆管功能的灵敏指标；但在大鼠中，AKP 的诊断价值则很小，因大鼠血清 AKP 主要来自于小肠，水平本来就高且受膳食的影响。

（3）尿液常规检查：包括相对密度、pH、尿蛋白、葡萄糖、酮体、尿胆红素、尿胆原和潜血等。若预期有毒反应指征，应增加尿液检查的有关项目，如尿沉渣镜检、细胞分析等。尿液检查可提供与受试物有关的中间代谢产物及靶器官毒性的证据。

4）眼部检查　在试验前和试验结束时，至少对高剂量组和对照组实验动物进行眼部检查（角膜、晶状体、球结膜、虹膜），犬用荧光素钠进行检查，如果发现高剂量组动物有眼部变化，则应对所有动物进行检查。

5）体温和心电图检查　重复染毒毒性试验若选择犬进行试验，则需检查体温和心电图。亚急性毒性试验是在试验前、试验结束、恢复期结束（卫星组）进行体温、心电图检查；亚慢性毒性试验需在试验中期（45d）加测一次；而慢性毒性试验则需在试验前，试验第 3 个月、第 6 个月和第 12 个月及试验结束时（试验期限为 12 个月以上时）进行体温、心电图检查。

2. 病理学检查　病理学检查是毒理学试验重要的组成部分，包括大体解剖和组织病理学检查两部分。试验结束时处死所有实验动物，作大体解剖，进行详细的肉眼检查，剖取脏器，尽快测定脏器质量并立即保存在固定液中，包埋、切片作组织病理学检查。试验期间死亡和濒死的动物也需及时进行大体解剖和组织病理学检查。组织病理学检查可确定受试物对机体毒性作用的靶部位、损害的性质和程度，为了解受试物的毒效应及其机制提供依据。

1）大体解剖及脏器重量的测定　大体解剖包括体表、颅、胸、腹腔及其脏器；称量脑、心脏、胸腺、肾上腺、肝、肾、脾、睾丸、附睾、子宫、卵巢的绝对重量；计算相对重量[脏/体比值和（或）脏/脑比值]。必要时还应选择其他脏器，如甲状腺（包括甲状旁腺）、前列腺等。

脏/体比值是实验动物某个脏器的湿量与其体重的比值，通常以 100g 体重计算，表示为脏器质量（g）/体重（100g）。该指标适用于实质性脏器。正常时同一年龄期的同品系的实验动物各脏器与体重的比值比较恒定。动物染毒后，受损脏器重量可以发生改变，则脏/体比值也随之而改变。当脏器出现充血、水肿或增生肥大等病理变化时，脏/体比值可能增大；当脏器萎缩、坏死，发生退行性变化时，脏/体比值可能减小。因此，脏/体比值的变化一定程度上说明了受试物毒性作用的影响程度，是毒理实验中常用的指标。但其容易受试验期间动物体重波动的影响，如在一些染毒期长、受试物毒性较大的毒理学试验中，动物体重增长缓慢的现象较常见，甚至呈负增长。动物体重变化的幅度有时要比多数脏器质量变化的幅度大许多，这时导致脏/体比值的增长可能仅是因动物体重明显下降所引起的，而脏器质量并未出现大的变化，会导致假阳性结果。此外，在毒性试验中也可能出现，动物某些脏器质量下降的幅度与体重下降的幅度大致相当，致使由染毒组计算得到的某些脏/体比值可能与对照组的相差不大，而得出假阴性结果。因此，在分析脏/体比值的统计学结果时，若脏/体比值在较多脏器出现显著性时，要看体重的比较结果；脏/体比值没有显著性，也并不一定表明相关的脏器没有病理改变。为克服脏/体比值的不足之处，现也提出了计算脏/脑比值，即受试动物的某器官的湿量与该动物脑重的比值。因脑是成年动物体内质量较为恒定的一个器官，且与体重不同，脑重的变化受到动物整体发育的影响较大，受化合物的影响相对较小（个别化合物除外），脏/脑比值的波动主要反映脏器本身的变化，脑的因素其次。这样计算的脏/脑比值就可以直接反映出该脏器的相对质量变化。在反映脏器受化合物影响程度上，脏/脑比值更优于脏/体比值。

动物的脏器质量、体重及其变异性，受多种可控和不可控因素所影响，如昼夜节律、膳食、食物摄入量、动物年龄、应激、处死方式及因未能及时称量而致脏器脱水等。研究表明，与采用不放血处死的动物相比，放血法处死的动物，其肝脏、肾脏的绝对和相对质量均显著减少（$P<0.05$），但对心脏、脑和脾的质量无影响。此外，处死前，动物禁食可降低脏/体比值的变异性。因此，试验应建立标准化的操作规程，降低脏/体比值的变异性，获得更准确的数据。

2）组织病理学检查　组织病理学检查在毒理学中有着重要的作用。通过组织病理学检查，可得到受试物毒性效应的形态学证据。半定量评价病理组织形态学损伤程度，将易于判断损伤是否是由受试物所诱发，以及是否随染毒剂量和时间增加而严重。组织病理学检查结果也有助于解释其他检测指标变化，如脏器质量的变化、生化指标的改变等。将功能状态的改变与其相应的形态学改变相联系，可更准确地评价其毒理学意义。

毒性试验中，组织病理学检查需遵循以下原则：试验期间死亡或濒死的动物，高剂量组和对照组的动物，各剂量组中剖检异常的动物，均应进行病理组织学检查；当高剂量组动物的器官或组织有组织病理学病变时，则应扩展至其他剂量组的相应器官和组织；成对的器官如肾、肾上腺和两侧器官，均应进行组织病理学检查。我国亚急性、亚慢性、慢性毒理学试验指南中，规定需进行组织病理学检查的组织器官见表 8-8。参照前面毒性试验中的动物脏器改变情况、动物表现的中毒症状及生化检查的阳性结果，必要时可选择加测一些其他组织器官；必要时还可对某些组织进行特殊染色，进行电镜观察、组织化学、定量形态学分析等。

在分析病理学检查结果时，应充分考虑以下因素：病变产生的部位、性质、程度、分布特点；在各剂量组出现频度规律性及与对照组比较的特异性；病变与受试物的剂量-效应关系；病变特点与处理因素构效关系；病程进度与处理因素时相关系；镜检结果与剖检病变、器官组织质量、动物临床表现、血液生化检验、尿检验及特殊检验间的关联性；人为因素和非试验因素引起的病变，如慢性毒性试验周期长，在试验的后期，由于动物的老龄化，组织器官可能出现自发的退行性病变。当然，还需将本次试验背景与历史背景对照，结合相关知识，分析病理结果，进行鉴别诊断。

表 8-8　重复染毒毒性试验中进行组织病理学检查的组织器官

慢性毒性试验需检测脏器			慢性毒性试验必要时加测的组织器官
脑（大脑、小脑和脑干）#*	卵巢#*	脊髓（颈、胸和腰段）	骨
甲状腺#*	睾丸#*	唾液腺	肌肉
胸腺#*	膀胱#*	食管	皮肤
心脏#*			精囊腺和凝固腺（啮齿类动物）
颈淋巴结	肝脏#*	垂体*	副泪腺（啮齿类动物）
气管	脾脏#*	空肠*	任氏腺（啮齿类动物）
动脉	肾脏#*	回肠*	鼻甲
乳腺	肾上腺#*	直肠*	子宫颈
骨髓	胃#*	子宫*	输卵管
坐骨神经	十二指肠#*	附睾*	阴道
眼	结肠#*	前列腺*	
胆囊（非啮齿类动物）	胰腺#*	肺*	
甲状旁腺	肠系膜淋巴结#*		

注：# 亚急性毒性试验中需进行组织病理学检查的组织器官；＊ 亚慢性毒性试验中需进行组织病理学检查的组织器官

3. 其他特异性指标　特异性指标是指能反映受试物对机体毒性作用本质的特征性指标（即生物学标志），常与其毒性机制有关。例如，金属硫蛋白（MT）转录和表达显著增高可以作为金属暴露和毒性的生物标志。在对含汞或铜等金属受试物的毒理学研究中，分析其肝肾指数、组织病理学变化及其肝肾功能相关的生化指标，若提示存在肝肾毒性，可进一步采用免疫组化法检测肝、肾等脏器中金属硫蛋白（MT）的分布和表达强度，采用反转录聚合酶链反应（RT-PCR）法检测肝、肾等脏器中 MT 的转录水平，有助于阐明受试物的毒性机制。特异性指标的确定难度较大，主要是参照受试物性质、受试物及与其结构相似的化合物的毒性资料、受试物急性毒性作用特征、试验中观察到的毒性反应来选择。

三、重复染毒毒性作用评价

亚急性、亚慢性和慢性毒性评价的原则、内容基本相同，主要包括以下三个步骤。

（1）明确受试物的毒效应。在试验过程中，并不是所有观察或检测到的效应都一定与受试物毒性相关，有些可能是适应性的生理效应（如活动增多导致心率加快、呼吸急促）或是药理学效应，如对于存在轻度细菌感染的实验动物，与对照组比较，抗菌药可明显减少处理组动物的白细胞数量，若由此推断，此药物有导致白细胞减少的毒性，显然是不恰当的。因此，受试物的毒性作用评价，首先需通过全面比较和综合分析各剂量组与阴性对照组的各项试验结果，包括临床观察、生长发育情况、血液学检查、血生化检查、尿液检查、大体解剖、脏器质量和脏/体比值（或脏/脑比值）、病理组织学检查等，对接触受试物的个体和群体出现与对照组相比有统计学差异的有害效应及剂量-反应（效应）关系作出判断，明确受试物的毒效应。

在分析结果时应注意：强调与阴性对照组进行比较，如研究发现在正常情况下，动物食物利用率也随喂养时间的延长而呈下降趋势，且与体重显示负相关；判断各指标如体重增长、脏/体比值、生理生化指标是否异常，应与本实验室近 2～3 年所建立的同品系同龄同性别动物的正常参考值进行比较，若阴性对照组与染毒组同样也偏离正常值，则应调查动物的来源；当根据相关的检测指标如症状、体重、脏/体比值、病理组织学检查、相关生理生化指标推断出的结果不一致时，应加以判断是受试物毒性所引起的，还是其他原因所引起的，如采血方式和时间的不当也可能导致血液学检查的某些指标异常；综合考虑统计学意义和生物学意义，并结合剂量-反应关系，以得出客观可靠的结论。若试验中对照组和高剂量组设有恢复期卫星组，可比较分析，判断受试物毒性作用的可逆性。

在各类效应指标中，死亡是最终的毒效应终点。重复染毒毒性试验设计是希望即使是最高剂量也不应引起动物死亡。若试验中出现死亡，应分析死亡率、死亡时间的分布情况是否有性别倾向，查找死亡原因，明确是受试物毒性所诱发的，还是急性或慢性感染、年龄或疾病相关的退行性进程、操作不当或意外事故等与接触受试物并不相关的因素所引起的。

（2）确定受试物毒效应的敏感指标，并以其为依据确定未观察到有害作用剂量（NOAEL）和（或）观察到有害作用的最低剂量（LOAEL）。

最早出现在最低剂量组并与阴性对照组比较有显著性统计学意义的毒效应指标，为受试物毒效应的敏感指标。将敏感毒效应出现改变的最小作用剂量确定为阈剂量。通过亚慢性、慢性毒性试验可确定受试物的慢性阈剂量（Lim_{ch}），也可表述为 LOAEL；还可确定未观察到任何与受试物有关的毒性作用的最大剂量，即NOAEL。在亚急性毒性试验中，当发现试验组与对照组差异有显著性或能得出剂量-反应（效应）曲线时，也应综合分析，对 NOAEL 和（或）LOAEL 进行初步评价。

（3）根据 NOAEL 和（或）LOAEL，对受试物的亚慢性、慢性毒性作出评价。

根据亚慢性和慢性毒性试验结果获得的 NOAEL 和（或）LOAEL，是评价受试物亚慢性毒性、慢性毒性的主要参数，以此为基础确定受试物是否可用于食品。我国《食品安全性毒理学评价程序》（GB15193.1—2014）中规定，根据亚慢性毒性试验得到的 NOAEL 如果小于或等于人的推荐（可能）摄入量的 100 倍表示毒性较强，应放弃该受试物用于食品；大于 100 倍而小于 300 倍者，应进行慢性毒性试验；大于或等于 300 倍者则可不必进行慢性毒性试验，可直接进行安全性评价，决定是否用于食品。进一步经慢性毒性试验得出的 NOAEL 如果小于或等于人的推荐（可能）摄入量的 50 倍者，表示毒性较强，应予以放弃；大于 50 倍而小于 100 倍者，可经安全性评价后，决定是否用于食品；大于或等于 100 者则可考虑允许使用于食品。

NOAEL 是危险度评价中应用最多的一个重要指标，可用于制订健康指导值如每日允许摄入量（ADI）或参考摄入量（R_fD）。ADI 是指人类终生每日摄入正常使用的某化学物质（如食品添加剂），不产生可检测到的对健康产生危害的量，通常以每千克体重的毫克摄入量（mg/kg 体重）表示。R_fD 是人在一生中每日摄入某物质后，未观察到有害作用的估计值，也以 mg/kg 体重表示。ADI 和 R_fD 的计算一般由 NOAEL 除以一定的不确定系数（uncertainty factor, UF）和（或）校正因子（modifying factor, MF）推算而得。

$$ADI = NOAEL/UF$$

$$R_fD = NOAEL/(UF \times MF)$$

UF也称安全系数（safety factor），当基于动物试验结果时，通常采用100的安全系数，即从动物外推到人的系数为100，反映种属反应的差异；人与人的系数为10，以反映人与人之间个体反应的差异。基于数据的来源和质量、观察毒性终点的生物学关联性和危险度评价的不同，总UF值可以是10～5000。如数据来源为人类试验，则UF值为10；相反，当出于对特殊人群的保护（如婴幼儿）或是毒理学数据不完整时，则需另加额外的UF值，额外的UF值可以是10、20甚至是50，则总UF值可达到1000～5000。如果在动物试验中没有获得NOAEL值，而只有LOAEL值时，也可用LOAEL值计算ADI和R_fD，但一般另加一个10的UF值，以使LOAEL可与NOAEL比较。

此外，在计算R_fD值时，有时需加一个MF值（0＜MF≤10）。MF值基于对受试物所有的毒理学研究及数据的不确定性进行专业评估而得，其默认值为1。

通过NOAEL法推算ADI或R_fD存在明显的缺陷：NOAEL只强调没有观察到有害作用时的剂量，忽视了整个剂量-反应曲线的意义；变异性因素无法量化；高度依赖于试验剂量的选择和实验动物样本量的大小，其结果的可靠性受到质疑。越来越多的研究建议使用基准剂量（benchmark dose，BMD）法来代替NOAEL法用于危险度评估，推导人类安全暴露水平。BMD是依据剂量-反应关系研究的结果，利用统计学模型求得的受试物引起某种特定的、较低健康风险发生率（通常定量资料为10%，定性资料为5%）的剂量的95%可信区间下限值（benchmark dose lower confidence limit，BMDL）。例如，$BMDL_{05}$就是指引起处理组的实验动物5%出现不良反应的95%统计学可信区间下限值，其中5%为不良反应的基准反应（benchmark response，BMR），其值可根据研究中统计学和毒理学的要求进行调整，一般为1%～10%。与基于单一试验剂量的NOAEL比较，BMDL是依据临界效应的剂量-反应关系的全部数据推导出来的，增加了其可靠性和准确性。目前，国内外对于BMD法的应用主要针对环境中的化学物，也开始用于食品中外源化学物的安全性评价。

此外，在评价受试物的慢性毒性时，还可使用慢性毒作用带。慢性毒作用带愈宽，说明该受试物引起慢性中毒的可能性就愈大，也表明该受试物的蓄积作用愈大。

延伸阅读一

基准剂量法和NOAEL法在生物接触限值确定中的应用

应用基准剂量法分析农药92%氯氟醚菊酯的亚慢性（90d，经口）毒性试验结果，探讨其生物接触限值，并与NOAEL法相比较，为该农药的安全性评价提供实验依据。

（一）方法

健康清洁级SD大鼠80只，体重80～120g，雌雄各半，分为低、中、高3个剂量组和1个阴性对照组，每组20只，雌雄各半。根据92%氯氟醚菊酯原药大鼠急性经口毒性LD_{50}，以LD_{50}的1/10作为高剂量，按4倍等比级数设29mg/kg、116mg/kg、464mg/kg三个剂量组，将92%氯氟醚菊酯原药掺入饲料，采用喂饲法染毒，共90d，实际染毒剂量根据动物饲料消耗量计算。

实验期间观察大鼠的一般情况、中毒症状及死亡情况、大鼠体重及摄食量变化、血常规、尿常规、血生化和大鼠主要脏器病理组织学检查。

采用 SPSSV15.0 统计软件对各项指标检测数据作方差分析及卡方检验，剂量-反应（效应）关系采用 Spearman 相关分析，$P<0.05$ 有统计学意义。BMD 的计算采用 EPA 的软件 BMDSV2.0。生物接触限值（BEL）的计算采用 NOAEL 值或 BMDL 值除以安全系数 100 而得出。

（二）结果

1. 实际染毒量计算　根据各剂量组大鼠消耗饲料量计算实际染毒量，低、中、高剂量组 92％氯氟醚菊酯的每日实际染毒剂量雄性大鼠为 26.20mg/kg、107.23mg/kg、397.29mg/kg，雌性大鼠为 40.68mg/kg、154.07mg/kg、582.01mg/kg。

2. NOAEL 值的确定　根据低剂量组动物各观察指标（包括动物表现、体重、血常规、尿常规、血液生化、脏器系数和病理检查等）没有发现与受试物有关的明显异常，在本实验条件下，92％氯氟醚菊酯原药的 NOAEL 为雄性 26.20mg/kg、雌性 40.68mg/kg。

3. BMD 的计算

1）分析剂量-反应关系，确定符合有害效应观察终点的指标　计算 BMD 的效应指标应满足两个条件：至少有一个染毒组与对照组相比，其改变有统计学意义（$P<0.05$）；上述改变在染毒组中有剂量-反应（效应）关系。根据试验结果，分析得出符合有害效应观察终点的指标，雄性大鼠有天冬氨酸氨基转移酶（AST）、血清球蛋白（Glo）、白蛋白/球蛋白（A/G）、血糖（Glu）、总胆红素（TBIL）；雌性大鼠有 AST、血清白蛋白（ALB）。

2）建立数学模型（模型的选择、拟合和比较）　EPA 的 BMDS 软件提供了 4 类连续变量的剂量反应模型：Linear、Polynomial、Power、Hill。对各剂量-反应数学模型进行拟合优度检验，在拟合优度检验 $P>0.05$ 的模型中选择 AIC（Akaike's infromation criterion）值最小的作为最合适的剂量-反应模型。本试验中 Linear 为最佳模型。

3）计算各有害效应观察终点的 BMD 及 BMDL　对于 BMDL 值，雄性大鼠 TBIL 的最小，为 1.37mg/（kg·d）；雌性大鼠 AST 的最小，为 2.15mg/（kg·d）。详见表 8-9。

表 8-9　基准剂量计算结果

性别	效应终点	Linear 模型		
		AIC	BMD	BMDL
雄性	AST	317.89	1.90	1.39
	Glo	121.83	3.21	2.06
	A/G	−103.45	2.80	1.87
	Glu	36.80	1.93	1.41
	TBIL	−100.78	1.86	1.37*
雌性	AST	292.17	2.97	2.15*
	ALB	95.36	5.16	3.20

注：BMR 为 0.1；*表示该性别所有有害效应观察终点中该指标的 BMDL 最小

4. BEL 的计算

（1）NOAEL 法：根据 92%氯氟醚菊酯的 NOAEL 值推算人类 BEL 分别为：男性 0.26mg/（kg · d），女性 0.41mg/（kg · d）。

（2）基准剂量法：计算各有害效应观察终点的 BMD 及 BMDL，以 BMDL 最小者计算 BEL。计算得出 92%氯氟醚菊酯的 BEL，建议为：男性 0.14mg/（kg · d）、女性 0.22mg/（kg · d）。本试验应用 BMD 法得出 92%氯氟醚菊酯原药的 BEL 值，均小于本试验 NOAEL 法得到的 BEL 值，从安全角度出发，应用 BMD 法得到的 92%氯氟醚菊酯原药的 BEL 比 NOAEL 法计算得到的值更安全。可见 BMD 法对确定农药的生物接触限值或可接受参考剂量的毒理学研究具有实用性（洪峰，2010）。

本章小结

研究食品中外源化学物系统毒性的试验包括急性毒性试验、亚急性毒性试验、亚慢性毒性试验和慢性毒性试验。急性毒性试验评价机体一次接触或 24h 内多次接触外源化学物后在短期内所引起的中毒效应。通过急性毒性试验得出的 LD_{50} 值是重要的急性毒性参数，是对化学物进行急性毒性分级的重要依据。亚急性、亚慢性和慢性毒性试验为染毒期限不同的重复染毒毒性试验，评价机体在一定的时期内连续接触外源化学物后所引起的中毒效应，为确定 NOAEL 和 LOAEL 提供试验依据。

本章所介绍的毒性试验均是以实验动物为研究对象，遵循对照、随机和重复三大基本原则，科学设计试验，包括实验动物的选择、受试物剂量设计及分组、染毒途径、观察期限、观察指标及数据统计分析方法的选择等，以获得可靠的毒理学数据，以减少将动物试验结果外推到人时的不确定因素。为了更好地学习和理解本章的知识内容，在本章中共介绍了一个案例，一处延伸阅读。

思考题

1. 科研试验设计需遵循哪些基本原则？
2. 选择实验动物时，应遵循哪些原则？哪些因素会影响到试验结果的准确性？
3. 实验动物经口染毒的方法有哪些？各有何优缺点？
4. 急性毒性的概念及其试验目的是什么？如何设计急性毒性试验？
5. LD_{50} 值常用的计算方法有哪些？各有何优缺点？
6. 急性毒性试验替代方法有哪些？各有何优缺点？
7. 亚急性毒性、亚慢性毒性和慢性毒性的概念及其试验目的是什么？如何进行试验设计？
8. 怎样进行亚慢性毒性和慢性毒性作用评价？
9. 以甲苯为例，设计固定剂量试验法急性毒性试验。

第9章 食品中外源化学物的特殊毒性试验与评价

第一节 外源化学物的生殖发育毒性及评价

一、生殖发育毒性

生殖是使种族延续的各种生理过程的总称。生殖过程一般是指从配子形成直到胎儿娩出的整个过程，具有广泛的含义。这一过程既包括精子的发生、卵子的形成、配子的释放、受精、卵裂和胚泡发育；也包括着床、胚胎发生、胎儿发育、分娩。然而，胎儿的娩出也并不意味着胎儿发育成熟的终止。从广义上说，还应包括胎儿娩出后的新生儿期、哺乳期，直到性成熟的整个过程。

外源化学物对生殖发育的损害不仅与妊娠母体有关，带有致畸因子的雄性也会使胎仔畸形。对生殖发育有害的化学毒物，不仅能作用于妊娠器官形成期，造成形态畸形；对妊娠前期的影响还可发生不育，对胎期的毒效应，可在出生后观察到发育、行为、代谢功能的障碍或子代肿瘤发生率增高。所以，外源化学物的生殖毒性的影响，应综合为对母体与父体的影响，形态致畸和行为致畸，生殖毒性和发育毒性。

（一）生殖与发育毒性的概念

生殖毒性和发育毒性两者关系密切，但不同研究者对其研究的侧重面有所不同。多数主张对生殖毒性和发育毒性应有所区分。

1. 生殖毒性 生殖毒性（reproductive toxicity）指对雄性和雌性生殖功能或能力的损害及对后代的有害影响。生殖毒性既可发生于妊娠期，也可发生于妊娠前期和哺乳期。其主要表现为外源化学物对生殖过程的影响，如图 9-1 所示。外源化学物对生殖过程的损害作用，可以表现为性淡漠、性无能或各种形式的性功能减迟。在毒理学中，外源化学物的生殖毒性评价主要有试验研究和人群调查两种方法。生殖毒性试验又称为繁殖试验。

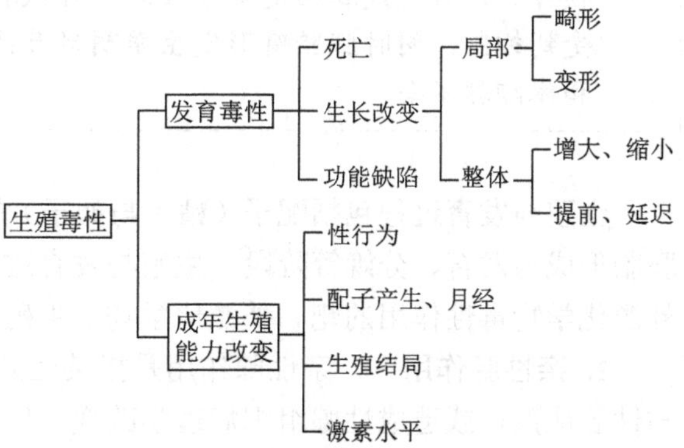

图 9-1 生殖毒性的表现（引自王向东，2007）

2. 发育毒性 发育毒性（developmental toxicity）是指在到达成体之前诱发的任何有害影响，包括在胚期（embryonic period）和胎期（fetal period）诱发或显示的影响，以及在出生后诱发和显示的影响。不同的外源化学物作用于不同发育阶段，而且过早或过迟接触都可能产生有害效应。在毒理学评定方法中，发育毒性试验多以致畸试验为主。发育毒性的主要表现如下。

（1）发育生物体死亡（death of the developing organism）：指受精卵未发育即死亡，或胚泡未着床即死亡，或着床后生长发育到一定阶段死亡。早期死亡被吸收或自子宫排出（即自然流产），晚期死亡成为死胎。

（2）生长改变（altered growth）：指生长迟缓（growth retardation）。能够引起胚胎死亡和畸形的化学毒物多数能引起生长迟缓。一般认为，如果胎儿的生长发育指标比正常对照的均值低 2 个标准差时，即可定为生长迟缓。生长迟缓造成的局部发育不全可视为畸形。

（3）功能缺陷（functional deficiency）：包括器官系统、生化、免疫等功能的变化。功能缺陷往往要在出生后经过相当时间才能诊断。

（4）结构异常（structural abnormality）：指胎儿形态结构异常，即畸形（malformation）。畸形是外源化学物干扰正常生育繁殖过程的一种表现，称为致畸作用（teratogenic）。

（二）生殖与发育毒性的特点及靶器官

本章案例一：调整含铝食品添加剂的使用

2014 年 6 月，国家卫生和计划生育委员会等五部门发布公告，调整含铝食品添加剂使用规定。自 7 月 1 日起，馒头、发糕等面制品（油炸面制品、挂浆用的面糊、裹粉、煎炸粉除外）不得添加硫酸铝钾（钾明矾）和硫酸铝铵（铵明矾）。

案例分析：

明矾等含铝添加剂广泛应用于海蜇、油条、粉条、麻花、馒头等食品的加工中。铝的主要毒性表现为神经毒性、生殖和发育毒性。铝化合物对啮齿类动物（兔、大鼠、小鼠）的生殖功能有损伤作用，主要为雌性卵巢萎缩、受胎率低、死胎率升高，对子代的发育、行为均有影响。铝对雄性生殖功能的影响表现为抑制睾丸和精细胞发育，精子畸形率增高等。铝可通过胎盘屏障蓄积于胎儿体内造成发育损害。铝对大鼠胚胎发育毒性的体外试验表明，铝可使胚胎发育及形态分化显著受到抑制，同时胚胎畸形发生率明显升高，表现为神经管闭合不全、脑发育不良和体翻转不全。

生殖与发育过程包括配子（精子与卵子）的发育与形成、交配、受精、合子形成与植入、胚胎形成与发育、分娩等阶段。生殖与发育过程的每个阶段所涉及的细胞或器官都可能成为外源化学物毒性作用的靶。外源化学物对生殖与发育过程的损害主要有以下几个方面。

1. 亲性腺作用　亲性腺作用是指某些外源化学物可作用于性腺，影响生殖器官的发育与性腺成熟，或造成性腺组织病理学改变。例如，氯乙烯单体可使睾丸曲细精管萎缩，氯化镉可引起小鼠卵巢出血，抑制排卵。有些外源化学物可影响配子的发生、增殖和成熟，使生殖细胞数量减少，功能减退及突变。例如，铅中毒的男性容易发生生殖细胞受损，导致精子数目减少，精子活动力降低，精子畸变率增加。生殖细胞受损的结果是不育、流产、死胎、畸胎和其他先天缺陷。生殖细胞突变造成的畸胎与妊娠期内接触毒物的致畸作用不同，畸胎的突变发生于父体或母体的性细胞中，突变诱发的畸形可传给后代。致畸作用的突变发生在胚胎的体细胞中，引起的畸形不具有遗传性。固醇类药物，化疗药物，有机磷和有机氯农药，重金属镉、铅、汞等都是亲性腺外源化学物。

2. 亲胚体作用　亲胚体作用是指某些化学物可作用于妊娠早期（即从受孕到胚体形成阶段），对胚体发育产生损害作用。外源化学物的亲胚体可以引发胚胎毒性（embryotoxicity）和胎儿毒性（fetotoxicity）。胚胎毒性是指外源化学物造成的孕体着床前后直到器官形成期结束的所有毒性；胎儿毒性则是指器官形成期结束后，外源化学物引发的各种毒性。在发育毒理学试验中，将上述两种毒性统称为胚胎-胎儿毒性（embryo-fetal toxicity），用于阐述出生前因接触化学毒物，引起对孕体的任何有害影响，包括结构和功能异常，或这种影响在出生后的表现。

3. 亲胎盘作用　亲胎盘作用又称为胎盘毒性，是指某些外源化学物对胎盘造成损伤，改变胎盘血流量，降低胎盘对营养物质的转运，特异地干扰胎盘功能（如内分泌和代谢功能）。例如，5-羟色胺致使小鼠动、静脉狭窄，胎盘血流量减少，胎盘转运功能障碍，引起死胎和先天畸形；孕妇由于甲基汞中毒而导致体内胎儿功能致畸，引发胎儿先天“水俣病”。

外源化学物还可引起胎期毒性和哺乳期毒性（通过哺乳致婴儿中毒），通过对中枢神经系统及全身机能状态的毒性作用来影响生殖过程。某些外源化学物还能经胎盘致癌（即致癌物由母血经胎盘进入胚胎），造成胚胎期接触，引发后代肿瘤。例如，如果孕妇在孕早期服用己烯雌酚作为保胎药，在其子代中，女性可发现阴道透明细胞腺癌、阴道腺癌及阴道和子宫颈隆起；而男性可发生附睾囊肿、睾丸营养性衰竭、睾丸囊性硬结、小阴茎畸形及精子异常。

外源化学物的生殖发育毒性具有以下两个显著的特点。

（1）生殖过程较机体的其他系统或功能对某些外源化学物的毒作用更为敏感，成体毒性的 NOAEL 剂量胎儿即可受到影响。例如，妊娠期的雌鼠接触不足以引起肿瘤的低剂量二乙基亚硝胺，其仔鼠成年后再次接触二乙基亚硝胺，肿瘤的发生率增加。

（2）损害作用不仅表现在接触外源化学物的机体本身，还可影响其后代。例如，雌鼠接触高浓度 CS_2 可引起致畸作用，其子一代即使不再接触 CS_2，交配后所生的子二代仔鼠也出现与子一代仔鼠几乎完全相同的畸变类型。

延伸阅读一

胎儿乙醇综合征

胎儿乙醇综合征（fetal alcohol syndrome，FAS），又称为胎儿酒精损害综合征、胎儿酒精中毒综合征、乙醇性胚胎-胎儿综合征、先天性乙醇综合征等。1973 年，美国人 Kenneth Jones 和 David Smith 提出胎儿乙醇综合征这一概念。这种病征的发生，是由于孕期妇女在妊娠早期严重酗酒，所生下的婴儿具有乙醇中毒的中枢神经系统损害、智力差、体格小、畸形多、具有特殊面容的一组症候。在智力障碍性疾病中，FAS 位居第三位。FAS 的临床表现型有较大差异，常见临床表现有中枢神经系统异常、先天性心脏发育异常、生长发育迟缓及特殊面容等几个方面。其中，特殊面容主要表现为：面颊扁平、额部狭窄、短鼻、小颌畸形、眼球细小、睑裂狭小并斜向外下方、人中表浅、双耳大而低位等，如图 9-2 所示。乙醇对患儿的中央神经系统为永久性损害，FAS 是一种不能完全治愈的病症，只能部分恢复。胎儿乙醇综合征是一种非常具有破坏性的生育缺陷。

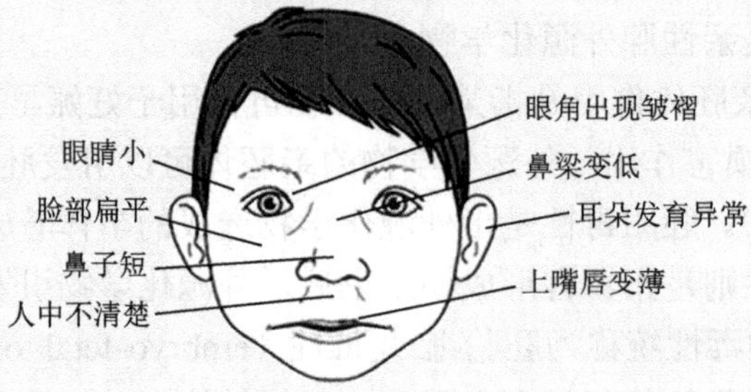

图 9-2　胎儿乙醇综合征的特殊面容症候

二、生殖毒性试验及评价

生殖毒性试验主要研究外源化学物对生殖细胞发生、卵细胞受精、胚胎形成、妊娠、分娩和哺乳过程的损害作用及其评定。进行生殖毒性试验，主要检验受试物或其代谢产物对成年哺乳动物的生殖功能和生育力的影响。评价外源化学物对生殖的毒性，需要环境流行病学、动物生殖与发育毒性试验及控制的临床研究三方面的资料。体外筛选试验可为发育毒性提供初筛和补充。但是在一些新型外源化学物的开发初期，由于流行病学方面资料缺乏，也不能直接对人体做临床研究，主要依靠动物试验来预测它们对人生殖与发育的危险。

生殖毒性研究可以揭示化学品或食品中的外源化学物对哺乳动物生殖的任何有害影响，并将研究的结果与所有可以得到的其他药理学和毒理学资料联系起来，以推测对人体可能造成的生殖危险。外源化学物对生殖过程的损害作用可以表现为：性淡漠、性无能或各种形式的性功能减退。雄性可表现为睾丸萎缩或坏死、精子数目减少等。雌性可出现排卵规律改变、月经失调或闭经、卵巢萎缩、受孕减少、胚胎死亡、生殖力降低、不孕不育等。

（一）生殖毒性作用的评定

外源化学物对生殖过程作用的评定，主要通过生殖毒性试验（过去也称为繁殖试验）。生殖毒性试验可以全面反映外源化学物对性腺功能、发情周期、交配行为、受孕、妊娠过程、分娩、授乳及幼仔断奶后生长发育可能发生的影响。评定的主要依据为：交配后母体受孕情况（受孕率）、妊娠过程情况（正常妊娠率）、子代动物分娩出生情况（出生存活率）、授乳哺育情况（哺育成活率）及断奶后发育情况等。此外，还可同时观察出生幼仔是否有畸形出现，但畸形观察主要在发育毒性评定中进行。本节介绍人用药物注册技术要求国际协议会议（ICH）准则和我国新药评价、农药及健康相关产品安全性评价中推荐的三段生殖毒性试验。试验设计一般考虑如下几方面。

1. 动物选择　选择的实验动物必须以哺乳动物为对象。一般要求使用与其他毒理学研究中相同的物种与品系，以免必须进行另外的预试验。原则上，实验动物对受试物的毒物动力学、毒效学及其他有关参数应与人类最接近。但实际研究中，没有任何一个固定物种可精确模拟人类的生殖毒性研究。在毒理学评价程序中，如果借助毒物动力学、药理学和毒理学的资料，能显示所选物种是人类的生殖毒性试验的恰当模型，则用一种动物即可。大鼠的实用性好，与其他试验结果的可比性高，同时也已有大量的背景资料的积累，大鼠可作为生殖毒性试验的首选啮齿类动物。在胚体-胎体毒性研究中，传统上要求用第二种哺乳动物进行试验。家兔因其也有较广泛的背景资料，以及相比大鼠，更接近人类的代谢类型，作为“非啮齿类”优选使用。在测试多巴胺类兴奋剂或降低催乳激素水平的化合物时，大鼠因需要催乳素来维持早孕，大鼠试验不是较好的动物模型，采用家兔作为实验动物则更好。但家兔孕期长短不定（32～36d），并对某些抗生素和消化道紊乱有易感性，有时可能还缺少毒性资料。所以，在其他生殖毒性研究中较少用家兔模型。如果家兔不适合，可根据具体情况，选择另一种可替代的非啮齿类动物或第二种啮齿类动物。

2. 接触选择

（1）剂量的选择，应依据从所有已进行的毒理学、急性和慢性毒性及动力学研究中得到的资料。选择高剂量，应该在母体中产生轻度的毒性，如体重增长或减少、特异的靶器官毒性、毒理学反应增强、阴道出血、流产等。

在研究中，对所观察到的效应进行剂量-反应关系分析时，至少选用三个剂量水平和适当的对照组。低剂量不应有任何可归因于受试物的有害作用。中剂量组应在高、低剂量之间按等比级差定位，应引起最小的毒性作用。如果对结果有怀疑，应增加第四个剂量组，以免剂量间隔过大。试验结果应提供 NOAEL 剂量，否则应对该受试物进行进一步深入的研究。多数情况下，最高限量剂量为 1g/(kg·d)，假如该剂量仍未引起实验动物血浆和组织浓度增加时，可略微增加染毒剂量。在测试低毒性外源化学物时，假如剂量达到 1g/(kg·d) 仍不产生胚胎毒性或致畸作用，则无需进行其他剂量水平的研究。假如在高剂量进行的初步研究中，有明显的母体毒性的证据而未显示对胚胎的有害作用，则无需进行其他剂量水平的研究。

（2）接触途径和频率应与人相同。如果采用其他接触途径，必须依据动力学的资料；接触频率一般是每日一次，每日在相同时间染毒，并按体重调整染毒剂量。

（3）对照组的给药途径、频率应与受试物组的相同，应给予与试验组相同的、最大容量的赋形剂。当赋形剂可能有不良影响（如减少食物的摄取和利用）或影响受试物的作用时，还应设置未处理的对照组。此外，根据具体情况考虑是否设阳性对照组。

（二）三段生殖毒性试验

研究全部生殖毒性的终点，不可能仅使用一组试验用于研究全部生殖毒性的终点。因此，在决定适当的策略和选择研究设计时，应考虑该受试物和其类似物质所有可能得到的毒理学、毒物动力学和毒理学资料，特别是在生殖毒性方面的信息。优先考虑采用较为成熟的试验设计方案。对于多数外源化学物，三段试验方案通常比较合适，是常用的试验方案。它能够识别有可能发生损害的生殖发育阶段。但根据具体染毒情况的不同，也可选择其他能够充分反映受试物生殖毒性的试验方案。无论采用何种试验方案，关键因素是各个生殖阶段之间不得有间隔，即在三个有关联的阶段接触受试物的时期至少有一天的重叠，并能直接或间接评价生殖过程的所有阶段。三段生殖毒性试验，分别由生育力和早期胚胎发育毒性试验、胚体-胎体毒性试验（致畸试验）以及出生前后发育毒性试验（围产期毒性试验）三部分组成。三段的划分是按有害作用诱发的时期，而不考虑检测的时间，如图 9-3 所示。

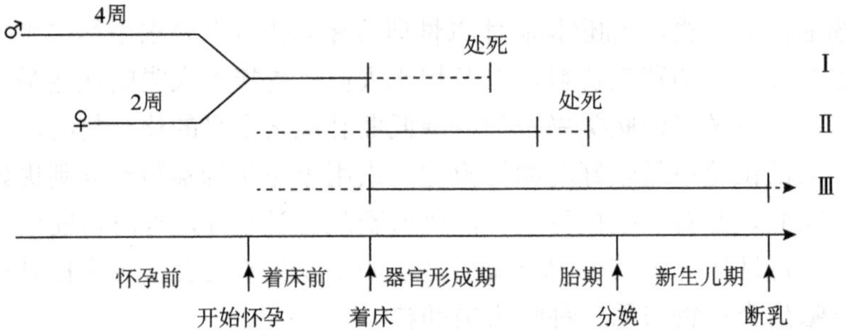

图 9-3　三段生殖毒性试验图解（引自王向东，2007）

Ⅰ代表生育力和早期胚胎发育毒性试验；Ⅱ代表胚体-胎体毒性试验（致畸试验）；Ⅲ代表出生前后发育毒性试验；实线代表染毒期

在采用分段试验设计时，应注意在实验动物成年期和从受孕到幼仔性成熟的发育各阶段染毒。为测定出染毒所致的速发和迟发效应，其观察应持续一个完整的生命周期，即从某一代的受孕到其下一代受孕的时间周期。分阶段试验设计，可限定在相应的动物生殖阶段染毒，有助于更好地提示外源化学物在人体的暴露情况，以及更具体地确定在哪一生殖阶段存在危险。三段试验设计是目前进行生殖毒性试验采用的主要试验方案，但在实际操作中，可根据适应证和受试物的特点，对于啮齿类动物可采用单一（全程）试验设计和两段试验设计方案。三段生殖毒性试验的实验程序如图 9-4 所示。F_0 代雄性于交配前 4 周接触受试物，雌性于交配前 2 周接触受试物并延续至哺乳期，以便 F_1A 代经胎盘转运和经乳汁接触受试物，F_1A 代在断乳时处死、尸体解剖并检查出现的异常与畸形。断乳后的 2 周，仍然接触受试物的 F_0 代雌鼠再繁殖产生第 2 窝 F_1B 代。F_1B 代断乳后，随机选出部分 F_1B 进行进一步生殖毒性研究。即 F_1B 代在同一周龄接受同一剂量受试物，繁殖并开始下一个周期，产生 F_2A 代。F_2A 代断乳时处死，检查。F_1B 代再繁殖，产生第二窝 F_2B 代。如此程序提供了不断接触受试物的子代来源和开始下一代 F_3A 和 F_3B。

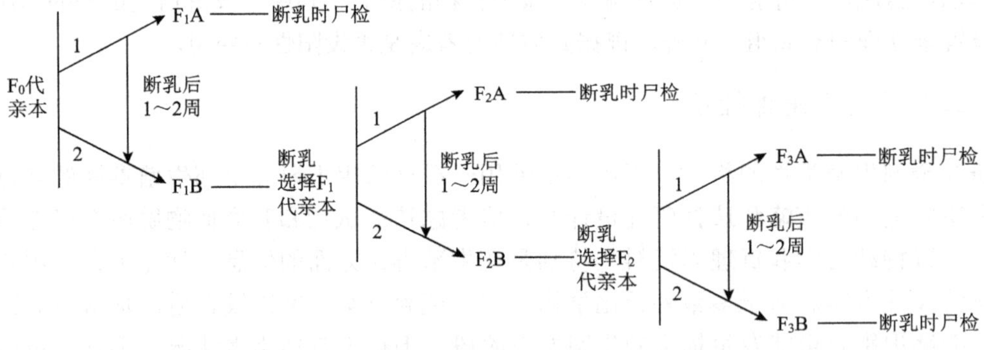

图 9-4　三代生殖毒性试验图解（引自李建科，2007）

结果的评定：应依据观察到的外源化学物毒性效应、尸检和镜检的结果对生殖毒性研究的发现进行评价。评价应包含受试物的剂量与包括实验动物的生育力、体征、体重改变、死亡数和其他毒效应在内的异常情况是否存在，以及受试物剂量与生育毒性的严重性之间的关系。要想生殖毒性试验进行得适当，应提供 NOAEL 的良好估计和对生殖、分娩、哺乳和出生后生长等的了解。

三、发育毒性试验及评价

传统的整体动物的生殖与发育毒性试验，通常费钱、费时，难以满足对大量投放市场的化学品进行繁殖与发育毒性评价的需要。目前大都采用发育毒性预筛试验。

（一）体内预筛试验

生殖/发育毒性筛选试验（reproduction/developmental toxicology screening test），是依据大多数出生前受到的损伤将在出生后表现为存活力下降和（或）生长障碍的原理。所用动物少，检测终点少，实验周期短，但能提供有关外源化学物对生殖和（或）发育可能发生影响的初步信息，是一种比较满意的发育毒物体内预测试验，并已有效地用于现有外源化学物的初筛。

1. 生殖/发育毒性筛选试验程序　实验动物选用性成熟大鼠，每性别动物每组至少 10 只，以期提供 8 只孕鼠和足够的子代。一般至少用三个试验组和一个剂量组，剂量间隔 2～4 倍。至少在交配前 2 周，两性别动物同时开始染毒，雄鼠持续染毒 4 周（包括交配前、交配期，直至处死）。由于雄鼠在交配前染毒期限有限，且生育力观察可能不是睾丸毒性特别敏感的指标。因此，必须仔细地进行雄性生殖器官组织学检查，以了解对雄性生育力和精子发生的影响。雌鼠在整个研究期间染毒，包括交配前期、受孕、孕期和到分娩后 4d，以交配期满 14d 计，共 54d。经口染毒。交配通常为 1∶1，雌鼠和雄鼠固定搭配。雄鼠一般在染毒 4 周后处死；母鼠和仔鼠在分娩后 4d 处死；未孕雌鼠在最后一次交配后 24～26d 处死，试验过程如图 9-5 所示。

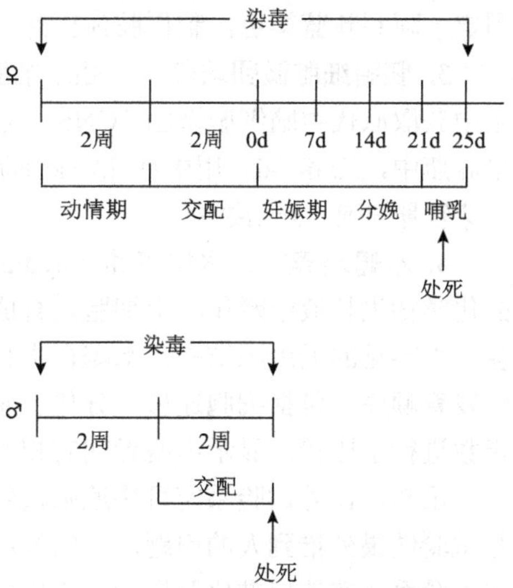

图 9-5　生殖/发育毒性筛选试验图解
（引自王向东，2007）

2. 试验观察项目　雌、雄亲代应于染毒第一天以后，每周一次和终末处死前称重。仔鼠在出生 0d，出生后 1d 和 4d 分别称重。测定亲代交配前至哺乳期的食物消耗量，当受试物经饮水给予时，还应测定在此期间的饮水量。在染毒期，每天观察实验动物的毒性体征，研究期间死亡或终末处死的成年动物，应肉眼检查、称重并保存卵巢、睾丸、附睾和其他附件及所有显示肉眼可见损伤的器官，Bouin’s 固定，作组织病理学检查。仔鼠出生后，记录窝重、仔鼠数、性别、活产、死产、小仔，观察外观显著异常，以及亲代和子代的任何行为异常。

3. 试验结果评定　根据观察到的毒性效应，尸检、肉眼和组织病理学发现，评价受试物的剂量与异常的发生和严重性之间的关系。这其中包括大的损伤，证实靶器官、不育、畸形、对生殖和仔鼠行为的影响、体重改变和死亡率等。由于试验使用的动物数量较少，终点选择少和周期短，只能用作初筛。筛选结果即使是阴性的，也不表示对生殖/发育的绝对安全。而如果结果是阳性，又缺乏其他的生殖/发育毒性资料时，则有助于决定是否有必要进一步试验。

（二）体外预筛试验

发育毒物的体外筛选试验，试验方法比较简单，可严格控制试验条件，试验结果与无母体毒性的整体动物致畸试验有较好的相关性。利用这些试验初筛发育毒物，可以预测外源化学物对整体动物的致畸性，发现致畸作用的靶器官，或阐明致畸物的作用方式和致畸作用的机制等。常见的体外预筛试验主要有以下几种。

1. 大鼠全胚培养　大鼠全胚培养（whole embryo culture）是取9.5日龄大鼠胚胎，剥去Reichert膜，在培养液中接触受试物，在孵箱中通气旋转培养48h后，观察心脏搏动和卵黄囊循环、轴向正常旋转在背凸位、尿囊和绒毛膜融合、眼囊和耳囊、前肢芽和三个腮弓、前后神经管闭合及体节数目等胚胎发育情况，记录胚胎存活。

2. 器官培养　器官培养（organ culture）是利用胚胎肢芽、腭板、后肾、肺、肝、正常发育的牙齿和其他器官进行。以肢芽为例，取12日龄小鼠胚胎，在体视显微镜下选用52～55体节数的胚胎，取下前肢，置于含受试物的培养液中，连续通气浸没旋转培养3d，Bouin's固定，阿利新蓝染色，制作肢体压片，检查肢体中软骨原基的发育与分化情况。

3. 胚胎细胞微团培养　胚胎细胞微团培养（micromass culture）是从11日龄的大鼠胚胎中获取原代中脑细胞微团（CNS）、肢芽区或其他区细胞微团，置于含有不同浓度受试物的培养瓶中，培养5d。用中性红判断细胞存活，用苏木精判断CNS分化数量，用阿利新蓝判断肢芽软骨细胞的分化数量。

4. 水螅培养　水螅培养（hydra culture）是将水螅匀浆、分离。水螅细胞在无细胞毒的化学物生长液中孵化，由细胞发育成完整的成体水螅。但当有细胞毒性化学物存在时，则会产生罕见的无组织结构。水螅再生长为一个完全的新的成体水螅期间，经过一个有序的个体发育顺序，包括细胞迁移、分化、感应等。对许多受试化学物的哺乳动物与水螅发育毒性指数进行了比较，显示出两者间有相当明显的相关性。

虽然，体外试验系统可快速筛选致畸物质，但它们缺乏发育过程的复杂性，也存在将这些试验结果外推到人的问题，较常规动物试验对人的致畸危险的评估要困难得多。另外，这些试验系统有待标准化及进行可靠性研究。目前多用于发育毒性的机制研究和筛查，尚未完全用于外源化学物发育毒性的危险性评价。

第二节　外源化学物的致突变试验及评价

一、致突变作用

DNA作为生物遗传信息的载体，其结构上的稳定性、高保真复制及复制前后对损伤的修复作用，保证了其遗传上的稳定性。但是，遗传的稳定性并非是绝对和永恒的，许多因素均可引起DNA突变（mutation）。突变是生物体遗传物质的一种可遗传变异；变异（variation）是指生物个体和各代之间存在着差异。所以，突变是DNA的变化所导致的生物性状改变，并且这种改变可代代相传。有些突变并不导致生物性状的改变；也有些突变在遗传过程中自然发生（称为自发突变）。自发突变的频率极低，而由物理、化学、生物等环境因素引起的诱发突变（简称为诱变）比较常见。

二、致突变作用的类型与机制

致突变作用是指外来因素（特别是理化因子）引起遗传物质发生改变的能力，而且此种改变可随同细胞的分裂过程而传递。突变是致突变作用的后果。根据 DNA 改变所引起的遗传损伤范围划分为基因突变、染色体畸变和染色体数目异常（基因组突变）。染色体畸变和染色体数目改变统称为染色体突变。

（一）基因突变

基因突变（gene mutation）是指在基因中 DNA 序列的改变。基因突变是分子水平的变化，在光学显微镜下无法看见，一般是以表型的改变为基础进行检测，也可通过核酸杂交技术、DNA 单链构象多态分析（SSCP）及 DNA 测序等方法检测 DNA 序列的改变来确定。基因突变可分为碱基置换、移码突变、整码突变及片段突变 4 种基本的类型。

（二）染色体畸变

染色体畸变（chromosome aberration）是指染色体结构的改变。染色体畸变牵涉的遗传物质改变的范围比较大，一般可通过在光学显微镜下观察细胞有丝分裂中期相来检测。染色体结构改变的基础是 DNA 链的断裂。能够引起染色体畸变的外源化学物称为断裂剂（clastogen）。

染色体畸变可分为染色单体型畸变（chromatid-type aberration）和染色体型畸变（chromosome-type aberration）两种。通常，多数外源化学断裂剂诱发 DNA 单链断裂，经过 S 期复制后，在中期相细胞表现为染色单体型畸变。但也有少数化学断裂剂可引起 DNA 双链断裂，如果细胞在 G_1 期或 G_0 期受这些断裂剂作用，经 S 期复制到中期可表现染色体型畸变；但若断裂剂作用于 S 期复制后及 G_2 期，在中期相则出现染色单体型畸变。所以，此类外源化学物被称为拟放射性断裂剂（radiomimetic clastogen）。染色单体型的畸变在经过一次细胞分裂后，会转变为染色体型畸变。

（三）基因组突变

基因组突变（genomic mutation）是指基因组中染色体数目的改变，也称为染色体数目畸变（numerical aberration）。每一种属，其机体中各种体细胞所具有的染色体数目是一致的，具有两套完整的染色体组，称为二倍体（diploid）。生殖细胞在减数分裂后，染色体数目减半，仅具有一套完整的染色体组，称为单倍体（haploid）。在细胞分裂过程中，如果染色体出现复制异常或分离障碍，就会导致细胞染色体数目的异常。染色体数目异常包括非整倍体和整倍体。

三、致突变试验与评价

致突变试验的主要目的是：研究外源化学物引起人类的突变并通过生殖细胞传递给后代的可能性；基于对体细胞突变与肿瘤发生关系的认识，也可用于预测外源化学物潜在的致癌性。由于突变是癌变、畸变的基础，在外源化学物遗传毒性的快速初筛试验中，致突变检测尤为重要。但对于外源化学物致癌性的预测，致突变试验尚有不足。例如，对于遗传毒性非致癌物会出现假阳性，对于非遗传毒性致癌物则会出现假阴性。所以，在致癌性评价时，应将致突变试验与其他致癌性评价方法结合进行。许多的致突变试验所观察到的现象并不能反映基因突变和染色体畸变，反映的是诱发突变过程中的其他现象。常将致突变试验观察到的现象所反映的事件，称为**遗传学终点**。

1983 年，国际环境致突变物致癌物防护委员会（ICPEMC）将致突变试验的遗传学终点分为 5 类：①DNA 完整性的改变；②DNA 重排或交换；③DNA 碱基序列改变；④染色体完整性改变；⑤染色体分离改变。前三个涉及的是基因损伤，后两个涉及的是染色体损伤，它们都是染色体分离障碍及染色体数目和结构异常所致。

依据检测的遗传学终点不同，可将致突变试验分为 4 类：基因突变试验、染色体损伤试验、非整倍体试验及其他反映 DNA 损伤的试验。判断某种外源化学物是否具有致突变作用，仅用一种试验方法得到的结果是不能确定的。因此，对于外源化学物的致突变试验要用多种实验配套。配套试验包括体细胞和生殖细胞、体内试验和体外试验、原核生物和真核生物等。致突变试验也经常有新方法的建立和原有方法的改进。所有试验的目的都是判断一种外源化学物是否具有致突变作用，其原理也都是将受试物与一种生物系统（细菌或哺乳动物细胞）相互作用，然后观察该生物系统是否会发生改变。根据突变的类型，常用的致突变试验方法主要有以下几种。

（一）细菌回复突变试验

细菌回复突变试验是以营养缺陷型的突变体菌株为指示生物检测基因突变的体外试验。常用的菌株有组氨酸营养缺陷型鼠伤寒沙门菌和色氨酸营养缺陷型的大肠杆菌。

鼠伤寒沙门菌回复突变试验又称 Ames 试验。鼠伤寒沙门菌的组氨酸营养缺陷型菌株在某个调控组氨酸合成的基因发生了点突变，丧失了合成组氨酸的能力。突变型菌株可被各种诱变因素诱导，回复突变为原养型，即恢复合成组氨酸的能力，在不含组氨酸的选择培养基上生长成可见的菌落。如果选择培养基上回变菌落数显著地超过自发回变数，即可判定受试物为鼠伤寒沙门菌的致突变物。

点突变可以发生于不同的组氨酸合成调控基因。为了增强诱变物的敏感性，还有一些附加突变，这样构成了多种的试验菌株。附加突变主要包括：脂多糖（rfa）突变；切除修复突变（Δ*uvrB*）；有些菌株带有 R 因子（pKM101）及 PAQl 质粒。常用菌株的基因型和检测类型见表 9-1。

表 9-1　Ames 试验标准试验菌株的基因型和检测类型

菌株	组氨酸突变部位	靶部位的 DNA 序列		其他基因标志
		野生型	突变型	
TA1537	C3076	-GGGG-	在 G 重复区域移码突变	*rfa*, *ΔμvrB*
TA97	hisD6610	-GGGGGG-	在 G 重复区域移码突变	*rfa*, *ΔμvrB*, *pKM101*
TA98	hisD3052	-ACC-GCC-CGG-CAG-G-	-ACC-GCC-GGC-AGG-	*rfa*, *ΔμvrB*, *pKM101*
TA1535	hisG46	-GAG-	-GGG-	*rfa*, *ΔμvrB*
TA100	hisG46	-GAG-	-GGG-	*rfa*, *ΔμvrB*, *pKM101*
TA102	hisG428（pAQ1）	-CAA-	-TAA-	*rfa*, *pKM101*
TA104	hisG428（pAQ1）	-CAA-	-TAA-	*rfa*, *ΔμvrB*, *pKM101*

资料来源：王向东，2007

各种菌株组氨酸突变部位、方式不同，附加的基因型改变也不同。所以，不同菌株对不同外源化学致突变物的检出能力也不相同。在用 Ames 试验进行致突变性检测时，应使用一组菌株进行测试。在我国，普遍使用 Maron 和 Ames 于 1983 年推荐的 TA97、TA98、TA100 和 TA102 作为标准试验菌株。国际协调组织建议，在应用细菌回复突变试验进行常规检测时，应使用以下的试验菌株：①TA98，②TA100，③TA1535，④TA1537 或 TA97 或 TA97a，⑤TA102 或 *E. coli* wp2uvrA 或 *E. coli* wp2uvrA（pKM101）。

鼠伤寒沙门菌缺乏哺乳动物的代谢酶，为了检测直接的和间接的诱变剂，在进行 Ames 试验时，应分别进行不加和加代谢活化系统的检测。最常用的活化系统是 S9 混合物。Ames 试验的方法可分为点试验法、平板掺入法及预培养平板掺入法三类。点试验法一般用于预试验；平板掺入法是 Ames 试验的标准试验法；对于某些受试物，通过预培养可提高其测试灵敏度。

（二）哺乳动物细胞基因突变试验

哺乳动物细胞基因突变试验（mammalian cell gene mutation assay）是体外培养细胞的基因正向突变试验。常用的试验方法有三种：小鼠淋巴瘤（L5178Y）细胞苷激酶位点（tk）突变检测；中国仓鼠卵巢（CHO）细胞和中国仓鼠肺（V79）细胞次黄嘌呤鸟嘌呤转磷酸核糖基酶位点（hgprt）突变检测；中国仓鼠卵巢细胞的 AS52 细胞株黄嘌呤鸟嘌呤转磷酸核糖基酶位点（gpt）突变检测。Tk、hgprt 及 gpt 编码的产物可催化相应核苷的磷酸化反应，生成相应的核苷单磷酸。核苷类似物（如 5-溴脱氧尿嘧啶核苷、6-硫代鸟嘌呤等）也可作为其底物被磷酸化，这些磷酸化产物也可掺入 DNA 中，引起细胞死亡。可通过观察对核苷类似物的抗性，即观察在含核苷类似物的选择培养液中细胞集落形成的增加，检测受试物的致突变性。

（三）染色体畸变试验

染色体畸变试验（chromosome aberration test）也称为细胞遗传学试验（cytogenetic assay）。染色体畸变试验有体外试验和体内试验两种，包括对体细胞和生殖细胞的分析。

体外染色体畸变试验（*in-vitro* chromosome aberration test）常用的分析细胞为中国仓鼠卵巢细胞、中国仓鼠肺细胞及外周血淋巴细胞等。染色体结构异常主要可观察到裂隙、断裂、断片、缺失、微小体、有无着丝粒等。染色体数目异常包括多倍体及非整倍体。在染色体标本制备过程中，由于受各种因素影响，可人为地导致少数中期分裂相出现染色体数目的变化，往往很难判断由受试物引起的非整倍体。但有丝分裂指数升高，多倍体细胞比例增加可提示有可能引起非整倍体，此时应进行进一步的研究。

体内染色体畸变试验（*in-vivo* chromosome aberration test）主要有啮齿类动物骨髓细胞染色体畸变试验和啮齿类动物睾丸细胞染色体畸变试验。在啮齿类动物睾丸细胞染色体畸变试验中，常用精原细胞及初级精母细胞染色体畸变两种试验。多数外源化学物引起 DNA 的单链断裂，必须经过 S 期复制才能表现出染色单体畸变。精子发生从有丝分裂进入减数分裂过程中，DNA 合成在前减数分裂期已完成，以后的减数分裂过程不再有 DNA 复制。只有诱变剂作用于仅占少数的处于前细线期的细胞，才可能在初级精母细胞观察到畸变。因此，该方法检测诱变剂的敏感性低于精原细胞试验。对于初级精母细胞的染色体畸变分析，除了体细胞染色体畸变试验中的分析内容，还应分析染色体相互易位、X-Y 和常染色体的单价体。

（四）微核试验

微核试验是检测染色体或有丝分裂器损伤的一种遗传毒性试验方法，通过观察有微核的细胞率（‰），用于检测断裂剂及非整倍体诱发剂。可用于微核检测的细胞很多，如植物细胞、哺乳类动物细胞、非哺乳类动物细胞。

由于诱变物作用于靶细胞，导致微核的形成需要经过一次细胞分裂。为了排除不同的细胞分裂速率对微核形成的影响，提高灵敏度，发展了胞质分裂阻断法微核试验（cytokinesis-block micronucleus assay），即在体细胞培养系统中加入细胞松弛素 B（cytochalasin B），以使细胞胞质分裂受阻，但不影响细胞核的分裂，形成双核细胞，仅选择双核细胞进行微核计数。淋巴细胞最为常用，但也可用其他哺乳动物细胞。

微核试验与染色体畸变试验都可以用于断裂剂检测，两种方法的结果都与之有很明显的相关性。

（五）显性致死试验

显性致死是指发育中的精子或卵子细胞发生遗传学损伤，此种损伤不影响受精，但导致受精卵或发育中的胚胎死亡。一般认为，显性致死主要是由于染色体损伤（包括结构及数目改变）的结果。显性致死试验是以胚胎死亡为观察终点，用于检测受试物对动物性细胞的染色体损伤作用。

由于卵子对诱变剂的敏感性相对较低，而且受试物可能作用于母体动物，产生不利于胚胎发育的各种干扰因素，都会影响试验结果的准确性。因此，一般采用仅对雄性动物染毒，然后与未处理的雌性动物交配，观察胚胎死亡情况。但也有些化学物在雄性显性致死试验中呈阴性，但在雌性生殖细胞可诱发显性致死。

试验常用动物为大鼠和小鼠，应选用成年性成熟的动物。不同化学物可在精子发育的不同时期发挥其毒作用。为检测化学物对精子发育全过程的影响，并检出精子受遗传毒物作用时的发育阶段，在试验时，需要每周更换一批新的雌鼠与染毒雄鼠交配。其中，小鼠持续 6～8 周，大鼠 8～10 周。根据在不同周次交配的雌鼠发生的胚胎显性致死，判断受试物遗传毒性作用于精子的发育阶段。

（六）程序外 DNA 合成试验

正常细胞在有丝分裂过程中，仅在 S 期进行 DNA 复制合成。当 DNA 受损后，DNA 的修复合成可发生在 S 期以外的其他时期，称为程序外 DNA 合成（UDS）。用同步培养将细胞阻断于 G_1 期，并将正常的 DNA 半保留复制阻断，然后用受试物处理细胞，并在加有 ^{3}H-胸腺嘧啶核苷的培养液中进行培养。如果受试物引起 DNA 损伤，并启动 DNA 损伤修复机制，培养液中的 ^{3}H-胸腺嘧啶核苷就会掺入 DNA 链中。利用放射自显影法或液闪计数法，测定掺入 DNA 的放射活性，检测 DNA 修复合成，从而间接反映 DNA 的损伤程度。许多哺乳动物及人类细胞可用于 UDS 的检测。其中，大鼠原代培养肝细胞、外周血淋巴细胞、人成纤维细胞、HeLa 细胞及人羊膜细胞 FL 株等为常用细胞。

（七）姐妹染色单体交换试验

在 DNA 合成期，所有染色体均进行复制，复制后形成两条姐妹染色单体。姐妹染色单体交换可能与 DNA 的断裂和重接有关，从而可以间接反映 DNA 的损伤。

姐妹染色单体交换（SCE）的观察方法是采用姐妹染色单体的差别染色。在细胞培养液中，加入 5-溴脱氧尿嘧啶核苷（5-BrdU），5-BrdU 是嘧啶类似物，在 DNA 合成期可与胸苷竞争掺入 DNA 中。DNA 复制是半保留复制，经过一次有丝分裂后，仅在新合成的互补链中有 5-BrdU 的掺入，此时两条染色单体的掺入情况是一样的。再经过一次有丝分裂，两条染色单体就会出现 5-BrdU 掺入的不同，一条单体中两条 DNA 链均有 5-BrdU 的掺入，而另一条则仅一条 DNA 链中有 5-BrdU 的掺入。5-BrdU 掺入后，对染料的亲和力下降，染色后会出现一深一浅两条姐妹染色单体。如果有交换发生，就可在光镜下计数 SCE。

SCE 试验也可进行体内试验和体外试验。体外试验可用细胞株或人外周血淋巴细胞进行；体内试验可用骨髓细胞或睾丸生殖细胞进行。

（八）转基因动物致突变试验

在多种致突变作用检测方法中，离体的体外试验系统不能精确模拟外源化学物在活体内的 ADME 过程，以及其他与突变发生有关的生理过程。高等动物的体内突变率很低，同时也缺乏高效识别和分离突变基因的技术，缺乏大规模的基因突变分析。转基因动物致突变检测模型为研究哺乳动物体内基因突变提供了有效的手段。可以在动物个体水平研究突变的器官、组织特异性，并可较容易地从动物基因组中重新回收导入的基因，进行进一步的序列分析。

用于致突变作用研究的转基因动物，主要有商品化的 BigBlue 小鼠和 MutaMouse 小鼠等。其中，BigBlue 以大肠杆菌 *LacI* 为靶基因，MutaMouse 以大肠杆菌 *LacZ* 为靶基因。

在进行转基因动物致突变试验时，在染毒后先抽提不同器官或组织的基因组 DNA，然后把纯化的基因组 DNA 与噬菌体体外包装抽提物混合，再将导入的基因载体包装进噬菌体中，用这些噬菌体感染大肠杆菌，可形成噬菌斑。根据噬菌斑的颜色变化，进行突变的判断并获得突变子。此种方法具有易于标准化、费用低等优点。

第三节　外源化学物的致癌试验及评价

一、致癌作用简介

在国际上，癌症死亡率占死因顺位的第一或第二位。癌症的病因很复杂，有遗传因素和环境因素（化学性、物理性及生物性因素）等。早在 1970 年，IARC 就指出，80%～90%的人类癌症和环境因素有关，其中主要是化学因素，占 90%以上。化学致癌（chemical carcinogenesis）是指化学物质引起机体正常细胞发生恶性转化并发展成肿瘤的过程，具有这种作用的化学物质称为化学致癌物（chemical carcinogen）。IARC 从 1971 年起组织专家组收集和评价世界各国有关化学物质对人类致癌危险性的资料，IARC 根据化学物对人的致癌危险分成以下 4 类。

1 类：对人致癌。确证人类致癌物的要求是：①有设计严格、方法可靠、能排除混杂因素的流行病学调查；②有剂量-反应关系；③另有调查资料验证，或动物试验支持。

2A 类：对人很可能致癌。此类致癌物对人类致癌性证据有限，对实验动物致癌性证据充分。

2B 类：对人可能致癌。此类致癌物对人类致癌性证据有限，对实验动物致癌性证据并不充分；或对人类致癌性证据不足，对实验动物致癌性证据充分。

3 类：对人的致癌性尚无法分类，即可疑对人致癌。

4类：对人很可能不致癌。

IARC网站（http://monographs.iarc.fr/ENG/Classification/）2016年所列的最新的致癌化学物共计996种。其中，1类有118种，2A类有79种，2B类有291种，3类有507种，4类有1种。

二、致癌作用的机制

对于外源化学物致癌作用的机制研究已有多年，可分为遗传机制论（genetic theory）和遗传外机制论（epigenetic theory）。遗传机制论主张，外来致癌因素引起细胞基因的改变或外来基因整合到细胞基因中，从而导致癌变。遗传外机制论则认为，癌症的发生是由于非基因改变机制引起的。随着分子生物学、生物化学及遗传学等基础学科的迅速发展，目前对致癌作用机制的认识逐步深入，鉴于致癌物的多样性和致癌过程的复杂性，遗传机制和遗传外机制在致癌作用的不同阶段中起作用，二者可能是相辅相成的。外源化学物致癌机制重要的学说有亲电子剂学说、体细胞突变学说、癌基因学说和癌变的阶段学说。目前认为，正常细胞经过遗传学改变的积累，才有可能转变为癌细胞，癌症的发生是多阶段过程，至少包括引发、促长和进展阶段。

在肝、膀胱、肺、胃肠道等癌症发生和体外细胞转化试验中，癌变的阶段学说得到证实。癌变过程是多阶段过程，从良性肿瘤向恶性转变的过程称为进展（progression）阶段。外源化学物致癌过程的主要阶段见图9-6，在引发和进展阶段有细胞基因组（DNA）的结构改变。在促长阶段虽不涉及细胞基因组的结构改变，但依赖于基因的表达改变。致癌作用的决定性步骤是细胞含错配碱基阶段，互补碱基对之间发生横向交联，即在DNA的双股间发生了互补移码变异。当这种带有错误信息的DNA在细胞中潜伏下来，就会将错误信息带到正常的DNA分子上，从而引发了整个细胞的癌变。

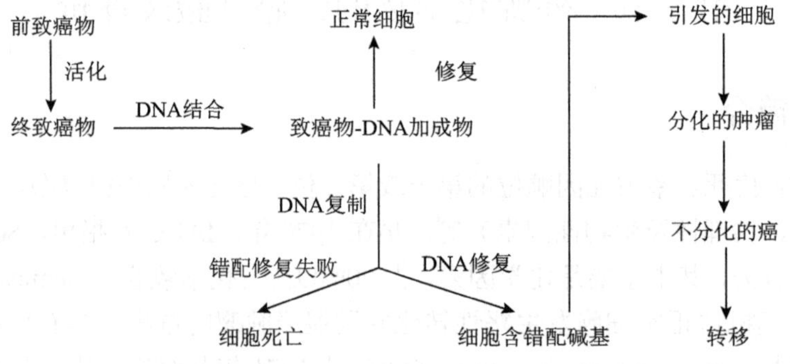

图9-6　外源化学物致癌过程的主要阶段（引自王向东，2007）

（一）引发阶段

引发阶段是指外源化学物或其活性代谢物（亲电子剂）与DNA作用，导致体细胞突变成引发细胞的阶段。在此过程中，致癌物的代谢、DNA修复及细胞增殖三类细胞功能非常重要。

亲电子剂学说主张，多数外源有机致癌物都是间接致癌物（indirect acting carcinogen），又称前致癌物（pro-carcinogen），或先形成近致癌物（proximate carcinogen），再进一步活化成终致癌物（ultimate carcinogen）。终致癌物是亲电子剂，含有亲电子中心，可与细胞大分子的亲核中心发生共价结合，进而导致癌症。那些自身就有反应活性，不需要代谢活化的致癌物或能够自发的形成亲电子剂的致癌物称为直接致癌物（direct acting carcinogen）。外源化学物的体内代谢酶类对于间接致癌物具有代谢活化和代谢解毒双重功能，间接致癌物的致癌性取决于代谢活化和代谢解毒之间的平衡。终致癌物引起 DNA 损伤，诱导 DNA 修复。DNA 修复可能是无误的，也可能将错误的碱基引入基因组，而细胞增殖对于产生基因组可遗传的改变是必需的。引发阶段历时很短，为“突变事件”，需要一次或多次细胞分裂来“固定”引发事件，引发所确定的基因型和（或）表型是不可逆的。引发细胞在形态上与正常细胞很难区别。但并非所有的引发细胞都将构成肿瘤，因其中大多数细胞将经历程序性死亡。引发细胞不具有生长自主性，因此不是肿瘤细胞。引发剂本身有致癌性，大多数是致突变物，没有可检测的阈剂量，引发作用是不可逆的，并且具有累积性。引发剂作用的靶，主要是原癌基因和肿瘤抑制基因。引发阶段的个体变异、物种差异及亲器官特征，取决于细胞对致癌物的代谢、DNA 修复及细胞增殖与凋亡的平衡。

（二）促长阶段

促长阶段是引发细胞增殖成为癌前病变或良性肿瘤的过程。促长剂单独使用不具致癌性，必须在引发剂后使用才发挥促长作用。促长剂通常是非致突变物，存在阈剂量和最大效应，为 S 形剂量-反应曲线。促长剂通常影响引发细胞的增殖，导致局部增殖并引起良性的局灶性病理损害。这些病损大部分会消退，仅少数细胞发生进一步突变引成恶性肿瘤。促长剂有可能通过特异的受体中介，干扰细胞信号转导途径、改变基因表达；促长剂也可能在细胞和分子水平上通过改变细胞周期控制，选择性促进引发细胞的增殖；促长剂还可能抑制程序性细胞死亡（凋亡）。促长阶段历时较长，早期有可逆性，晚期为不可逆。因此，在促长阶段（特别是在早期）持续给以促长剂是必需的。调节生理因素的敏感性，衰老、饮食和激素均可影响促长阶段的促长作用。

（三）进展阶段

进展阶段是从引发细胞群（癌前病变、良性肿瘤）转变成恶性肿瘤的过程。在进展期，肿瘤获得生长、侵袭和转移。在此期间，可观察到恶性肿瘤（癌）的多种特征，包括生长率增加、侵袭、转移、对激素无反应性、形态特征随疾病的发展独立地变异等。这些特征是由于在进展阶段的核型不稳定性。环境因素在早期可影响进展阶段，但随恶性肿瘤的生长和核型不稳定性的发展，对环境因素的反应可能丧失。作用于促长阶段的细胞转变成进展期的化学物称为进展剂（progressor），进展剂可引起染色体畸变，但不一定具有引发活性。进展剂导致核型不稳定性的机制很多，包括有丝分裂装置的紊乱、端粒功能改变、DNA 低甲基化、重组、基因易位和基因扩增等。进展阶段主要的特征是核型不稳定性，肿瘤的染色体发生断裂和断片易位，存在多复本或部分/整个缺失。染色体结构的改变，伴有细胞癌基因和（或）肿瘤抑制基因的突变。这些突变可能反映了适于恶性生长的细胞选择，但也可能反过来增加了核型不稳定性。这些突变可能来自于癌基因或肿瘤抑制基因的功能改变或由于外源化学致癌物暴露。

引发、促长和进展阶段的形态学和生物学特征见表 9-2。兼有引发剂、促长剂和进展剂作用的外源化学致癌物可称为完全致癌物（complete carcinogen）。

表 9-2 多阶段致癌的形态学和生物学特征

引发阶段	促长阶段	进展阶段
1. 不可逆性	1. 在基因表达和细胞水平上有可逆性	1. 不可逆性
2. 经引发的“干细胞”在形态学上不能鉴定	2. 持续给予促长剂才可维持促长细胞群	2. 核型不稳定性导致细胞基因组结构的形态学改变
3. 对外源化学物及其他化学因子敏感	3. 对衰老、饮食和激素因子敏感	3. 在进展阶段早期，已改变的细胞对环境因子敏感
4. 引发细胞可能自发（内源性）发生	4. 内源性促长剂可起“自发性”促长作用	4. 在进展阶段观察到良性或恶性肿瘤
5. 需经细胞分裂“固定”	5. 剂量-反应关系显示有阈值和最大作用	5. 进展剂使已促长的细胞进入此期
6. 剂量-反应关系没有易于确定的阈值	6. 以能否有效地扩大引发细胞群来确定促长剂的相对强度	
7. 经过规定的促长阶段后，定量癌前病变来确定引发剂的相对强度		

资料来源：王向东，2007

化学致癌是长期的、复杂的多阶段过程，至少涉及引发、促长和进展三个阶段。在引发和进展阶段涉及遗传机制，在促长阶段主要是遗传外机制。在引发阶段主要是细胞原癌基因和肿瘤抑制基因的突变，在进展阶段主要是核型不稳定性。正常细胞经过遗传学改变的积累才能转变为癌细胞。

三、致癌试验及评价

致癌试验一般可分为长期致癌试验和短期快速筛检法。致癌性评定的工作极其复杂：需要严密设计的人群流行病调查才能判定对人体的致癌性；动物试验只有长期/终生试验才被公认为确切证据。这些调查和试验都不容易进行，因此先进行致突变试验，可对受试物的致癌性进行初步推测。对非遗传毒性致癌物则需要进行体外恶性转化试验和短期动物致癌试验。

（一）哺乳动物长期致癌试验

哺乳动物致癌试验是鉴定外源化学致癌物的标准体内试验。哺乳动物致癌试验用来确定受试物对实验动物的致癌性、剂量-反应关系及诱发肿瘤的靶器官。在下列情况下，一般应考虑进行致癌性评价：①人体可能长期暴露于该化学物；②该化学物或其代谢物的化学结构与已知致癌物相似；③反复染毒毒性试验提示该化学物可能产生癌前病变。此外，研究结果表明，如在三种遗传毒理学短期试验均得到阳性结果，可预测为遗传毒性致癌物；如在三种遗传毒理学短期试验均得到阴性结果，可预测为非遗传毒性非致癌物；如果经过 5 种遗传毒理学短期试验，仍不能预测其致癌性的化学物，应优先进行哺乳动物致癌试验。

1. 实验动物

（1）物种和品系：要求选用两种实验动物，常规选用大鼠和小鼠，也可用仓鼠。啮齿类动物对多数致癌物易感性较高，寿命相对较短，费用也较低，生理和病理资料较完备，使用最广泛。在选择品系时，应选择较敏感、自发肿瘤率低、生活力强及寿命较长的品系。

（2）性别：为了更接近人类的情况，应使用同等数量的雌、雄两种性别的动物。

（3）年龄：使用刚离乳的动物，以保证有足够长的染毒和发生癌症的时间。而且，幼年动物解毒酶及免疫系统尚未完善，对致癌作用比较敏感。

2. 剂量和动物数量　致癌试验一般设三个试验组。美国国家癌症研究所（NCI）推荐以最大耐受剂量（MTD）为高剂量。MTD 是由 90d 毒性试验来确定的，此剂量应使动物的体重减轻不超过对照组的 10%，并且不引起死亡及导致缩短寿命的中毒症状或病理损伤。ICH（1995）提出，高剂量的选择可以根据：①毒性终点，即 MTD；②药代动力学终点，啮齿动物血浆 AUC 为人体的 25 倍；③选择吸收饱和剂量；④药效学终点，不应产生生理学和内稳态紊乱；⑤最大可行剂量，受试物在饲料中最高含量为 5%。限制剂量为 1500mg/（kg 体重 · d）。中及低剂量组则按等比级数下推。低剂量组应不影响动物的正常生长、发育和寿命，即不产生任何毒性效应。但低剂量组应高于人体的接触剂量，一般不低于高剂量的 10%。中剂量组介于高、低剂量之间。如有可能，按受试物的毒物动力学性质来确定。对照组除不给受试物外，其他条件均与试验组相同。同时应设阴性（溶剂或赋形剂）对照组。必要时可设阳性对照组，阳性致癌物最好与受试物的化学结构相近。

每组至少有雌雄各 50 只动物。在出现第一个肿瘤时，每组剩余动物不少于 25 只。如果有两种以上的受试物同时试验，可共用对照组，对照组动物数为雌雄各 $50\times\sqrt{受试物数}$。实验动物的数量，与试验组动物肿瘤发生率、对照动物肿瘤自发率及要求的统计学显著性水平三因素有关。

3. 染毒途径　应尽可能模拟人体可能的暴露途径，主要途径有经口、经皮和吸入三种。应根据受试物的理化性质和接触方式选择确定。

经口染毒是实验动物染毒的常用途径，一般把受试物掺入饲料或饮水中连续给予动物（5～7d/周）。若掺入后的适口性不良，可用灌胃法。掺入浓度要定期监测，观察其均匀性和稳定性，掺入的浓度一般不超过 5%。

经皮染毒，涂敷受试物的面积一般不少于动物体表总面积的 10%。必须保证受试物与皮肤良好接触，并防止动物舔食。每天涂抹一次，每周 3～7 次。

吸入染毒，每天染毒 4h，每周 5～7d。染毒柜内受试物浓度应定期或连续监测，其分布应均匀、恒定。

其他注射途径可根据需要采用。

4. 试验期限　ICH（1997）建议参考的准则如下。

（1）一般情况下，试验期限小鼠和仓鼠应为 18 个月，大鼠为 24 个月；然而对于某些生命期较长或自发肿瘤率低的动物品系，小鼠和仓鼠可持续 24 个月，大鼠可持续 30 个月。

（2）当最低剂量组或对照组存活的动物只有 25%时，也可以结束试验；对于有明显性别差异的试验，则试验结束的时间对不同的性别应有所不同；在某种情况下因明显的毒性作用，只造成高剂量组动物过早死亡，此时不应结束试验。

合格的阴性对照试验应符合下列标准：①因自溶、同类自食，或因管理问题所造成的动物损失在任何一组都不能高于 10%。②小鼠和仓鼠在 18 个月，大鼠在 24 个月时各组存活的动物不能少于 50%。

5. 观察和结果分析

1）*一般观察*　每天观察受试动物一次，主要观察其外表、活动、摄食情况等。在试验最初三个月每周称体重一次，以后每两周称体重一次。经饲料或饮水给以受试物时，应记录食物消耗量或饮水量，以计算受试物的摄入量。观察时要注意有无肿瘤出现、肿瘤出现时间及死亡时间。老年动物多病易死，应加强巡视，防止动物死亡后未及时剖验，发生尸体组织自溶。

2）病理检查　动物自然死亡或处死后必须及时进行病理检查，包括肉眼和组织切片检查。组织切片检查应包括已出现肿瘤或可疑肿瘤的器官和肉眼检查有明显病变的器官，应注意观察癌前病变。通过病理检查确定肿瘤的性质和靶器官。

3）结果分析统计　各种肿瘤的数量（包括良性和恶性肿瘤）及任何少见的肿瘤的动物数、每只动物的肿瘤数及肿瘤潜伏期。

$$肿瘤发生率=（实验结束时患肿瘤动物总数/有效动物总数）\times 100\%$$

式中，有效动物总数为最早发现肿瘤时存活动物总数。

肿瘤潜伏期，即从摄入受试物起到发现肿瘤的时间。由于内脏肿瘤不易觉察，通常将肿瘤引起该动物死亡的时间定为发生肿瘤的时间。应对试验结果进行仔细的统计学分析，并研究剂量-反应关系。

致癌试验阳性的判定标准采用 WHO（1969 年）标准。机体可以对致癌物有下列一种或多种反应：①对于对照组也出现的一种或数种肿瘤，试验组肿瘤发生率增加；②试验组发生对照组没有的肿瘤类型；③试验组肿瘤发生早于对照组；④与对照组比较，试验组每个动物的平均肿瘤数增加。

在进行试验的两个物种两种性别动物中，有一种结果为阳性，即认为该受试物有致癌性。两个物种两种性别动物试验结果均为阴性时，方能认为未观察到致癌作用。

在结果报告中，应着重报告发现肿瘤的部位、数量、性质、癌前病变，以及其他毒性效应；应报告剂量-反应关系及统计学分析结果。

（二）哺乳动物短期致癌试验

哺乳动物短期致癌试验又称为有限体内试验，指时间有限（数月），靶器官有限。比较重要的短期致癌试验有下列 4 种。

1. 小鼠皮肤肿瘤诱发试验　于小鼠皮肤局部连续涂抹受试物，以观察皮肤乳头瘤和癌的发生，一般 20 周可结束实验，较敏感的小鼠为 SENCAR 小鼠。此试验也可设计为检测受试物的引发活性或促长活性。典型的引发剂为多环芳烃（PHA），促长剂为佛波醇酯（TPA）。

2. 小鼠肺瘤诱发试验　染毒途径常用腹腔注射，也可灌胃或吸入。一般 30 周可结束实验，观察肺肿瘤的发生。较敏感的小鼠为 A 系小鼠。此试验也可设计为检测受试物的引发活性或促长活性。典型的引发剂为乌拉坦，促长剂为二丁基羟基甲苯。

3. 大鼠肝转化灶诱发试验　对大鼠进行肝大部切除术后，给予受试物，一般可在 8～14 周结束实验，观察肝转化灶生成。肝转化灶是癌前病变，有 r-谷氨酰转肽酶（r-GT）活性升高，G6P 酶和 ATP 酶活性降低及铁摄取能力降低的临床症状。转化灶可用组织化学或免疫化学方法鉴定。此试验也可设计为检测受试物的引发活性或促长活性。典型的引发剂为二乙基亚硝胺，促长剂为苯巴比妥。

4. 雌性大鼠乳腺癌诱发试验　一般可用 SD 或 Wistar 大鼠，实验周期为 6 个月。

上述 4 个试验不是成组试验，可根据受试物的特点选用。4 个试验中的任一个试验得到阳性结果，其意义都与长期动物致癌试验相似。但阴性结果并不能排除受试物的致癌性。

（三）人群流行病学调查

判断外源化学物是否为人类致癌物，人群流行病学资料具有决定意义，是确定人类致癌物的最佳手段和途径。常用的方法是，首先进行动物致癌试验，根据阳性结果检出潜在的人类致癌物，或先进行描述流行病学调查或临床观察发现可疑人类致癌物。然后，再进行队列研究或病例对照调查。当肿瘤流行病学调查的结果为阳性时，而且具有重复性，即另一份同样的调查也得出阳性结果并存在剂量-反应关系，还可通过动物试验验证，其意义较大。但一次调查结果如为阴性，也不能完全确定受试物为非致癌物。仅能认为未观察到致癌作用的接触条件（剂量和时间）的上限。因此，当接触年限较短或剂量较低时，流行病学调查的阴性结果，不能用于否定对同一受试物进行另一调查的阳性结果。人群流行病学资料对人类致癌物的测试和判断局限性较大。

（四）外源化学物致癌性的评价方法

自 20 世纪 80 年代开始，各国陆续制定了各类化学品致癌性评价指导原则或指南，规定了对各类化学品哺乳动物长期致癌实验测试要求和实验方法。对活性不明的外源化学物通常要求使用两种动物长期致癌试验进行评价，应优先选择大鼠和小鼠。ICH 又进一步提出除两种啮齿动物长期致癌实验外，也可采用一种啮齿动物长期致癌试验（大鼠）加一项短期或中期啮齿动物致癌试验，短期动物试验为引发-促长作用的两阶段致癌试验，中期啮齿动物试验为转基因动物或新生鼠致癌试验。

由于通过动物致癌试验确定的致癌物，迄今只有极少量经肿瘤流行病学调查证实并在国际上得到公认为对人类致癌物。所以，评价致癌物时应分为人类致癌物和动物致癌物。关于如何确定人类致癌物的问题，各国比较统一。主要根据为：①流行病学调查结果能够重复；②有剂量-反应关系；③有动物致癌试验阳性结果支持。

对于动物致癌物的确定，不同机构的制定标准尚不完全一致。IARC 确定致癌性的标准为：确定了受试物与肿瘤发生率（恶性或恶性和良性肿瘤合计）的增加有因果关系。同时，①见于两种或两种以上种系动物；②一种种属但经两次或多次独立的试验（包括不同时间或不同实验室或在不同实验方案条件下）；③一种种属一种试验，但恶性肿瘤发生率、出现肿瘤的部位、肿瘤类型或出现肿瘤的时间等方面极为明显突出。

第四节　外源化学物的免疫毒性及评价

一、免疫系统和免疫功能简介

高等动物的免疫功能由其免疫系统完成。免疫系统首先识别各种异物，激活免疫细胞，产生特异杀伤或解毒效应。机体的免疫系统包括免疫器官、免疫细胞和免疫分子。

根据免疫器官的发生和作用不同，免疫器官可分成两类：一类称为中枢免疫器官（primary lymphatic organ），包括胸腺、法氏囊（鸟类）或法氏囊类似器官，中枢免疫器官是造血干细胞增殖、分化为 T 淋巴细胞和 B 淋巴细胞的场所，而且胸腺的结构和大小会随年龄而有明显的变化；另一类是周围免疫器官（secondary lymphatic organ），包括淋巴结、脾脏、扁桃体与阑尾等，是免疫反应的重要场所。

参与免疫反应的细胞称为免疫细胞，包括淋巴细胞、单核细胞、中性粒细胞、嗜酸性粒细胞和肥大细胞等。这些细胞的起源是造血干细胞。淋巴细胞的形态与功能十分复杂，可分成T淋巴细胞和B淋巴细胞。也可根据淋巴细胞的表面标记不同，将淋巴细胞分成T淋巴细胞、杀伤细胞（K细胞）和自然杀伤细胞（NK细胞）。免疫分子主要包括免疫球蛋白（Ig）、补体和淋巴因子。

机体的免疫反应功能主要表现在三个方面，即防御功能、稳定功能和监视功能。机体的免疫反应过程很复杂，由吞噬细胞系和淋巴细胞系共同完成。

二、外源化学物对免疫系统的影响

（一）免疫抑制

1. 具有免疫抑制作用的外源化学物 常见的一些具有免疫抑制作用的外源化学物，见表9-3。

表9-3 具有免疫抑制作用的外源化学物

化学物质	举例	化学物质	举例
多卤代芳烃类	多氯联苯、多溴联苯、六氯苯、四氯-二苯呋喃、四氯-二苯-对-二噁英等	大气污染物	二氧化氮、二氧化硫、臭氧、一氧化碳等
多环芳烃类	苯并（α）蒽、7,12-二甲基苯并（α）蒽、三甲基胆蒽、苯并（a）芘等	工业污染物	氯乙烯、苯、苯乙烯、联苯胺、三硝基甲苯、石棉等
农药类	有机氯农药DDT，有机磷农药敌百虫、甲基对硫磷等	治疗用药物	环磷酰胺、氨甲蝶呤、6-巯基嘌呤、5-氟尿嘧啶、环孢菌素A、雌二醇等
金属类	铅、镉、砷、汞、铬、镍、甲基汞、有机锡等	嗜好品	乙醇、烟草、大麻等

2. 外源化学物对免疫功能的抑制作用 外源化学物对免疫功能的抑制作用包括体液免疫功能、细胞免疫功能、巨噬细胞功能、NK细胞功能及宿主抵抗力等。凡具有免疫抑制的化学物，均能降低机体对细菌、病毒、肿瘤及寄生虫的抵抗力。

人们用免疫抑制剂治疗某些自身免疫病、结缔组织病、慢性炎症性疾患及防止移植器官的排斥等，可引起由细菌、病毒、霉菌及寄生虫感染导致的并发症。如果治疗停止后，继发癌症可部分或完全消失。对于接受器官移植的患者，其患继发癌症的概率会增高。免疫抑制与癌症的发生有密切的关系。

（二）超敏反应

超敏反应（hypersensitivity reaction）又称变态反应（allergy），是指机体受同一抗原再次刺激后产生的一种异常或病理性免疫反应。超敏反应与免疫反应本质上都是机体对某些抗原物质的特异性免疫应答，但超敏反应主要表现为组织损伤和（或）生理功能紊乱，免疫反应则主要表现为生理性防御效应。

1. 由于职业接触而引起的超敏反应 由于职业暴露可引起各型超敏反应，最常见的有接触性皮炎和过敏性肺病两种。

2. 常用药物所致的超敏反应 某些药物在不同个体或同一个体，由于使用方式不同，可出现不同类型的超敏反应。例如，青霉素所致的超敏反应，通常以过敏性休克、荨麻疹、哮喘等Ⅰ型超敏反应为主，也可引起局部 Arthus 反应和关节炎等Ⅲ型超敏反应；当长期大剂量静脉注射时，可引起Ⅱ型超敏反应，表现为溶血性贫血；若反复多次局部涂抹，则造成由Ⅳ型超敏反应引起的接触性皮炎。其他药物如磺胺、巴比妥也可引起各种类型的超敏反应。

（三）自身免疫

自身免疫（autoimmunity）是机体对自身组织成分或细胞抗原性失去免疫耐受性，导致自身免疫效应细胞和自身抗体产生，称为自身免疫。自身免疫反应达到一定强度，以致破坏正常组织结构并引起相应临床症状时，就称为自身免疫病。

外源化学物引起自身免疫反应和自身免疫病，其基本病理特征为化学物质诱导体内自身抗原，刺激机体免疫活性细胞，特别是辅助 T 淋巴细胞，进而激活 B 淋巴细胞，产生一种或多种自身抗体，抗原与抗体结合形成免疫复合物，随血液循环到某些部位沉积下来，干扰相应器官的正常生理功能，并通过激活补体，促使炎性细胞浸润，造成组织损伤。

外源化学物引起自身免疫的一个重要特点是有明显的个体差异，即在同物种间可表现为遗传易感性和遗传抗性。例如，肼苯哒嗪易在 MEg-DR4 特异性抗原人群中诱发系统性红斑狼疮。

（四）外源化学物对免疫系统的作用特点

1. 反应的灵敏性　通常，许多外源化学物对免疫系统造成不良反应的剂量低于其一般毒性作用的剂量。例如，长期接触低剂量的甲基汞、四乙基铅和砷酸钠的试验小鼠，在表现出明显毒性反应之前，就已表现出免疫功能的改变。许多环境污染物引起超敏反应的浓度，比出现一般毒性作用的浓度低若干数量级。

2. 反应的复杂性　外源化学物对免疫系统影响的复杂性，主要表现在免疫反应的双重性和作用的选择性。一种外源化学物对机体可产生免疫增强或免疫抑制两种效应，具体取决于外源化学物的剂量大小、进入机体的途径及检测时间。例如，氨基-硫羰基咪唑啉酮在一定剂量下具有免疫抑制作用，但当剂量加大时免疫抑制作用反而不明显。

很多外源化学物可选择性地损伤免疫反应的一个方面或是某种免疫细胞的亚类。例如，皮质类固醇损伤辅助 T 淋巴细胞；环磷酰胺主要对活化增殖的细胞有毒性，而且对 B 淋巴细胞的毒性比 T 淋巴细胞大。

（五）外源化学物的免疫抑制机制

外源化学物的免疫抑制机制可分为直接作用机制和间接作用机制两大类。

1. 直接作用　许多外源化学物的免疫抑制作用，是通过其原型或其代谢产物直接作用于机体的免疫器官和免疫细胞而引起的。

1）免疫细胞的毒性作用　外源化学物直接作用于免疫细胞和免疫器官，引起细胞死亡，免疫细胞数目减少，免疫器官萎缩，免疫功能抑制。根据细胞死亡的形态学和生物化学改变，细胞死亡分为坏死（necrosis）和凋亡（apoptosis）。

2）影响淋巴细胞的成熟　淋巴细胞由骨髓多能干细胞发育而来。干细胞是一群未分化的母细胞，其中一部分进入胸腺，在胸腺素的作用下，发育成熟为 T 淋巴细胞。T 淋巴细胞的正常发育需要胎肝或骨髓不断向胸腺提供淋巴干细胞。因此，某些外源化学物对骨髓干细胞的毒性作用，可能是引起免疫抑制的机制之一。

3）对淋巴细胞增殖、分化的影响　淋巴细胞在受到抗原或有丝分裂原的刺激，产生免疫应答的最初阶段，是使静止的淋巴细胞活化增殖成为有活性的细胞。活化过程的任一环节发生改变，都会改变淋巴细胞的增殖与分化，进而影响免疫功能。

2. 间接作用

1）对神经内分泌网络的影响　外源化学物对下丘脑-垂体-肾上腺轴的激活，可分泌许多内分泌素及一些生物活性物质。这些内分泌素对免疫系统均有调节作用。

2）对营养和代谢的影响　营养状况能影响机体免疫功能。营养不良可使免疫系统一级和二级淋巴器官的大小、质量、结构和细胞组成都有明显改变，其严重程度依次为胸腺、脾脏、肠系膜淋巴结、颈部与腋窝淋巴结及阑尾。营养不良时，体液免疫、细胞免疫均降低，增加对感染的易感性。单一营养素的缺乏也会对免疫功能有明显的影响。

三、免疫毒理学评价方法

（一）分级测试方案

美国国立环境科学研究所（NIEHS）推荐的方案包括两级测试，见表 9-4。如果一级测试中发现有免疫毒性阳性指标或其他实验提示有免疫毒性则进行第二级实验。

表 9-4　免疫毒性检测的两级方案

分级	免疫指标	测试
第一级	免疫病理学	免疫器官病理检查，全血细胞计数
	体液免疫	B 淋巴细胞增殖反应，抗体水平
	细胞免疫	T 淋巴细胞增殖反应
	非特异性免疫	巨噬细胞活力
第二级	免疫病理学	分级细胞计数
	体液免疫	次生抗体反应
	细胞免疫	迟变性变态反应，T 淋巴细胞分裂
	非特异性免疫	吞噬试验
	宿主抵抗力	细菌侵袭试验，寄生虫侵袭试验，病毒侵袭试验，肿瘤细胞侵袭试验

资料来源：周志俊，2014

（二）免疫毒性检测方法分类

依据不同的目的，免疫毒性检测方法可分为：①体内染毒、体内抗原或病原攻击、体内功能评价，如宿主抵抗力试验；②体内染毒、体内抗原或病原攻击、体外功能评价，如空泡试验；③体内染毒、体外抗原或病原攻击、体外功能评价，如淋巴细胞增殖试验；④体外染毒、体外抗原或病原攻击、体外功能评价。

4 种方式各有优缺点，应根据不同的目的来选择。

（三）免疫毒性的风险评价

将动物试验中获得的免疫毒理学数据作为人类临床作用的风险预测有一定的局限性，迄今，尚未发现一个免疫试验可以对宿主耐受性的改变有很强的预测能力。在人群中，感染性物质致病力的多变性、免疫系统的复杂性、记忆免疫系统的重复性（对外来性物质有多个成分可以发生反应）等因素，都对外源化学物诱导的某些免疫状态改变与人类宿主抵抗性的改变二者之间关系的量化构成困难。

本章小结

本章内容阐述了食品中化学毒物对生殖、发育、致突变、致癌及免疫系统的毒性作用；介绍了食品中外源化学物进行以上各个特殊毒性的毒理学试验设计和评价方法。生殖毒性和发育毒性两者关系密切，但不同研究者对其研究的侧重面有所不同。生殖与发育过程的每个阶段所涉及的细胞或器官都可能成为外源化学物毒性作用的靶。致突变作用是指外来因素引起遗传物质发生改变的能力，而且此种改变可随同细胞的分裂过程而传递。人类癌症和环境因素有关，其中以化学因素为主。免疫毒性主要表现为免疫抑制和超敏反应。食品中可能含有的外源化学物对机体造成生殖、发育、致突变、致癌及免疫系统的毒性作用，应按照国家规范进行相应的毒理学试验和评价。为了更好地理解和学习本章的知识内容，在本章中介绍了一个案例，一处延伸阅读。

思考题

1. 生殖毒性、发育毒性的概念是什么？
2. 简述三段生殖毒性试验。
3. 生殖毒性和发育毒性的靶器官分别是什么？
4. 生殖毒性的评定指标是什么？
5. 简述致癌试验的方法。

第10章 食品的安全性毒理学评价

第一节 我国食品的安全性毒理学评价

食品安全性毒理学评价主要是阐明某种物质的毒性及潜在的危害性，对该物质中有关危害成分或物质的毒性及其风险性划分，利用有关毒理学资料确定该物质的安全剂量，以便通过风险评估进行风险控制。食品安全性评价在食品安全性研究、监控和管理上具有重要的意义。

一、我国食品安全性毒理学评价程序概述

（一）我国食品的安全性毒理学评价简介

2014 年，由国家卫生和计划生育委员会颁布了最新的食品安全性毒理学评价程序和方法——《食品安全性毒理学评价程序》（GB15193.1—2014）。该标准适用于评价食品生产、加工、保藏、运输和销售过程中所涉及的可能对健康造成危害的化学、生物和物理因素的安全性，检验对象包括食品及其原料、食品添加剂、新食品原料、辐照食品、食品相关产品（用于食品的包装材料、容器、洗涤剂、消毒剂和用于食品生产经营的工具、设备）及食品污染物。主要内容包括：初步工作→急性经口毒性试验→遗传毒性试验→28d 经口毒性试验→90d 经口毒性试验→致畸试验→生殖毒性试验和生殖发育毒性试验→毒物动力学试验→慢性毒性试验和致癌试验。

GB15193.1—2014 标准对不同受试物选择毒性试验原则为：①凡属我国首创的物质，特别是化学结构提示有潜在慢性毒性、遗传毒性、致癌性，或该受试物产量大、使用范围广、人体摄入量大，应进行系统的毒性试验，包括急性经口毒性试验、遗传毒性试验、90d 经口毒性试验、致畸试验、生殖发育毒性试验、毒物动力学试验、慢性毒性试验和致癌试验（或慢性毒性和致癌合并试验）。②凡属与已知物质（指经过安全性评价并允许使用者）的化学结构基本相同的衍生物或类似物，或在部分国家和地区有安全食用历史的物质，则可先进行急性经口毒性试验、遗传毒性试验、90d 经口毒性试验和致畸试验，根据试验结果判定是否需进行毒物动力学试验、生殖毒性试验、慢性毒性试验和致癌试验等。③凡属已知的或在多个国家有食用历史的物质，同时申请单位又有资料证明申报受试物的质量规格与国外产品一致，则可先进行急性经口毒性试验、遗传毒性试验和 28d 经口毒性试验，根据试验结果判断是否进行进一步的毒性试验。食品添加剂、新食品原料、食品相关产品、农药残留和兽药残留的安全性毒理学评价试验的选择阐述如下。

1）食品添加剂

（1）香料：凡属世界卫生组织已建议批准使用或已制订每日允许摄入量者，以及世界卫

生组织、香料生产者协会（FEMA）、欧洲理事会（COE）和国际香料工业组织（IOFI）4 个国际组织中的两个或两个以上允许使用的，一般不需要进行试验；凡属资料不全或只有一个国际组织批准的先进行急性毒性试验和遗传毒性试验组合中的一项，经初步评价后，再决定是否需进行进一步试验；凡属尚无资料可查、国际组织未允许使用的，先进行急性毒性试验、遗传毒性试验和 28d 经口毒性试验，经初步评价后，决定是否需进行进一步试验；凡属用动植物可食部分提取的单一高纯度天然香料，如其化学结构及有关资料并未提示具有不安全性的，一般不要求进行毒性试验。

（2）酶制剂：由具有长期安全食用历史的传统动物和植物可食部分生产的酶制剂，WHO 已公布每日允许摄入量或不需规定每日允许摄入量者或多个国家批准使用的，在提供相关证明材料的基础上，一般不要求进行毒理学试验；对于其他来源的酶制剂，凡属毒理学资料比较完整，WHO 已公布每日允许摄入量或不需规定每日允许摄入量者或多个国家批准使用的，如果质量规格与国际质量规格标准一致，则要求进行急性经口毒性试验和遗传毒性试验。如果质量规格标准不一致，则需增加 28d 经口毒性试验，根据试验结果考虑是否进行其他相关毒理学试验。对其他来源的酶制剂，凡属新品种的，需要先进行急性经口毒性试验、遗传毒性试验、90d 经口毒性试验和致畸试验，经初步评价后，决定是否需进行进一步试验。凡属一个国家批准使用，WHO 未公布每日允许摄入量或资料不完整的，进行急性经口毒性试验、遗传毒性试验和 28d 经口毒性试验，根据试验结果判定是否需要进行进一步试验；通过转基因方法生产的酶制剂按照国家对转基因管理的有关规定执行。

（3）其他食品添加剂：凡属毒理学资料比较完整，世界卫生组织已公布每日允许摄入量或不需规定每日允许摄入量者或多个国家批准使用的，如果质量规格与国际质量规格标准一致，则要求进行急性经口毒性试验和遗传毒性试验；如果质量规格标准不一致，则需增加 28d 经口毒性试验，根据试验结果考虑是否进行其他相关毒理学试验。凡属一个国家批准使用，WHO 未公布每日允许摄入量或资料不完整的，则可先进行急性经口毒性试验、遗传毒性试验、28d 经口毒性试验和致畸试验，根据试验结果判定是否需要进行进一步试验。对于由动植物或微生物制取的单一组分、高纯度的食品添加剂，凡属新品种的，需要先进行急性经口毒性试验、遗传毒性试验、90d 经口毒性试验和致畸试验，经初步评价后，决定是否需进行进一步试验。凡属国外有一个国际组织或国家已批准使用的，则进行急性经口毒性试验、遗传毒性试验和 28d 经口毒性试验，经初步评价后，决定是否需进行进一步试验。

2）*新食品原料*　按照《新食品原料申报与受理规定》（国卫食品发〔2013〕23 号）进行评价。

3）*食品相关产品*　按照《食品相关产品新品种申报与受理规定》（卫监督发〔2011〕49 号）进行评价。

4）*农药残留*　按照 GB15670—1995 进行评价。

5）*兽药残留*　按照《兽药临床前毒理学评价试验指导原则》（中华人民共和国农业部公告第 1247 号）进行评价。

（二）我国食品安全性毒理学评价

我国食品安全性毒理学评价程序的工作内容介绍如下。

1. 受试物的要求

（1）应提供受试物的名称、批号、含量、保存条件、原料来源、生产工艺、质量规格标准、性状、人体推荐（可能）摄入量等有关资料。

（2）对于单一成分的物质，应提供受试物（必要时包括其杂质）的物理、化学性质（包括化学结构、纯度、稳定性等）。对于混合物（包括配方产品），应提供受试物的组成，必要时应提供受试物各组成成分的物理、化学性质（包括化学名称、化学结构、纯度、稳定性、溶解度等）有关资料。

（3）若受试物是配方产品，应是规格化产品，其组成成分、比例及纯度应与实际应用的相同。若受试物是酶制剂，应该使用在加入其他复配成分以前的产品作为受试物。

2. 急性毒性试验

（1）试验目的：了解受试物的急性毒性强度、性质和可能的靶器官，测定LD_{50}，为进一步进行毒性试验的剂量和毒性观察指标的选择提供依据；根据LD_{50}进行急性毒性剂量分级。

（2）结果判定：如LD_{50}小于人的推荐（可能）摄入的100倍，则一般应放弃该受试物用于食品，不再继续进行其他毒理学试验。

3. 遗传毒性试验

试验目的：了解受试物的遗传毒性以及筛查受试物的潜在致癌作用和细胞致突变性。

试验项目包括以下两个。

1）遗传毒性试验内容　细菌回复突变试验、哺乳动物红细胞微核试验、哺乳动物骨髓细胞染色体畸变试验、小鼠精原细胞或精母细胞染色体畸变试验、体外哺乳类细胞 *HGPRT* 基因突变试验、体外哺乳类细胞 *TK* 基因突变试验、体外哺乳类细胞染色体畸变试验、啮齿类动物显性致死试验、体外哺乳类细胞DNA损伤修复（程序外DNA合成）试验、果蝇伴性隐性致死试验。

2）遗传毒性试验组合　一般应遵循原核细胞与真核细胞、体内试验与体外试验相结合的原则。根据受试物的特点和试验目的，推荐下列遗传毒性试验组合。

组合一：细菌回复突变试验，哺乳动物红细胞微核试验或哺乳动物骨髓细胞染色体畸变试验，小鼠精原细胞或精母细胞染色体畸变试验或啮齿类动物显性致死试验。

组合二：细菌回复突变试验，哺乳动物红细胞微核试验或哺乳动物骨髓细胞染色体畸变试验，体外哺乳类细胞染色体畸变试验或体外哺乳类细胞 *TK* 基因突变试验。

其他备选遗传毒性试验：果蝇伴性隐性致死试验、体外哺乳类细胞DNA损伤修复（程序外DNA合成）试验、体外哺乳类细胞 *HGPRT* 基因突变试验。

结果判定：①如遗传毒性试验组合中两项或两项以上试验阳性，则表示该受试物很可能具有遗传毒性和致癌作用，一般应放弃该受试物应用于食品。②如遗传毒性试验组合中一项试验为阳性，则再选两项备选试验（至少一项为体内试验）。如再选的试验均为阴性，则可继续进行下一步的毒性试验；如其中有一项试验阳性，则应放弃该受试物应用于食品。③如三项试验均为阴性，则可继续进行下一步的毒性试验。

4. 28d经口毒性试验

（1）试验目的：在急性毒性试验的基础上，进一步了解受试物毒性作用的性质、剂量-反应关系和可能的靶器官，得到28d经口的NOAEL，初步评价受试物的安全性，并为下一步较长毒性和慢性毒性试验剂量、观察指标、毒性终点的选择提供依据。

（2）结果判定：对只需要进行急性毒性、遗传毒性和 28d 经口毒性试验的受试物，若试验未发现有明显的毒性作用，综合其他各项试验结果可作出初步评价；若试验中发现有明显的毒性作用，尤其是有剂量-反应关系时，则考虑进行进一步的毒性试验。

5. 90d 经口毒性试验

（1）试验目的：观察受试物以不同的剂量水平经较长期喂养后，对实验动物的毒性作用的性质、剂量-反应关系和靶器官，得到 90d 经口未观察到有害作用剂量，为慢性毒性试验剂量选择和初步制定人群安全接触限量标准提供科学依据。

（2）结果判断：根据试验所得的未观察到有害作用剂量进行评价，原则是：①未观察到有害作用剂量小于或等于人的推荐（可能）摄入量的 100 倍表示毒性较强，应放弃该受试物用于食品；②未观察到有害作用剂量大于 100 倍而小于 300 倍者，应进行慢性毒性试验；③未观察到有害作用剂量大于或等于 300 倍者则不必进行慢性毒性试验，可进行安全性评价。

6. 致畸试验

（1）试验目的：了解受试物是否具有致畸作用和发育毒性，并可得到致畸作用和发育毒性的未观察到有害作用剂量。

（2）结果判定：根据试验结果评价受试物是不是实验动物的致畸物。若致畸试验结果阳性则不再继续进行生殖毒性试验和生殖发育毒性试验。在致畸试验中观察到的其他发育毒性，应结合 28d 和（或）90d 经口毒性试验结果进行评价。

7. 生殖毒性试验和生殖发育毒性试验

（1）试验目的：了解受试物对实验动物繁殖及对子代的发育毒性，如性腺功能、发情周期、交配行为、妊娠、分娩、哺乳和断乳及子代的生长发育等。得到受试物的未观察到有害作用剂量水平，为初步制定人群安全接触限量标准提供科学依据。

（2）结果判定：根据试验所得的未观察到有害作用剂量进行评价，原则是：①未观察到有害作用剂量小于或等于人的推荐（可能）摄入量的 100 倍表示毒性较强，应放弃该受试物用于食品；②未观察到有害作用剂量大于 100 倍而小于 300 倍者，应进行慢性毒性试验；③未观察到有害作用剂量大于或等于 300 倍者则不必进行慢性毒性试验，可进行安全性评价。

8. 毒物动力学试验　了解受试物在体内的吸收、分布和排泄速度等相关信息；为选择慢性毒性试验的合适实验动物种（species）、系（strain）提供依据；了解代谢产物的形成情况。

9. 慢性毒性和致癌试验　试验目的：了解经长期接触受试物后出现的毒性作用及致癌作用；确定 NOAEL，为受试物能否应用于食品的最终评价和制定健康指导值提供依据。

判定结果：

（1）根据慢性毒性试验得到的 NOAEL 进行评价的原则是：①NOAEL 小于或等于人的推荐（可能）摄入量的 50 倍者，表示毒性较强，应放弃该受试物用于食品；②NOAEL 大于 50 倍而小于 100 倍者，经安全性评价后，决定该受试物可否用于食品；③NOAEL 大于或等于 100 倍者，则可考虑允许使用于食品。

（2）根据致癌试验所得的肿瘤发生率、潜伏期和多发性等进行致癌试验的结果，判定原则为：凡符合下列情况之一，可认为致癌试验结果阳性。若存在剂量-反应关系，则判断阳性更可靠。①肿瘤只发生在试验组动物，对照组中无肿瘤发生；②试验组与对照组动物均发生肿瘤，但试验组发生率高；③试验组动物中多发性肿瘤明显，对照组中无多发性肿瘤，或只是少数动物有多发性肿瘤；④试验组与对照组动物肿瘤发生率虽无明显差异，但试验组中发生时间较早。

10. 其他说明 若受试物掺入饲料的最大加入量（原则上最高不超过饲料的 10%）或液体受试物经浓缩后，NOAEL 仍未达到人的推荐（可能）摄入量的规定倍数时，则综合其他的毒性试验结果和实际食用或饮用量，进行安全性评价。

（三）食品安全性毒理学评价需要考虑的因素

1. 试验指标的统计学意义、生物学意义和毒理学意义 对试验中某些指标的异常改变，应根据试验组与对照组指标是否有统计学差异、有无剂量-反应关系、同类指标横向比较、两种性别的一致性及与本实验室的历史性对照值范围等方面，综合考虑指标差异有无生物学意义，并进一步判断是否具毒理学意义。此外，如在受试物组内发现某种在对照组没有发生的肿瘤，即使与对照组比较无统计学意义，仍需关注。

2. 人的推荐（可能）摄入量较大的受试物 在食品毒理学试验中，应考虑当实验动物所给予的受试物量过大时，可能影响其营养素摄入量及其生物利用率，表现的某些毒理学特征不是受试物的毒性作用所致。

3. 时间-毒性效应关系 对由受试物引起实验动物的毒性效应进行分析评价时，要考虑在同一剂量水平下毒性效应随时间的变化情况。

4. 特殊人群和易感人群 对于孕妇、儿童等一些特殊人群或易感人群，应注意这些人群的胚胎毒性或生殖发育毒性、神经毒性和免疫毒性等。

5. 人群资料 由于存在着动物与人之间的物种差异，在评价食品的安全性时，应尽可能收集人群接触受试物后的反应资料。在确保安全的条件下，可以考虑遵照有关规定进行人体试食试验，并且志愿受试者的毒物动力学或代谢资料对于将动物试验结果推论到人具有很重要的意义。

6. 动物毒性试验和体外试验资料 相关标准中所列的各项动物毒性试验和体外试验系统，是目前管理（法规）毒理学评价水平下所得到的最重要的资料，也是进行安全性评价的主要依据。在试验得到阳性结果，而且结果的判定涉及受试物能否应用于食品时，需要考虑结果的重复性和剂量-反应关系。

7. 不确定系数 在毒理学的试验研究中，将动物毒性试验结果外推到人时，鉴于动物与人的物种和个体之间的生物学差异，不确定系数通常为 100。但可根据受试物的原料来源、理化性质、毒性大小、代谢特点、蓄积性、接触的人群范围、食品中的使用量和人的可能摄入量、使用范围及功能等因素来综合考虑其安全系数的大小。

8. 毒物动力学试验的资料 毒物动力学试验是对化学物质进行毒理学评价的一个重要方面，因为不同化学物质、剂量大小，在毒物动力学或代谢方面的差别往往对毒性作用影响很大。在毒性试验中，原则上应尽量使用与人具有相同毒物动力学或代谢模式的动物种系来进行试验。研究受试物在实验动物体与人体内 ADME 四个过程的差别，对于将动物试验结果外推到人和降低不确定性具有重要意义。

9. 综合评价 在进行综合评价时，应全面考虑受试物的理化性质、结构、毒性大小、代谢特点、蓄积性、接触的人群范围、食品的使用量与使用范围、人的推荐（可能）摄入量等因素。对于已在食品中应用了相当长时间的物质，对接触人群进行流行病学调查具有重大意义，但往往难以获得剂量-反应关系方面的可靠资料；对于新的受试物质，则只能依靠动物试验和其他试验研究资料。然而，即使有了完整和详尽的动物试验资料和一部分人类接触的流行病学研究资料，由于人类的种族和个体差异，也很难作出能保证每个人都安全的评价。不存在绝对安全的食品，在受试物可能对人体健康造成的危害及其可能的有益作用之间进行权衡，以食用安全为前提，安全性评价的依据不仅仅是安全性毒理学试验的结果。而且，结果也与当时的科学水平、技术条件及社会经济、文化因素有关。因此，随着时间的推移，社会经济在发展、科学技术在进步，有必要对已通过评价的受试物进行重新评价。

二、我国新食品原料安全性评价简介

我国的《新食品原料申报与受理规定》，自 2013 年 10 月 15 日起实施。

（一）新食品原料

新食品原料应当具有食品原料的特性，符合应当有的营养要求，且无毒、无害，对人体健康不造成任何急性、亚急性、慢性或者其他潜在性危害。

符合上述要求，且在我国无传统食用习惯的以下物品属于新食品原料的申报和受理范围：①动物、植物和微生物；②从动物、植物和微生物中分离的成分；③原有结构发生改变的食品成分；④其他新研制的食品原料。

以下情形不属于新食品原料的申报范围：①不具有食品原料特性；②已列入食品安全国家标准《食品添加剂使用标准》（GB2760—2014）、《食品营养强化剂使用标准》（GB14880—2014）的；③国家卫生与计划生育委员会已作出不予行政许可决定的；④其他不符合有关法律、法规规定和新食品原料管理要求的。

（二）新食品原料的基本内容

1. 来源

（1）动物和植物类：产地、食用部位、形态描述、生物学特征、品种鉴定和鉴定方法及依据等。

（2）微生物类：分类学地位、生物学特征、菌种鉴定和鉴定方法及依据等资料。

（3）从动物、植物、微生物中分离的成分及原有结构发生改变的食品成分：动物、植物、微生物的名称和来源等基本信息，新成分的理化特性和化学结构等资料。原有结构发生改变的食品成分还应提供该成分结构改变前后的理化特性和化学结构等资料。

（4）其他新研制的食品原料：来源、主要成分的理化特性和化学结构，相同或相似的物质用于食品的情况等。

2. 成分　新食品原料主要营养成分及含量，可能含有的天然有害物质（如天然毒素或抗营养因子等）。

3. 食用历史　国内外人群食用的区域范围、食用人群、食用量、食用时间及不良反应资料。

4. 使用情况　新食品原料使用范围和使用量及相关确定依据。

5. 食用要求　新食品原料推荐摄入量和适宜人群及相关确定依据。

6. 实质等同原则 对于新食品原料与食品或已批准的新食品原料具有实质等同性的，还应当提供上述内容的对比分析资料。

（三）新食品原料安全性评估

对于新食品原料，其安全性评估应当包括下列内容。

1. 成分分析 包括主要成分和可能的有害成分按照相应的方法进行检测，并对结果进行评估。

2. 卫生学检验 取三批有代表性样品，对其污染物和微生物按照所规定的方法进行检测，并对检测结果进行评价。

3. 毒理学评价

（1）国内外均无传统食用习惯的（不包括微生物类），原则上应当进行急性经口毒性试验、三项遗传毒性试验、90d 经口毒性试验、致畸试验和生殖毒性试验、慢性毒性和致癌试验及代谢试验。

（2）仅在国外个别国家或国内局部地区有食用习惯的（不包括微生物类），原则上进行急性经口毒性试验、三项遗传毒性试验、90d 经口毒性试验、致畸试验和生殖毒性试验；若有关文献材料及成分分析未发现有毒性作用且人群有长期食用历史而未发现有害作用的新食品原料，可以先评价急性经口毒性试验、三项遗传毒性试验、90d 经口毒性试验和致畸试验。

（3）已在多个国家批准广泛使用的（不包括微生物类），在提供安全性评价材料的基础上，原则上进行急性经口毒性试验、三项遗传毒性试验、28d 经口毒性试验。

（4）国内外均无食用习惯的微生物，应当进行急性经口毒性试验或致病性试验、三项遗传毒性试验、90d 经口毒性试验、致畸试验和生殖毒性试验。仅在国外个别国家或国内局部地区有食用习惯的微生物类，应当进行急性经口毒性试验或致病性试验、三项遗传毒性试验、90d 经口毒性试验；已在多个国家批准食用的微生物类，可进行急性经口毒性试验或致病性试验、二项遗传毒性试验。

大型真菌的毒理学试验按照植物类新食品原料进行。

（5）根据新食品原料可能的潜在危害，选择必要的其他敏感试验或敏感指标进行毒理学试验，或者根据专家评审委员会的评审意见，验证或补充毒理学试验。

4. 微生物耐药性试验和产毒能力试验 微生物类新食品原料应提供微生物耐药性试验报告和产毒能力试验报告。

5. 安全性评估意见 按照危害因子识别、危害特征描述、暴露评估、危险性特征描述的原则和方法进行。

其中，第 2～4 项应当由我国具有食品检验资质的检验机构（CMAF）出具，进口产品第 3、4 项可由国外符合良好实验室规范（GLP）的实验室出具。第 5 项应当由有资质的风险评估技术机构出具。

三、转基因食品安全性评价

（一）转基因食品简介

运用基因工程方法将有利于人类的外源基因转入受体生物体（动物、植物和微生物）内，或改变它们基因组的构成，使其获得原先不具备的品质和特性，以这些生物为原料生产的食品和食品添加剂即转基因食品（genetically modified food，GM food）。

由于受体生物体转入了新基因之后，DNA 重组而产生一系列新的生物学效应。这些生物学效应可分为期望效应（intended effect）（如对农药、抗生素的耐受性，耐旱，抗病害虫及增加某些期待的营养成分）和非期望效应（unintended effect）两大类。由于新基因的插入，转基因生物具有某些人们需要的新特性，它们能在生物体内产生某些农业上有利的期望效应（如大米赖氨酸含量增加）；人为地把新基因插入生物体时，新基因不可避免地并非全部插入到研究者所期待的位点上，由此可能会产生某些没有预料到的效应，称为非期望效应。

（二）转基因食品的安全性问题

1. 抗生素抗性标志基因传递　转基因食品中抗生素抗性标志基因（antibiotic resistance marker gene）插入人（畜）肠道微生物内，并在其中表达，使之转变为抗药菌株，这就有可能影响口服抗生素的药效，对健康造成危害。转基因微生物食品中的标记基因，也有可能向人（畜）肠道微生物或肠黏膜上皮细胞传递（gene transfer）。但是，基因传递是需要一定条件的，不是很容易发生。

2. 潜在致敏性　转基因食品中引入的新基因蛋白质有可能是食品致敏原。对转基因食品的潜在致敏性，上市前要进行严格的人体试验及上市后对食用人群监测。食品生产工人通过吸入和皮肤接触也有可能发生过敏，甚至较严重的过敏。

3. 影响人肠道微生态环境　转基因食品中的标记基因，有可能被传递给人肠道正常微生物群，引起菌群谱和数量变化，菌群失调会影响人的正常消化功能。

4. 影响人群膳食的营养　转基因食品的营养组成和抗营养因子改变较大，可能使对人群有影响的酪胺、组胺等成分在食品中的含量也发生改变。

5. 天然毒素　转基因食品受体生物体毒素的增多或者带来新的毒素，会引起急性的或慢性的中毒。

（三）转基因食品的安全性评价原则

1. 科学原则　转基因食品的安全性评价要秉承科学公正的原则，要基于最严谨的态度、最科学的方法、最先进的试验和公认的安全性评价方法，通过严格的科学试验，并对所采集的数据进行科学统计分析，才能得出转基因食品的安全性评价结论。

2. 个案原则　转基因食品有一定的通用方法，但具体到某一种转基因食品的安全性评价时，需要制定特定的评价性方法，以便对特定转基因食品进行全面而个性化的安全性评价。

3. 实质等同原则　某种新的转基因食品与现有食品的成分大体上相同，新的转基因食品的安全性方面就应该采取与现有食品同样的措施。这是经济合作与发展组织于 1993 年提出的食品安全性评价原则。

4. 遗传特性分析原则　转基因食品必须要对导入的外源基因及所导入物种的基因组进行遗传特性分析，以确定该新型外源基因对该物种在遗传学上可能导致的变化进行全面分析。

5. 科学原则　新的转基因食品必须进行风险评估，对所导入的外源基因对人体健康可能造成的威胁进行全面评估。

（四）转基因食品安全性评价的内容

转基因食品的安全性评价内容包括营养学、毒理学、致敏性、肠道微生物安全性及结合其他资料进行的综合评价。

1. 营养学评价 转基因食品导入外源基因后，食品的营养价值可能会发生一定的变化，因此要对转基因食品进行营养学评价。转基因食品的营养学评价，既包括与人类健康营养密切相关的营养素，也包括植物体内的抗营养因子和天然毒素。

还需要通过特定的专业人员对转基因食品的风味进行评价。转基因食品风味的明显改变，会影响其接受度。因此，其风味也是一项重要评价指标。

2. 毒理学评价 转基因食品毒理学评价包括对外源基因表达产物及全食品的毒理学检测。对于外源蛋白的表达产物，通常需要通过生物信息学分析与已知毒性蛋白的核酸和氨基酸序列是否具有同源性，然后进行热稳定性和胃肠道模拟消化试验，以及急性毒性啮齿动物试验。产生预期效应的同时，通常伴随非预期效应，对全食品的毒理学研究主要是检测转基因作物的非预期效应。

目前通常采用动物试验来观察转基因食品对人类健康的长期影响，实验动物主要有大鼠、小鼠、鸡、鱼等。动物喂养试验可以反映营养学和毒理学双项指标。通过转基因产品喂养动物，检测实验动物的血液学及脏器质量等指标，并与非转基因对照组进行比较，从而评价转基因产品在毒理学方面产生的影响，为转基因产品进一步应用于人类食品提供参考。

不同的转基因食品，需要根据情况进行急性毒性试验、遗传毒性试验、亚慢性毒性试验和慢性毒性试验 4 个阶段的毒理学评价试验。①对于与已知物质（指经过安全性评价并允许使用者）的化学结构基本相同的衍生物或类似物，需根据前 3 个阶段毒性试验结果来判断是否进行第四阶段的毒性实验；②对于化学结构具有慢性毒性、遗传毒性或者致癌性的可能者，以及产量大、使用范围广者，则必须进行全部 4 个阶段的毒性试验。

我国的转基因食品的毒理学评价包括：新表达蛋白质与已知毒蛋白和抗营养因子氨基酸序列相似性的比较，新表达蛋白质热稳定性试验，体外模拟胃液蛋白质消化稳定性试验。当新表达的蛋白质无安全食用历史，安全性资料不足时，必须进行急性经口毒性试验；必要时应进行免疫毒性检测评价。新表达的物质为非蛋白质，毒理学评价可能包括毒物代谢动力学、遗传毒性、亚慢性毒性、慢性毒性或致癌性、生殖发育毒性等方面。具体需进行的毒理学试验，采取个案分析的原则。

3. 致敏性评价 转基因食品由于含有用基因工程技术导入的外源基因，并由其表达特定的蛋白质。无论外源基因编码蛋白是已知过敏原，还是与已知过敏蛋白的氨基酸序列在免疫学上有明显的同源性，或是所属的某类蛋白家族中的有些成员是过敏蛋白，均可能产生过敏反应。因此，评价转基因食品的安全性时，必须对其外源基因产生的新蛋白质进行致敏性评价，以保证转基因食品原料或其衍生食品的安全性。

FAO/WHO（2001）颁布的过敏原评价决定树是目前国际上公认的转基因食品中外源基因表达产物的过敏性评价策略。其主要包括氨基酸序列同源性的比较、血清筛选试验、模拟胃肠液消化试验和动物模型试验等。最后综合判断该外源蛋白质的潜在致敏性的高低。根据外源基因是否来源于已知过敏原的生物，评价内容和方法有所不同。

4. 标记基因的安全性评价 在植物转基因过程中，外源基因对于植物受体细胞的转化频率相当低。因此，通常将标记基因与目的基因构建在同一表达载体转入植物，帮助转化子的筛选和鉴定。人们食用含有标记基因的转基因食品后，可能会对人体产生直接效应，也有抗生素抗性基因水平转入肠道上皮细胞或者环境微生物中的潜在可能性。

WHO 提出了标记基因安全性分析与评价原则：①明确标记基因的分子、化学和生物学特征；②标记基因的安全性应与其他基因一样进行评价；③原则上某一标记基因的资料一旦积累，可用于任何一种植物，且可用于与任何一种目的基因连接。

5. 免疫安全性评价　一般是利用免疫毒理方法，通过试验评价外源化学物对于免疫系统的作用及相应的细胞学和分子生物学水平机制。其主要包括免疫器官指数分析、特异性体液免疫分析、细胞免疫分析和肠道黏膜免疫分析等 6 个方面。对转基因食品进行免疫安全评价能更早地发现转基因食品对人体可能存在的危害。除了以上评价指标外，还有一些非预期评价，主要包括转基因食品本身的非期望效应和人体或动物服用了转基因食品后的非预期评价。

国际食品法典委员会（CAC）目前管理转基因生物食用安全的标准化，负责制定国际通用的食品标准、食品加工指南和相关视频生产操作手册等。已经发布的转基因相关食用安全检测指南或标准包括《现代转基因食品的安全风险评估原则》《重组 DNA 植物及其食品安全性检测指南》和《重组 DNA 微生物及其食品安全性检测指南》。

（五）我国转基因食品的管理

我国的转基因食品归属农业部管理，登陆农业部的官方网站（http://www.moa.gov.cn/ztzl/zjyqwgz/）可以查阅到各种相关的信息。

农业部采取了一系列措施来加强转基因生物安全的监管：①建立健全了一整套适合我国国情，并且与国际接轨的法律法规、技术规程和管理体系。国务院颁布了《农业转基因生物安全管理条例》，农业部制定并实施了 4 个配套的规章。2016 年 5 月 3 日经农业部第 4 次常务会议审议通过了关于修改《农业转基因生物安全评价管理办法》的决定，最新的管理办法自 2016 年 10 月 1 日起施行。②加强技术支撑体系建设，组建了由 64 位各方面专家组成的国家农业转基因生物安全委员会，负责转基因的生物安全性评价。组建了由 41 位专家组成的全国农业转基因生物安全管理标准化技术委员会，已经发布了 108 项转基因的生物安全标准。③建立了转基因生物安全监管体系，建立了由 12 个部门组成的农业转基因生物安全管理部级联席会议制度。④加强了转基因标识的管理，发布了《农业转基因生物标签的标识》标准。依法对转基因的大豆、玉米、油菜、棉花、番茄等 5 类作物的 17 种产品实行按目录强制标识。⑤颁布了农业转基因生物安全监管工作方案，以加强日常监管。

第二节　食品安全风险评估

一、风险性分析的基本概念

食品中危害成分的毒理学评价为风险评价提供了基础。风险评价包括危害确定、危害鉴定、暴露量评估和风险鉴定。风险评价的进行首先要确定食品中可能有哪些危害成分，即危害确定，然后根据毒理学评价、残留水平和暴露量或摄入量评价，得出供试食品某特定危害物导致风险的性质、大小及其某些不确定性的说明。危害鉴定是指对可能存在于食品中的生物、化学和物理性因素所造成的健康危害进行定性和定量评估，一般和毒理学评价、残留水平和膳食消费结构相联系。过量的食品营养物、食品添加剂、外源化学污染物、微生物等与食品安全性有关的危害成分均要进行风险评价。

二、风险性分析的构成

风险性分析由三个相互关联的部分构成，即危险性评估、危险性管理和危险性信息交流。危险性评估是指人体接触食源性危害产生的已知或潜在的对健康不良的作用的科学评价。危险性评估由危害的识别、危害特征的描述、摄入量评估、危险性特征的描述几部分组成；危险性评估过程由科学家完成，是一个纯科学的过程，得出的危险性评估结论可以有定性和定量两种形式，适用于所有人群。危险性管理是权衡可接受的、减少的或降低的危险性，并选样和实施适当措施的政策过程。这个过程由各国政府管理者完成，并提出各种食品卫生管理的法规、标准等措施。危险性信息交流是在危险性评估者、危险性管理者和其他有关团体之间相互交流有关危险性的信息情报和意见的过程。危险性信息交流会贯穿于整个危险性分析的过程。

三、食品中有毒有害物质的风险评估和管理

对于食品中有害物质的风险评估和管理，以农药的风险评价为例来加以说明。

（一）安全摄入量的确定

通过毒理学试验获得的数据，外推到人，算出人体的每日允许摄入量（ADI 值）（对于食品）。应注意的是，对于某些污染物，其安全摄入量值的确定，是以暂时性每周允许摄入量（provisional tolerable weekly intake，PTWI）表示，而对于环境污染物则使用每日可忍受摄入量（tolerable daily intake，TDI）表示。

（二）膳食暴露评价

暴露量评估是指对于通过食品或其他有关途径的暴露而可能进入的生物、化学和物理性因素进行定性和定量评估。膳食农药残留暴露评价应以农药残留水平和膳食消费结构为基础进行。农药残留水平主要通过监测分析得出食品中的具体残留量，膳食消费主要可通过全膳食研究获得数据。膳食暴露评价以 mg/kg 体重或 μg/kg 体重表示，它等于每种食品残留暴露之和。下面是三种农药残留摄入量的计算方法。

1）理论每日最大摄入量（theoretical maximum daily intake，TMDI）

$$\mathrm{TMDI} = \sum (F_i \times \mathrm{MRL}_i) / \mathrm{bw}$$

式中，F_i 为膳食中每种食品的消费量[kg/(人・d)]；MRL_i 为食品中某种农药的最大残留限量（mg/kg）；bw 为体重（kg）。

2）每日最大摄入评估量（estimated maximum daily intake，EMDI）

$$\mathrm{EMDI} = \sum F_i \times R_i \times P_i \times C_i$$

式中，F_i 为膳食中每种食品的消费量[kg/(人・d)]；R_i 为膳食成分的实际农药残留水平（mg/kg）；P_i 为工业加工中农药残留量增减的校正因子；C_i 为食品处理（热漂、油炸等）

中农药残留量增减的校正因子。

3）每日摄入评估量（estimated daily intake，EDI）　EDI 是 EMDI 的改进，它根据足够多的实际数据计算得出。

目前，进行暴露计算使用的全膳食研究（菜篮子残留数据）所得到的结果常低于 TMDI 方法计算的结果。一旦农药残留膳食暴露评价决定了，就要与 ADI 值进行比较以评价暴露的危害所在。如果暴露水平小于 ADI 值，就认为农药残留的暴露危险性不显著。

（三）风险鉴定

风险鉴定是指根据危害确定、危害鉴定和暴露量评估的有关资料，对某一特殊人群已知的或潜在的健康危害发生的可能性，进行定性和定量的评价。食品农药残留的风险鉴定根据农药暴露评估与通过毒理学评价（实验动物的毒性研究）作出。风险鉴定一般来说包括两部分，即引起癌症（致癌物）或不引起癌症（非致癌物），人们认为致癌物的影响更为重要。

相对于致癌物的风险评价过程，非致癌物风险评价相当直接。通过动物毒理学试验，即按照毒理学评价程序进行的急性毒性试验到慢性毒性试验后，确定不产生毒性影响的最高剂量（NOEL）作为阈值。NOEL 值可用于计算化学物的急性和慢性暴露，典型的慢性暴露 NOEL 值比相应的急性暴露的 NOEL 值要低。非致癌物评价可按照阈值直接进行评价，低于阈值就不会引起毒性作用。致癌物评价是假设无阈值存在。癌症研究通常以动物试验用危害成分的不同剂量水平确定，如果实验动物比对照组出现更多的肿瘤，则认为该物质致癌性显著。

由于毒理试验、膳食农药残留和食品消费评估存在不确定性因素。因此，在进行风险评价时显著的不确定因素也要考虑进去。不确定因素来源于两个假设：①实验动物的外源化学物暴露影响可能用于预测对人的影响；②高剂量水平影响能准确地与低剂量水平相关。在缺乏人体数据的情况下，这些假设对特殊外源化学物是没有效的。不确定因素的存在将严重影响到整个风险评价的结果。

第三节　食品中有毒有害物质限量标准概述和制定

一、概述

（一）限量标准制定的意义

食品安全不仅涉及技术问题，还影响到经济和政治的层面。制定食品中有毒有害物质限量标准的意义在于以下几方面。

1. 保证食品的食用安全性　食品安全性并无统一定义，按照现有的普遍认识和理解，食品的安全性应该是：食品中不应含有任何可能损害或危害人体健康的有毒有害物质，从而导致消费者产生急性、慢性或其他特殊毒性危害，危及消费者及其后代的隐患。WHO 对食品安全的最新解释为：“对食品按原定用途进行制作和食用时不会使消费者受害的一种担保。”不管哪一种表述，其关键是如何对危害进行理解和解释。例如，哪些物质有毒、有害以及对“不应”“不能”含有和“不超过”这些措辞的把握和界定。这就需要严密的毒理学试验，进行安全性评价和制定安全限值，进一步根据将被制定物质在食品中的实际残留量和随食物摄入情况制定限量标准，从而保证食用的安全性。

2. 国家食品安全质量监督管理的依据 食品中的危害物关系到人的健康与生命安全，各国都制定有相应的法律法规条款加以约束。在行使食品安全质量管理时，从技术层面上必须要有相应具有法律效力的标准值作为界定和管理的依据。食品中有毒有害物质安全限量标准的制定，就是为了便于安全质量问题的仲裁及依法监督管理。

3. 食品安全生产的基础 食品生产过程包括种/养殖、加工、包装、储存、运输等多个环节，涉及农业、环保、工业、卫生、商业等诸多领域。各个环节存在各种安全因素，任何一个环节的危害因素均可导致最终产品的安全危害。所以，食品安全贯穿食品生产全过程，各个环节按照质量安全标准控制则是食品安全生产的基础。

4. 食品贸易的基本条件 在国际贸易中，许多国家和地区常常从各自利益出发，以标准的形式筑起各种技术壁垒，限制进口产品的入境。为了满足国内外消费市场需求，参与国际竞争，解决这一系列问题的关键是必须有相应的与国际接轨的质量标准，符合安全质量标准已成为食品国际贸易的基本条件。

（二）限量标准的内容

食品安全质量标准的内容主要包括农（兽）药残留、重金属污染、其他有毒有害物质、有害微生物及其毒素等。

1. 农药残留 各地在农业生产中所使用的农药种类和品种不尽相同，主要种类有有机氯农药、有机磷农药、氨基甲酸酯类农药和菊酯类农药，以及近年来逐渐增加的生物类农药。农业生产中使用的农药具体品种多达百余种，常见的也有50余种。国际标准及发达国家对农产品中农药残留标准所规定的种类也都在100种以上。

2. 兽药残留 兽药主要有抗生素类和激素类，过量使用兽药会导致动物产品中抗生素和激素超标。为加强兽药残留监控，保障动物源性食品安全，我国农业部制定了2016年版《动物及动物产品兽药残留监控计划》，最大限度地减少兽药残留带来的不安全因素。

3. 重金属元素 由于农产品产地自然地理环境和周边地区工农业生产情况，以及流域灌溉用水污染的情况不同，食品中可能会残留多种有害重金属元素。这些有害元素多数易在体内蓄积，产生各种急性或慢性毒性作用，有些还具有“三致”作用。

4. 有害微生物及其毒素 常见危害食品的细菌有假单胞菌属、微球菌属、葡萄球属、芽孢杆菌属、乳杆菌属、致病性大肠杆菌等，其主要危害是引起食品腐败。常见危害食品的霉菌有曲霉属、青霉属和镰刀菌属的一些霉菌。霉菌污染食品后引起的危害包括食品的变质和霉菌毒素的产生。霉菌污染食品可使食品的食用价值降低，甚至完全不能食用，造成巨大的经济损失，同时对食用者造成健康危害。多数霉菌毒素还具有致癌、致畸和致突变作用。各国对于食品霉菌毒素含量都有严格的限量要求。

5. 其他有毒有害物质 其他有毒有害物质包括各种环境污染物、食品生产和加工中带入或产生的有毒有害物质及自然界的一些动植物中含有的天然毒素。这些食品污染物质可能会引发一些机体的健康问题或疾病。

（三）限量标准的管理和现状

食品污染物的限量标准，应以长期食用是否会对人体带来危害（包括长期积累的潜在危害）为标准。然而，食品中各类有害物质是否会对人体有害及其安全摄入量，因人们饮食结构的不同，不同国家地区食品中有害污染物的含量而不同。

国际上，国际食品法典委员会（CAC）所有工作的核心就是食品的质量控制，制定 CAC 标准、准则或规范的关键因素是采用危险性分析的方法，这包括危险性评估、危险性管理和危险性信息交流。例如，食品及农产品中农药最大残留限量（MRL）标准由 CAC 下属分委员会——国际食品法典农药残留委员会（CCPR）负责制定。CCPR 以科学依据为基础，采用风险分析的原理，对已登记使用的农药进行风险评估。当发现该农药对人体具有潜在危险且可能导致国际贸易问题时，进行 MRL 标准的制定，以保证食品的安全性。

我国地域广阔，各地居民的饮食结构千差万别，甚至主食结构就有较大差别，为避免食品污染，特别是对于作为主食类产品中的有害污染物的限量要求更为严格。我国在限量标准制定时，主要参考 FAO 和 WHO 的毒理学基础研究资料，以及 CAC 和发达国家的标准，在取得大量本国实际调研数据的基础上，结合国情而制定。根据我国采用国际标准的程度，分为三种情况。

（1）等同采用：是指技术内容相同、编写方法完全对应。等同采用的符号为“；”，或用 idt 或 IDT 表示。

（2）等效采用：是指技术内容等效，仅有不影响技术经济效果，同国际标准或国外先进标准可以相互接受的差异，编写方法基本对应。符号为“：”，或用 eqv 或 EQV 表示。

（3）不等效采用：是指技术内容有增有减，编写方法不完全相同或对应，但标准水平应和被采用的标准水平相当。符号为“-”，或用 neq 或 NEQ 表示。

自 2013 年 6 月起，我国施行的食品中污染物限量标准为 GB2762—2012。该标准共设定 160 余个限量指标，基本可以满足我国食品污染物控制需求，对保障食品安全、规范食品生产经营、维护公众健康具有重要意义。

二、食品中有毒有害物质限量标准的制定

（一）食品中有毒有害物质限量标准制定的一般步骤

根据毒理学研究，由专家在安全性评估的基础上提出，为风险管理和政策的制定提供科学依据。具体步骤如图 10-1 所示。

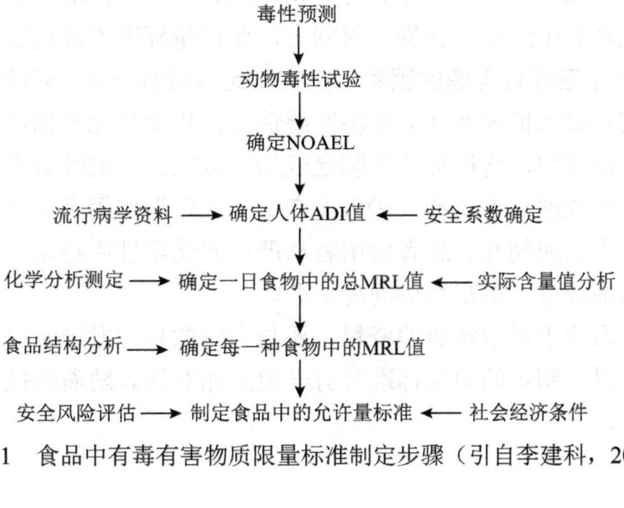

图 10-1　食品中有毒有害物质限量标准制定步骤（引自李建科，2007）

（二）食品中有毒有害物质限量标准制定的方法

1. 了解有毒有害物质的化学结构与性质 食品中，外源化学物的化学结构和性质与产生的毒性有密切的关系。通过对化学物结构和特性的分析，可预测其可能产生的毒性。特别是化学物的一些结构特点，对预知某些特殊毒性有重要的参考价值。某些特殊结构可提示该物质有产生致癌的可能性等，这可以为进一步的毒性试验和观察内容提供线索和方向。

2. 进行动物毒性试验 食品中有毒有害物质限量标准的制定必须通过一系列的动物毒性试验，取得受试物的一些基本毒理学参数。动物毒性试验应按照我国的安全性毒理学评价程序标准，根据受试物的具体情况和国外及国际组织对该物质的安全性毒理学资料决定试验阶段和内容，主要确定出该物质的 NOAEL 值，这是进一步制定化学物安全限量的重要依据。

3. 确定人体 ADI 值 由于物种的差异，在实验动物上取得的实验结果显然不能直接适用于人，需要合理的外推。在将动物试验结果推论到人时，有很多影响因素。为此，应尽可能收集人体接触被评价物的流行病学资料，若有明确的长期接触史或自愿受试者体内代谢资料，对动物试验结果的外推会有重要的意义。

人体 ADI 值的确定就是根据被评价物的毒性性质、人体接触资料和风险评估情况选定合理的安全系数（SF），得到该物质的人体 ADI 值。非致癌物的 SF 取 100；若为致癌物或具有其他特殊毒性作用物质，其 SF 值一般要远远大于 100，视具体情况取值。

4. 确定食物中的 MRL 值 ADI 值是人体安全摄入量的一个理论值，具体到制订食物中的最高允许量时要考虑到食物的多样性，人对不同食物的摄食结构和比例，以及该物质除食物以外的其他可能摄入途径，如来源于饮水和空气等。因此，在确定食物中的农药 MRL 值时，必须首先了解可能含有该物质的食品量占一日食物总量的比例，即食物系数，再根据已确定的该物质 ADI 值计算一日总膳食中的 MRL 值，以及分别在各种食物中的 MRL 值。

5. 制定允许量标准 以上述计算确定的 MRL 为基础，根据该物质在食品中的实际残留情况，可以适当调整，制定成标准。如果该物质在食品中的实际含量低于 MRL 值，可将实际含量作为允许量标准；如果实际含量高于 MRL 值时，可将 MRL 值定为允许量标准，并应设法降低该物质在食品中的实际含量。原则上，允许量标准不能超过 MRL 值。

6. 限量标准制定中应综合考虑的因素 在制定限量标准时，应综合考虑外源化学物的来源、毒性特点、实际摄入情况及社会经济发展情况，权衡该化学物可能对人体健康造成的危害及可能产生的有益作用，将标准从严制定或加以放宽。一般综合考虑以下因素：①在体内有蓄积性，不易排泄或解毒者从严；②可能产生“三致”作用者从严；③接触频度高，长期大量食用者从严；④供应幼儿、患者食用者从严；⑤化学性质稳定，加工或烹调过程不易破坏者从严；⑥与其他成分产生毒性协同者从严。

标准的制定不仅取决于科学实验的资料，还与当时的科技发展水平、社会经济条件和政治因素密切相关。所以，制定的限量标准带有一定的相对性。随着科技进步和社会的发展，限量标准会适时修订。

延伸阅读一

食品添加剂使用标准

食品添加剂使用标准是确保安全使用食品添加剂的定量指标。其中包括允许使用添加剂的种类、使用用途或目的、适合添加的食品（范围）及最大使用量（或残留量），有些还需要标明使用方法。最大使用量（maximum level）是食品添加剂使用时所允许的最大添加量，单位是 g/kg。残留量（residue level）是食品添加剂或其分解产物在最终食品中的允许残留水平。食品添加剂使用标准的制定程序大致概括如下。

根据动物毒性试验确定最大无作用剂量（MNL）。

根据 MNL 剂量和安全系数确定出人体每日允许摄入量（ADI）值。MNL 剂量对动物是安全的，但将动物试验所得数据用于人时，由于存在个体和种系差异，应给出一个合理的安全系数（SF）。根据国际规定把安全系数定为 100。

$$每日允许摄入量（ADI）= MNL/SF = MNL/100$$

将每日允许摄入量（ADI）乘以平均体质量（体重），求得每人每日允许摄入总量（A）。

根据膳食调查，了解清楚膳食中含有该食品添加剂的各种食品的每日摄食量（C），即可分别算出其中每种食品含有该食品添加剂的最大使用总量（B）。

根据该食品添加剂在食品中的最高允许量，制定出该种食品添加剂在每种食品中的最大使用量（E）。

原则上，是希望食品中的食品添加剂的最大使用量标准低于最高允许量，具体使用量要按照添加剂的毒性及实际情况确定。具体的计算方法以防腐剂苯甲酸为例。

苯甲酸的最大无作用剂量（MNL）：通过大鼠毒理学试验得到苯甲酸的最大无作用剂量为 500mg/kg 体重。

苯甲酸的每日允许摄入量（ADI）：将安全系数以 100 计，根据苯甲酸的最大无作用剂量计算 ADI，ADI = MNL/ SF = 5mg/kg 体重。

苯甲酸的每人每日允许摄入总量（*A*）：如果以平均体重 55kg 的正常成人计算，苯甲酸的每人每日允许摄入总量（A）= ADI×平均体重= 275mg/ d 。

苯甲酸的最大使用量（*E*）：通过膳食调查各种食品的平均每日摄食量（C），得到苯甲酸每天通过酱油摄入 50g，醋 20g，果汁 100g，汽水 250g。按照苯甲酸的实际使用情况，设定各类食品中苯甲酸的最大使用量（E）分别为：酱油 1g/kg，醋 1g/kg，果汁 1g/kg，汽水 0.2g/kg。由此可知，这 4 种食品中，每人每日苯甲酸的允许使用最大量分别为：酱油 50mg，醋 20mg，果汁 50mg，汽水 100mg；则每人每日苯甲酸的摄入总量（B）为 220mg，低于每人每日允许摄入总量 275mg。

将得到的每人每日各类食品中苯甲酸的总量与苯甲酸的每人每日允许摄入总量进行比较。如果每人每日各类食品中苯甲酸的总量低于苯甲酸的每人每日允许摄入总量，则确定的最大使用量可以相应地低于最高允许摄入量；但如果最大使用量高于最高允许摄入量，就应重新考虑确定的最大使用量，必要时还需全面考虑使用的标准。

本章小结

本章主要针对食品安全性进行了阐述，介绍了我国《食品安全性毒理学评价程序》（GB15193.1—2014）的主要内容，不同受试物选择毒性试验的原则、试验方法，以及进行评价毒理学需要考虑的因素。并分别阐述了新食品原料安全性和转基因食品安全性的评价原则。然后介绍了如何依据食品中危害成分的毒理学评价结果，对食品的安全性风险进行评价。以农药为例说明了食品的风险评价包括的危害确定、危害鉴定、暴露量评估及风险鉴定4个方面的内容。通过食品中有害物质的风险评估结论，制定食品中有毒有害物质限量标准也是毒理学的重要工作，本章介绍了食品中有毒有害物质包括的内容、限量标准制定的步骤和方法。

利用有关毒理学资料确定外源化学物及食品中有毒有害物质的安全剂量，以便通过风险评估进行风险控制。食品安全性评价在食品安全性研究、监控和管理上具有重要的意义。为了更好地理解和学习本章的知识内容，在本章中介绍了一处延伸阅读。

思考题

1. 简述食品安全性毒理学评价试验的目的。
2. 如何判断食品安全性毒理学评价的结果？
3. 影响食品安全性评价的因素有哪些？
4. 转基因食品安全性评价的原则有哪些？
5. 如何看待转基因食品的安全性？
6. 食品风险性分析的构成有哪些方面？
7. 新食品原料的安全性如何评价？

第11章 新技术在毒理学体外试验中的应用

第一节 食品毒理学体外试验概述

毒性试验的目的在于获取一定的数据，为社会需要的外源化学物的安全使用作出判断。过去利用整体实验动物模型或称体内试验（*in vivo* test）模型所提供的资料，判断外源化学物及其制品和混合物等对人类健康是否具有损害作用。但由于世界每年有千种以上的新化学物作为商品进入人类的环境，而且在现有的化学物中，还有相当数量的化学物没有进行必要的毒理学评价。在此种情况下，利用经典的整体动物试验取得完整的毒理学资料极为困难。体外试验及基于计算机的非动物试验方法是解决此种问题的重要方向。更重要的是由于生物技术的巨大进步，不仅表现在细胞组织及器官培养领域，在生物分子技术方面也为毒性试验和研究提供了新的方法和工具。体外试验的发展，并不排斥体内试验本身的重要性，两者必须相互补充、相互验证才能为毒理学研究提供坚实的科学基础。

进行毒性试验是为了提供一些适当的资料，以便确定有关化学物的毒理学性质。有些情况下，是要决定一种化学物在所预期的条件下使用是否安全，如食品添加剂的开发就需要这一评价。还有些情况下，必须决定其接触安全限量，如新食品包装材料的开发与应用。依据体外试验在决策过程中所起的作用，将其分为三类：①筛选试验，仅提供决策过程最初的资料，无论是整体还是体外试验，还需要进行更权威的试验；②附加试验，可为协作部门或法律部门的最终决策过程提供有用的资料；③替代试验，在大量实验的基础上，使体外毒性试验能替代整体动物试验，以提供更多的信息。

体外试验所观察到的毒理学效应，均是毒物和（或）反应活性代谢产物在敏感性细胞上或敏感细胞内的某一分子靶部位作用的结果。体外试验模型取材范围也比较广泛。例如，可取哺乳动物的离体脏器灌流、脏器切片温育、细胞培养、亚细胞器组分，以及提纯的某些酶分子或 DNA 分子等。食品毒理学利用体外试验，可以研究食品中天然毒物成分、食品加工产生的衍生毒物、暴露于环境的外源性毒物、食品包装引入的有毒有害成分及食品添加剂的滥用等。

体外试验的优点在于：能够控制试验的环境因素；可排除相互作用的系统如免疫系统、神经内分泌系统的影响；每一剂量水平可利用大量的生物样品，如细胞，细胞器等；试验间的误差较少；可同时和（或）反复多次取样；可做成复杂的互相作用的试验系统，如复合细胞培养等；较为快速和经济，且需要较小量的受试化合物并产生较小量的有毒废物；可以利用人体细胞，减少整体动物的使用，在体外试验中，利用人体细胞组织进行试验，可较好地解决物种差异的问题。

体外试验作为一项技术，也存在着一些不足之处：首先，体外试验不能提供如每日允许摄入量、化学毒物在体内的分布等一些必要的、基本的毒理学信息；其次，体外毒性试验难以预测慢性毒性；最后，由于体外试验只是依据毒性作用的始发阶段及继续发生的分子与细胞反应，与整体系统有差异，尚需解决将产生体外毒性的体外浓度与相应体内剂量联系的问题。

目前，食品毒理学体外试验系统主要包括三个，分别是：①亚细胞系统，如大分子、细胞器及亚细胞成分；②细胞系统，如原代细胞、处于不同转化阶段的细胞、干细胞、转基因细胞、无限增殖细胞系等；③完整组织，包括器官型系统、组织切片、融合组织、组织分离块等。食品毒理学体外试验系统的操作，也都要按照“良好细胞培养操作”（good cell culture practice）规范进行。

延伸阅读一

细胞毒理学在食品领域中的应用

细胞毒理学已经在食品毒理学的研究中得到应用。细胞毒理学利用离体培养的细胞不仅可以研究毒物对靶细胞的毒性及其毒物在细胞中的生物转化，还可以研究毒物对靶细胞的作用机制，因此利用细胞毒理学能够评价食品的安全性，检测食品中毒素类物质、重金属元素、农药残留、添加剂及食品加工中有毒有害物质等，并探讨这些物质对细胞的毒效应及作用机制。细胞毒理学也可被用来检测功能性食品及其有效活性成分，如研究食品当中抑癌因子的机制、检测其对癌细胞的抑制活性。细胞毒理学实验的研究方法有很多种，包括显色剂噻唑蓝（MTT）法、细胞DNA合成测定法、蛋白质印迹法、慧星电泳法（SCGE）、流式细胞术测定法、免疫细胞化学染色技术等。此外，有研究者还利用细胞毒理学检测了功能性食品及其有效活性成分。

第二节　肝脏灌流技术

肝脏在外源化学物如药物、毒物的代谢和处置中起着十分重要的作用，大多数外源化学物进入机体后，需要在肝脏内进行代谢，转化为极性强的化合物排出体外或者被激活而导致毒性增加。

在各种体外研究方法中，肝脏灌流模型在实验条件上与体内的方法最接近，是一种与整体肝脏最具可比性的模型，技术趋向简便易行，被广泛应用于外源化学物代谢和肝毒性研究。

一、肝脏灌流技术简介

肝脏灌流技术是使肝脏具有独立并接近于生理条件的循环体系，在严格控制的条件下，受试物与灌流肝脏接触，然后通过肝静脉液与门静脉液分析、肝脏生化指标的测定及肝组织切片检查，以确定受试物在肝脏发生的变化及对肝脏的效应。

肝脏灌流技术有多种分类方法。如果按照位置分类，肝脏灌流技术大体上可分为三大类，即离体肝脏灌流、在体肝灌流及在体肠肝灌流；如果按照灌流方向，可分为循环型和一过型；按照灌流方法，有正向灌流、反向灌流及双重灌流。

虽然，肝脏灌流技术也存在一些缺陷，诸如灌流试验只能在有限的时间内进行、常使用人工灌流液代替血液等。但作为一种与整体肝脏最具可比性的体外系统技术，其有突出的优点。

（1）以在接近生理状况的条件下进行肝功能研究，最大限度降低了因血流、血压或激素水平波动而引起的数据变动。

（2）保持了完整的脏器和细胞结构、肝脏的生理生化特性，以及位于不同亚细胞空间的代谢通路。

（3）排除了其他组织、脏器的干扰，以及整体动物试验时的毒性问题。

（4）能够严格控制灌流液中受试物的浓度与激素水平。

（5）易于采集血样或灌流液，可动态分析受试物及其代谢产物的水平，并对其进行结构鉴定。

在体肠肝灌流技术的优点更为突出，保留了肠肝循环体系和形态学的完整性。其不但可用来测定外来物被肠、肝清除的程度，以及肠、肝在对外来物的首过效应时各自发挥的作用，而且可检测外来物及其代谢产物在肠、肝的循环情况。染毒位点选择灵活（灌流液或肠腔），还可以用来模拟经口摄入的毒物在肠、肝的代谢情况。

二、在体肝灌流和在体肠肝灌流技术

在体肝灌流对药物代谢研究范围虽局限于肝脏，但仍无法避免受到肝门静脉和动脉血流、神经和激素等内源物质的影响。

在体肠肝灌流保留了肠、肝循环体系和形态学的完整性，可以用来测定外来物被肠、肝消除的程度，以及肠、肝在对外源毒物的首过效应时各自发挥的作用，还可以检测外来物及其代谢产物在肠、肝内的循环情况。

由于是在体研究，在体肝灌流和在体肠肝灌流这两种技术在毒理学的研究中很少被使用，大都采用离体肝脏灌流技术。

三、离体肝脏灌流技术

离体肝脏灌流技术是使肝脏具有独立的符合生理条件的循环体系，并在严密控制的条件下，使受试化学物质与肝脏接触（受试化学物质在整体动物中预先给予或在灌流液中加入），继而通过分析从肝脏流出的液体及肝组织病理检查，以确定受试化学物质对肝脏所引起的变化。

（一）离体肝脏灌流技术的基本原理

离体肝脏灌流技术的基本原理就是：在麻醉状态下用外科手术使肝脏形成体外循环，由蠕动泵将氧饱和的特定灌流液恒速压入循环管道，流经过滤装置、加温装置、门静脉套管、肝脏，最后从上腔静脉或下腔静脉流出，流出液可取样进行分析或再流回储液池进行再循环。这样就能在一段时间内使离体肝脏维持其正常的生理和生化功能，在人工控制剂量和排除整体影响的条件下，动态地研究药物及其他化学物质在肝脏的代谢规律及其对肝脏功能的影响。

动物手术是离体肝脏灌流实验是否成功的关键。许多动物如狗、家兔、豚鼠、大鼠及小鼠等的肝脏均可进行离体灌流。但目前最常用的是大鼠，因其无胆囊，胆汁在灌流过程中可连续流出，而且大鼠的肝脏体积小，易于剖离，灌流液用量相对少，也易于控制灌流速度。

（二）离体肝脏灌流技术的特点

离体肝脏灌流技术保持了肝组织结构和功能的完整性，有完整的脉管系统，细胞间的相互作用及各种代谢酶的活性与体内一致。而且，灌流状态下的肝有正常的摄取、转运、代谢、排泄和分泌功能，氧气、各种营养物质和化合物可经正常的生理途径进入细胞。灌流过程中，可多次由胆汁和从肝脏流出的灌流液采样，分析测定其中外源化学物及其代谢产物，在一定时间内动态观察化学物进入器官内所发生的变化，进行短期的代谢动力学试验。另外，可检查肝的蛋白质、糖、脂肪代谢及排泄功能，测定来自肝细胞的酶，了解肝细胞损伤情况。灌流结束后，还可以进行组织学观察。此外，灌流介质的成分和流速均可调节，可严格控制进入肝的化学物的量；在灌流介质中可加入相对大量的受试化学物，解决了整体动物试验剂量过高的问题。

（三）离体肝脏灌流技术的分类

离体肝脏灌流技术可分为两型：再循环型（密闭型）和非再循环型（开放型）。再循环型主要用于再循环和再氧化的灌流液体积较小，非常接近活体的情况。

非再循环型则是近年来发展起来的，具有许多优点：灌流液中的底质和激素能保持生理浓度的恒定；容易检测出底质的利用情况和产物形成的迅速变化；由于在灌流前才向灌流介质中加入底质，而所收集的流出介质便于立即做去除蛋白的处理，因此能够避免介质中底质和产物转化所致的复杂情况；易于建立剂量-效应关系，且在此系统中，每一肝脏处理前后可作自身对照。然而，非再循环型离体肝脏灌流技术需要大量的灌流液，而且在一过性流经肝脏的情况下，如果某些化学物的代谢改变过于微弱，在灌流液中则不容易检测出其变化。

（四）离体肝脏灌流技术的装置

离体肝脏灌流需要特定的装置，操作相对复杂。离体肝脏灌流由灌流仪和灌流介质组成，灌流仪是由蠕动泵与医学硅橡胶管系统，储液槽与气体交换装置，控制灌流系统的隔水式恒温装置，可除去灌流液中破碎细胞或其他凝集物的过滤装置，以及用透明材料做成的恒温密闭式肝灌流室等几部分组成。在灌流液中，要求灌流介质尽量与动物血液组成相近。

（五）离体肝脏灌流技术在毒理学研究中的应用

离体肝脏灌流技术作为一种与体内状态非常接近的体外模型，被广泛应用于毒理学和药物的研究中。应用离体肝脏灌流技术，可以选择性地测定肝脏染毒后灌流液中有关酶的活性和蛋白质含量的变化；实验结束时，可以进行肝组织切片病理学检查，观察肝细胞的损伤、化学物质在肝细胞内的分布，以及细胞质大分子的结合等；能够比较明确地对肝损伤特点和程度作出判断，有助于毒理学机制的深入研究，尤其可以阐明化学物质代谢活化而产生毒性的机制。例如，多环芳烃[3H]苯并芘经肝脏灌流实验证实，是通过代谢生成亲电子性反应物苯并芘 4,5 氧化物与 DNA 分子共价结合成复合物而致癌的。

四、循环式肝脏灌流与一过式肝脏灌流技术

循环式肝脏灌流在体系上更接近体内循环，为密闭型灌流，灌流液可以流回贮液池，不

断循环。循环式肝脏灌流能够反映外源化学物在肝中不断循环、不断代谢的真实情况，接近生理状态。由于灌流液不断循环，因而所需的灌流液量少、用药量也少。但在循环式肝脏灌流技术中，实验中积累的内源性代谢物有时会影响肝的功能。如果灌流液中含血红细胞，灌流液的循环也会增加溶血情况的发生。

一过式肝脏灌流可以提供大量的灌流液样品，是开放性的，灌流液经过肝脏后不再循环，自下腔静脉流出。采用一过式肝脏灌流技术，可以立即检测流出液中化学物的瞬时转变和代谢物生成，减少代谢物累积；可根据流出液中化学物质的变化评价灌流肝的活性、观察剂量-反应关系；且易于改变受试物浓度等实验条件。但是，一过式肝脏灌流技术需要大量的灌流液，而且内源性物质不断被灌流液冲洗掉，如果某些毒物的代谢过于微弱，就不易检测出其变化。

对于在肝中萃取率高、代谢较快的外源化学物，适宜采用一过性肝脏灌流或增加循环式肝脏灌流中灌流液内药物的浓度；而肝萃取率低的药物宜进行循环式灌流。在实际应用中，为了更加全面地评价外源化学物在肝内的代谢转化和毒性，研究者一般采用循环型和一过型两种方法同时进行。

五、正向灌流与反向灌流技术

根据灌流液流向不同，灌流方法又有正向和反向之分。正向灌流即灌流液经门静脉导入后由肝静脉导出。反向灌流则是指灌流液经由肝静脉导入肝脏，然后由门静脉或肝动脉导出。

第三节　细 胞 培 养

细胞培养技术是指细胞在体外条件下的生长，在培养的过程中细胞不再形成组织（动物）。细胞培养技术被广泛地应用于毒理学实验研究，并且形成了一门新的学科——细胞毒理学，该学科是利用体外细胞模型研究外源性有害因子，包括物理、化学和生物因子，对生命细胞损伤作用的规律，探讨毒作用机制，并对其作出危险评估的一门方法学。

在许多方面，细胞培养方法比经典毒理学的体内试验方法更具有优势，细胞培养方法在毒理学中的应用特点如表 11-1 所示。

表 11-1　细胞培养在毒理学中的应用特点

优点	缺点
改善效率，减少费用	缺少整个器官的形态学观察
仅需少量的受试物	缺乏可能的调节影响因素如激素、神经系统或免疫系统
较大程度控制细胞株的性状	一般为静态系统，将导致营养物质的逐渐减少和代谢终产物的逐渐累积
直接控制胞外基质、化学物浓度及接触时间	多为短期试验，对亚慢性或慢性毒性的评估价值不大
排除可能混淆因素如激素、神经系统或免疫系统的影响	
可从同一实验体系重复取样	

资料来源：刘宁和沈明浩，2007

分离的细胞是目前毒理学中使用最广泛和最深入的体外试验系统。体外系统分离的细胞包括悬浮液中的新鲜游离细胞、原代培养细胞、干细胞、细胞株、细胞系及复合培养的细胞等，毒理学研究中常用的细胞见表 11-2。

表 11-2 毒理学研究中常用的细胞

细胞名称	细胞名称
各种物种的成纤维细胞	肺的各种类型细胞
淋巴母细胞	培养的背根胶质细胞
腹水瘤细胞	培养的睾丸细胞
淋巴细胞	膀胱细胞
角质细胞	心脏细胞
肝细胞	脊髓微血管细胞
肝癌细胞	脂肪细胞
肾脏髓质和皮质细胞	

资料来源：孙震，2009

一、细胞培养技术

细胞培养就是将离体细胞在体外模拟体内环境，维持其代谢生存，并进行传代与培养。细胞培养可分为细胞株培养和原代细胞培养物培养。细胞株培养，因其在细胞的生长分化过程中多自身形成细胞毒性而抑制分化。因此，作为筛选系统使用不多。国外应用较普遍、使用比较多、认为比较可靠的方法是原代细胞培养系统。原代细胞是通过高密度培养技术在体外生长分化（包括细胞分化和生化分化），经特殊处理观察细胞生长分化情况。例如，用蛋白多糖特异染色；用同位素标记观察；用[^{3}H]胸腺嘧啶渗入 DNA 等。多种化学物质经此方法测试均有良好的相关性。原代培养系统对微量毒物比较敏感。

（一）原代细胞培养

1. 肝细胞 肝细胞尚未建成传代的细胞株系，多用原代培养。肝细胞原代培养期间细胞不分裂、不增殖，但存在基因转录（培养初期 24h 在 1%或以上）。细胞原代培养维持生存期 1～2 周，但是 CytP450 却在 24～28h 活性减少 50%左右。

2. 巨噬细胞 巨噬细胞属免疫细胞，有多种功能，是研究细胞吞噬、细胞免疫和分子免疫学的重要对象。巨噬细胞容易获得，便于培养，并可进行纯化。巨噬细胞属于不繁殖细胞群，在条件适宜下可生活 2～3 周，难以长期生存，多用作原代培养。巨噬细胞也可以用于多种体外试验。例如，利用巨噬细胞的免疫功能，检测外源化学物的免疫毒性；也可以利用巨噬细胞，检测以肺为毒理学终点的外源化学物的中毒毒性和机制。

3. 淋巴细胞 淋巴细胞是白细胞的一种，由淋巴器官产生，是机体免疫应答功能的重要细胞成分。进行免疫毒理研究时，大多利用小动脉脾脏分离淋巴细胞，或进一步分离为 T 淋巴细胞（又名 T 细胞）和 B 淋巴细胞（又名 B 细胞）。毒理学研究重金属镉的免疫毒性时，就是通过研究淋巴细胞证明：镉可以抑制淋巴细胞转化和抑制白细胞介素-2 的产生，并且在一定条件下，镉可使淋巴细胞内游离钙浓度增加及钙调素活性降低。通过这一试验，为镉的免疫毒性机制研究提供了线索。

4. 脑细胞 脑细胞主要包括神经元和神经胶质细胞。脑细胞具有不可再生，一旦发育完成不会再增殖的特点。毒理学的毒性试验以新鲜脑细胞为研究对象，将有助于研究外源化学物对神经系统损伤的评价与探讨其机制。例如，采用经过分离和温育后的小鼠大脑皮质，研究二价阳离子钙、镁、锌、镉等对皮层神经细胞的损伤，结果发现：这些离子随着浓度的增加，脑神经细胞的电泳迁移率逐渐减慢。

随着脑细胞技术的发展，在温育体系中存在外源化学物的情况下，采用微电极插入脑细胞的方法，通过电信号的变化，更深入地研究外源化学物对神经细胞的功能损伤。

5. 心肌细胞　大鼠心肌细胞培养早在 20 世纪 70 年代即已开始，后经改进和完善纯化方法，大鼠心肌细胞已经在毒理学、病理学、生理学、生物化学、细胞及分子生物学等领域得到广泛应用。由于培养大鼠心肌细胞在实验中具有准确、可靠、简便、经济、快速、重复性好、可比性强等优点，可在不受神经、体液等各种复杂因素的影响下，从细胞、分子水平上阐明一些基本理论。因此，大鼠心肌细胞在毒理学试验中应用最广。但心肌细胞在分离过程中易受损伤，活细胞也很少分裂，且不易传代。

（二）细胞传代培养

细胞传代培养是指需要将细胞培养物分割成小的部分，重新接种到另外的培养器皿（瓶）内，再进行培养的过程。细胞在原代培养 1～4 周后，需要进行分离培养，否则细胞会因生存空间不足或由于细胞密度过大引起营养枯竭，影响细胞的生长繁殖。传代培养是组织培养常规保种方法之一。根据培养细胞的特性，传代培养主要采取以下几种方式。

1. 贴壁型细胞的传代　贴壁型细胞在培养瓶长成致密单层后，继续生长的空间不足，培养基中的营养成分也消耗较多，代谢废物也有较多堆积，需要分瓶培养，对细胞进行传代扩增。传代时需要用蛋白酶，如胰酶或胶原酶，破坏细胞间及细胞与培养介质间的连接。当细胞被解离成单细胞悬液时，再将它们稀释并分发至新的培养容器中。在新的培养容器中，细胞可以重新贴壁生长和分裂，然后经过一段时间培养，细胞会再一次长满（接近汇合）。此时，细胞按需要进行传代或用于下游实验。

2. 悬浮型细胞的传代　传代时用吸管将细胞吹打均匀，特别是一些成团生长的细胞，应将细胞团块打散。根据细胞生长状况的不同，用吸管将细胞悬液吸去适当的量，然后再加入完全培养液至原体积。

3. 胚胎细胞的传代　胚胎细胞是指胚胎中的细胞。利用胚胎细胞体外培养，筛检和研究外源化学物的毒性效应。例如，我国用人胚肺成纤维细胞传代培养人胚肺二倍体细胞，已建立了以 2BS 为代表的株系。此株系在用于筛检致癌物方面做了一些工作。例如，在苯并（a）芘浓度为 10^{-8}～10^{-7}mol/L 的条件下，人胚肺二倍体细胞经过长达 28～38 代传代培养，电镜镜检发现细胞核外形不规则，核膜深陷，出现细桥伴分叶核形成，核内胞质包涵体、核仁巨大或多核等细胞癌变特征。

此外，人胚主动脉平滑肌细胞也可作为标本传代培养研究金属的毒理。

二、三维细胞培养技术

单层细胞培养是体外细胞培养的主要方法，具有培养简单、易操作、费用低、可大量应用的优点，被广泛用作体外药理毒理研究的实验模型。但常规的体外单层培养方法，不能提供组织正常生长发育所需的环境条件。而生长环境对细胞基因表达及行为有着重要的影响。体内每个细胞的基因组是相同的，但不同器官组织中其表型和功能结构不同。例如，胚胎细胞异位移植可使细胞恶化发展成畸胎瘤，但在子宫中能发育成正常胚胎；同样，畸胎瘤细胞在胚胎中可转化为正常细胞。在单层细胞培养中，细胞附在底物平面上生长，因缺少立体支架，只能向二维发展，不能生成细胞外基质。由于缺乏体内特异性生长因子及分化因子作用，细胞不能分化而失去在原体内时的立体形态。因此，单层细胞培养所反映的生物学性状，与体内组织细胞相差甚远。通常的后果是细胞发生分化现象，培养的细胞不但失去了正常的形态，而且失去了其生化与功能性质。因此，为细胞提供与体内相似的支架系统，创建与原体内类似的生长环境，促使细胞增殖、分化及呈现出类似体内组织结构和功能性状是体外细胞培养的发展趋势。

基于单层细胞培养的特点，细胞三维技术培养是通过一些特殊的培养技术所建立的体外立体培养方法。三维细胞培养技术（three-dimensional cell culture，TDCC）是将具有三维结构不同材料的载体与各种不同种类的细胞在体外共同培养，使细胞能够在载体的三维立体空间结构中迁移、生长，构成三维的细胞-载体复合物。三维培养体系可以为细胞提供类似体内生长环境的支架或基质，细胞通过紧密连接和缝隙连接等连接方式建立细胞间及细胞与胞外基质间的联系，形成一定的三维结构。三维培养细胞基因表达、基质分泌及细胞功能活动与单层培养细胞均有明显差异，而与体内细胞更为相似。三维细胞培养技术是介于单层细胞培养与动物试验之间的一种技术，能最大限度地模拟体内环境，又可展现细胞培养的直观性及条件的控制性。三维细胞培养保留了体内细胞微环境的物质结构基础，又能体现细胞培养的直观性及条件的可控制性，把体外无细胞及单层细胞培养体系与组织器官及整体研究联系起来。

在原始三维培养基础上，目前已衍生出一些组织工程范畴内的三维培养技术，如微重力三维培养技术、微载体技术等。这些技术旨在用高通量的方法在体外模拟体内组织细胞生长微环境，以研究和开发生物学替代物。这些替代物被广泛应用在生物医学研究的各个领域，从肿瘤球的研究到模拟体内基因表达剪切、实验组织建模、胚胎发育、组织工程及药理毒理研究等许多领域。

三、细胞培养在毒理学中的应用

最早对于外源化学物毒性及毒作用机制的研究，大多采用整体动物试验。随着细胞培养方法的建立和成熟，其在毒理学研究领域中的应用已越来越广泛。尤其是工业化进程加快，每年新生产出的化学品种类数以千计，而传统整体动物试验耗资和耗时较多，且国外受动物保护主义的影响，人们更倾向于采用省时、价廉和易操作的体外测试系统研究外源化学物对环境及人类健康的有害作用。并且，随着生命科学在基础研究领域取得的理论和技术进展的基础上不断发展，细胞培养体外测试系统为毒性试验和机制研究提供了新的方法和应用领域。

（一）外源化学物细胞毒性的体外检测

体外测试细胞毒性的方法有多种，如检测细胞存活状态、亚细胞结构中不同的酶等。常用的细胞毒性参数有细胞半数抑制剂量（LD_{50}）、半数中毒剂量（TD_{50}）等。测试的方法主要包括以下几种。

1. 台盼蓝排斥试验　依据活的细胞不被台盼蓝所染色，而死亡细胞可被台盼蓝染成均匀蓝色的原理，在显微镜下计数活细胞占细胞总数的百分比，称为细胞存活率。其可以反映细胞的存活状态，并反映受试物的毒性大小。

2. 培养液中乳酸脱氢酶活力测定　乳酸脱氢酶（LDH）是一种胞质酶，细胞受损或死亡后它们自胞质中释放出来。化学物毒性越大，细胞死亡率越高，培养液中 LDH 活性也越高。

3. 噻唑蓝检测法　噻唑蓝检测法为一种测定细胞增殖和衰亡的快速比色分析法。其原理是基于活细胞线粒体琥珀酸脱氢酶可使底物 MTT（商品名为噻唑蓝）转化产生紫色的甲结晶，后者可被酸性异丙醇或二甲基亚砜（DMSO）溶解，通过测得的光密度值即可计算出活细胞百分比。在一定范围内，活细胞数与紫色深浅和（或）光密度呈线性关系。该方法的灵敏度可与放射性核素掺入法相比拟，且无同位素污染的问题。

（二）外源化学物诱变毒性的体外检测

在外源化学物诱变毒性的体外检测方法中，细胞培养方法得到了广泛的应用。日本、加拿大和欧盟的管理机构已把体外细胞遗传学试验列为必测项目，美国 EPA 将 DNA 修复试验列于农药安全性评价的必测项目之中。我国的农药安全性评价诱变部分也将体外培养细胞的染色体畸变试验列入检测范围，如人外周血淋巴细胞、CHO 和 V79 细胞的染色体畸变，以及程序外 DNA 合成试验（UDS）。食品安全毒理学评价程序中列入的体外细胞学试验有体外培养的淋巴细胞染色体畸变分析、DNA 合成抑制试验和姐妹染色单体交换（SCE）等。常用的体外细胞诱变剂短期测试方法及常用细胞见表 11-3。

表 11-3　外源化学物诱变性检测的短期体外测试方法

实验方法	常用细胞
哺乳动物细胞正向突变试验	V79 细胞、CHO、L5178Y、人成纤维细胞和淋巴细胞
染色体畸变分析	淋巴细胞、初级精母细胞等
体外微核试验	CHL、CHO、V79 细胞、毛囊细胞和洋葱根尖细胞等
SCE	淋巴细胞、CHO 等
UDS	淋巴细胞、CHO 等
细胞转化试验	SHE、CHO、C3H/10T1/2、BHK-21、大鼠支气管上皮细胞、人胚肾细胞、BALB/c-3T3 等

资料来源：刘宁和沈明浩，2007

（三）外源化学物神经毒性的体外检测

多数外源化学物对中枢或周围神经系统都具有直接作用，如丙烯酰胺，氰化物，重金属铅、汞、砷，有机溶剂和农药等；某些食品添加剂；某些天然毒素（如软骨藻酸、蜘蛛毒及蛇毒等）。识别和评价工业污染物和环境中自然存在的神经毒物，已在世界范围内日益受到重视。因此，选择有效、快速和价廉的研究手段检测神经毒物并了解其作用机制非常重要。

细胞培养在神经毒理学研究领域中起着越来越重要的作用，这方面的资料呈指数增加趋势。细胞培养提供的模型系统中，实验变量可被严格控制，较使用整体动物更廉价。新技术的发展可使许多设想成为可能，如使神经元和星形细胞生存期延长；可将所选择的基因加入或从培养细胞中取出；点突变可解释酶重要催化的部位和调节蛋白的作用；可利用反义 RNA 调节蛋白质的转录水平。随着细胞培养技术的进一步发展，将为神经毒物作用机制研究提供新的线索资料，并将促进对神经毒物与机体交互作用所致疾病的防治研究。

第四节　PCR 技术

PCR（polymerase chain reaction）技术是聚合酶链反应技术的英文缩写，又称无细胞克隆技术（free bacteria cloning technique），是一种对特定的 DNA 片段在体外进行快速扩增的新方法。

一、PCR 简介

（一）PCR 技术的原理

用于扩增位于两段已知序列之间的 DNA 片段，类似于天然 DNA 的复制过程。以拟扩增的 DNA 分子为模板，以一对分别与模板 5′端和 3′端互补的寡核苷酸片段为引物，在 DNA 聚合酶（*Taq* 酶）的作用下，按照半保留复制的机制沿着模板链延伸直至完成新的 DNA 合成，重复这一过程，即可使目的 DNA 片段得到扩增。扩增的特异性取决于引物与模板 DNA 的特异结合，其主要过程由变性、退火和延伸三个步骤反复的循环组成，如图 11-1 所示。

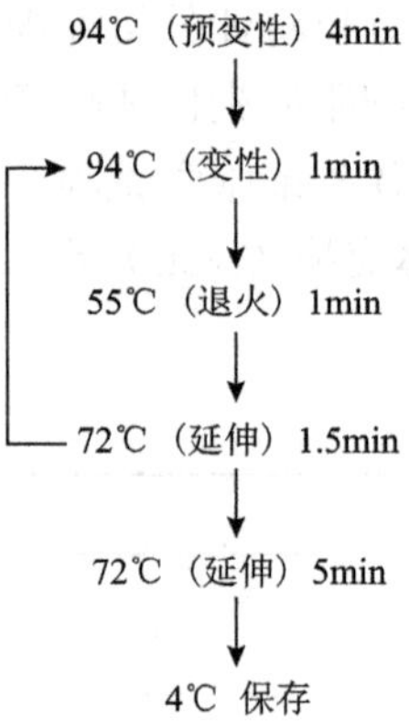

图 11-1　标准的 PCR 三步过程

（1）DNA 变性（90～96℃）：双链 DNA 模板在热作用下，氢键断裂，形成单链 DNA。

（2）退火（复性）（40～65℃）：系统温度降低，引物与 DNA 模板结合，形成局部双链。

（3）延伸（68～75℃）：在 *Taq* 酶（72℃左右活性最佳）的作用下，以 dNTP 为原料，从引物的 5′端→3′端延伸，合成与模板互补的 DNA 链。每一循环经过变性、退火和延伸，就形成两条双链 DNA 分子，即 DNA 含量增加一倍。

（二）PCR 技术的特点

PCR 技术需要的基本反应条件，也称为 PCR 技术的反应五要素。其包括：①DNA 模板，为特定的 DNA 片段；②耐热的 DNA 聚合酶，常用 *Taq* 酶；③引物，指两段与待扩增靶 DNA 序列互补的寡核酸片段，它是决定 PCR 扩增片段长度、位置和结果的关键，引物有多种设计方法，由 PCR 在实验中的目的决定，但基本原则相同；④4 种核酸原料，即 dNTP；⑤辅助因子，包括 Mg^{2+}、牛血清清蛋白（BSA）、DMSO 及缓冲液等，是供酶促反应达最佳条件的各种因子。

PCR 技术广泛应用于毒理学等很多学科，主要是其独有的技术特点：①简便快速，PCR 反应用耐高温的 DNA 聚合酶（*Taq* 酶），一次性地将反应液加好后，即在 DNA 扩增液和水浴锅上进行变性—退火—延伸反应，通常在 2～4h 完成扩增反应。而且，扩增产物一般用电泳分析，不一定要用同位素，无放射性污染，易推广。②灵敏度高，PCR 产物的生成量是以指数方式增加的，能将皮克量级的起始待测模板扩增到微克水平。能从 100 万个细胞中检出一个靶细胞；在病毒的检测中，PCR 的灵敏度可达 3 个 RFU（空斑形成单位）；在细菌学中最小检出率为 3 个细菌。③特异性强，PCR 产物的特异性取决于引物的寡核苷酸与模板结合的正确性。④对原始材料的要求较低。由于 PCR 技术具有较高的特异性和灵敏度，因而有可能从很微量的靶 DNA，获得满意的 PCR 产物。DNA 粗制品及 RNA 均可作为扩增模板，可直接用生物标本，如血液、毛发、细胞、活组织等 DNA 扩增检测。

PCR 技术包括多种类型，如反向 PCR 技术、不对称 PCR 技术、多重 PCR 技术、标记 PCR（LP-PCR）技术、锚定 PCR 技术、巢式 PCR（NEST PCR）技术、差示 PCR（d-PCR）技术、实时定量 RT-PCR 技术、差异显示反转录 PCR（DDRT-PCR）技术、随机扩增多态性 PCR（RAPD-PCR）技术。

二、反向 PCR 技术的原理和特点

（一）反向 PCR 技术的原理

反向 PCR（inverse PCR，IPCR）技术是克隆已知序列旁侧序列的一种方法。其主要原理是用一种在已知序列中无切点的限制性内切核酸酶消化基因组 DNA 后，酶切片段自身环化。以环化的 DNA 作为模板，用一对与已知序列两端特异性结合的引物，扩增夹在中间的未知序列。该扩增产物是线性的 DNA 片段，大小取决于上述限制性内切核酸酶在已知基因侧翼 DNA 序列内部的酶切位点分布情况。用不同的限制性内切核酸酶消化，可以得到大小不同的模板 DNA，再通过反向 PCR 获得未知片段。反向 PCR 原理如图 11-2 所示。

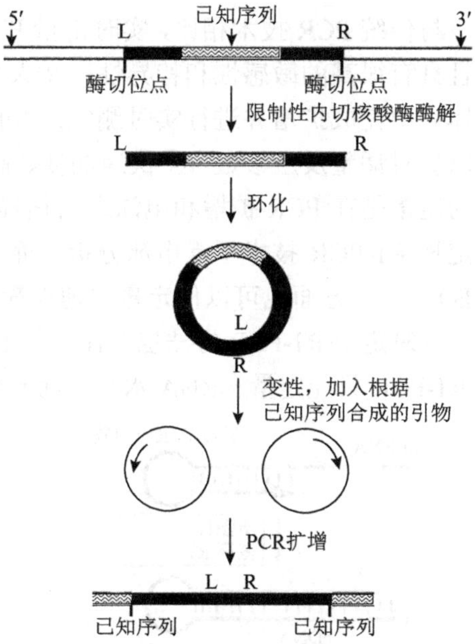

图 11-2　反向 PCR 原理图

（二）反向 PCR 技术的特点

利用反向 PCR 可对未知序列扩增后进行分析，探索邻接已知 DNA 片段的序列，并可将仅已知部分序列的全长 cDNA 进行分子克隆，建立全长的 DNA 探针。适用于基因游走、转位因子和已知序列 DNA 旁侧病毒整合位点分析等研究。反向 PCR 方法也存在着不足之处：①需要从许多酶中选择限制性内切核酸酶，或者说必须选择一种合适的酶进行酶切才能得到合理大小的 DNA 片段。这种选择不能在非酶切位点切断靶 DNA。②大多数有核基因组含有大量中度和高度重复序列。而在 YAC 或 Cosmid 中的未知功能序列中有时也会有这些序列，这样，通过反向 PCR 得到的探针就有可能与多个基因序列杂交。

三、实时定量 RT-PCR 技术的原理和特点

（一）实时定量 RT-PCR 技术的原理

实时定量 RT-PCR（real-time RT-PCR）是指在 PCR 指数扩增期间通过连续监测荧光信号的强弱来即时测定特异性产物的量，并据此推断目的基因的初始量。实时定量 PCR 技术的形成是基于两个重要的发现：一是发现 *Taq* 酶有 5′→3′外切酶活性；二是利用荧光能量传递技术（fluorescence resonance energy transfer，FERT）构建了双标记寡核苷酸探针，即 TaqMan 探针。随后相继出现了分子信标、scorpiosn 及杂交探针。其中，scorpiosn 是由两个寡核酸分子组成，一个是引物，另一个是带荧光分子的探针，此探针也具有引物的功能。虽然这些探

针不依靠 *Taq* 酶 5′→3′外切酶活性，但都利用了 FERT 原理，最后又出现了能非特异的与双链 DNA 结合而发荧光的染料。实时定量 RT-PCR 方法的特异性由引物和探针的特异性所决定，只有在 PCR 过程中探针退火到目标片段才能发出荧光信号。

（二）实时定量 RT-PCR 技术的特点

与传统 PCR 技术相比，实时定量 RT-PCR 技术具有很大的优势：①操作简便、快速高效，而且具有很高的敏感性和特异性；②大大降低了污染的可能性，实时定量 RT-PCR 是在封闭的体系中完成扩增并进行实时测定；③由于在 PCR 扩增过程中能实时监控 PCR 扩增情况，可以随时调整反应参数；④快速简便、高通量。由于传统的反转录 PCR（RT-PCR）方法对基因的定量是在 PCR 扩增和电泳之后扫描条带，根据颜色的深浅来定量，误差较大。然而，实时定量 RT-PCR 技术不需电泳分析，而直接用软件分析。一方面避免了接触标记物溴化乙啶（EB），另一方面也可以使定量快速而简便，实现高通量检测。

实时定量 RT-PCR 方法也存在一些不完善之处。因为在转录后还有许多调节因素，实时定量 RT-PCR 只能定量 mRNA 水平，而 mRNA 水平可能不能反映细胞中产生的蛋白质水平。如果要准确而全面地了解机体的表达水平，除了分析 mRNA 的水平外，还需要免疫组织化学和生物化学实验的数据。实时定量 RT-PCR 技术得到迅猛发展，使 mRNA 表达定量变得更容易、快速和敏感，通过条件优化可以使定量变得更准确和可靠，是一种理想的定量检测细胞因子 mRNA 表达水平的方法。利用实时定量 RT-PCR 分析细胞因子表达水平，有助于免疫调控机制研究、细胞因子研究。实时定量 RT-PCR 技术也可以在病原体检测、病毒荷载量的测定、基因突变点的检测上发挥重要作用。实时定量 RT-PCR 技术的流程如图 11-3 所示。

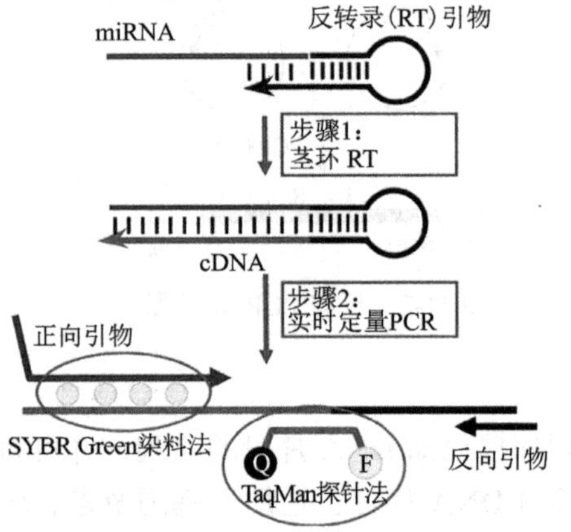

图 11-3　实时定量 RT-PCR 技术的流程图

四、DDRT-PCR 技术的原理和特点

（一）DDRT-PCR 技术的原理

差异显示反转录 PCR（DDRT-PCR）又称 mRNA 差异显示法，是一种筛选和克隆受机体内外各种因素影响下差异表达基因的方法。其基本原理为：根据真核细胞中有 15 000 个表达基因，且其 mRNA 均含有 poly（A）端的特点，合成 2 组引物。其中，3′端锚定引物设计成 T12MN（N 代表 4 种碱基中的一种；M 为 A、G 或 C 三种碱基中的一种，但不能为 T），共有 12 种引物。5′端引物设计成 20 条随机引物，每条引物由 10 个碱基组成。将基因背景相同的 2 个或多个细胞系或组织总 RNA（mRNA）在反转录酶的作用下反转录成 cDNA，然后用相应的 3′端引物和 5′端随机引物进行 PCR 扩增，通过比较 PCR 产物电泳条带的密度即可找出不同细胞或不同处理组细胞中差异表达基因的扩增片段。回收并再次扩增差异表达的 cDNA 片段，经 mRNA 杂交分析、克隆、鉴定序列分析等过程，然后与 GenBank 数据库中的已知序列进行同源性匹配，即可确定差异表达的基因是已知的基因还是新发现的基因。

（二）DDRT-PCR 技术的特点

差异显示反转录 PCR 优点：RNA 用量少，约 0.15μg；能灵敏地用于检测组织或细胞中表达极低丰度的 mRNA 样品的差异表达；可同时比较两种以上的 RNA 样品；重现性好；可同时检测基因的上调和下调表达；操作快速简单；实验过程中，可以步步验证和比较。

差异显示反转录 PCR 技术在实际操作中也存在着缺点，主要表现在：①假阳性率较高，由于出现差别条带太多，假阳性率高达 70%左右；②对低拷贝 mRNA 检测能力较差，且对高拷贝数的 mRNA 具很强的倾向性；③基因的克隆受 mRNA 表达的时效性影响；④检测全部 mRNA 工作量过大；⑤差异显示得到的片段较短，通常为 300～500bp，而且大多数位于 3′端非编码区，这些序列常不能真正代表差异表达的基因。DDRT-PCR 技术实验流程如图 11-4 所示。

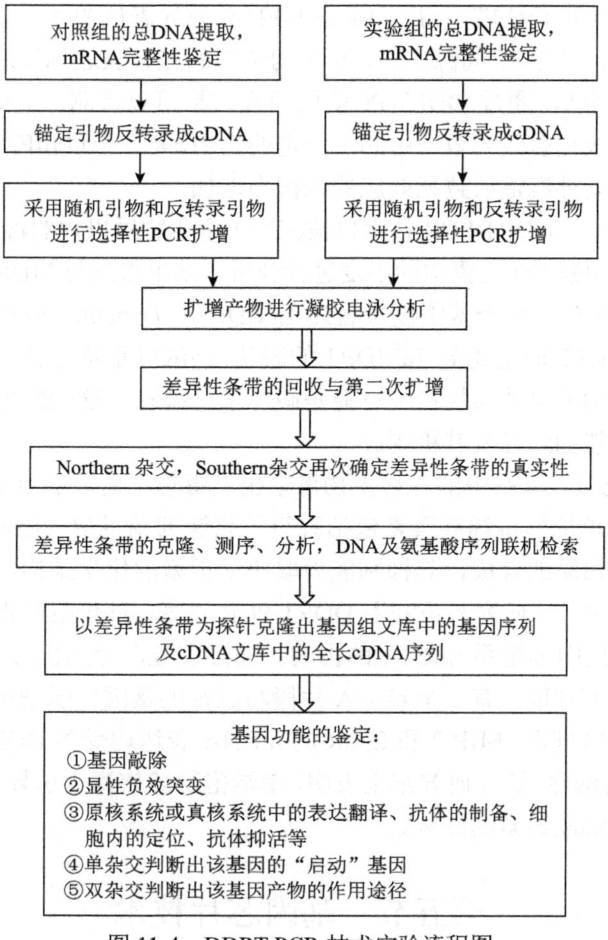

图 11-4　DDRT-PCR 技术实验流程图

（三）DDRT-PCR 技术在毒理学中的应用

DDRT-PCR 技术在毒理学中的应用主要包括以下几方面。

1. 外源化学物毒性机制研究　外源化学物对机体损伤机制的研究，已经实现了从整体水平和器官水平向细胞和分子水平的飞跃。DDRT-PCR 技术也被广泛应用于毒理学机制的研究。例如，甲基丙烯酸环氧丙酯（GMA）是一种重要的化工原料，长期的职业暴露可能会引起生殖或生育毒性和致癌性等危害。为了研究诱导人胚肺成纤维细胞恶性转化的机制，研究人员在建立 GMA 体外诱导的人胚肺成纤维细胞（HELF）恶性转化模型的基础上，采用 DDRT-PCR 技术，对恶性转化细胞同正常细胞之间基因的差异表达状况进行比较分析。实验结果发现，两种细胞在基因表达方面存在明显差异。然后，又对 18 个差异表达片段进行克隆，其中的 17 个 DNA 片段与已知基因高度同源，另外一个为新基因序列。Northern 杂交证实，分别有 8 个和 3 个基因在 GMA 诱导的恶性转化细胞中表达量增加或降低。这为 GMA 的职业防护提供了理论依据。

2. 辐射中毒机制研究　DDRT-PCR 技术在应用于辐射机制的研究报道比较多。有研究表明，人干扰素-β（hIFN-β）预处理的 Cockayne 综合征成纤维细胞对紫外线辐射致死效应的抵抗力会增加。为了研究导致这一结果的作用机制，研究者运用 DDRT-PCR 技术对 hIFN-β 处理的细胞和对照细胞进行比较，得到 14 条 hIFN-β 诱导表达的差异条带。其中，7 个差异序列在 GenBank 数据库找到了同源序列，6 个为未知的差异表达标签序列，1 个则为着色性干皮病 *XPG* 基因。因此，通过 DDRT-PCR 的研究结果可以推测，*XPG* 基因可能在 hIFN-β 诱导的细胞抵抗紫外线辐射致死效应中起了一定的作用，最终导致 hIFN-β 预处理的 Cockayne 综合征成纤维细胞对紫外线辐射致死效应的抵抗力增加。

3. 金属毒性机制　DDRT-PCR 技术也被应用于金属物质机体的毒性研究中。有学者利用 DDRT-PCR 技术对长期暴露于元素铝的小麦进行分析，结果得到与 MDR（multidrug resistance protein）同源的基因序列，这个基因被命名为 TaMDR1（*Triticum asetivum* MDR1）。当小麦的铝含量为 5～50mmol/L 时会诱导 TaMDR1 的表达，该浓度正是自然环境中铝在土壤中的浓度。分析结果表明，铝的早期毒性机制可能是破坏了钙稳态。这些结果可以用于解释土壤中的铝危害人体健康可能的途径及其机制。

4. 生物毒素研究　食品中的各种生物毒素也是毒理学研究的重点。单端孢霉烯族毒素是由镰刀菌产生的，单端孢霉烯族毒素包括脱氧雪腐镰刀菌烯醇（呕吐毒素，DON），其首要毒性作用是抑制蛋白质的合成，其抑制能力取决于毒素的化学结构，上调促炎细胞因子是其主要毒性作用机制之一。研究人员利用 DDRT-PCR 技术，评价呕吐毒素和葡萄穗霉毒素 G（SG）对 RAW264.7 巨噬细胞系 mRNA 的影响。通过实验，分离出 23 个差异表达的 cDNA 片段并进行测序。结果发现，有 2 个 cDNA 片段与已知的基因巨噬细胞炎症蛋白-2（MIP-2）和补体 3a 受体（C3aR）同源；MIP-2 和 C3aR 的 mRNA 表达均受到 DON 上调，而仅有 MIP-2 的 mRNA 受到 SG 的诱导。这一研究结果表明，单端孢霉烯族毒素诱导的特异性炎症性基因，可能取决于单端孢霉烯族毒素的结构。

第五节　基因芯片技术

一、基因芯片技术简介

基因芯片（gene chip），又称 DNA 芯片，也被称为 DNA 微阵列（DNA array）、寡核苷酸微芯片（oligonucleotide microchip）或寡核苷酸微阵列（oligonucleotide array），由美国加利福尼亚州 Affymetrix 公司于 1996 年开发。基因芯片是将许多特定的寡核苷酸片段或基因片段作为探针，有规律地排列固定于支持物上，然后与待测的标记样品的基因按碱基配对的原理进行杂交，再通过激光共聚焦荧光检测系统等对芯片进行扫描，并配以计算机系统对每一探针上的荧光信号作比较和检测，从而迅速得出所需要的信息，分析出待测样品DNA 序列。

制作基因芯片技术主要采用两种方式：一种方式是在固定面上按设计方式固定不同的靶分子（DNA 或 RNA）与游离的探针杂交；另一种方式是在固定面上化学合成一系列寡核苷酸探针与游离的靶分子杂交。基因芯片技术的基本原理就是通过 RNA 链或 DNA 单链间按碱基互补配对原则进行的杂交，利用核酸杂交原理检测未知分子。基因芯片的测序工作原理如图 11-5 所示。在一块基片表面固定了序列已知的八核苷酸的探针，当溶液中带有荧光标记的核酸序列为 TATGCAATCTAG，与基因芯片上对应位置的核酸探针产生互补匹配时，通过确定荧光强度最强的探针位置，获得一组序列完全互补的探针序列。据此可重组出靶核酸的序列。

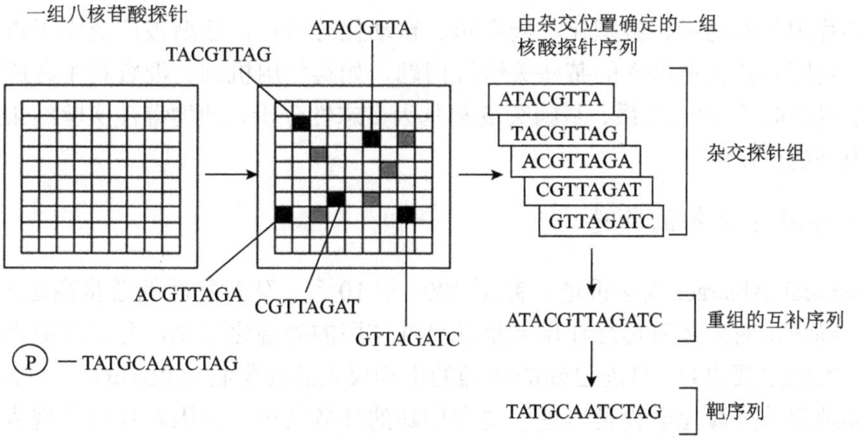

图 11-5　基因芯片的测序工作原理

根据不同分类方法，基因芯片的分类有所不同。①根据不同的固相支持物，DNA 芯片分为无机和有机芯片；②根据芯片上所用探针的不同，分为寡核苷酸芯片和 cDNA 芯片；③根据探针阵列的合成方法不同，分为离片合成法（off-chip synthesis）和在片/原位合成法（on-chip/*in situ* synthesis）；④根据用途的不同，分为基因表达芯片（gene-expression chip）和基因测序芯片（DNA sequencing chip）。

基因芯片技术需要将大量探针固定于支持物上，目前有三种主要的类型，包括：①固定在聚合物基片（尼龙膜、硝酸纤维膜等）表面上的核酸探针或 cDNA 片段，通常用同位素标记的靶基因与其杂交，通过放射自显影技术进行检测。这种方法的优点是所需检测设备与目前分子生物学所用的放射自显影技术相一致，相对比较成熟。但芯片上探针密度不高，样品和试剂的需求量大，定量检测存在较多问题。②用点样法固定在玻璃板上的 DNA 探针阵列，通过与荧光标记的靶基因杂交进行检测。这种方法点阵密度可有较大的提高，各个探针在表面上的结合量也比较一致，但在标准化和批量化生产方面仍有不易克服的困难。③在玻璃等硬质表面上直接合成的寡核苷酸探针阵列，与荧光标记的靶基因杂交进行检测。该方法把微电子光刻技术与 DNA 化学合成技术相结合，可以使基因芯片的探针密度大大提高，减少试剂的用量，可以实现标准化和批量化大规模生产，极有发展潜力。

二、基因芯片的优点

基因芯片技术由于同时将大量探针固定于支持物上，因此可以一次性对样品的大量序列进行检测和分析，从而解决了传统核酸印迹杂交技术操作繁杂、自动化程度低、操作序列数量少、检测效率低等不足。与传统的生物学方法相比，基因芯片检测具有一次检测的样本量大、快速、高效、准确、灵敏度高、被检测目标 DNA 密度高、样本用量极少、自动化程度高等优点。利用基因芯片可同时监测数以千计的基因表达，能更好地解释基因之间表达的相互关系。基因芯片最突出的优势就是高效、快速地获得大量的生物信息。而且，通过设计不同的探针阵列、使用特定的分析方法可使该技术具有多种不同的应用价值，如基因表达谱测定、实变检测、多态性分析、基因组文库作图及杂交测序等。

三、基因芯片在毒理学中的应用

基因芯片因其高通量、微型化、周期短、自动化等特点，逐渐被广泛用于毒理学的研究中。例如，基因芯片在毒理学的某些关键性问题，如毒作用机制、混合物中各成分交互作用规律、毒作用的剂量-效应关系、基因突变和基因多态性分析、动物毒性实验结果的外推等方面可得到很好的应用。

（一）外源化学物的筛选

据 Chemical Abstract 收录报道，截至 2000 年 10 月，化学物质的总量高达为 26 833 190 种。因此，筛选出对人体有毒性作用或潜在毒性作用的外源化学物，并采取适当的预防措施是毒理学研究的主要内容。目前已知的明确的毒物仅占总化学物质很小的一部分，如何快速、准确、可靠地筛选外源化学物是毒理学迫在眉睫的任务之一。基因芯片的出现为此提供了一条捷径，利用基因芯片技术可以更高效地监测环境有害物质及其 DNA 效应，并可通过化学结构的相似性和基因表达模式的匹配性来迅速确定未知毒物的作用机制。美国国家环境健康科学研究所（national institute of environmental health science，NIEHS）成功地开发出毒理芯片（toxchip）。科学家将大量与毒性作用方式对应的标记基因（包括信号转导系统的相关基因）、细胞周期关键激酶基因、DNA 修复酶基因及雌激素反应等基因，设计成探针芯片。已开发的毒理芯片 1.0 版有人类克隆基因 2100 种，这些基因参与基本的细胞生命过程，并证实对不同种类的毒性损伤有反应。通过毒理芯片可快速、简便地确定毒性作用的终点，从而鉴定出可疑毒物并预测其毒性作用机制。

（二）毒性作用机制的研究

在毒理学中，评价某一外源化学物危险性的首要问题是了解其作用机制。通过基因芯片技术可以了解外源化学物与某种毒性作用方式相关基因的相互关系。如果对外源化学物作用机制不清楚，可以将其与各种毒性作用相关的基因表达相比较，找出不同剂量和时间点都表达的共同基因谱（基因表达图谱）。这些基因的表达与一些环境暴露和疾病相具有一致性。不同的毒性作用途径的外源化学物都可以找到其特有的基因表达图谱，从而进行了初步分类。通过大量检测具有某种毒性作用方式的外源化学物，分析其表达上更精细的差异，还可以鉴定出亚型。如果能够积累足够多的基因表达图谱数据，就可以建立该化学物的毒理效应数据库。将未知的新外源化学物的基因表达图谱与库中数据比较，就能获得未知外源化学物的作用机制，预测其毒性大小。Waring 等在利用 DNA 芯片技术研究肝毒素 A-277249 诱导肝大和丙氨酸转氨酶、天冬氨酸转氨酶、碱性磷酸酶表达异常的机制时，将得到的结果与已知的 15 种肝毒素的基因表达图谱进行比较，发现肝毒素 A-277249 与氯化三联苯 1254 和 3-甲基胆蒽的毒性作用机制相似，都是芳烃化合物核受体（aryl hydrocarbon nuclear receptor，AhR）的阻断剂；一些被 AhR 调控的基因，如细胞色素 P4501A1，也可被肝毒素 A-277249 诱导后表达上升；调控凋亡和细胞周期的基因表现出表达差异；同时也观察到增生与肥大等病理组织学变化。基于基因芯片的研究结果可以得出：肝毒素 A-277249 既可以直接作用于 AhR 受体，也可以通过影响 NF-κB 作用与 AhR 受体发挥毒性作用。

（三）外源化学物的剂量-反应关系

外源化学物毒性作用的剂量-反应关系十分复杂。剂量-反应曲线有 S 形、U 形、直线形、抛物线等。外源化学物的毒性作用阈值及机体修复系统或毒物兴奋效应，都有可能引起外源化学物的剂量与生物体的效应表现出非线性关系。由于毒性外源化学物导致的信号响应将改变基因芯片上基因表达的信号，这些信号代表机体的组织或分子对毒性外源化学物的响应。而对不同毒性外源化学物的反应，会诱导很多对毒性产生响应的指示基因表达上的变化。又因为一套基因表达对一类特殊外源化学物的响应是特定的，所以基因芯片方法尤其适于低剂量毒物试验。基因芯片可以在很宽的剂量范围内检测成千上万个基因，能够很准确地对外源化学物的线性或非线性剂量-反应关系曲线进行划分。与传统的剂量-反应关系曲线的研究相比，基因芯片为评价（包括非线形模式在内）的不同种类的剂量-反应关系模式提供了更为有效、准确、快捷的方法。在检测中得到的最相关和最敏感的终点，再结合危险度评价模型，便可用于危险度的评估。例如，肝毒素可以通过不同的机制引起肝损伤，为了明确 CCl_4 对肝脏的损害机制，研究者利用基因芯片技术确定与 CCl_4 肝毒性相关的基因转录。他们将被标记的人类肝细胞暴露到 CCl_4 8h 后杂交到人类 cDNA 微阵列膜上，结果发现：47 个不同基因的表达均因肝毒素上调或下调 2 倍以上，其中白细胞介素-8（IL-8）被上调 7 倍；CCl_4 引起 HepG2 细胞中白细胞介素-8 的 mRNA 表达快速增加，而且这种增加与延后的白细胞介素-8 蛋白水平的增加直接相关，根据这些研究结果便可以推测肝毒素的作用机制。

（四）明确混合毒物的联合作用方式

在毒理学中，含不同化学毒物的混合物可产生联合作用，主要包括协同作用、相加作用、独立作用及拮抗作用等毒性效应。基因芯片技术能够将混合毒物作用导致的基因表达改变与单一毒物导致的基因表达改变进行比较。观察基因表达的效应是否大于、小于或等于单一化合物的毒效应，便可明确交互作用的类型和规律。随着混合毒物基因表达图谱的不断积累和扩大容量，将未知混合毒物产生的基因表达图谱与各种已知混合毒物作用模式的基因表达数据库进行比较，即可以确定混合毒物中各化合物的毒性作用类型，并对其有害效应进行评价。Mandimika 等研究了 α-查茄碱和 α-龙葵碱的单体，以及检测二者的混合比例分别为 2.8∶1、1.7∶1 时，对人肠细胞株 Caco-2 基因表达的影响。并结合乳酸脱氢酶（LDH）的变化，分析 α-查茄碱、α-龙葵碱相互作用的关系及机制。研究发现，当 α-查茄碱与 α-龙葵碱二者的混合比例为 1.7∶1 时，它们的毒性作用具有协同作用，即如果 α-查茄碱与 α-龙葵碱以 1.7∶1 的比例同时或先后相继进入机体，所产生的毒效应强度大于其各自单独作用之和。

（五）拓宽环境因素的致癌性评价

评价外来环境因素的遗传毒性及其致癌性，是遗传毒理学的重要研究内容之一。已知环境因素可与机体内的许多靶分子发生作用，但最终诱导癌变的途径有两个：其一是对某些关键基因的结构及其表达调控的影响（即基因效应）；其二是重要的中间代谢途径的改变（基因外效应）。二者都最终影响基因的表达，使细胞的遗传学特征和生物学功能发生改变。因此，基因结构和表达调控的改变是一个非常有价值的遗传监测窗口。基因芯片技术的应用使基因结构和表达的研究变得简便易行。通过与芯片上的寡核苷酸序列的杂交，找出各类外源化学物所致特异性的基因结构与表达改变，多次试验后，确定其规律性和普遍性就有可能以此为检测终点，来进行致癌性检测与评价。由于特定种类外源化学物可以引起一定系列基因的结构和表达异常，因此可以建立起相应的检测模型系统，以便于对同类外源化学物的致癌性评价。

DNA 芯片也为早期确定低剂量水平下外源化学物的毒性作用（包括致癌作用）提供了一条捷径。当机体接触外源化学物后，体内的基因结构和表达的改变要远早于病理学的改变。利用基因芯片可以及早、快速地检测基因水平的变化，以此为诊断标准，尽快采取预防措施（如避免接触或采取防护措施等）以防止进一步的损伤。

（六）毒性作用与基因多态性相关性研究

不同的物种，由于基因的不同，对同一外源化学物的反应也不同。利用基因芯片技术可对单个或多个药物进行分析，推断药物对不同生物的毒性可比性，找出敏感动物或敏感基因，并为将其作用外推到人提供依据。例如，Sano 等利用基因芯片技术，分析三氯乙烯诱导的肝毒性引起的基因表达变化在小鼠及大鼠之间的种属差异，以便进一步研究三氯乙烯对人的肝毒性的作用与不同基因的关系。实验结果表明，三氯乙烯只对小鼠的 TGF-β 通路和蛋白激酶信号通路有影响，对大鼠则没有显著性影响。

基因芯片技术也有助于解决存在的个体易感性和个体基因表达差异。在人类基因组中，平均每 1000bp 就有一个单核苷酸多态。若这种碱基的多态性出现在调控毒性反应的基因上，将会影响个体对外源化学物的耐受性或易感性，甚至有少数人表现为对某些毒物的毒性作用具有“超敏感性”。因此，基因的多态性与药物毒性作用强度之间存在一定关联。根据不同人群对同一药物的反应不同，利用基因芯片技术将人群快速分群，寻找对该药物毒性作用敏感的基因。

四、基因芯片在毒理学应用中存在的问题

基因芯片技术在毒理学中的应用还存在着一些不足之处，主要体现在如下几个方面。

（1）费用昂贵：相关仪器、试剂和芯片价格均较高。

（2）背景干扰：在使用全核酸片段进行杂交时，应考虑常见的背景干扰单个被检核酸变异的问题。

（3）重复性问题：由于采用不同的 RNA 提取方式，会导致实验结果的不同，这给不同实验室之间实验数据的交流带来困扰。因此，每次实验要求重复 2～3 次来证实最初的结果。

（4）特异性和敏感性：基因芯片技术在信号的获取与分析上，当前多数方法使用荧光法

进行检测和分析，重复性较好，但灵敏性仍然不高。

（5）标准化：在杂交信号的定量分析上，由于标记染料的不同，不同来源的检测结果在标准化上存在差异。

尽管，基因芯片技术仍存在很多问题，但其发展和应用前景非常广阔。

本章案例一：美国 FDA 设计的大肠杆菌鉴定和分型芯片

2013 年，美国 Affymetrix 公司（纳斯达克代码：AFFX）推出一款多基因组的病原体芯片。此款芯片是由美国 FDA 的食品安全和应用营养中心（CFSAN）设计、Affymetrix 制造，可在食源性疾病暴发期间检测和鉴定致病大肠杆菌。这一 DNA 芯片分析适用于 Affymetrix GeneAtlas®个人型芯片系统，能够在疫情暴发时实时检测、区分并特异性地鉴定出食品、临床样品及环境样品中的大肠杆菌菌株。

案例分析：

Affymetrix 公司的这款芯片就是利用了基因芯片的技术优势，包含数万个生物标记，来自 250 多个大肠杆菌全基因组序列，使其真实再现了大肠杆菌泛基因组（PanGenome）。除了包含每个已知的大肠杆菌基因（>40 000），设计还包含了超过 10 000 个高信息量的单核苷酸多态性（SNP）标志物。因此，这款混合芯片是高度区分性的，并带有生物和进化的信息。此外，采用 Affymetrix 的芯片条技术（Array Strip），芯片分析速度快（<24h）、通量高、半自动化，且经济实惠。

这款芯片是一个在基因组规模对食源性病原体进行分子分型的完整方案。与 FDA 的 Microbial ArrayTrack™软件共同使用，用户将拥有一个齐全、定制的芯片数据存储、分析和可视化解决方案。

本章小结

随着医学、毒理学研究模式的转变，替代动物试验的体外模型研究成为毒理学发展的重要方向之一。肝脏灌流技术、细胞培养技术、PCR 技术、基因芯片技术等新技术已经在体外动物试验中占据着不可替代的作用，本章对这些新技术的基本概念、技术原理及在毒理学中的应用进行了简单介绍。随着科学技术的发展，将会有更多的分子生物学新技术应用到毒理学体外动物试验中。为了更好地理解和学习本章的知识内容，在本章中介绍了一个案例，一处延伸阅读。

思考题

1. 简述毒理学体外试验的分类和原理。
2. 毒理学体外试验有哪些优缺点？
3. 简述肝脏灌流技术的分类和特点。
4. 简述细胞培养在食品毒理学中的应用。
5. 简述 PCR 技术的原理和特点。
6. 简述基因芯片技术的原理和特点。

主要参考文献

程树军, 焦红. 2010. 实验动物替代方法原理与应用. 北京: 科学出版社
顾祖维, 吴中亮, 仲伟鉴, 等. 2005. 现代毒理学概论. 北京: 化学工业出版社
何计国, 甄润英. 2003. 食品卫生学. 北京: 中国农业大学出版社
黄清臻, 徐之明, 史卫国, 等. 1999. 杀虫剂对实验动物毒性的影响因素. 医学动物防制, 15(1): 47～48
霍奇森. 2011. 现代毒理学. 江桂斌, 汪海林, 戴家银, 等译. 北京: 科学出版社
纪云晶. 1993. 实用毒理学手册. 北京: 中国环境科学出版社
克拉森, 沃特金斯. 2006. 毒理学基础. 李焕德译. 长沙: 湖南科学技术文献出版社
李建科. 2007. 食品毒理学. 北京: 中国计量出版社
刘宁, 沈明浩, 张波, 等. 2005. 食品毒理学. 北京: 中国轻工业出版社
刘宁, 沈明浩. 2011. 食品毒理学. 北京: 中国轻工业出版社
马霞, 王瑞明, 关凤梅, 等. 2002. 果汁非酶褐变的反应机制及其影响因素. 粮油加工与食品机械, 9: 46～48
裴秋玲, 郝卫东, 郑金平, 等. 2008. 现代毒理学基础. 北京: 中国协和医科大学出版社
任高, 陆再英. 2004. 内科学. 6 版. 北京: 人民卫生出版社
单毓娟, 张晓宏, 任锐, 等. 2013. 食品毒理学. 北京: 科学出版社
沈明浩, 宫智勇, 王雅玲. 2012. 食品毒理学. 郑州: 郑州大学出版社
史贤明. 2003. 食品安全与卫生学. 北京: 中国农业出版社
孙震. 2009. 简明食品毒理学. 北京: 化学工业出版社
王先良, 徐顺清. 2006. 系统毒理学及其应用. 系统毒理学及其应用, 4: 289～294
王向东. 2007. 食品毒理学. 南京: 东南大学出版社
王心如. 2003. 毒理学基础. 4 版. 北京: 人民卫生出版社
王心如. 2012. 毒理学基础. 6 版. 北京: 人民卫生出版社
王心如, 周宗灿. 1987. 基础毒理学. 北京: 人民卫生出版社
吴纯启. 2010. 统计分析在药物毒理学研究中的应用. 提高药物研究质量 保证人类用药安全——全国药物临床前安全性评价(GLP)第三期高级培训班会议资料
夏世钧. 2001. 分子毒理学基础. 武汉: 湖北科学技术出版社
杨晓泉. 1999. 食品毒理学. 北京: 中国轻工业出版社
叶少剑, 黄念芳. 2014. 戊巴比妥钠多种药理效应的阈剂量观察. 卫生职业教育, 32(24): 94～95
张国瑛, 顾正彪, 洪雁. 2007. 焦糖色素生产及应用的进展. 食品工业科技, 28(4): 232～235
郑波, 李龙, 石年, 等. 1999. 螨胺磷在大鼠体内的代谢动力学研究. 卫生毒理学杂志, 13(2): 98～101
周炯亮. 1994. 生物标记物在生化毒理学中的应用. 卫生毒理学杂志, 4: 231～234
周志俊. 2014. 基础毒理学. 上海: 复旦大学出版社
邹移海, 徐志伟, 黄韧, 等. 2012. 实验动物学. 2 版. 北京: 科学出版社
Ashauer R, Escher BI. 2010. Advantages of toxicokinetic and toxicodynamic modelling in aquaticecotoxicology and risk assessment. Journal of Environmental Monitoring, 12: 2056～2061
Becalski A, Lau BPY, Lewis D, et al. 2004. Acrylamide in French fries: influence of free amino acids and sugar. J Agric Food Chem, 52: 3801～3806
Belitz HD, Grosch W, Schieberle P. 2009. Food Chemistry. 4th ed. Berlin: Springer-Verlag
Bokkers B, Slob W. 2007. Deriving a data-based interspecies assessment factor using the NOAEL and the benchmark dose approach. Crit Rev Toxicol, 37: 353～377
Dameron GW, Weingand KW, Duderstadt JM, et al. 1992. Effect of bleeding site on clinical laboratory testing of rats:orbital venous plexus versus posterior vena cava. Lab Animal Sci, 42: 299～301

Environment Directorate Organisation for Economic Co-operation and Development (OECD). 2000. Guidance Notes for Analysis and Evaluation of Repeat-Dose Toxicity Studies. http://www.oecd-ilibrary.org/docserver/download/9750321e.pdf?expires=1484447147&id=id&accname=guest&checksum=3BE94DB20090443C9970C349D32522A0[2016-12-12]

Environment Directorate Organisation for Economic Co-operation and Development (OECD). 2009. Chronic toxicity studies. OECD Guideline for the testing of chemicals TG452. http://www.oecd-ilibrary.org/docserver/download/9745201e.pdf?expire=1484447350&id=id&accname=guest&checksum=8558BF21B5E39AGC310E2E4B52D56F1F[2016-12-14]

Helterich W, Winter CK. 2000. Food Toxicology. BocaRaton: CRC Press Inc

Hodgson E, Levi PE. 1994. Introduction to Biochemical Toxicology. 2nd ed. Norwalk: Appleton and Lange

Hodgson E. 2004. A Textbook of Modern Toxicology. 3rd ed. Hoboken: John Wiley & Sons, Inc

Hodgson E. 2010. A Textbook of Modern Toxicology. 4th ed. Hoboken: John Wiley & Sons, Inc

Ishida M, Hara M, Fukino N, et al. 2014. Glucosinolate metabolism, functionality and breeding for the improvement of Brassicaceae vegetables. Breeding Science, 64: 48～59

Locas CP, Yaylayan VA. 2004. Origin and mechanistic pathways of formation of the parent furan-A food toxicant. J Agric Food Chem, 52: 6830～6836

Machha A, Schechter AN. 2011. Dietary nitrite and nitrate: a review of potential mechanisms of cardiovascular benefits. Eur J Nutr, 50 (5): 293～303

Mandimika T, Baykus H, Vissers Y, et al. 2007. Differential gene expression in intestinal epithelial cells induced by single and mixtures of potato. J Agric Food Chem, 55 (24): 10055～10066

Peter RH, Neil HJ, Brooks AN, et al. 2000. Identification of a possible association between carbon tetrachlo ride induced hepatotoxicity and interleukin-8 expression. J Biochem Mol Toxic, 14: 283～290

Raven PH, Johnson GB. 1996. Understanding Biology. 3rd ed. London: Times Mirror Higher Education Group, Inc

Sano Y, Hiroshi N, Noriyuki Y, et al. 2009. Trichloroethylene liver toxicity in mouse and rat:microarray analysis reveals species differences in gene expression. Arch Toxicol, 83 (9): 835～849

Snyderwine EG, Schut HAJ, Adamson RH, et al. 1992. Metabolic activation and genotoxicity of heterocyclic arylamines. Cancer Research, 52 (7): 2099～2102

United Nations. 2015. Globally harmonized system of classification and labelling of chemicals (GHS). 6th revised ed. https//www. unece. org/trans/danger/publi/ghs/ghs_rev06/06files_e. html [2016-10-5]

USEPA National Center for Environmental Assessment. 2009. The use of the benchmark dose approach in health risk assessment. HERO, 1150: 1～72

Waring JF, Gum R, Morfitt D, et al. 2002. Identifying toxic mechanisms using DNA microarrays: evidence that an experimental inhibitor of cell adhesion molecule expression signals through the aryl hydrocarbon nuclear receptor. Toxicology, 181-182: 537～550

Wu XL, Kong FS, Huang MH, et al. 2015. Effects of pH on the formation of 4(5)-methlimidazole in glucose/ammonium sulfat. Food Research International, 76: 661～665

Xiong AZ, Yang L, Zhang F, et al. 2009. Determination of total retronecine esters-type hepatotoxic pyrrolizidine alkaloids in plant materials by pre-column derivatization high-performance liquid chromatography. Biomedical Chromatograghy, 23: 665～671

Zelinková Z, Svejkovská B, Velíšek J, et al. 2006. Fatty acid esters of 3-chloropropane-1,2-diol in edible oils. Food Addit Contam, 23 (12): 1290～1298

Zyzak DV, Sanders RA, Stojanovic M, et al. 2003. Acrylamide formation mechanism in heated foods. J Agric Food Chem, 51: 4782～4787

